“十四五”时期国家重点出版物出版专项规划项目

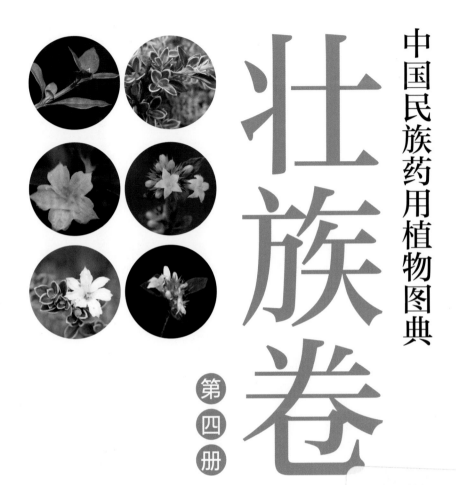

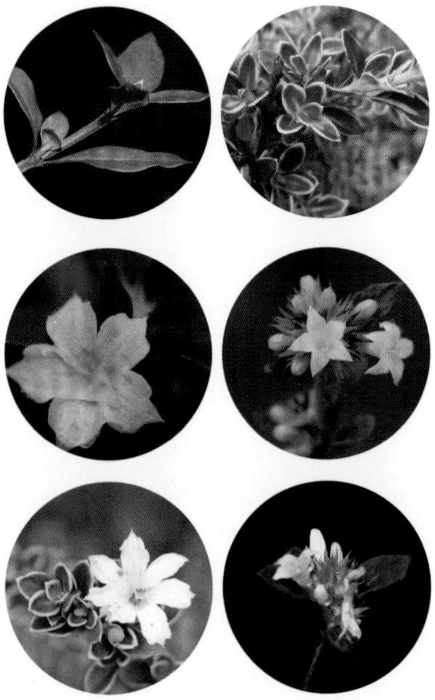

中国民族药用植物图典

壮族卷

第四册

总 主 编：肖培根　诸国本

主　　编：彭　勇　谢　宇　李海霞

副 主 编：齐　菲　杨　芳　马　华　刘士勋　高楠楠　项　红　孙　玉　薛晓月

编　　委：马　楠　王　俊　王忆萍　王丽梅　王郁松　王梅红　卢　军　卢立东　田大虎　冯　倩　吕凤涛　刘　芳　刘　艳　刘士勋　刘卫华　刘立文　孙　宇　孙瑗琨　严　洁　李　惠　李远清　李俊勇　杨　帆　杨冬华　余海文　邹智峰　宋　伟　张　坤　张印辉　陈艳蕊　陈朝霞　罗建锋　郑小玲　赵白宇　赵卓君　段艳梅　饶　佳　秦　臻　耿赫兵　莫　愚　贾政芳　翁广云　郭春芳　黄　红　蒋思琪　程宜康　翟文慧　戴　峰　鞠玲霞　魏献波

图片摄影：周重建　谢　宇　裴　华　邬坤乾　袁井泉　孙骏威　谢　言　钟炯平　李　萍　夏云海

CNS 湖南科学技术出版社 · 长沙

国家一级出版社　全国百佳图书出版单位

“十四五”时期国家重点出版物出版专项规划项目

《中国民族药用植物图典》丛书编委会

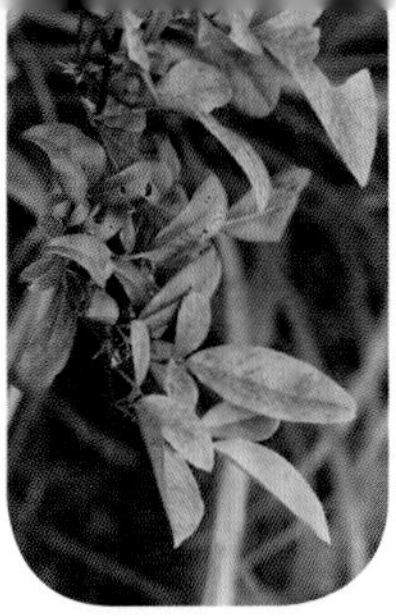

目 录

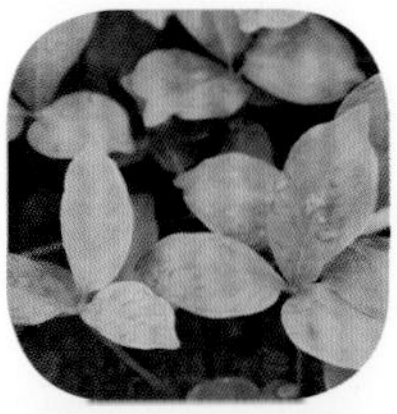

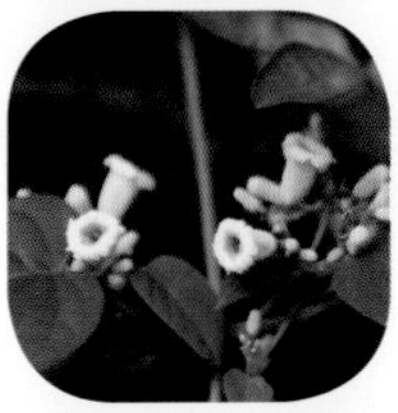

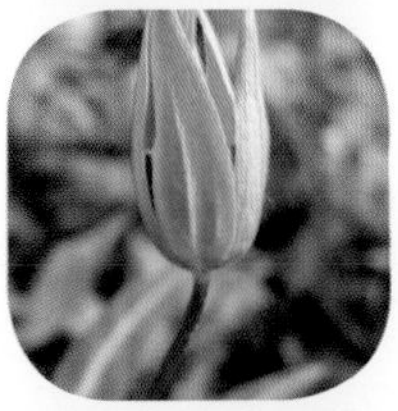

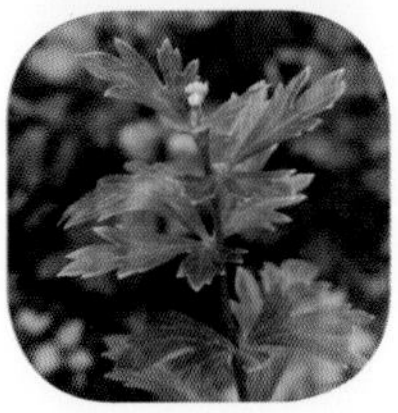

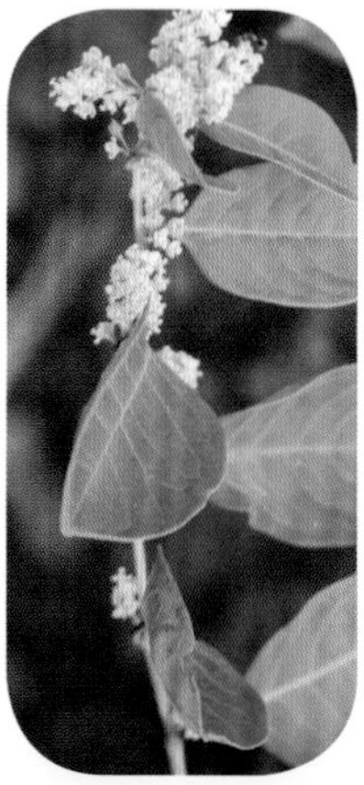

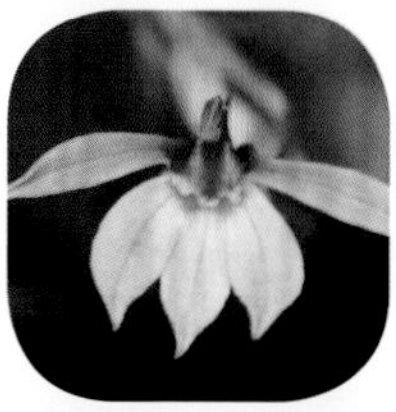

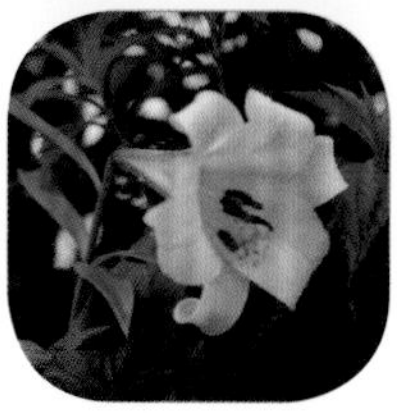

中国民族药用植物图典（第一辑）

壮族卷（第四册）

中国民族药用植物图典·苗族卷
中国民族药用植物图典·壮族卷
中国民族药用植物图典·藏族卷
中国民族药用植物图典·蒙古族卷
中国民族药用植物图典·水族卷
中国民族药用植物图典·维吾尔族卷

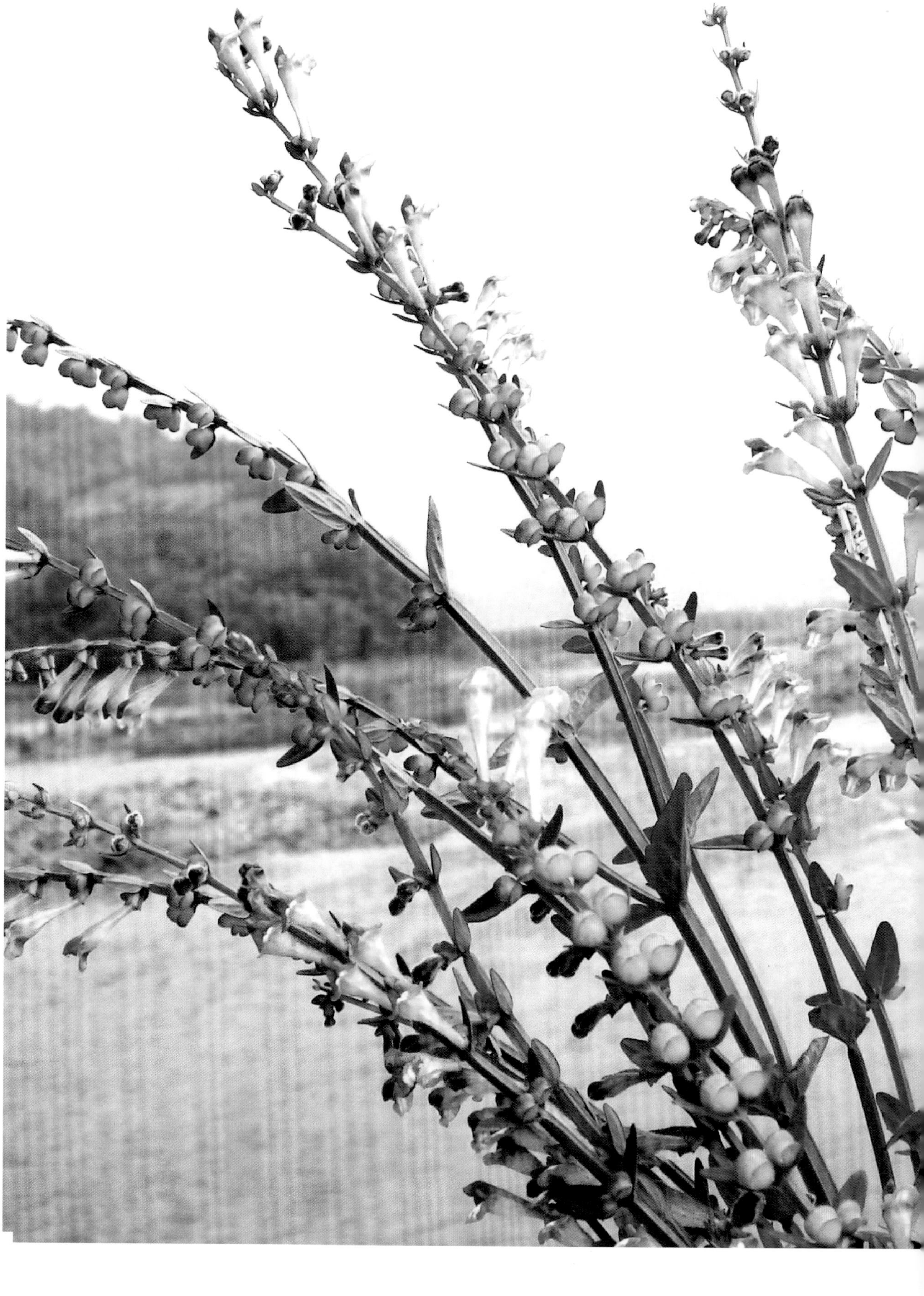

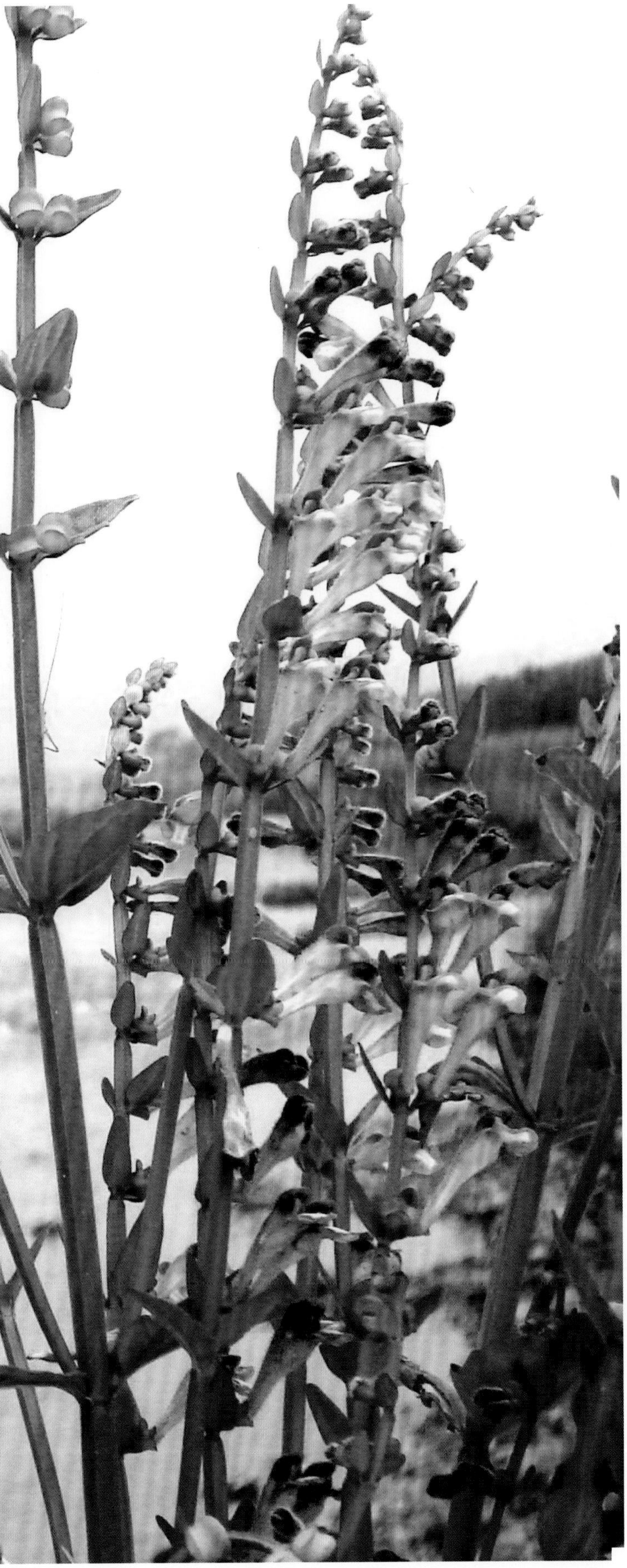

半枝莲

【壮药名】暖审返。

【别　名】并头草、狭叶韩信草、四方马兰、通经草、水韩信、溪边黄芩、金挖耳。

【来　源】本品为唇形科植物半枝莲 *Scutellaria barbata* D. Don 的干燥全草。

【性味归经】味辛、微苦，寒。归肺、肝、肾经。

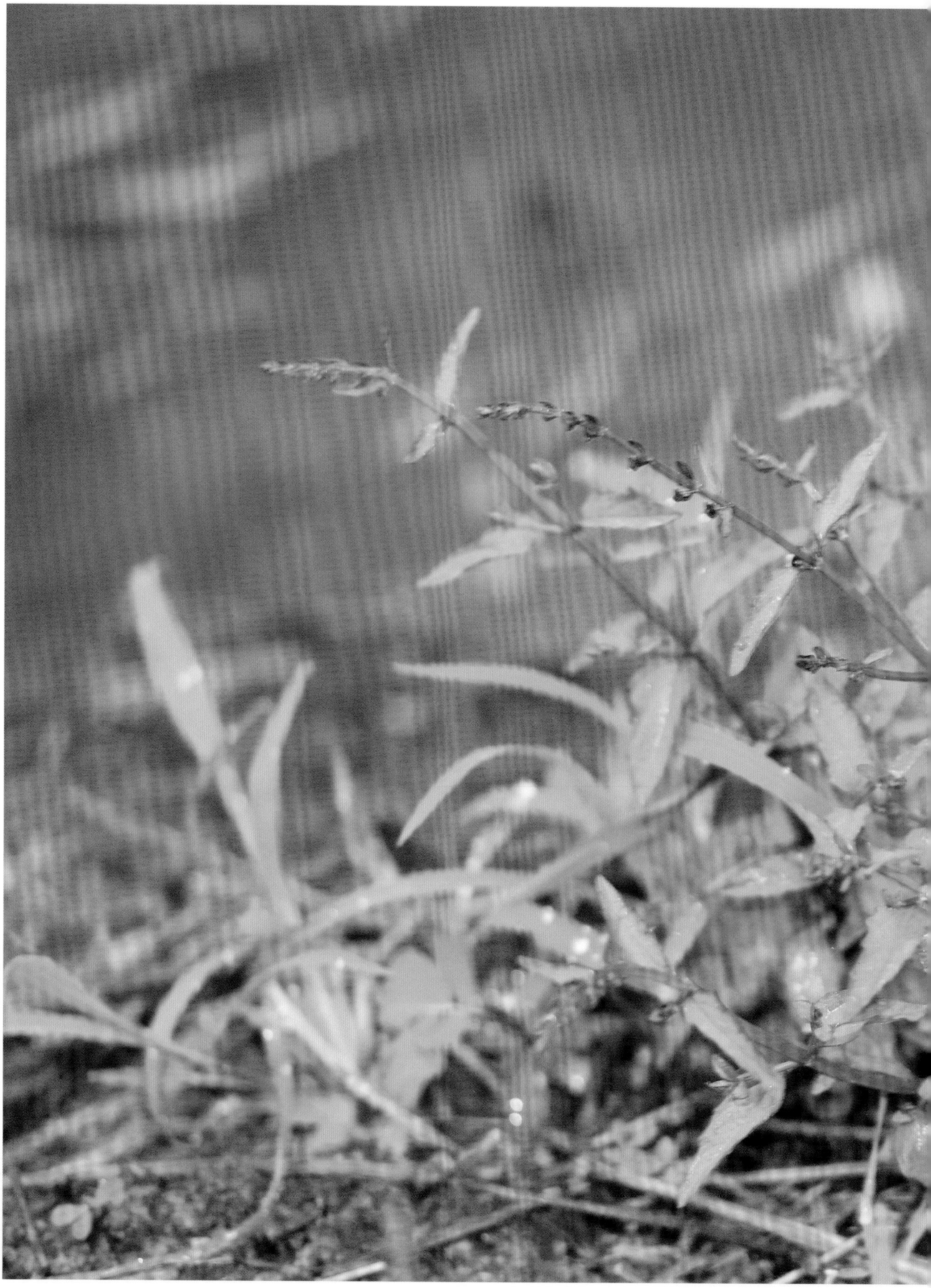

半枝莲

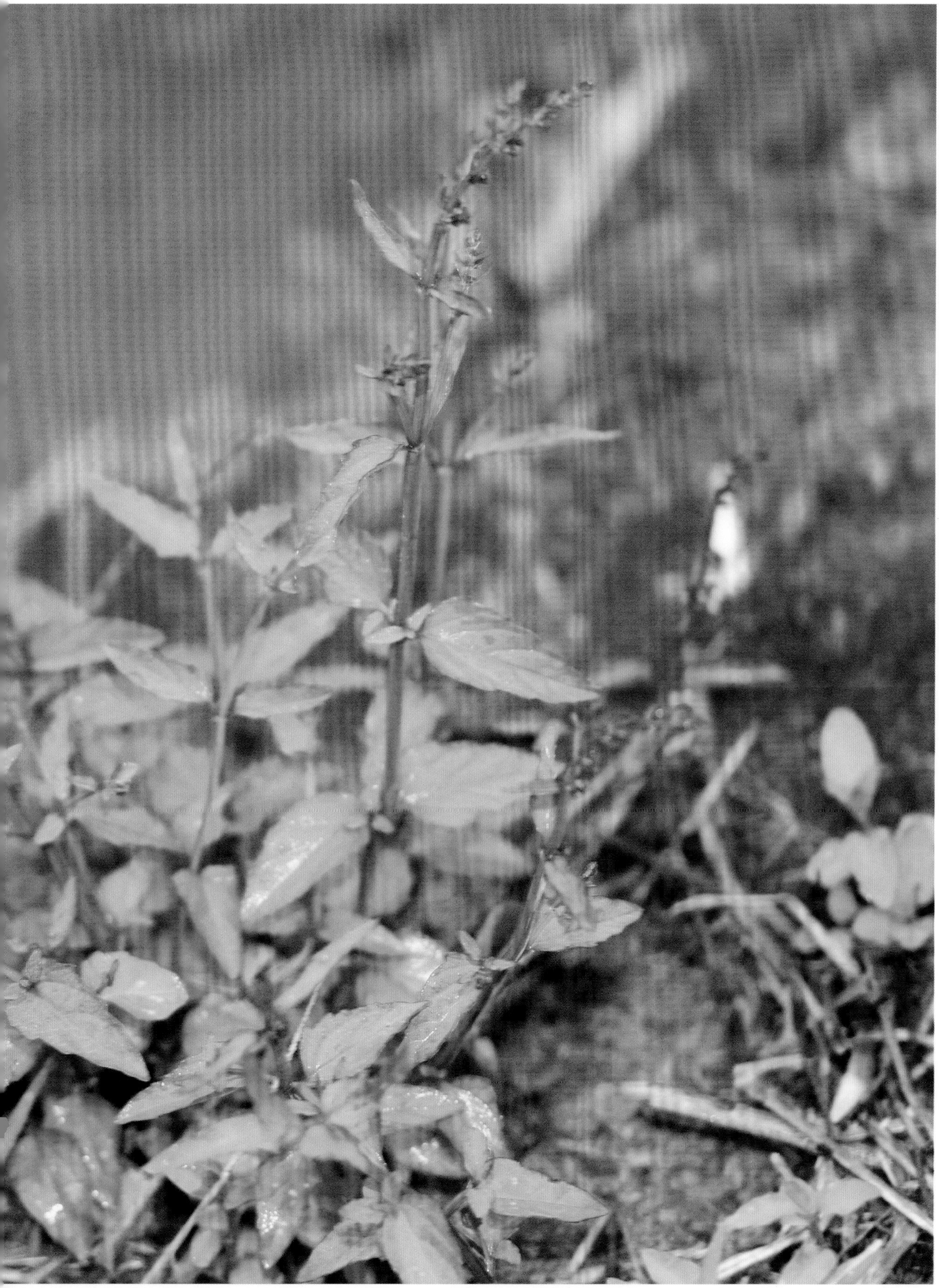

半枝莲

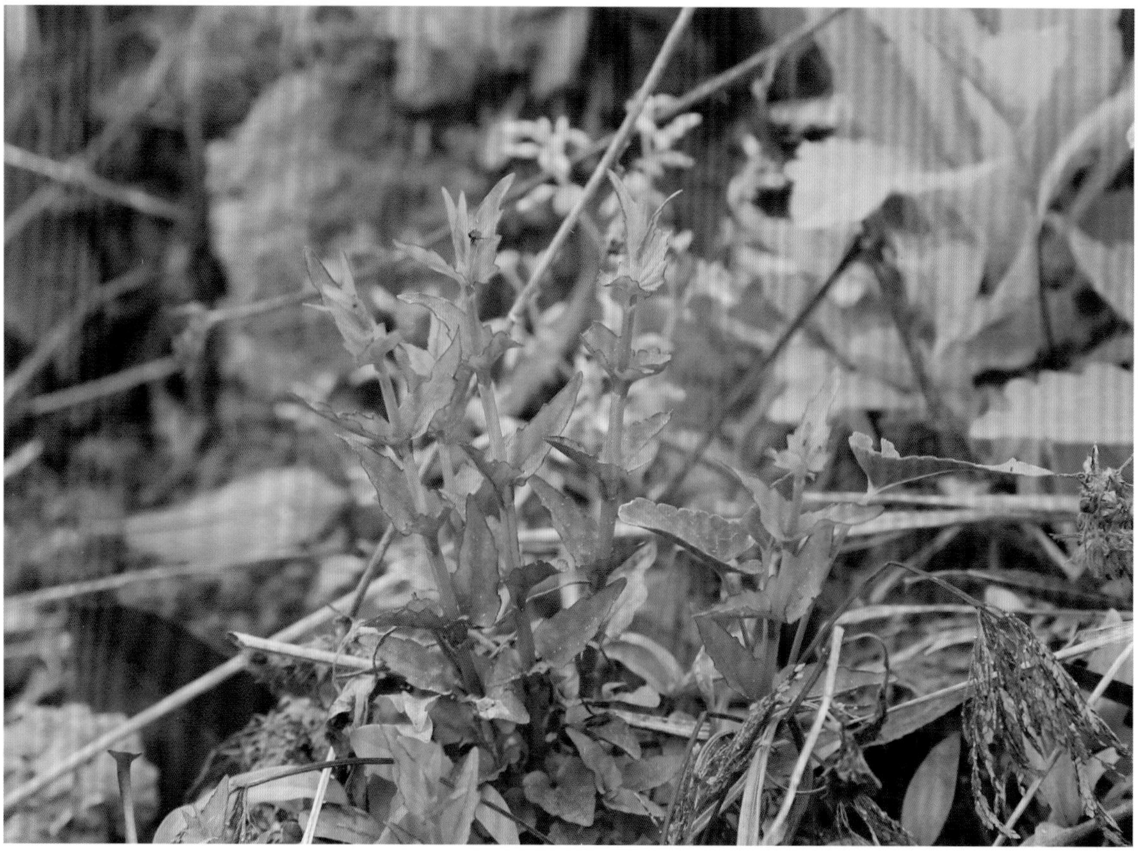

半枝莲

识别特征

多年生草本，根须状，茎直立，四棱形，高 15 ~ 50 cm。叶对生，卵形至披针形，长 7 ~ 32 mm，宽 4 ~ 15 mm，基部截形或心脏形，先端钝形，边缘具疏锯齿；茎下部的叶有短柄，顶端的叶近于无柄。花轮有花 2 朵并生，集成顶生和腋生的偏侧总状花序；苞片披针形，上面及边缘有毛，背面无毛；花柄长 10 ~ 15 mm，密被黏液性的短柔毛；花萼钟形，顶端 2 唇裂，在花萼管一边的背部常附有盾片；花冠浅蓝紫色，管状，顶端 2 唇裂，上唇盔状、3 裂，两侧裂片齿形，中间裂片圆形，下唇肾形；雄蕊 4，不伸出；子房 4 裂，花柱完全着生在子房底部，顶端 2 裂。小坚果球形，横生，有弯曲的柄。花期 5—6 月，果期 6—8 月。

生境分布

生长于池沼边、田边或路旁潮湿处。分布于江苏、广东、四川、河北、山西、陕西、湖北、安徽、江西、浙江、福建、贵州、云南、台湾、河南、广西等省区。

采收加工

夏、秋二季开花时采集，去根和泥土，洗净，晒干或鲜用。

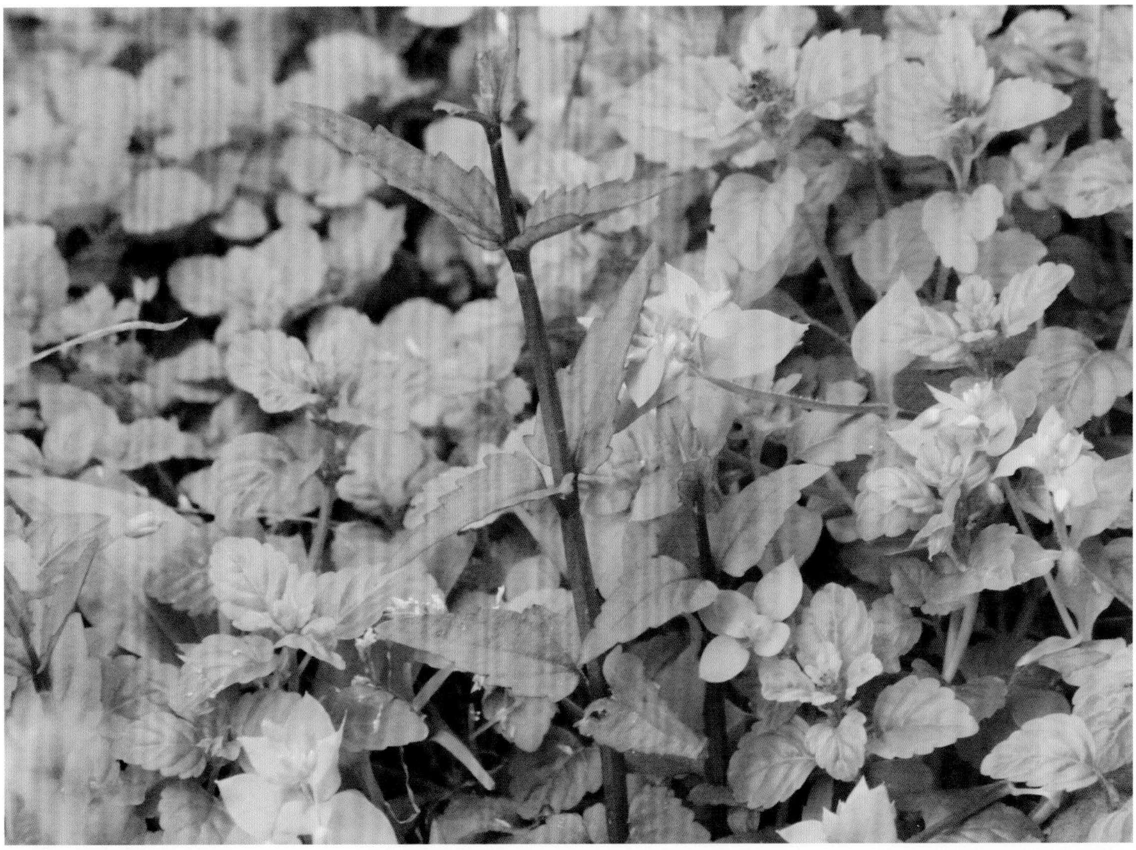

半枝莲

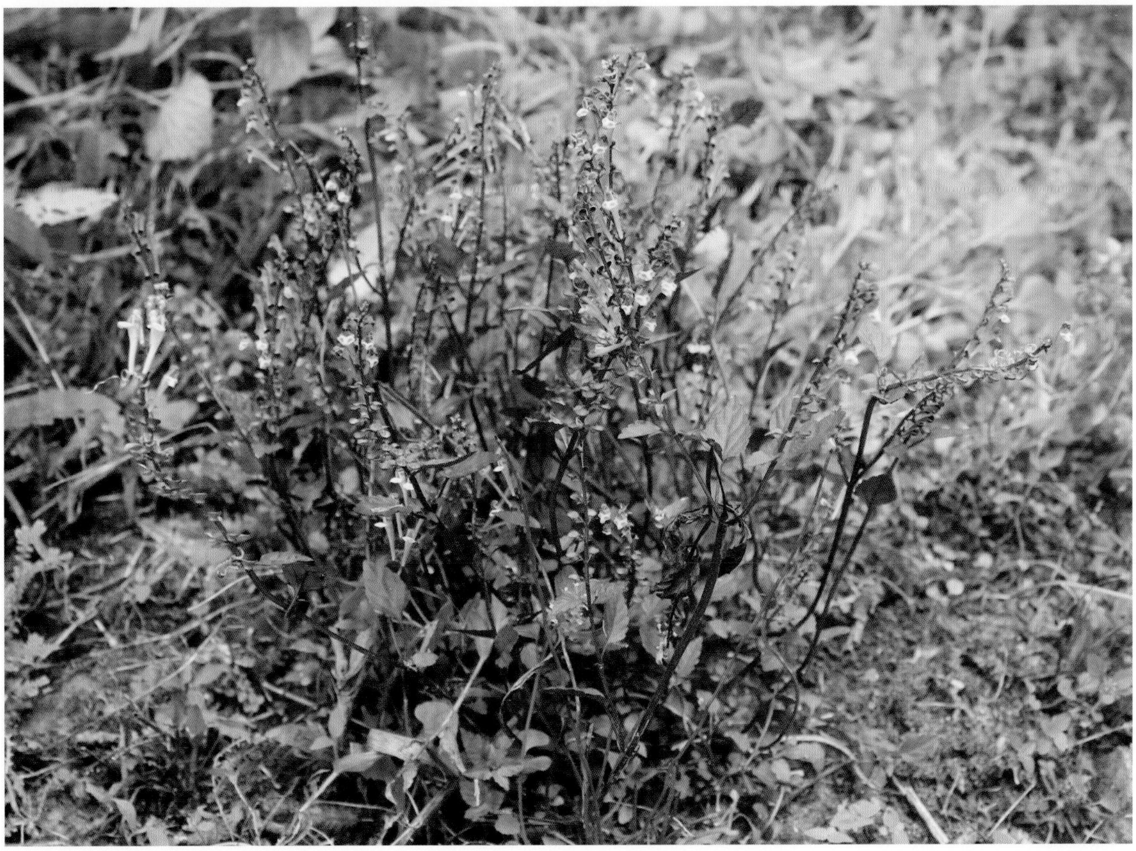

半枝莲

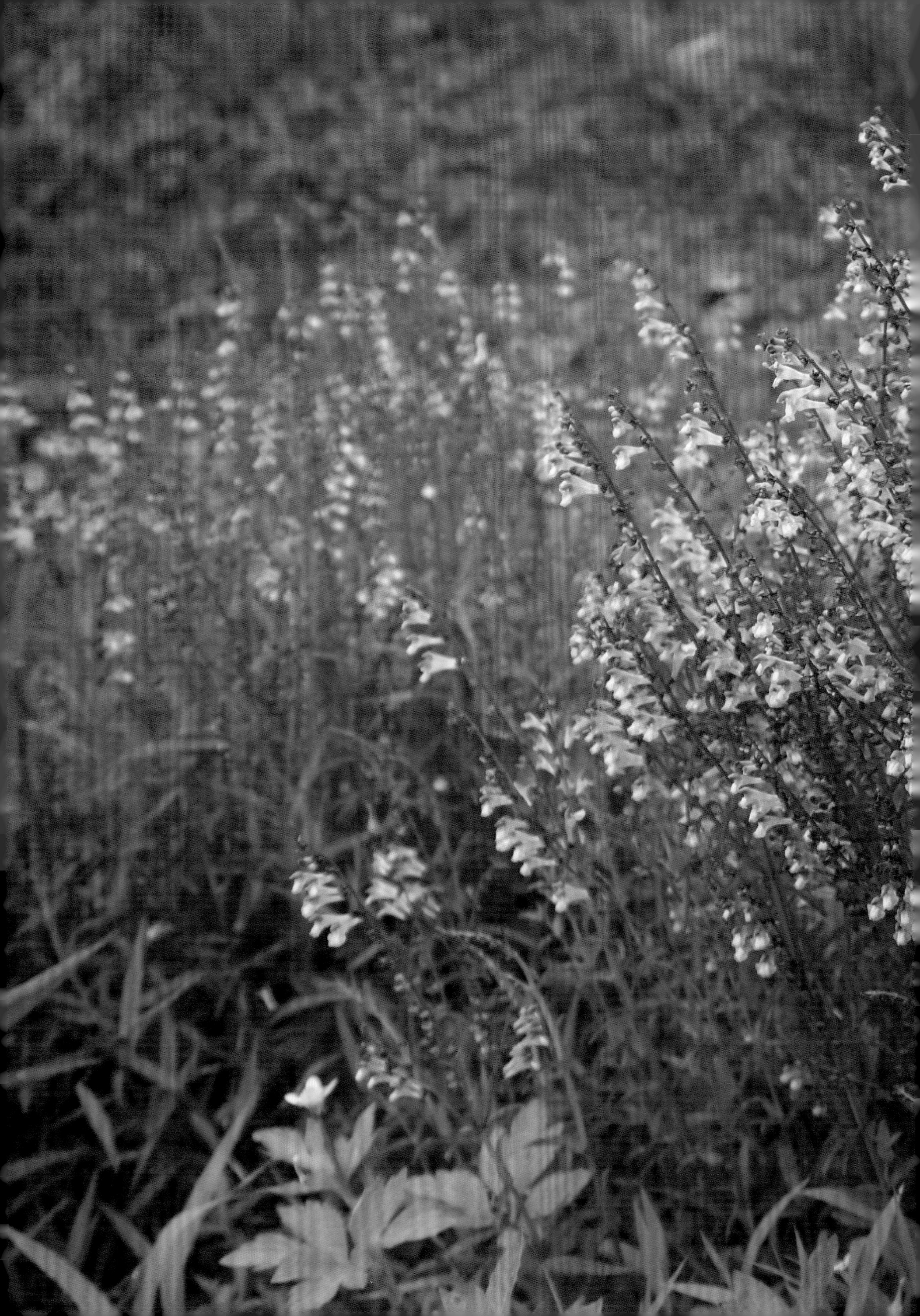

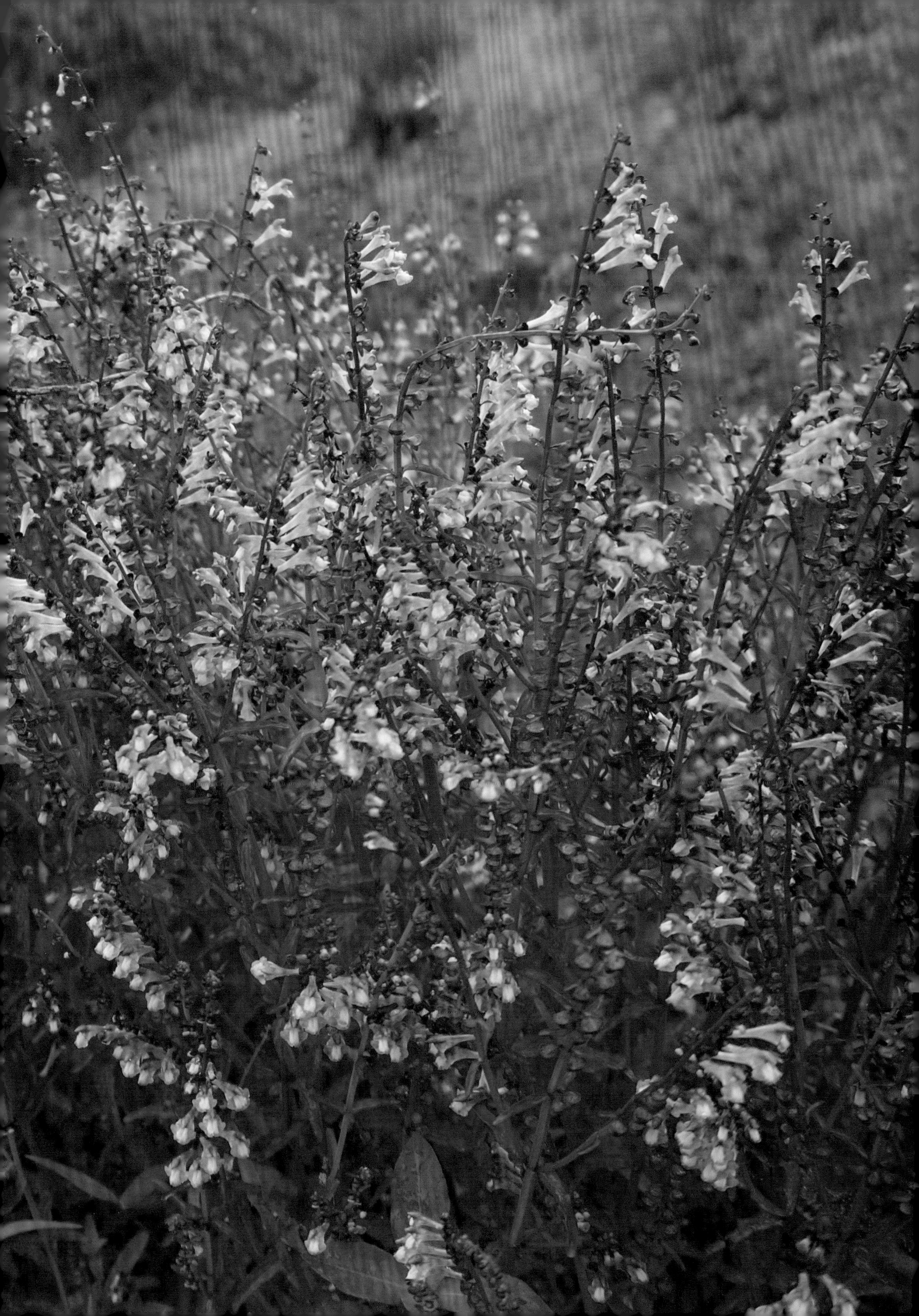

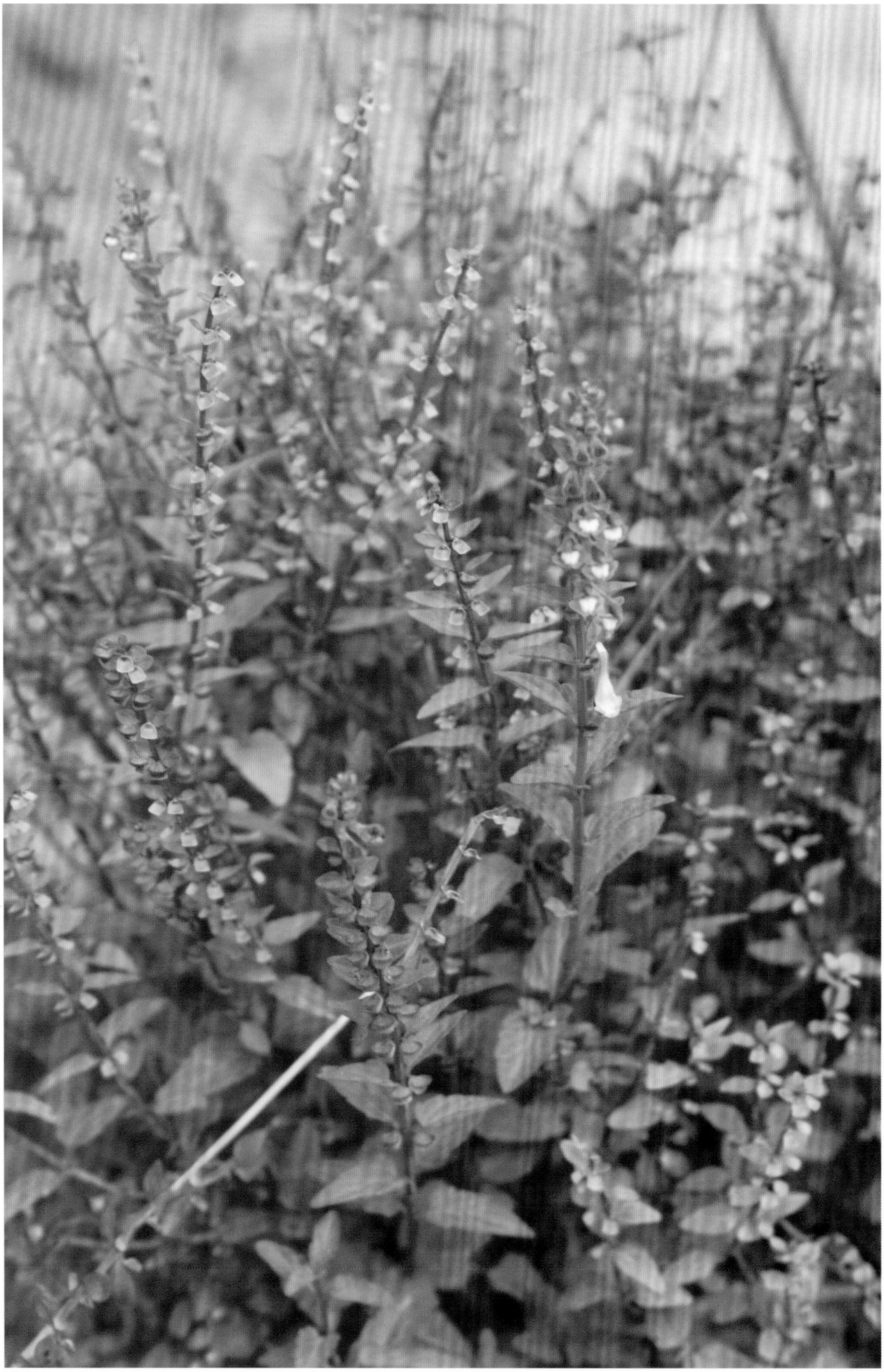

半枝莲

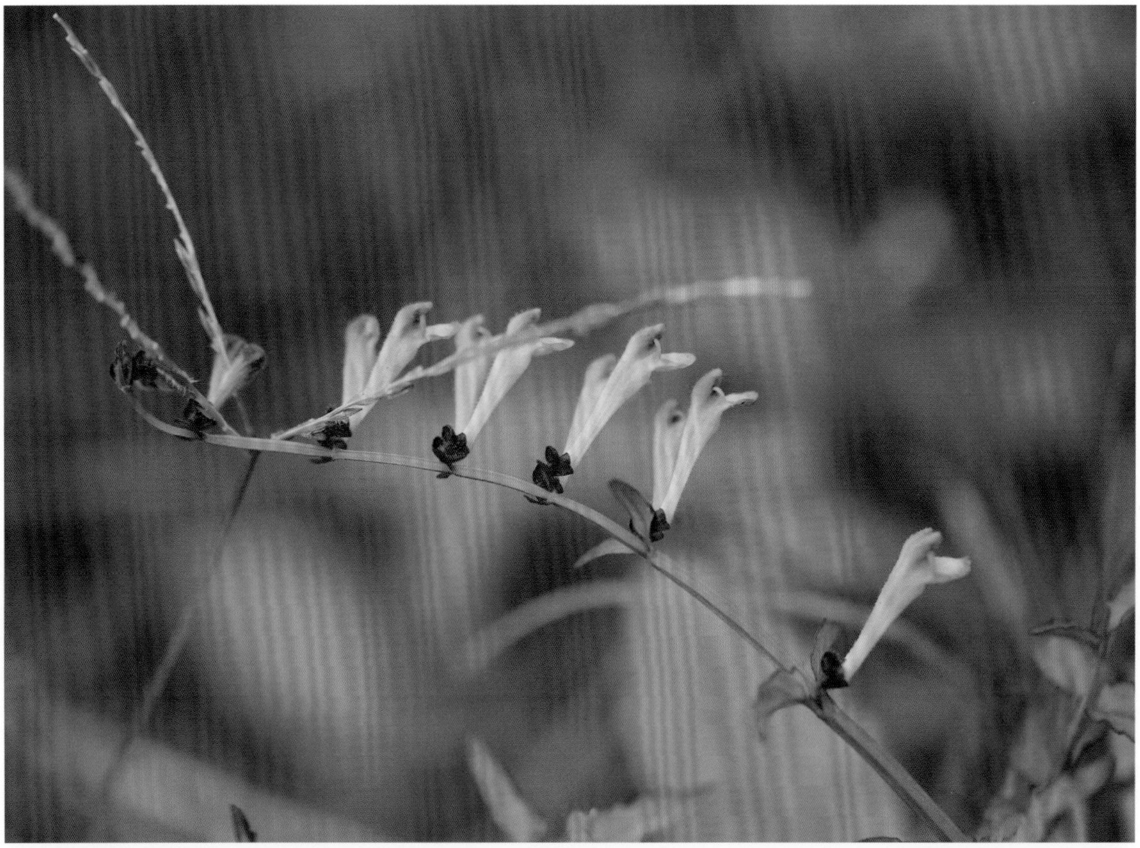

半枝莲

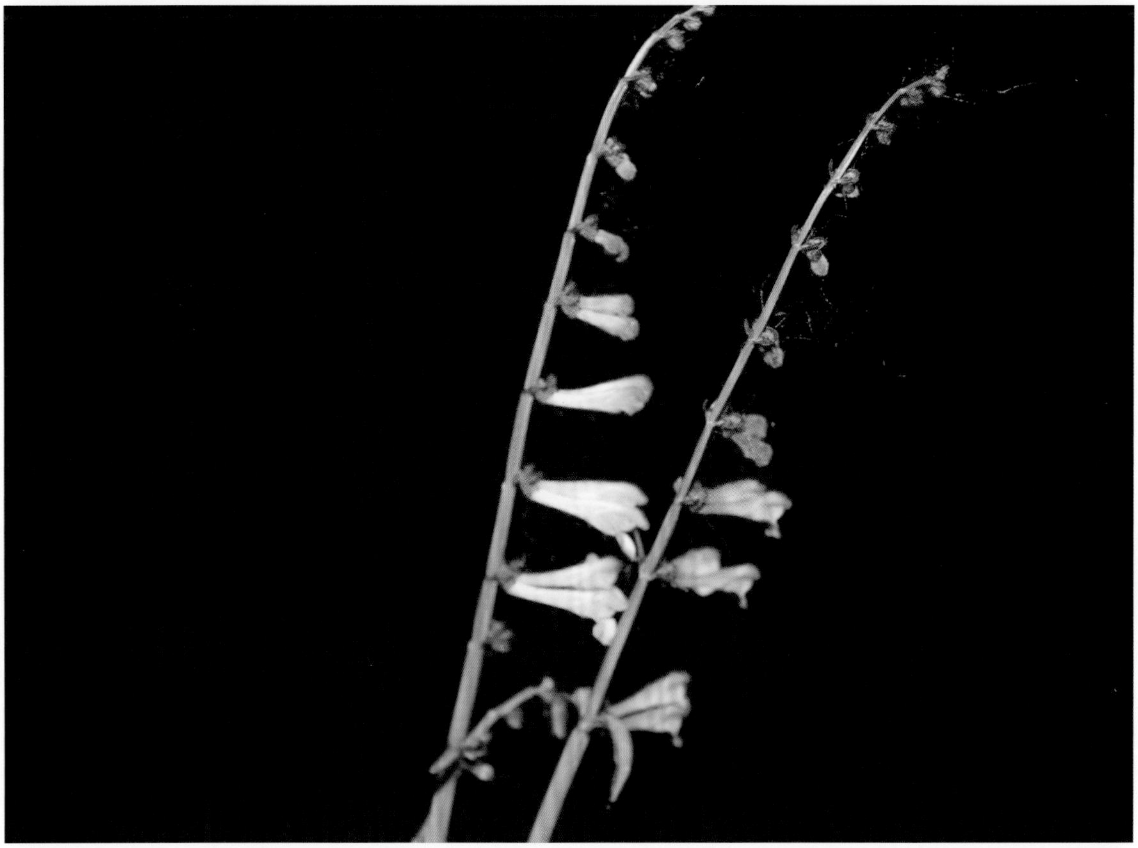

半枝莲

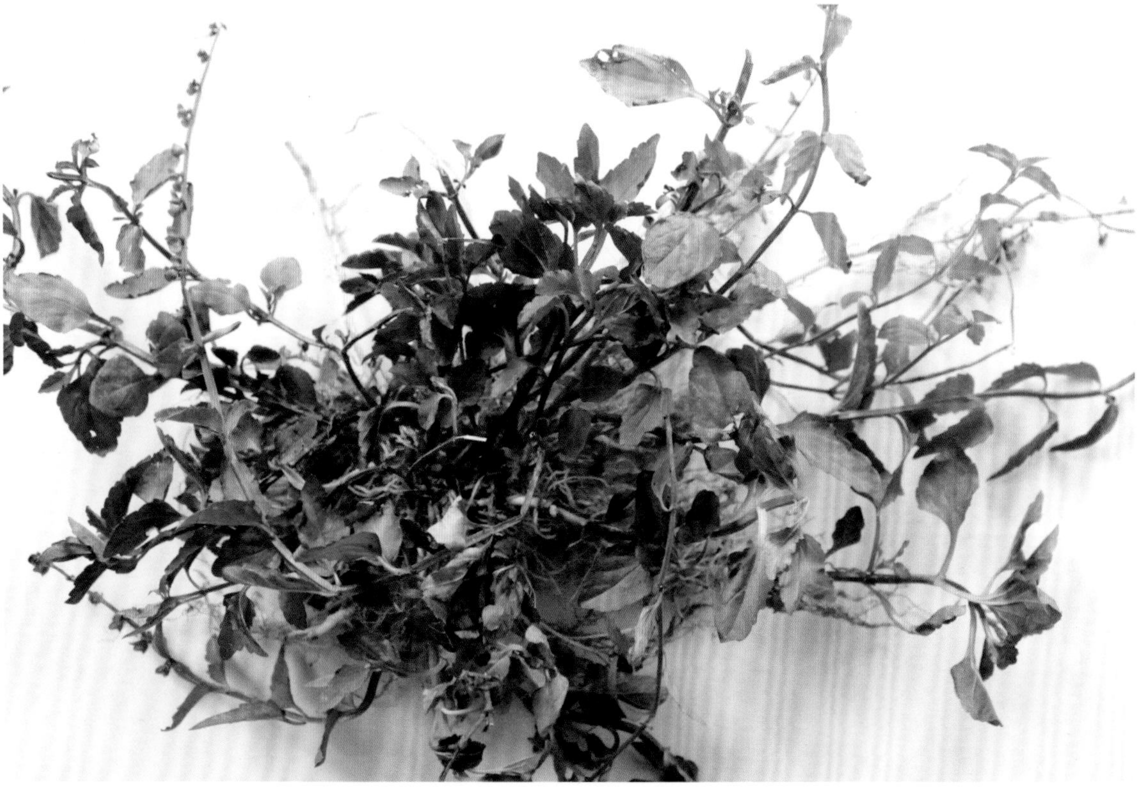

半枝莲药材

药材鉴别

本品长 15 ~ 35 cm。茎丛生，较细，方柱形，表面暗紫色或棕绿色，光滑无毛；质柔软，折断面纤维状，中空。叶对生，有短柄，残留的叶片多破碎不全，皱缩卷曲，展平后呈三角状卵形或披针形，长 1.5 ~ 3 cm，宽 0.5 ~ 1 cm；先端钝，基部宽楔形，全缘或有少数不明显的钝齿；上表面暗绿色，下表面灰绿色。花穗生于茎枝上部，黄绿色、棕黄色或浅蓝紫色，长约 1.2 cm。气微，味微苦。

功效主治

清热解毒，散瘀止血，止痛。主治吐血，衄血，血淋，赤痢，黄疸，咽喉疼痛，肺痈，疔疮，瘰疬，疮毒，癌肿，跌打刀伤，蛇咬伤。

用法用量

内服：15 ~ 30 g，鲜品 30 ~ 60 g，煎服。外用：适量，鲜品捣烂敷患处。

民族药方

1. 咽喉炎，扁桃体炎　半枝莲、鹿茸草、一枝黄花各 15 g。水煎服。

2. 胃气痛　半枝莲 30 g，猪肚或鸡（去头及脚尖，内脏）1 只。水、酒各半炖熟，分 2 ~ 3 次服。

3．跌打损伤 半枝莲适量。捣烂，同酒糟煮热敷。

4．吐血，咯血 鲜半枝莲 30 ~ 60 g。捣烂绞汁，调蜜少许，炖热温服，每日 2 次。

5．尿道炎，小便尿血疼痛 鲜半枝莲 30 g。洗净煎汤，调冰糖服，每日 2 次。

6．热性血痢 半枝莲 60 g。水煎服。

7．痢疾 鲜半枝莲 15 ~ 25 g。捣烂绞汁服。或干半枝莲全草 30 g。水煎服。

8．肝炎 鲜半枝莲 15 g，大枣 5 个。水煎服。

9．咽喉肿痛 鲜半枝莲、鲜马鞭草各 24 g，食盐少许。水煎服。

10．肺脓疡 半枝莲、鱼腥草各 30 g。水煎服。

11．蛇头疔，淋巴结炎 鲜半枝莲 30 ~ 60 g。调食盐少许，捣烂外敷。

12．淋巴结结核 半枝莲 60 g。水煎服。或半枝莲、水龙骨各 30 g，猪瘦肉适量。煮熟，吃肉和汤。

13．癌症 半枝莲、蛇葡萄根各 30 g，藤梨根 120 g，水杨梅根 60 g，白茅根、凤尾草、半边莲各 15 g。水煎服。

14．一切毒蛇咬伤 鲜半枝莲适量。洗净捣烂，绞汁，调黄酒少许温服，渣敷患处。

使用注意

孕妇和血虚者慎服。

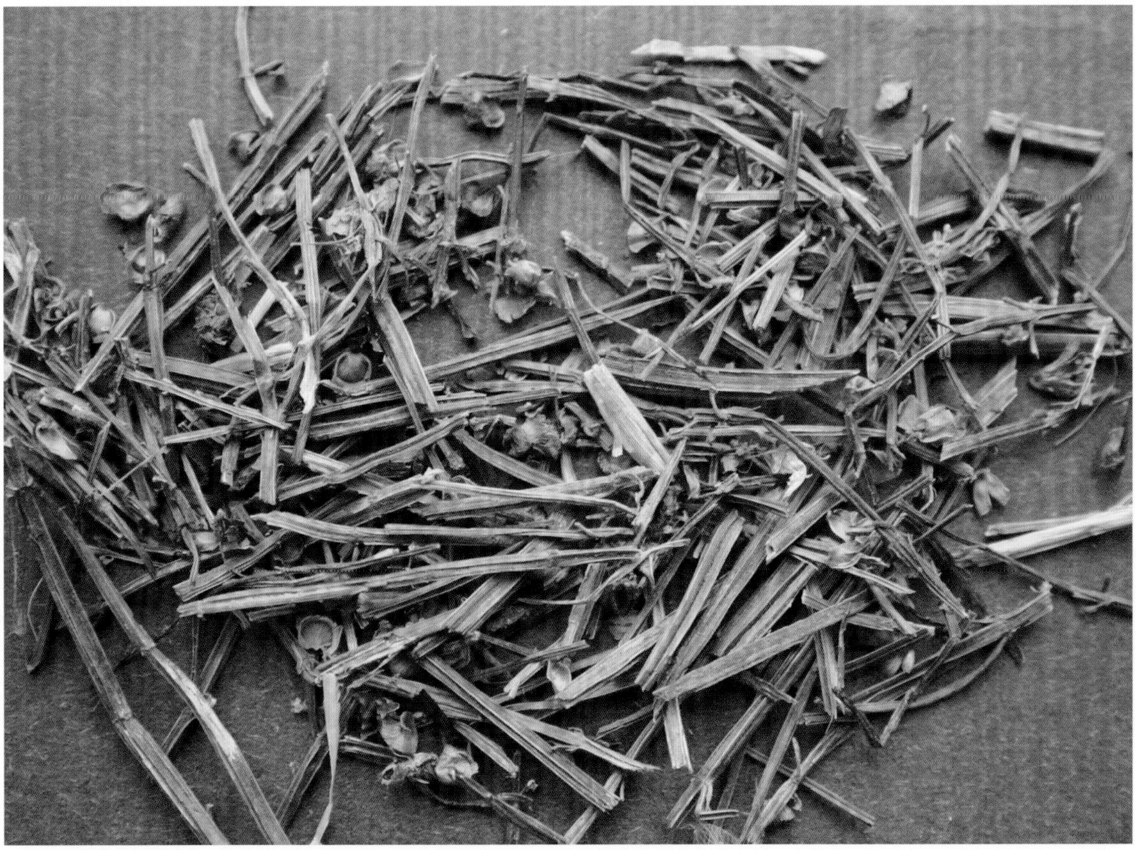

半枝莲饮片

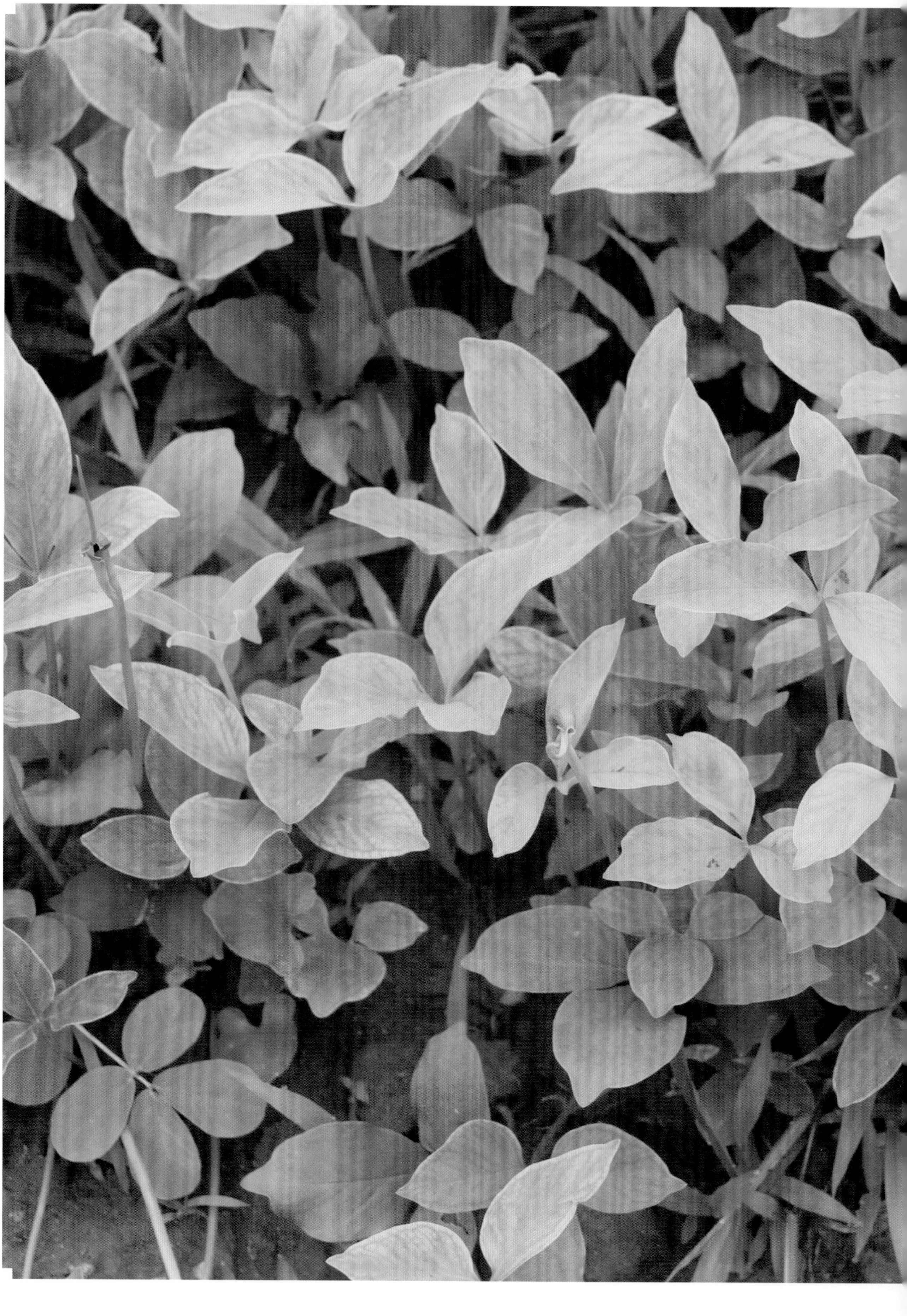

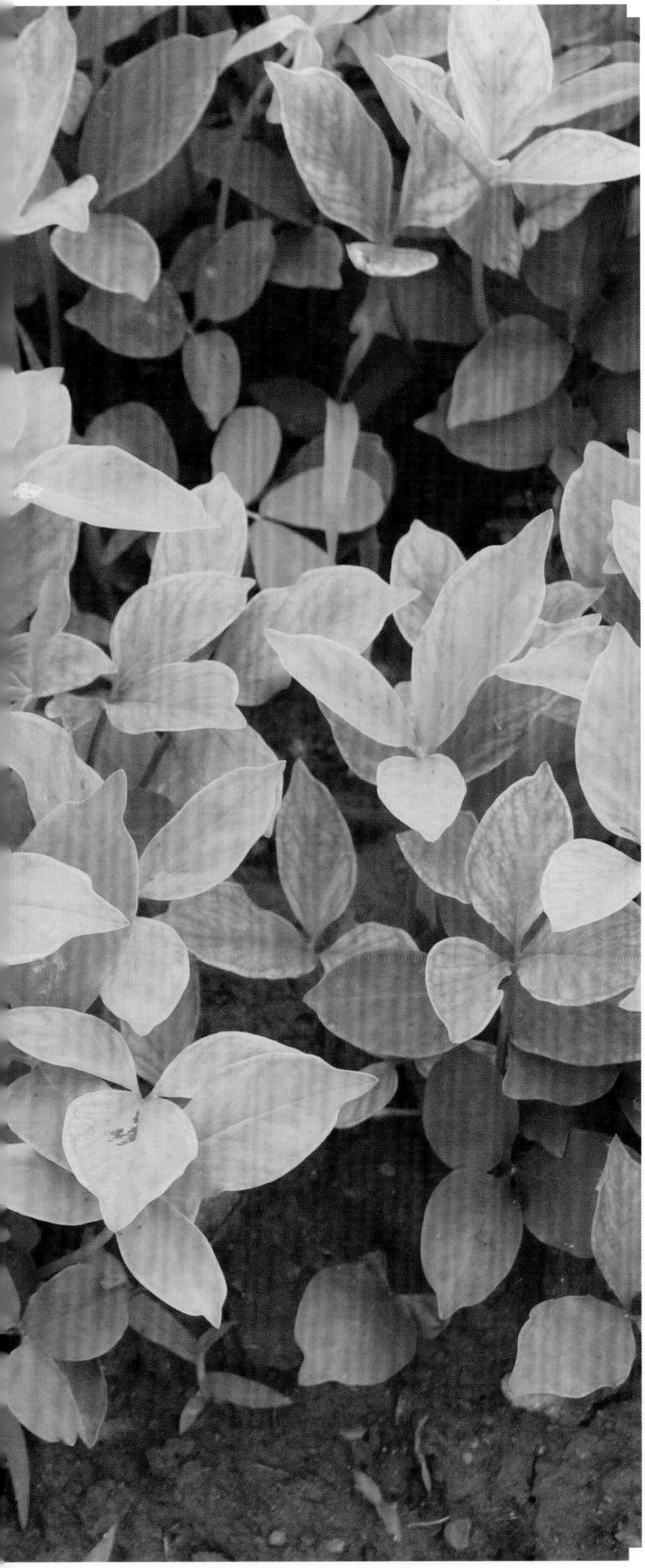

半夏

【壮药名】棵半夏。

【俗　名】水玉、麻芋果、老鸹头、老鸹眼、地雷公、羊眼半夏、地珠半夏。

【来　源】本品为天南星科植物半夏 *Pinellia ternata*（Thunb.）*Breit.* 的干燥块茎。

【性味归经】味辛，性温；有毒。归脾、胃、肺经。

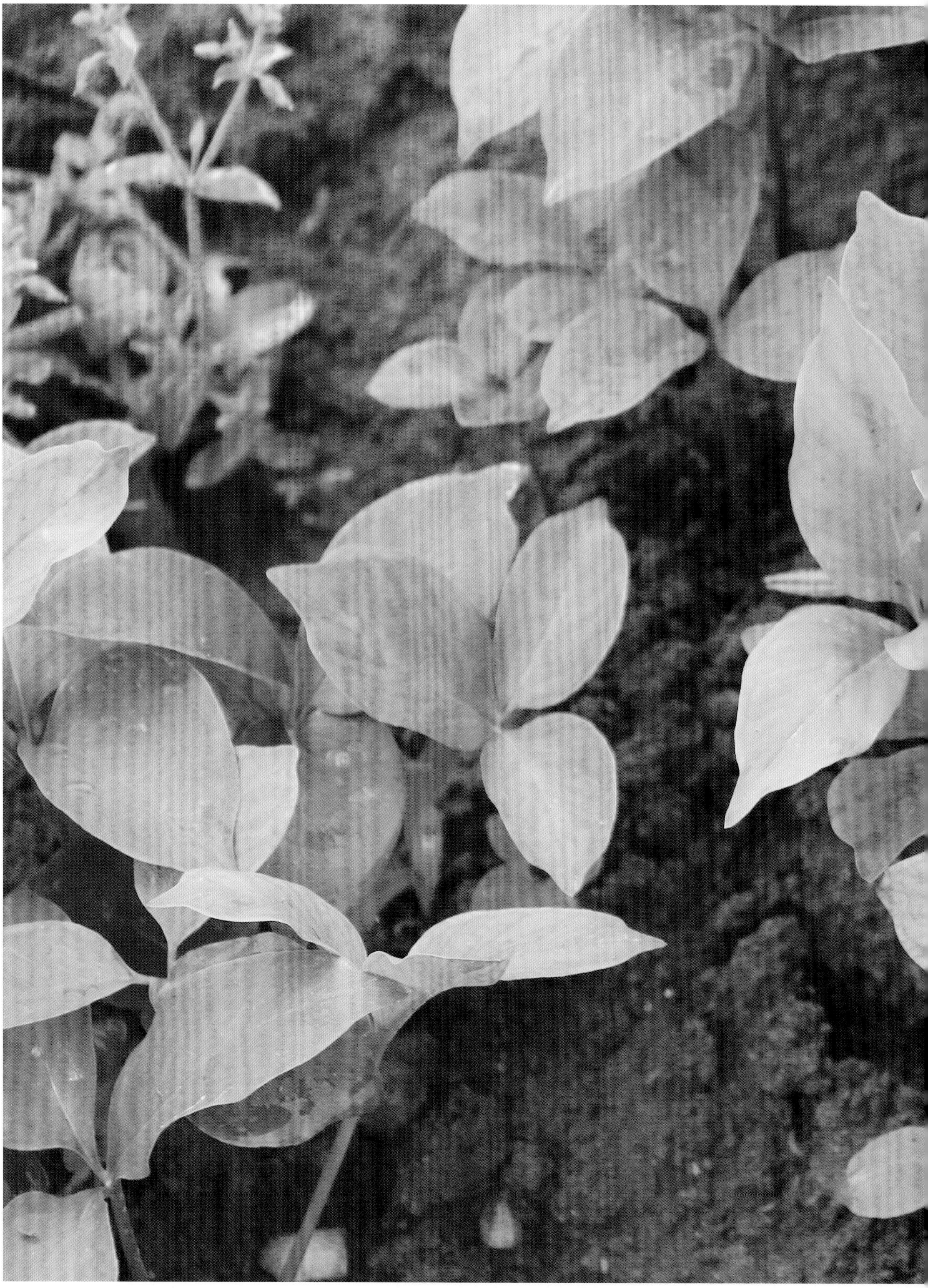

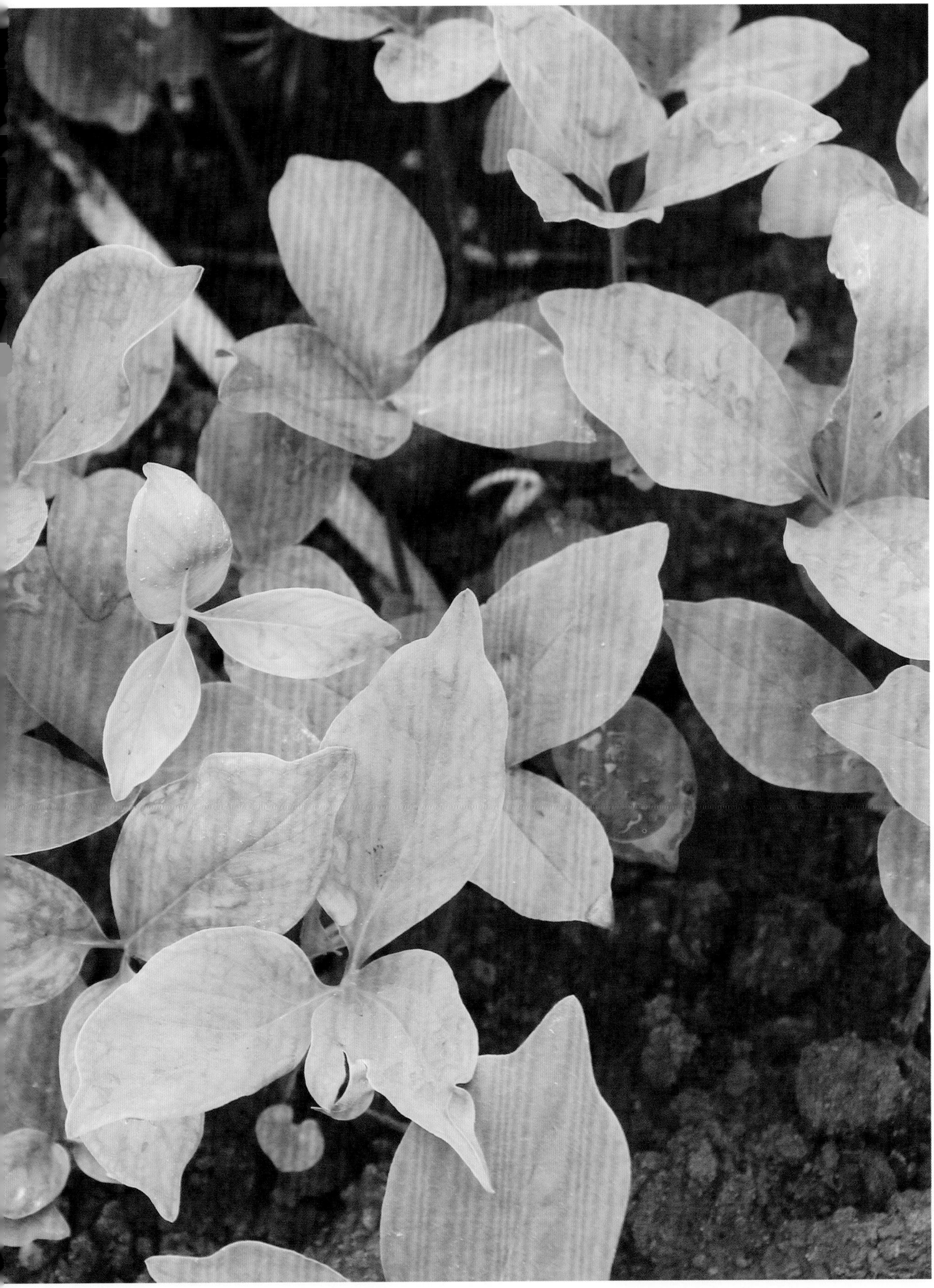

半夏

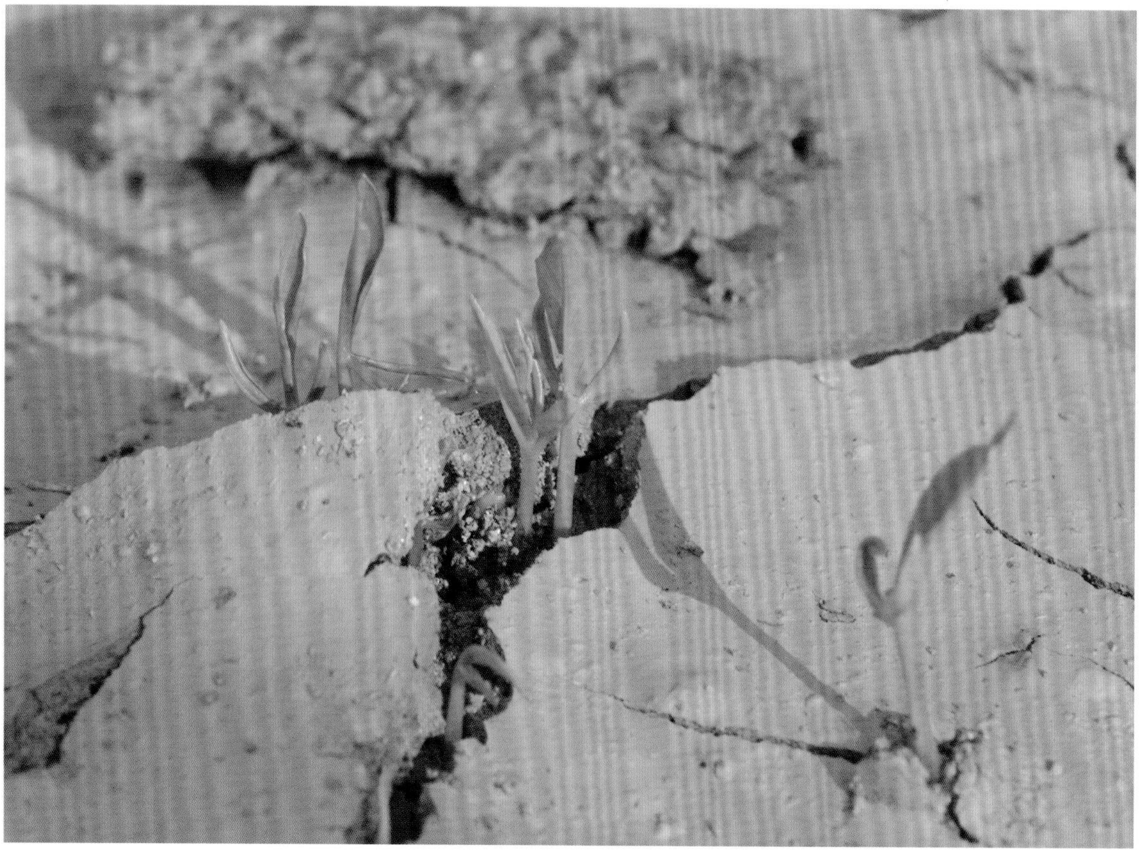

半夏

识别特征

多年生草本植物，高 15 ~ 30 cm。块茎球形，直径 0.5 ~ 1.5 cm。叶 2 ~ 5 片，幼时单叶，2 ~ 3 年后为 3 出复叶；叶柄长达 20 cm，近基部内侧和复叶基部生有珠芽；叶片卵圆形至窄披针形，中间小叶较大，长 5 ~ 8 cm，两侧小叶较小，先端锐尖，两面光滑，全缘。花序柄与叶柄近等长或更长；佛焰苞卷合成弧曲形管状，绿色上部内面常为深紫红色；肉穗花序顶生；其雌花序轴与佛焰苞贴生，绿色，长 6 ~ 7 cm，雄花序长 2 ~ 6 cm；附属器长鞭状。浆果卵圆形，绿白色。花期 5—7 月，果期 8 月。南方 1 年出苗 2 ~ 3 次，故 9—10 月仍可见到花、果。

生境分布

生长于山地、农田、溪边或林下。全国大部分地区有产。

采收加工

夏、秋二季采挖，洗净，除去外皮，晒干或烘干。

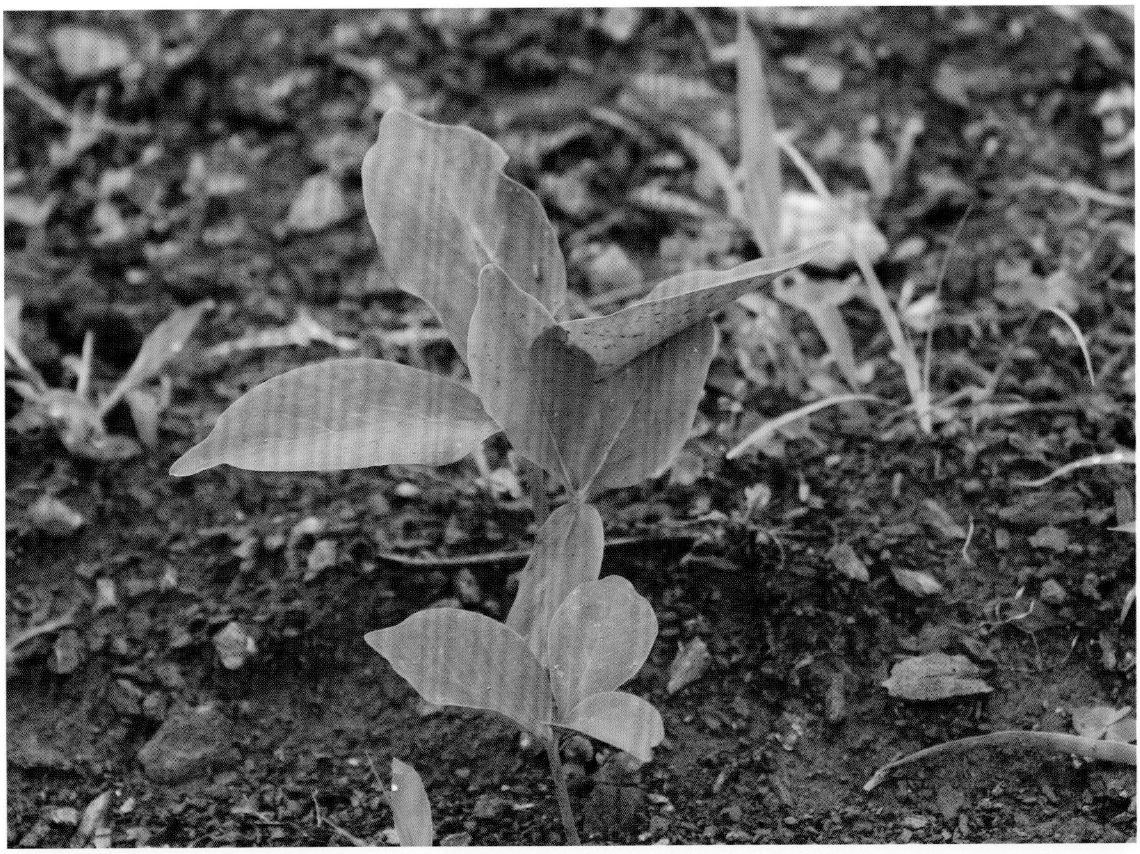

半夏

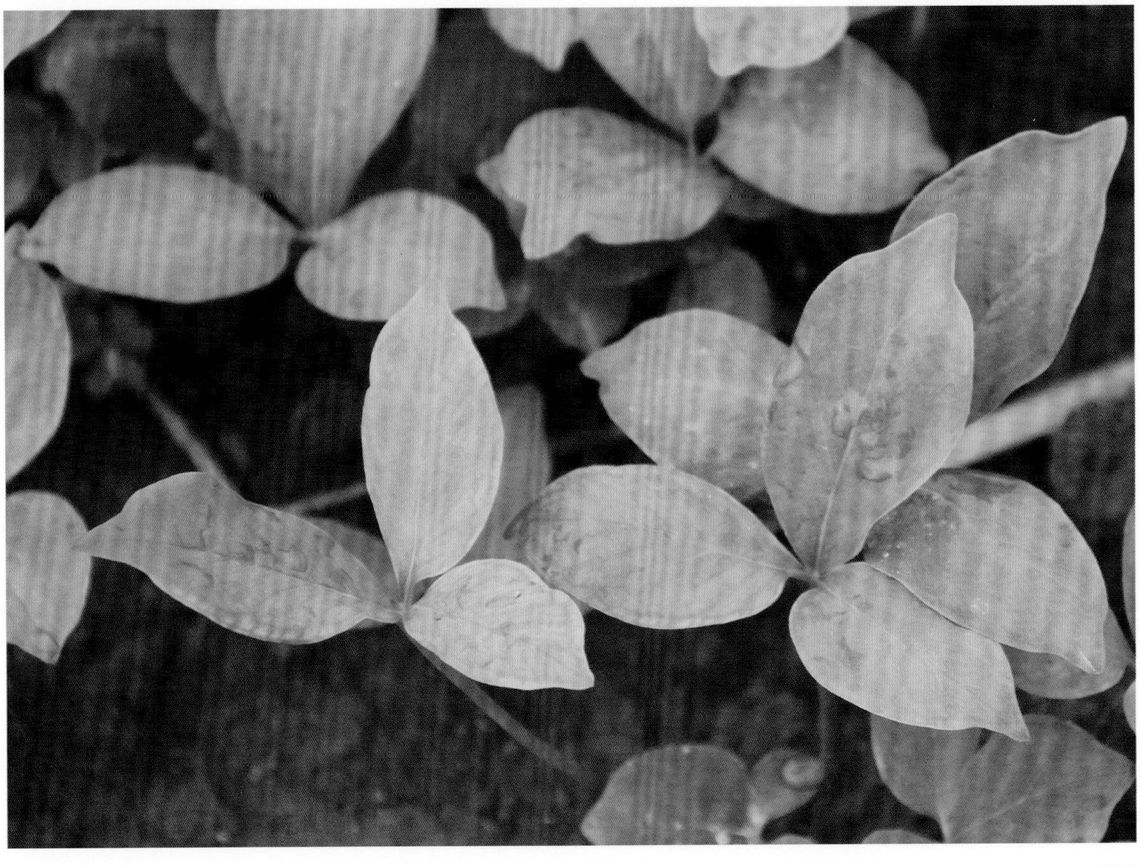

半夏

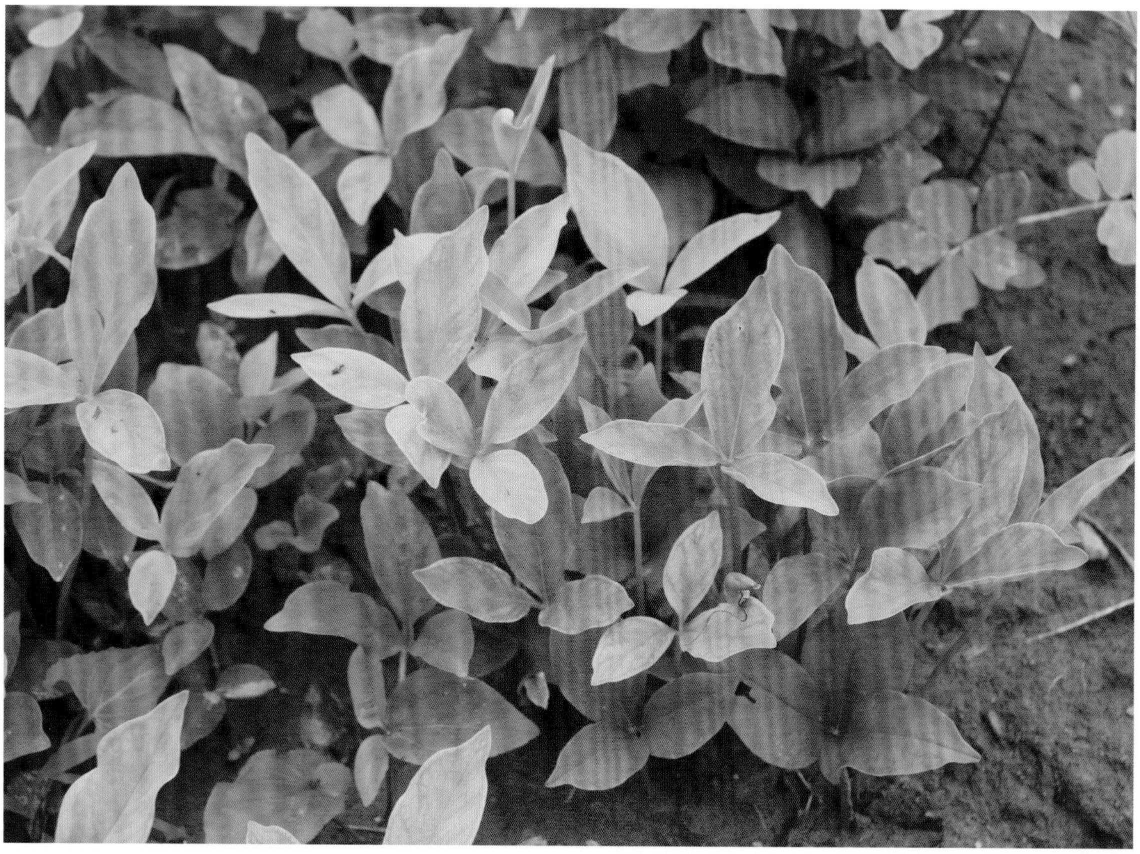

半夏

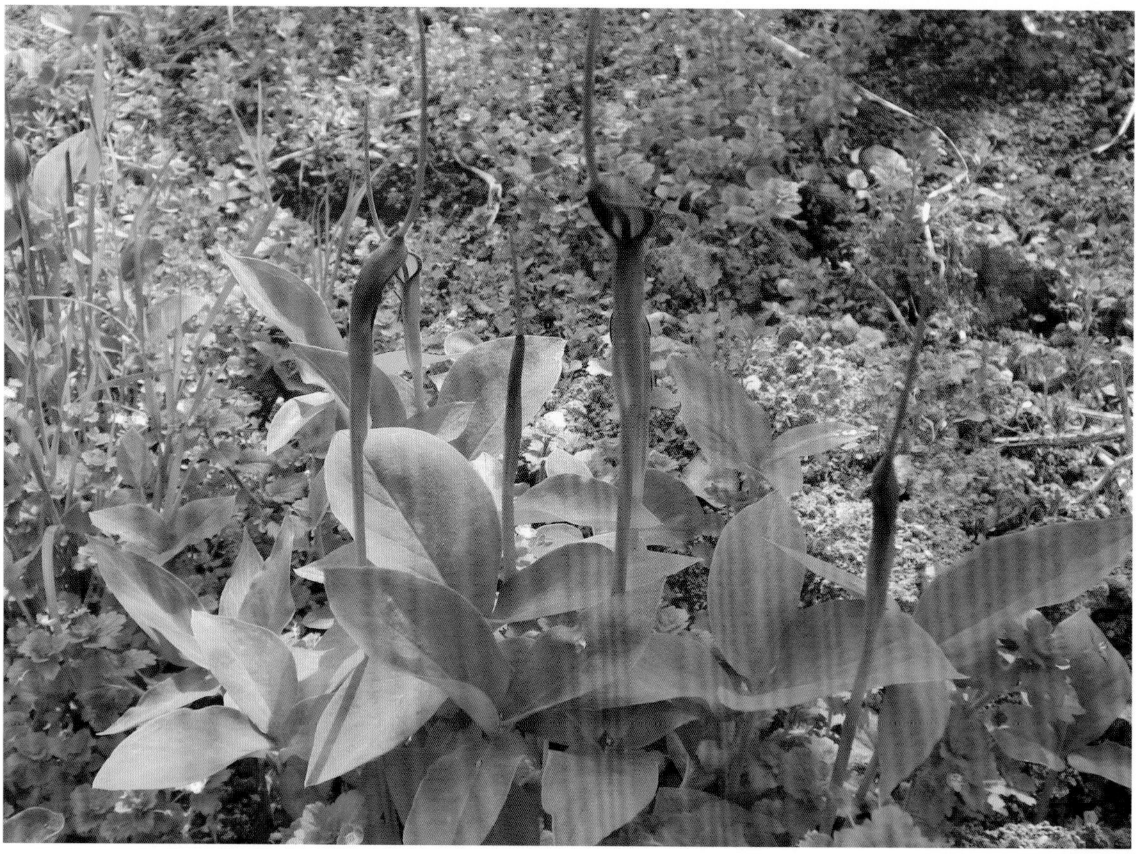

半夏

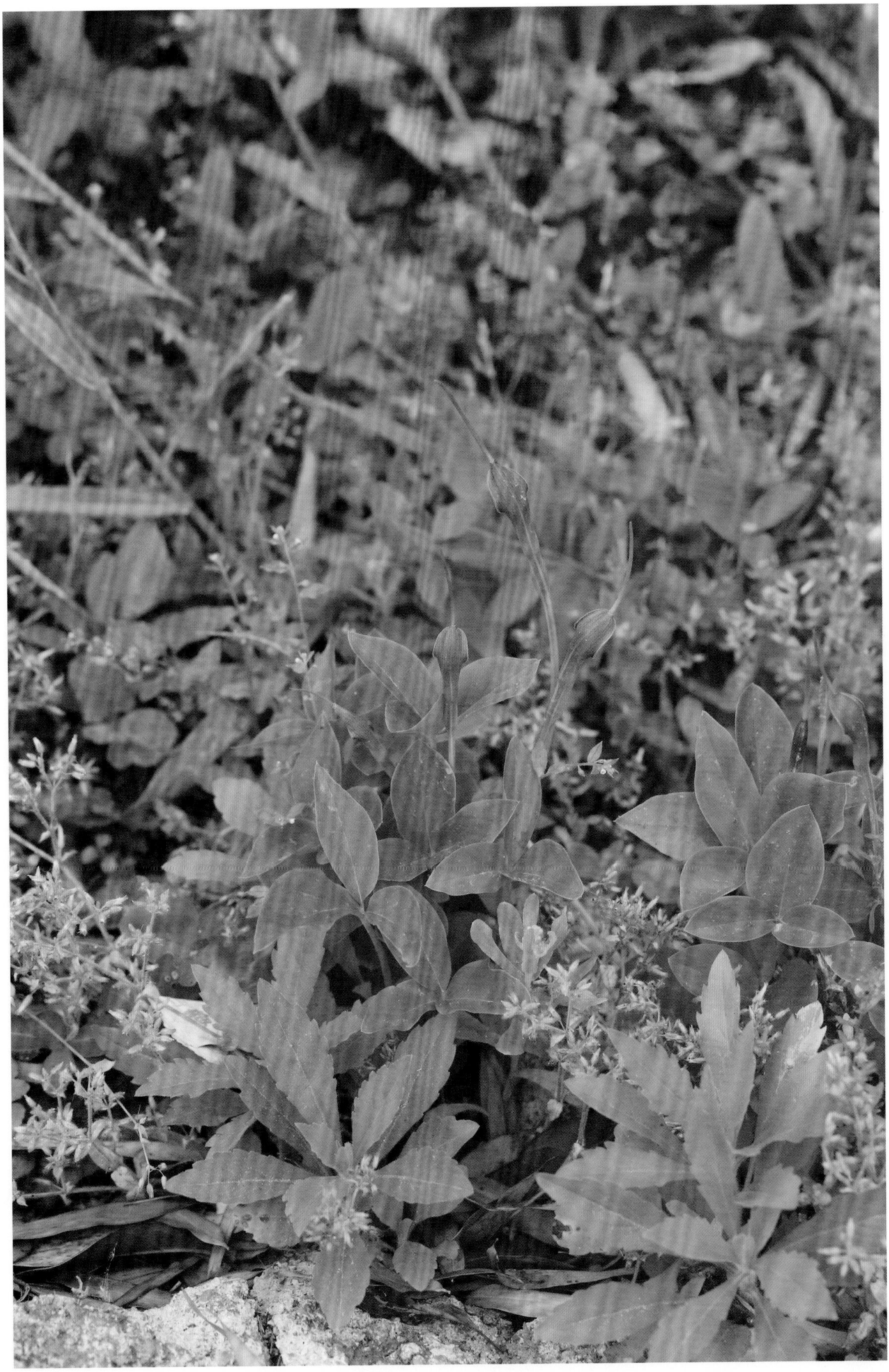

半夏

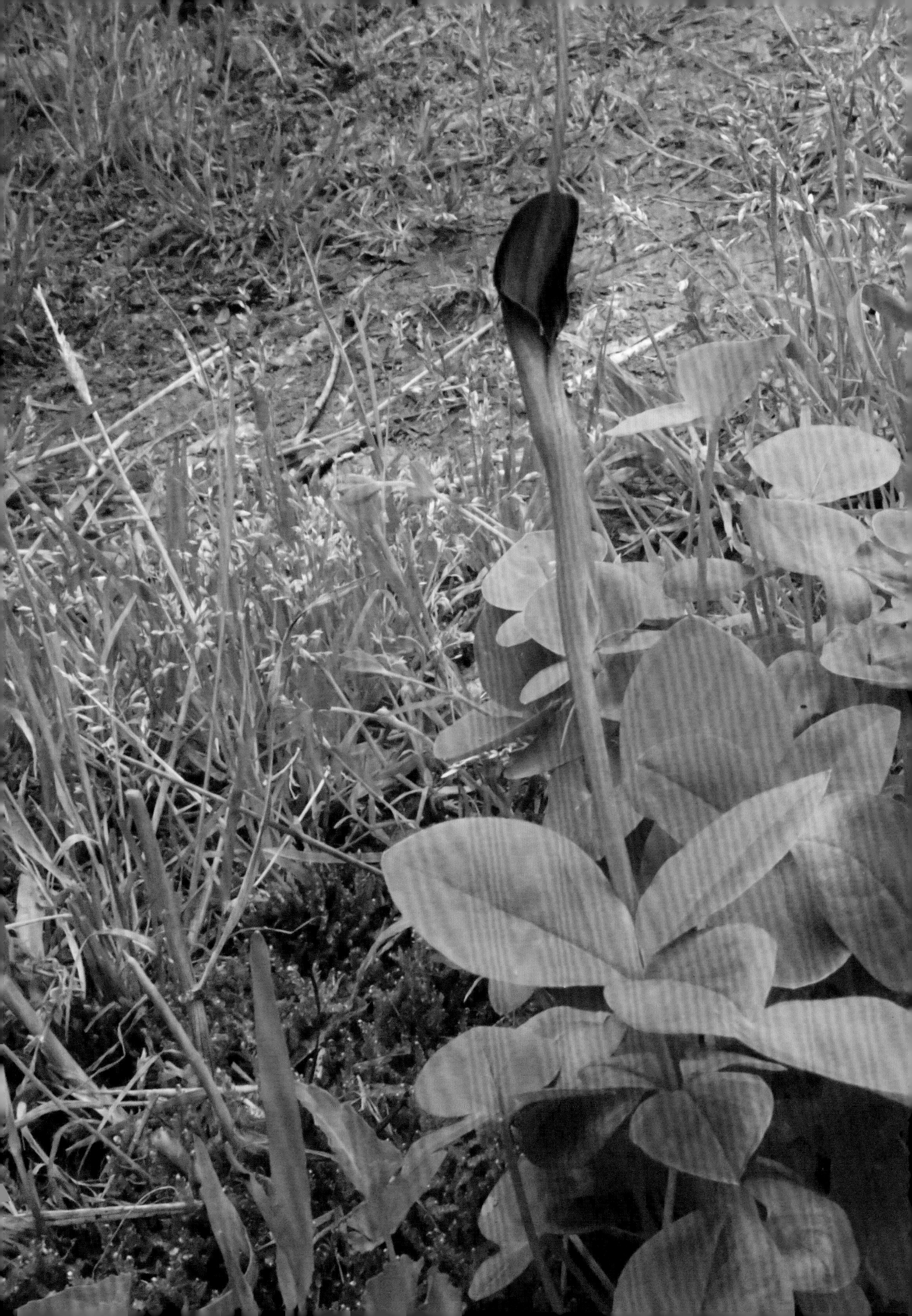

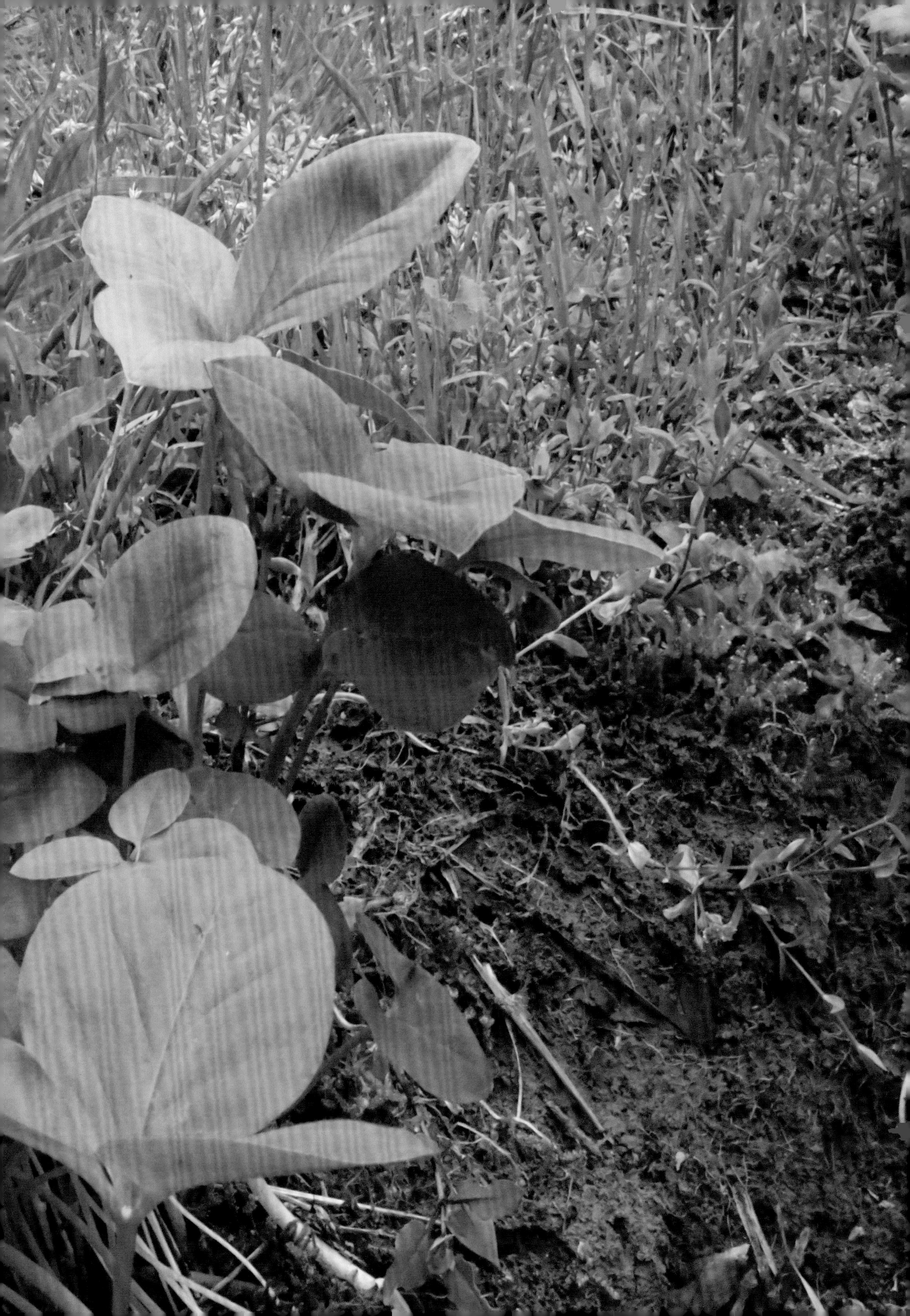

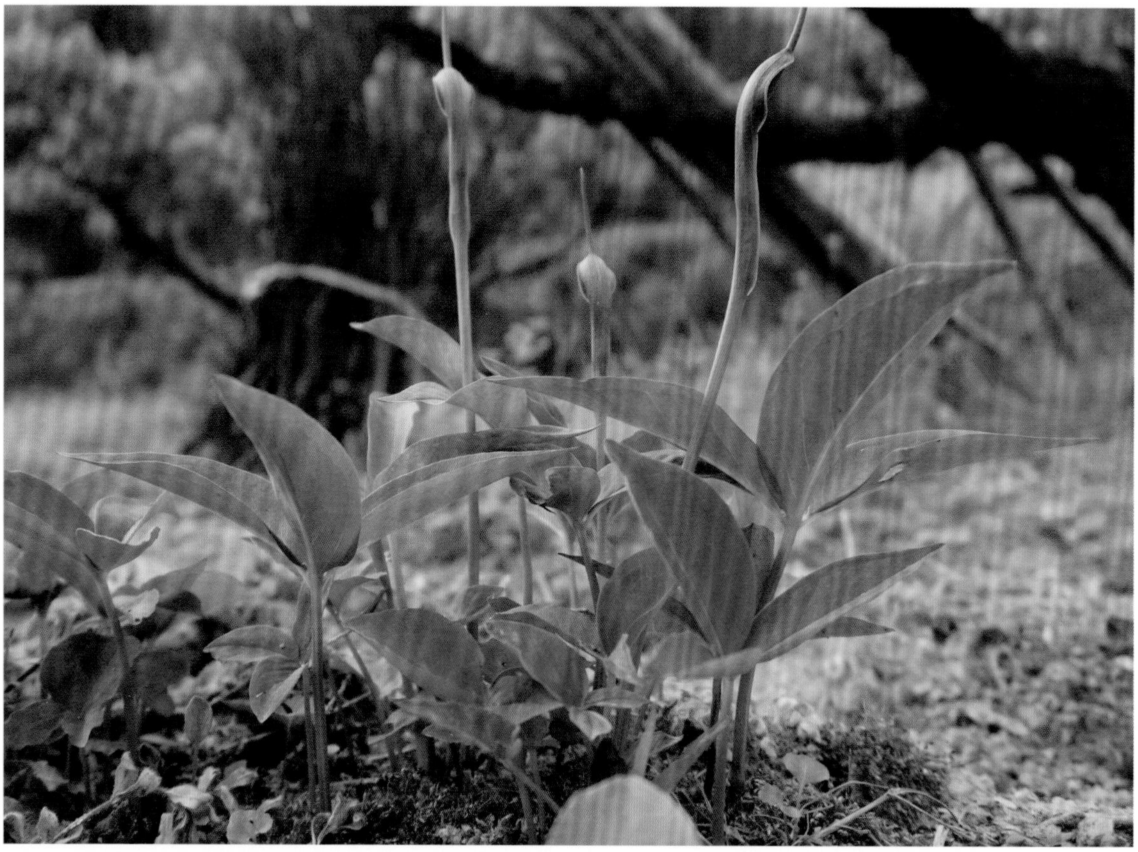

半夏

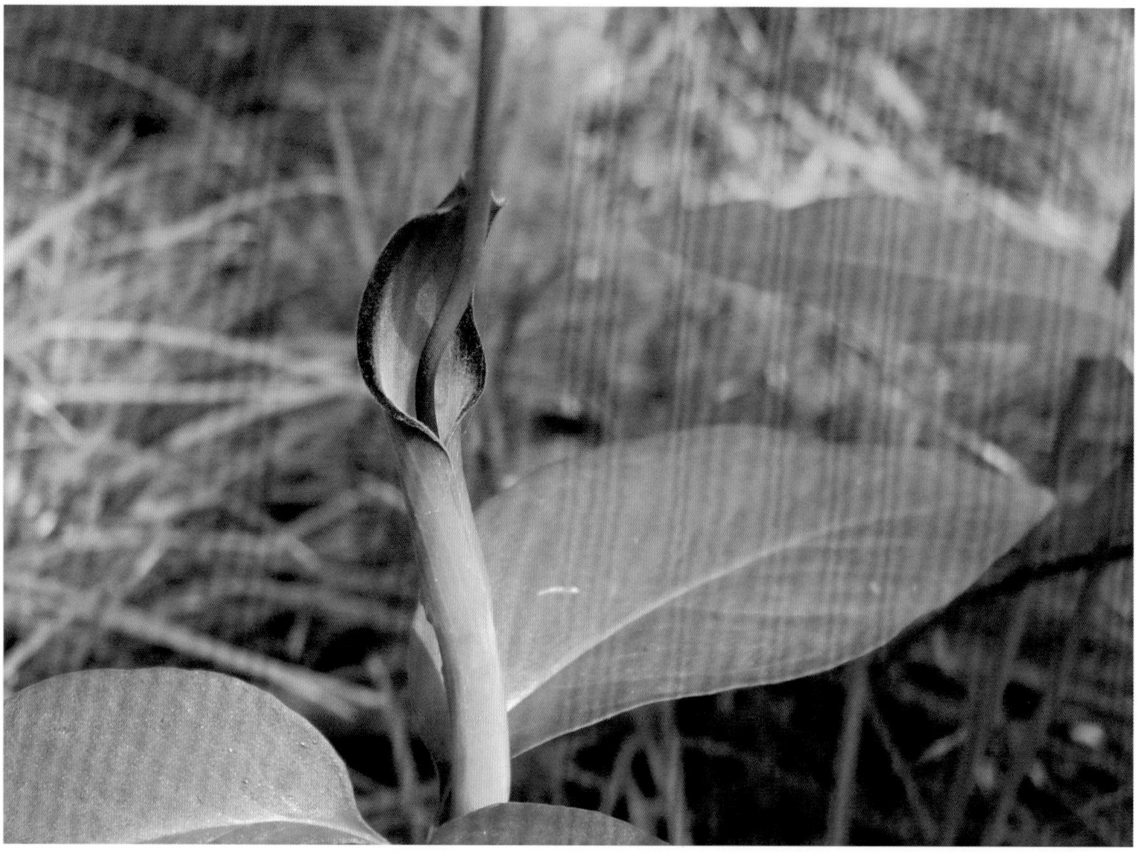

半夏

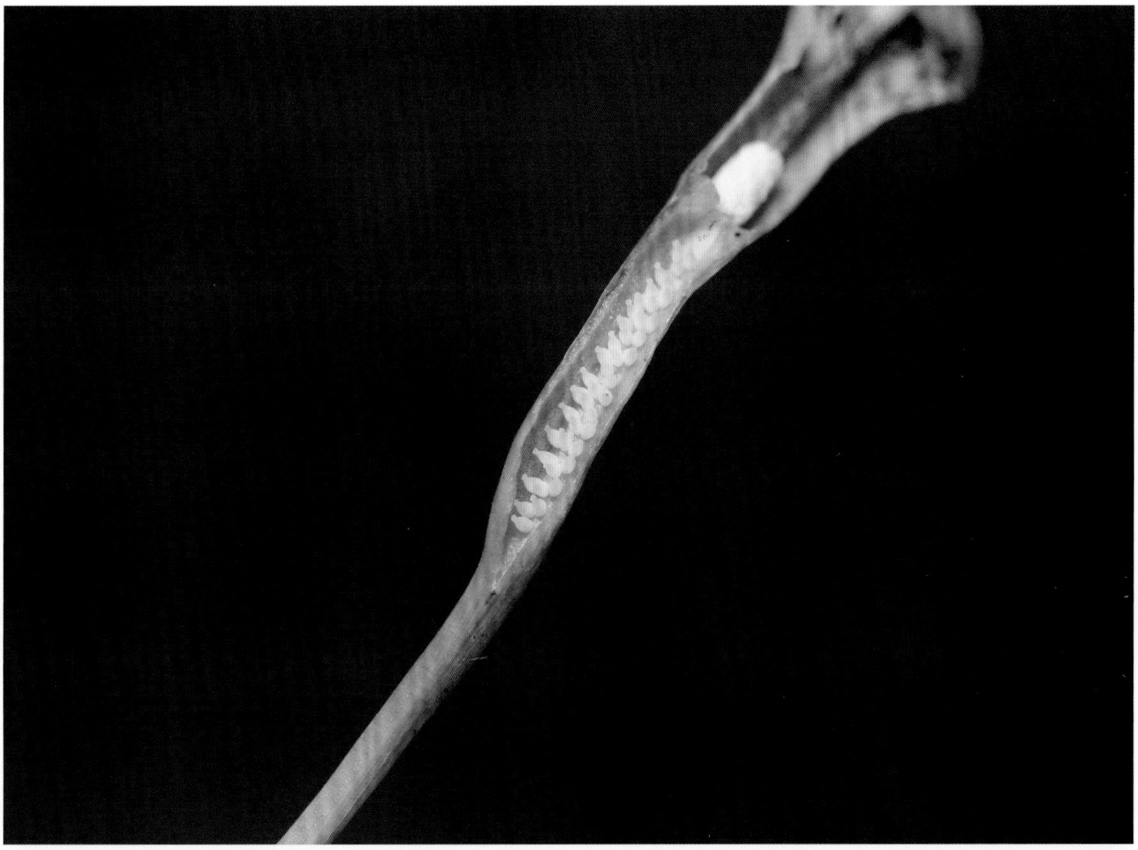

半夏

药材鉴别

本品块茎呈类球形，直径 0.8 ~ 1.5 cm。表面白色或浅黄色，顶端中心有凹陷的茎痕，周围密布棕色凹点状的根痕；下端钝圆，较光滑。质坚实，断面白色，富粉性。气微，味辛辣，有麻舌感，刺喉。以个大、质坚实、色白、粉性足者为佳。

功效主治

燥湿化痰，降逆止呕，消痞散结。主治咳喘痰多，呕吐反胃，胸脘痞满，头痛眩晕，夜卧不安，瘿瘤痰核，痈疽肿毒。

用法用量

内服：3 ~ 9 g，煎汤；或入丸、散服。外用：适量，生品研末，水调敷；或用酒、醋调敷。

民族药方

1．虫蛇咬伤 鲜半夏适量。捣烂，外敷咬伤周围。

2．咳嗽痰多 半夏、陈皮、茯苓、生姜各 9 g。煨水服。

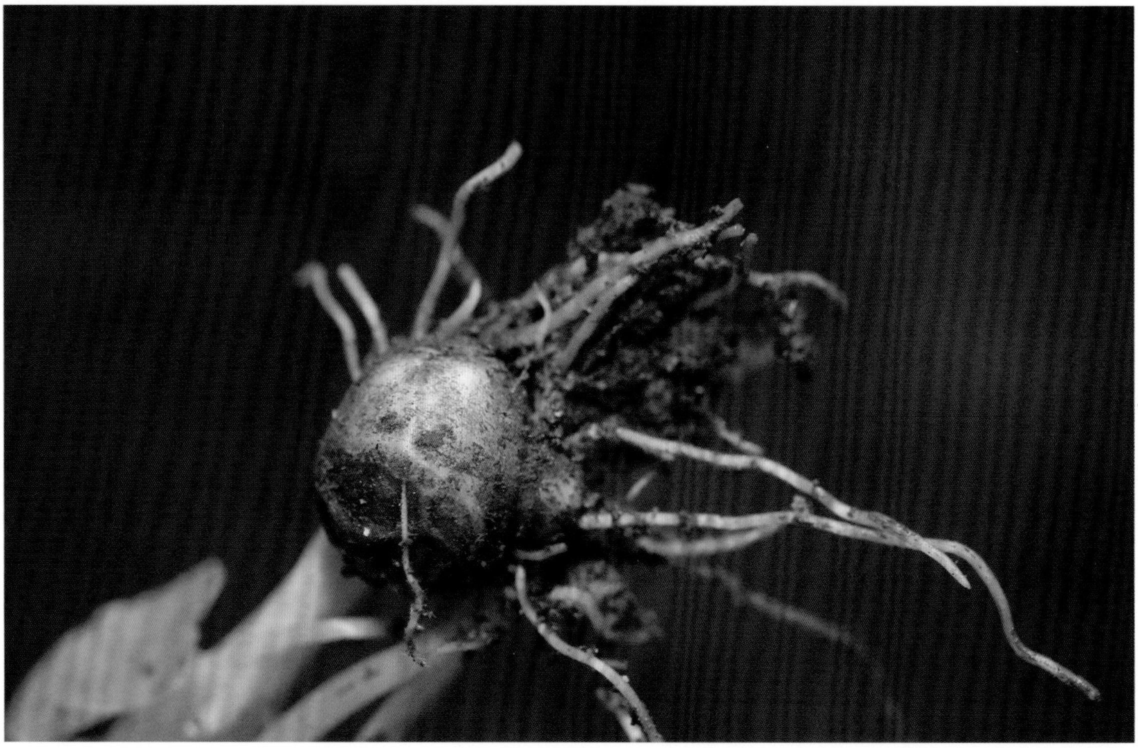

半夏

3. 呕吐不止 半夏 6 g，陈皮 9 g，生姜 30 g。煨水服。

4. 食管贲门癌梗阻 新鲜半夏适量。剥去外皮，捣成糊状制丸，置于舌根部咽下，每次 2 g，每日 3 ~ 4 次。若能使梗阻缓解，可继续用药。

5. 冠心病 生半夏、生南星各等份。碾成细末，水泛为丸，口服，每次 3.5 g，每日 3 次。

6. 宫颈糜烂 生半夏适量。研成细粉，备用。患者取膀胱截石位，将宫颈糜烂面分泌物拭净，用带线棉球蘸生半夏粉，对准宫颈糜烂处置入并紧贴糜烂面，线头露于体外，1 日后令患者取出。每周上药 1 ~ 2 次，8 次为 1 个疗程。

7. 急性乳腺炎 新鲜半夏适量。洗净，去外皮，削成适当大小，塞入患侧或对侧鼻孔，1 ~ 2 小时后取出，每日或间隔 7 ~ 8 小时再塞 1 次，连续 3 次无效，则改用他法治疗。

8. 呕吐 姜半夏适量。制成 1 ∶ 1 注射液，肌内注射，每次 2 ml。

9. 急、慢性化脓性中耳炎 生半夏适量。研末溶于米酒或 50% 乙醇中（1 份半夏 3 份乙醇），浸泡 24 小时以上，取上层澄清液滴耳。同时先用过氧化氢溶液洗涂外耳道，然后滴入药液数滴，每日 1 ~ 2 次，一般 1 ~ 2 日见效，1 周内可痊愈。

10. 牙痛 生半夏 50 g。捣碎置于 90% 乙醇 100 ml 中，浸泡后即可使用。用时以棉球蘸药液塞入龋齿中或涂搽痛牙周。

使用注意

一切血证及阴虚燥咳、津伤口渴者忌服。

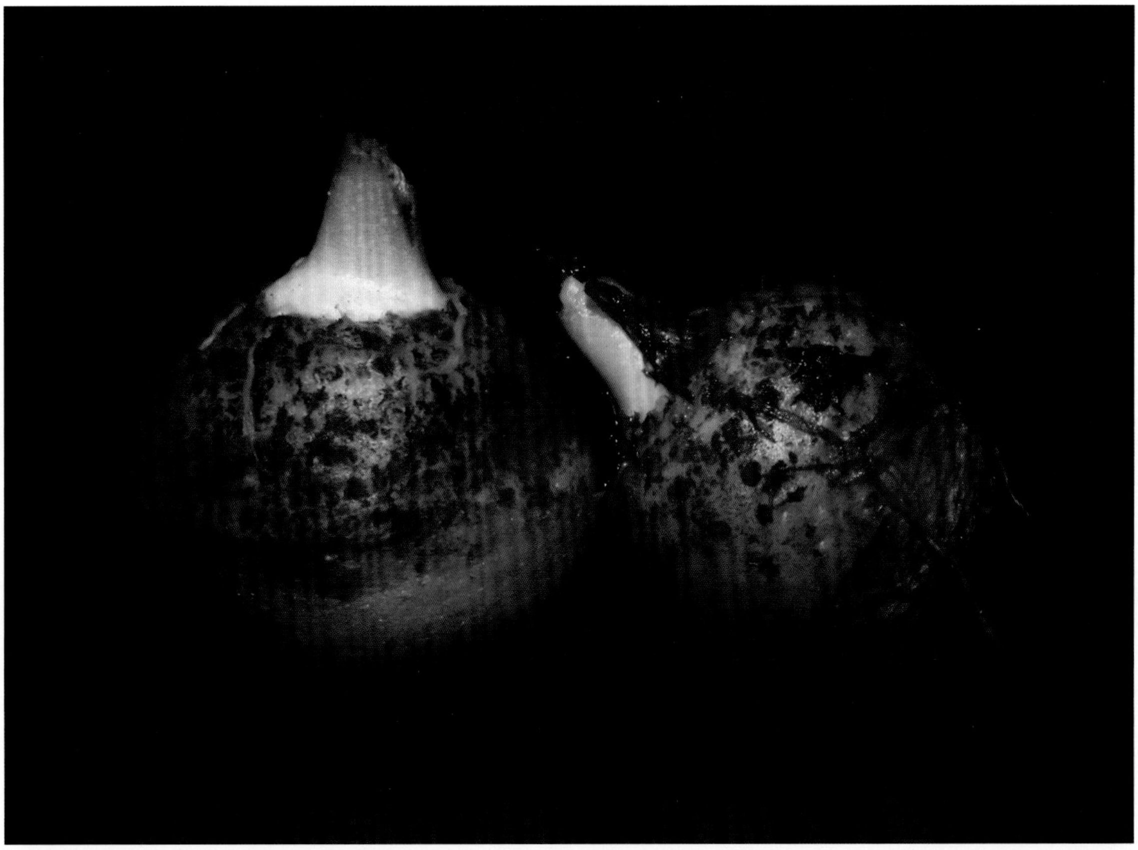

半夏

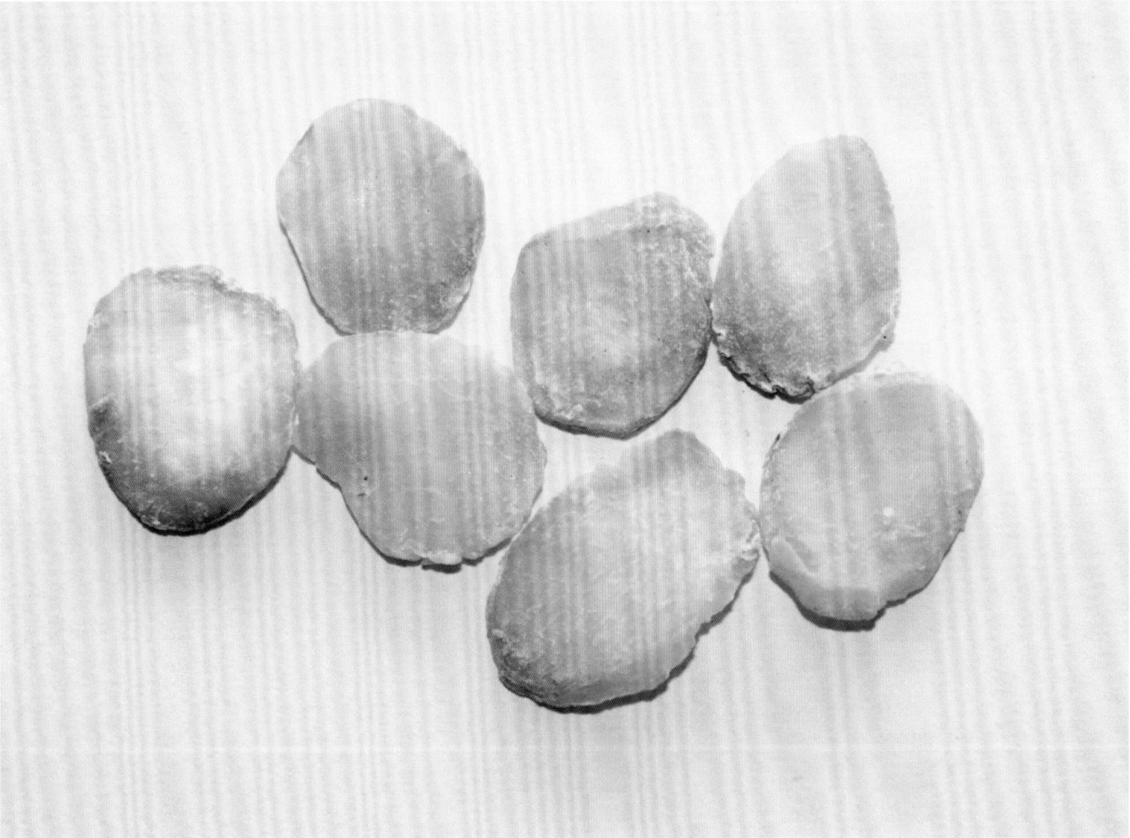

半夏药材

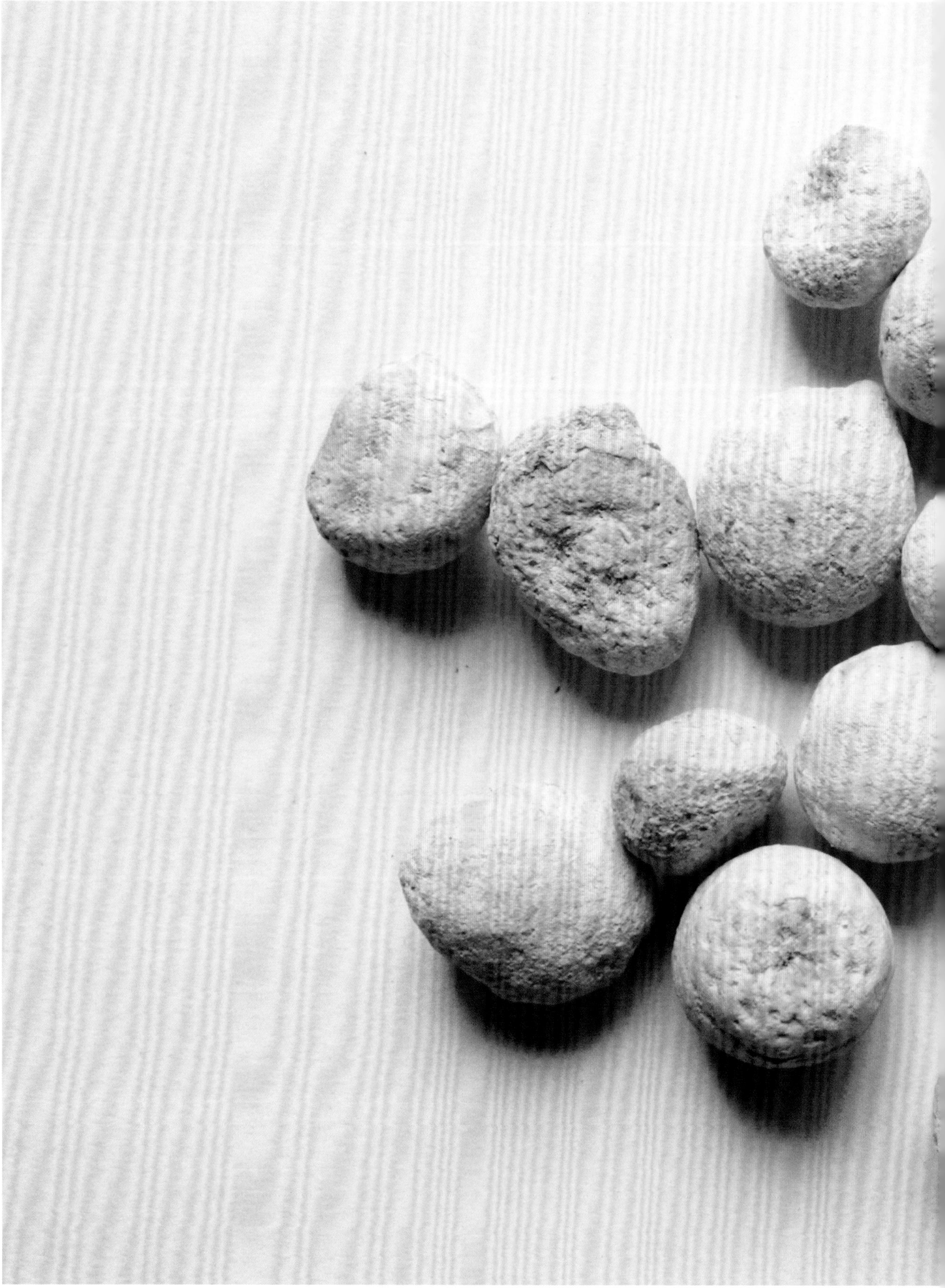

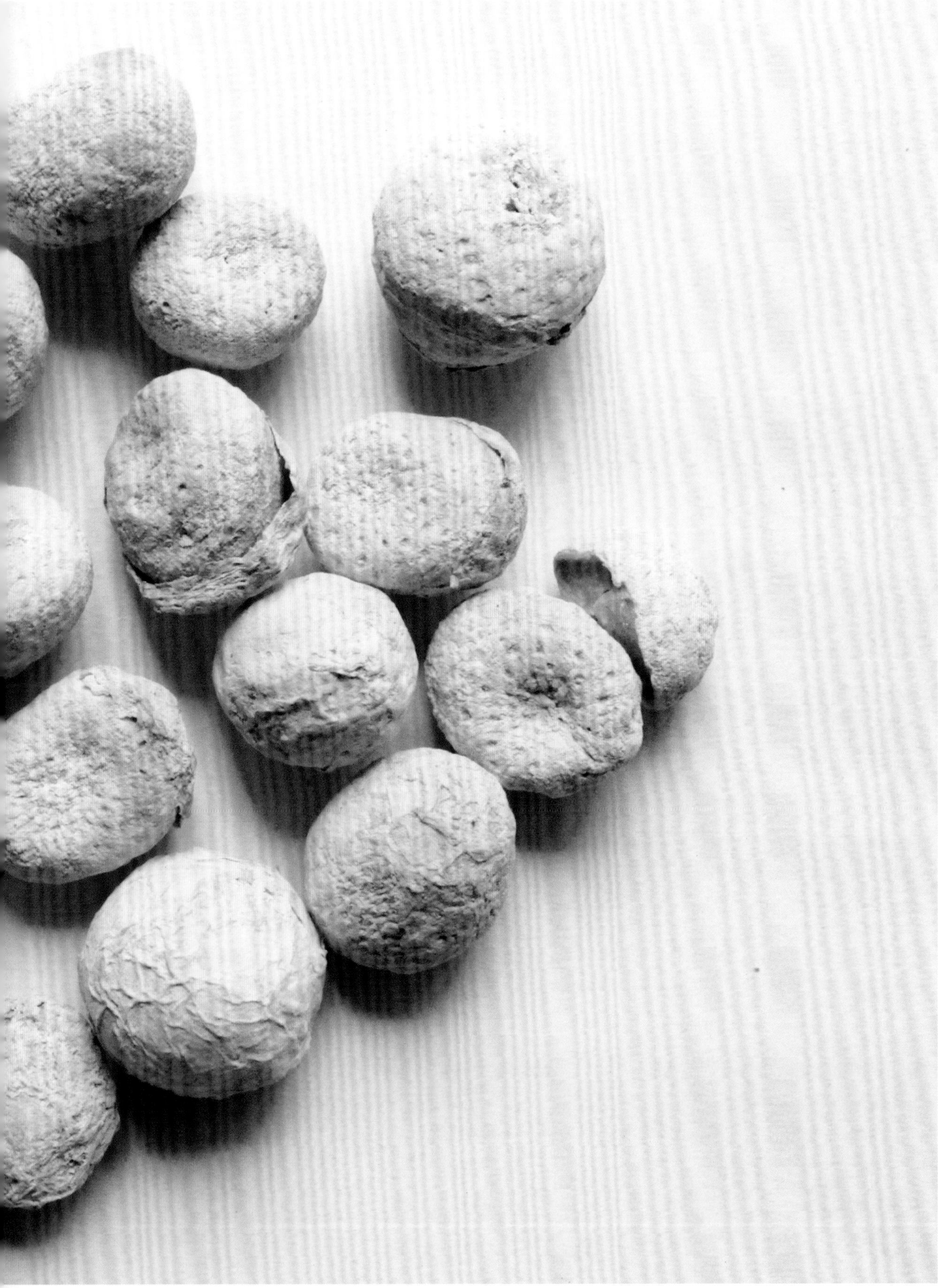

半夏饮片

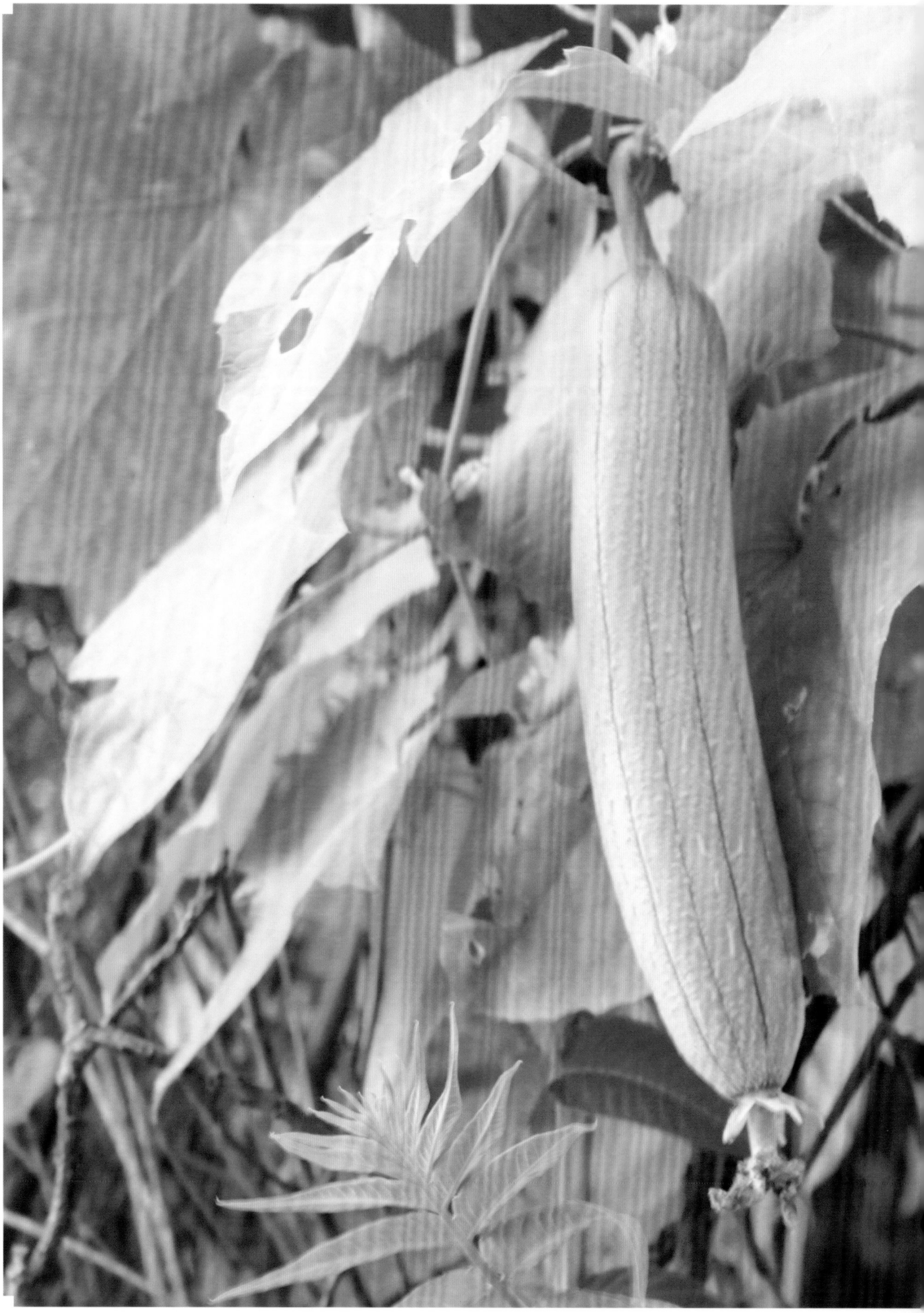

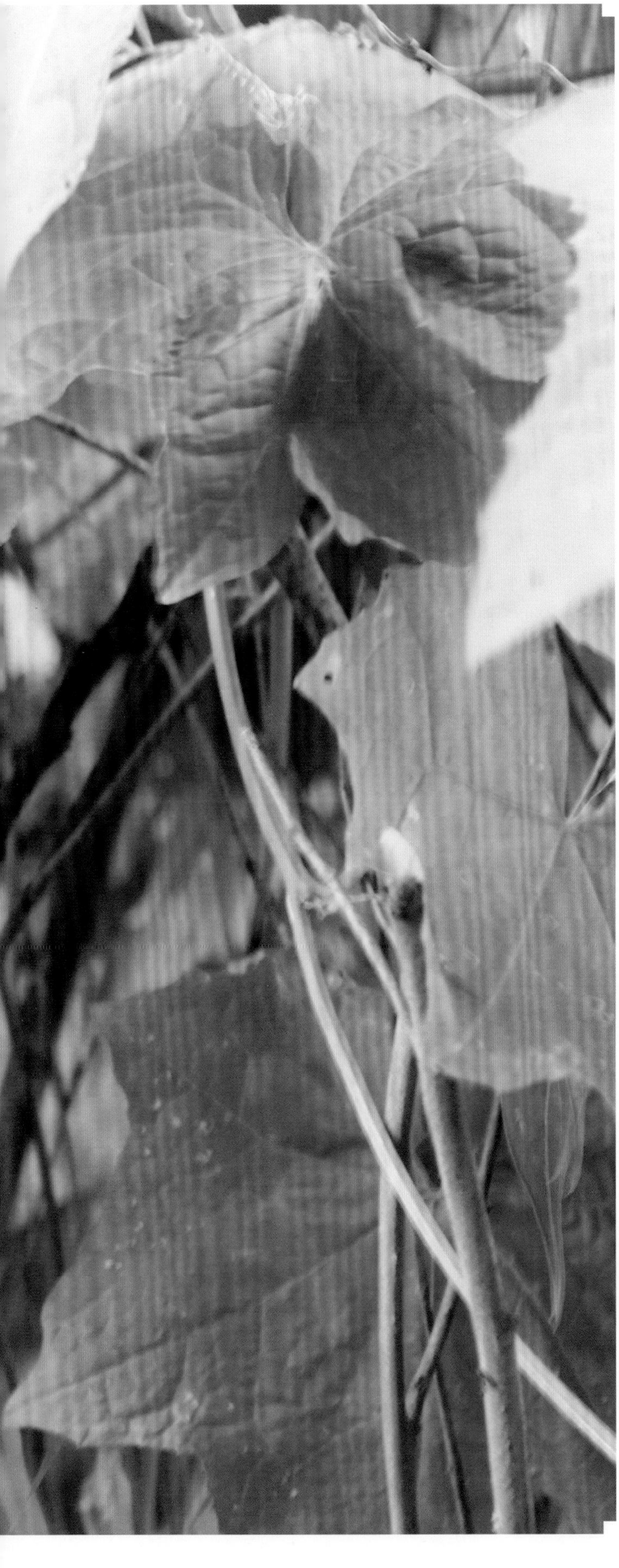

丝瓜络

【壮药名】绥瓜。

【别　名】天萝筋、丝瓜网、丝瓜壳、丝瓜瓤、絮瓜瓤、天罗线、丝瓜筋、千层楼。

【来　源】本品为葫芦科植物丝瓜 *Luffa cylindrica*（L.）Roem. 的干燥成熟果实的维管束。

【性味归经】味甘，性寒。归肺、胃、肝经。

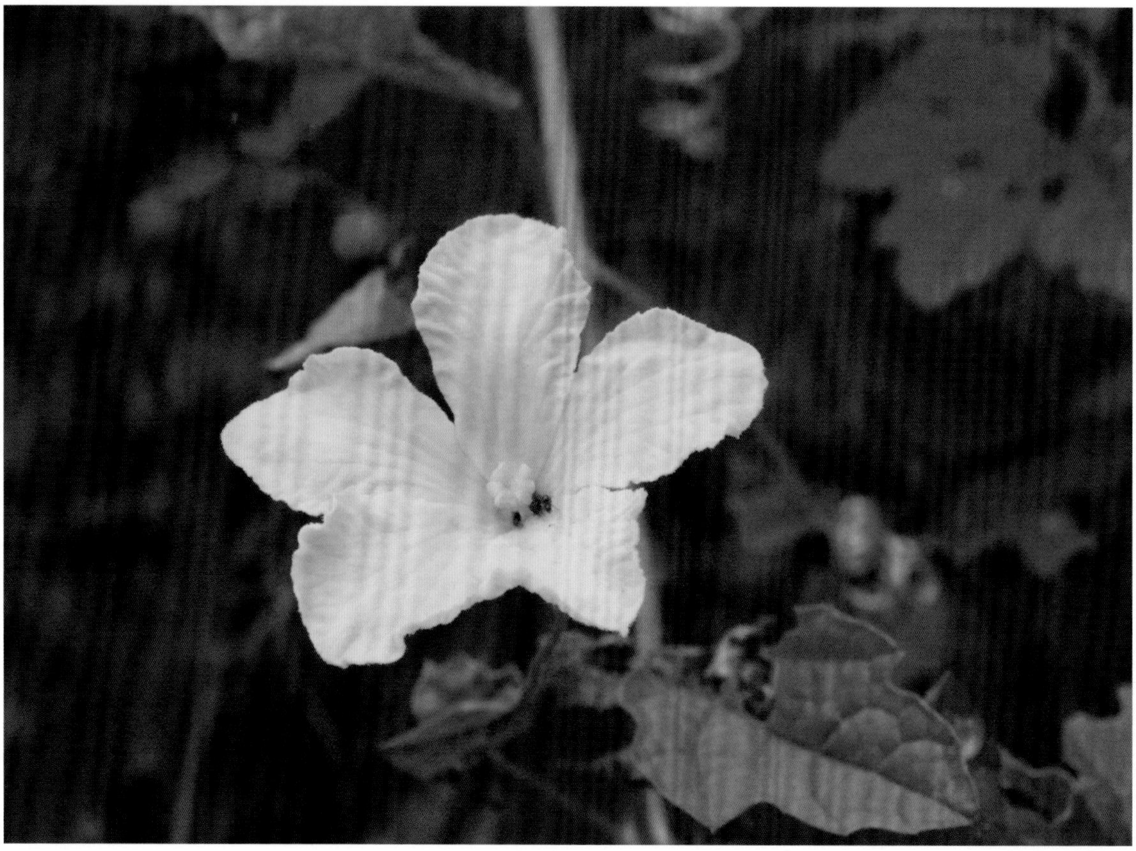

丝瓜

识别特征

一年生攀缘草本植物。茎枝粗糙，有棱沟，被微柔毛。茎枝通常长 10 ~ 12 cm，近无毛。叶互生，三角形或近圆形，长、宽均 10 ~ 20 cm，通常掌状 5 ~ 7 裂，裂片三角形，中间较长，长 8 ~ 12 cm，先端尖，边缘有锯齿，基部深心形，上面深绿色，有疣点，下面浅绿色，有短柔毛，脉掌状，具白色长柔毛；叶柄粗壮略短于叶片。花单性，雌雄同株；雄花通常 10 ~ 20 朵生于总状花序的顶端，花序梗粗壮，长 12 ~ 14 cm，花梗长 2 cm；花萼筒锥形，被短柔毛；花冠黄色，开后直径 5 ~ 9 cm，裂片 5，长圆形，长 0.8 ~ 1.3 cm，宽 0.4 ~ 0.7 cm，里面被黄白色长柔毛，外面具 3 ~ 5 条突起的脉，雄蕊 5，稀 3，雌花单生，花梗长 2 ~ 10 cm；花被与雄花同，退化雄蕊 3，子房长圆柱状，有柔毛，柱头 3，膨大。果实圆柱状，直或稍弯，长 15 ~ 30 cm，直径 5 ~ 8 cm，通常有深色纵条纹，未成熟时肉质，成熟后干燥，里面有网状纤维，由先端盖裂。种子多数，黑色，卵形，扁，平滑，边缘狭翼状。花、果期在夏秋季。

生境分布

我国各地普遍栽培。

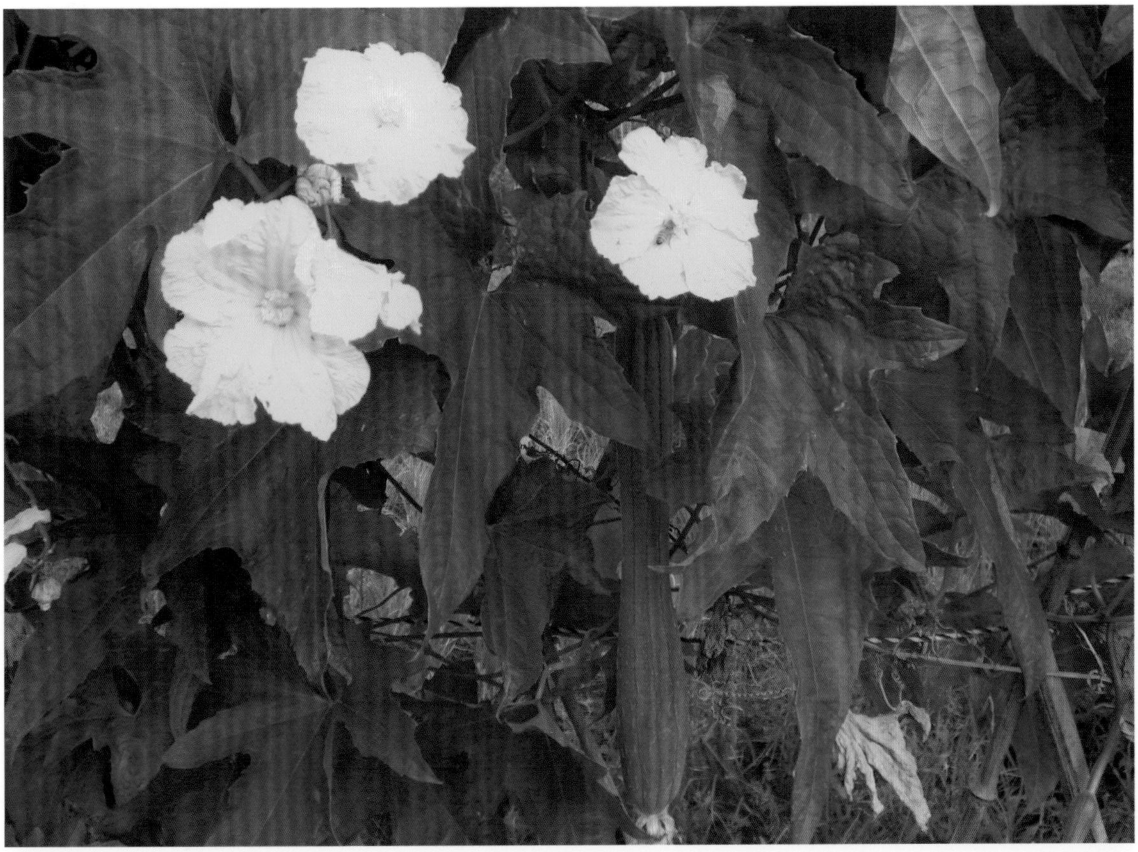

丝瓜

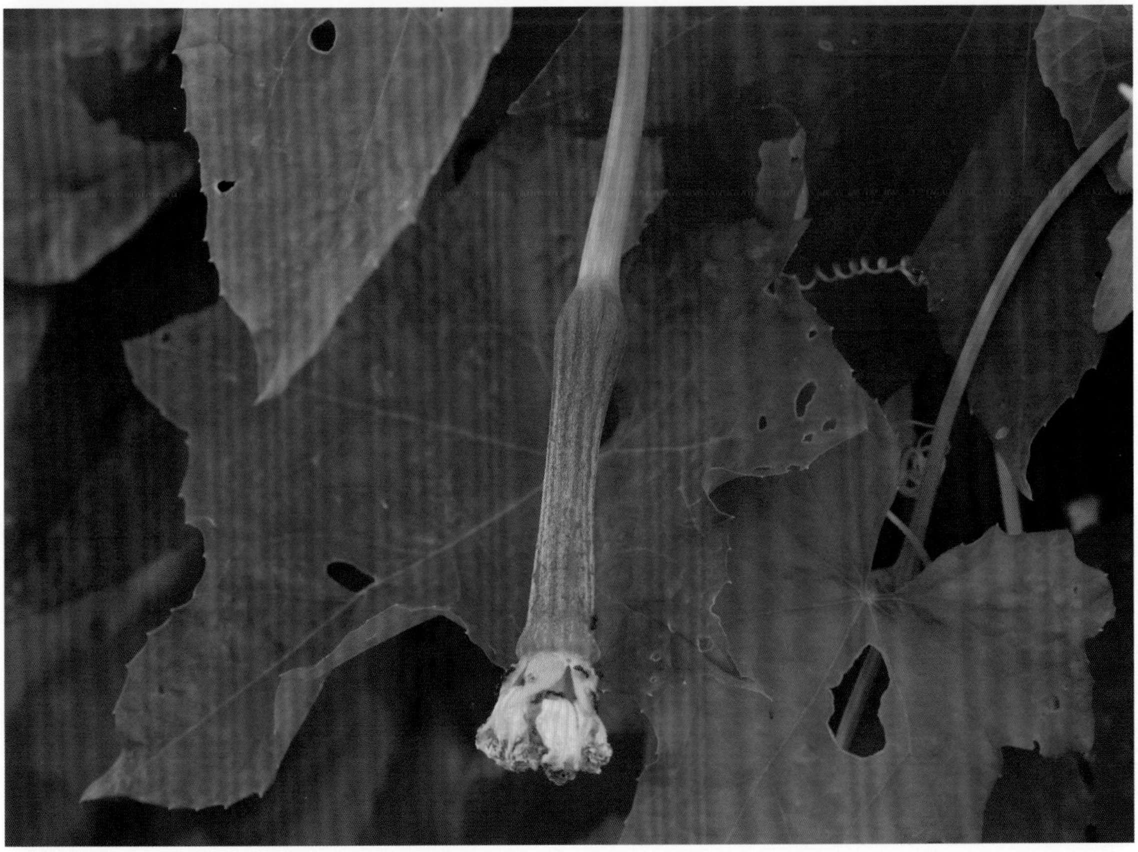

丝瓜

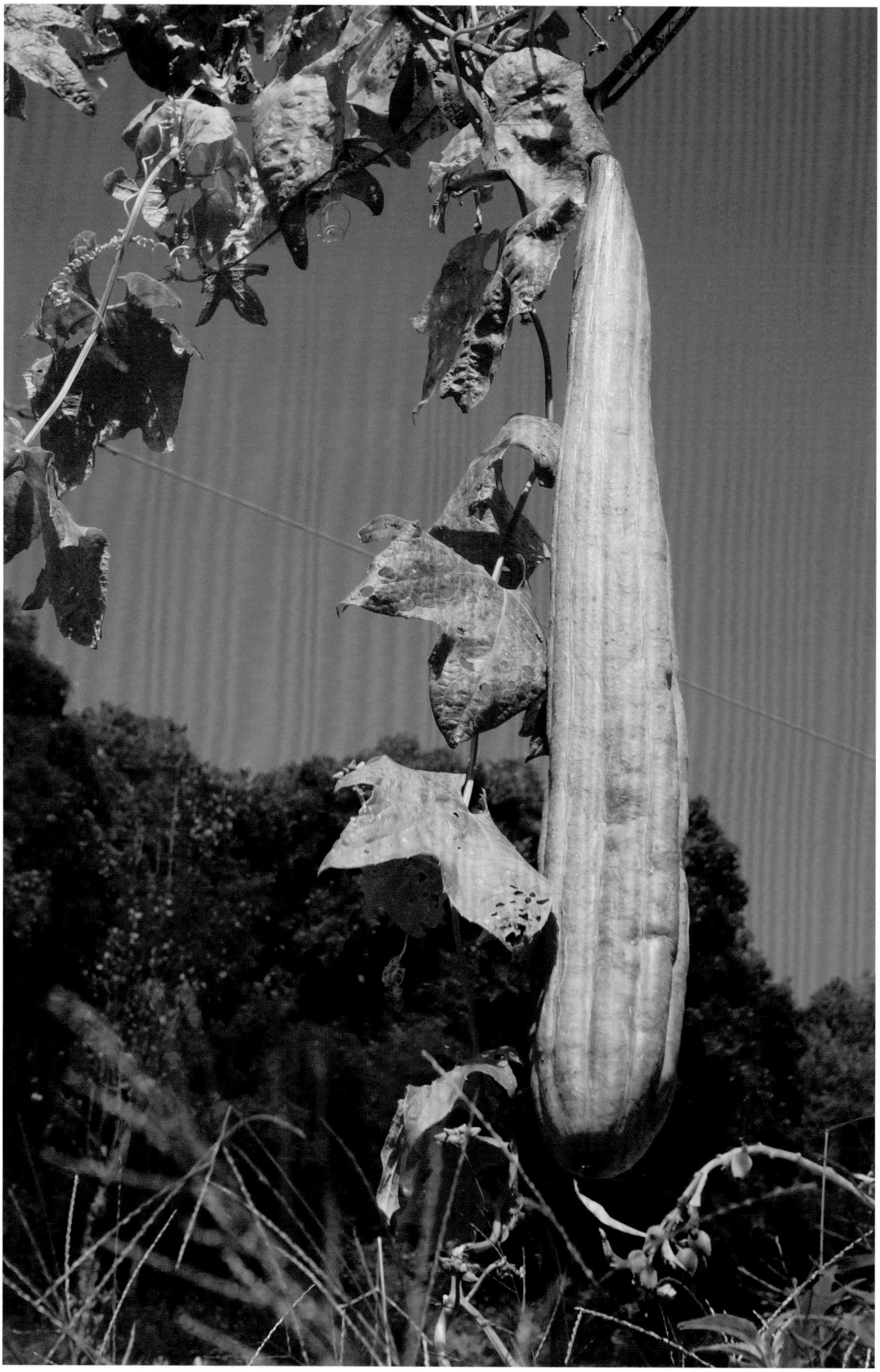

丝瓜

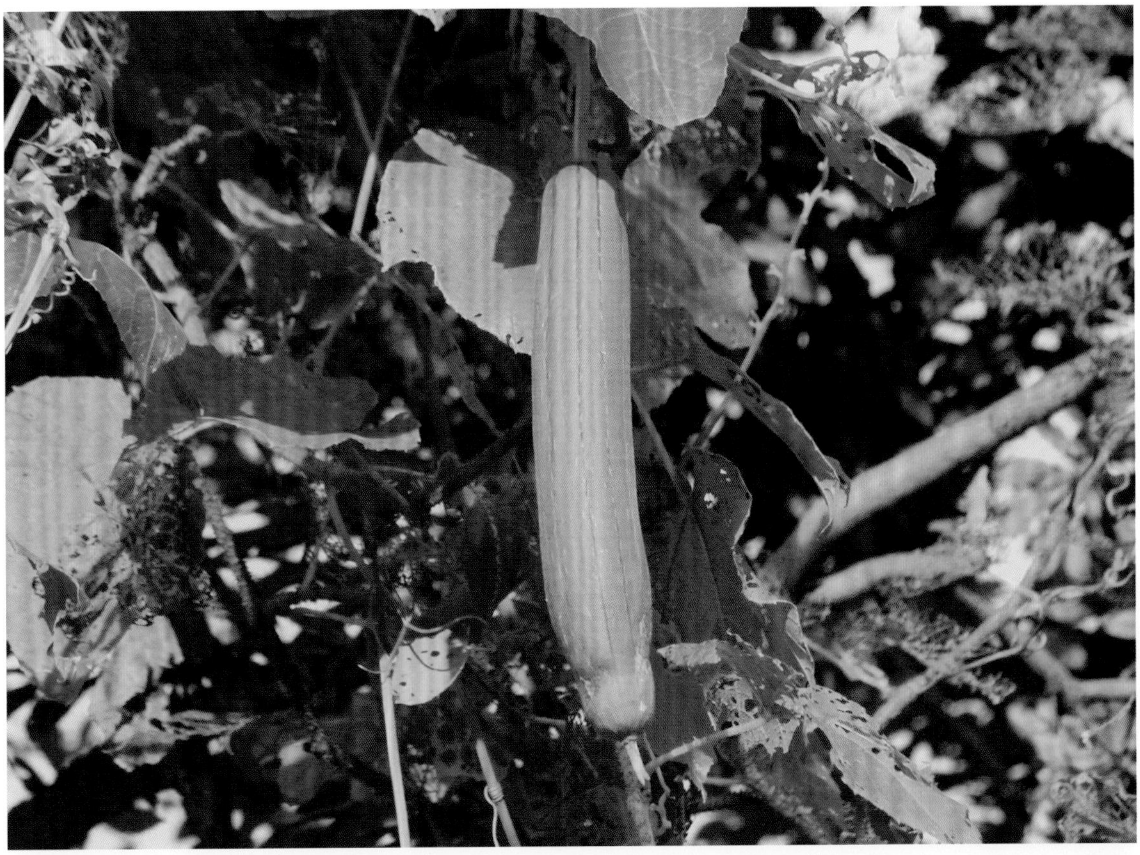

丝瓜

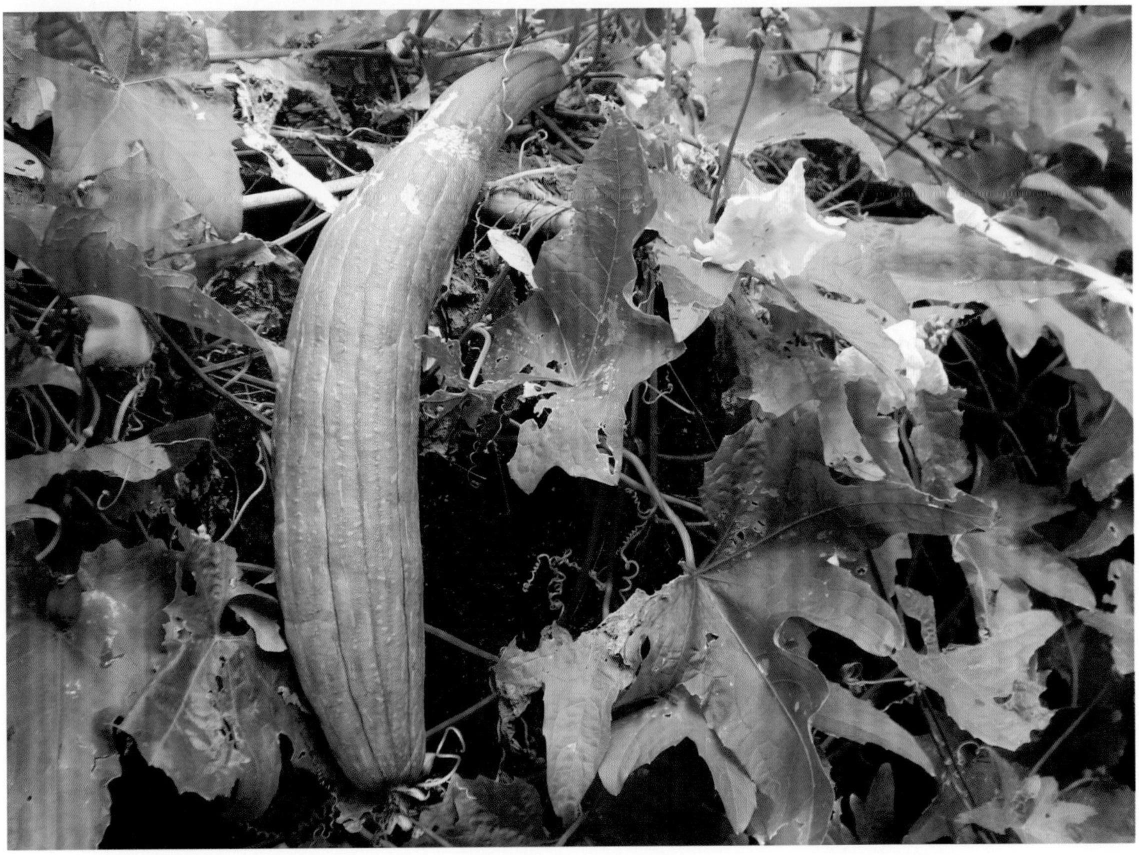

丝瓜

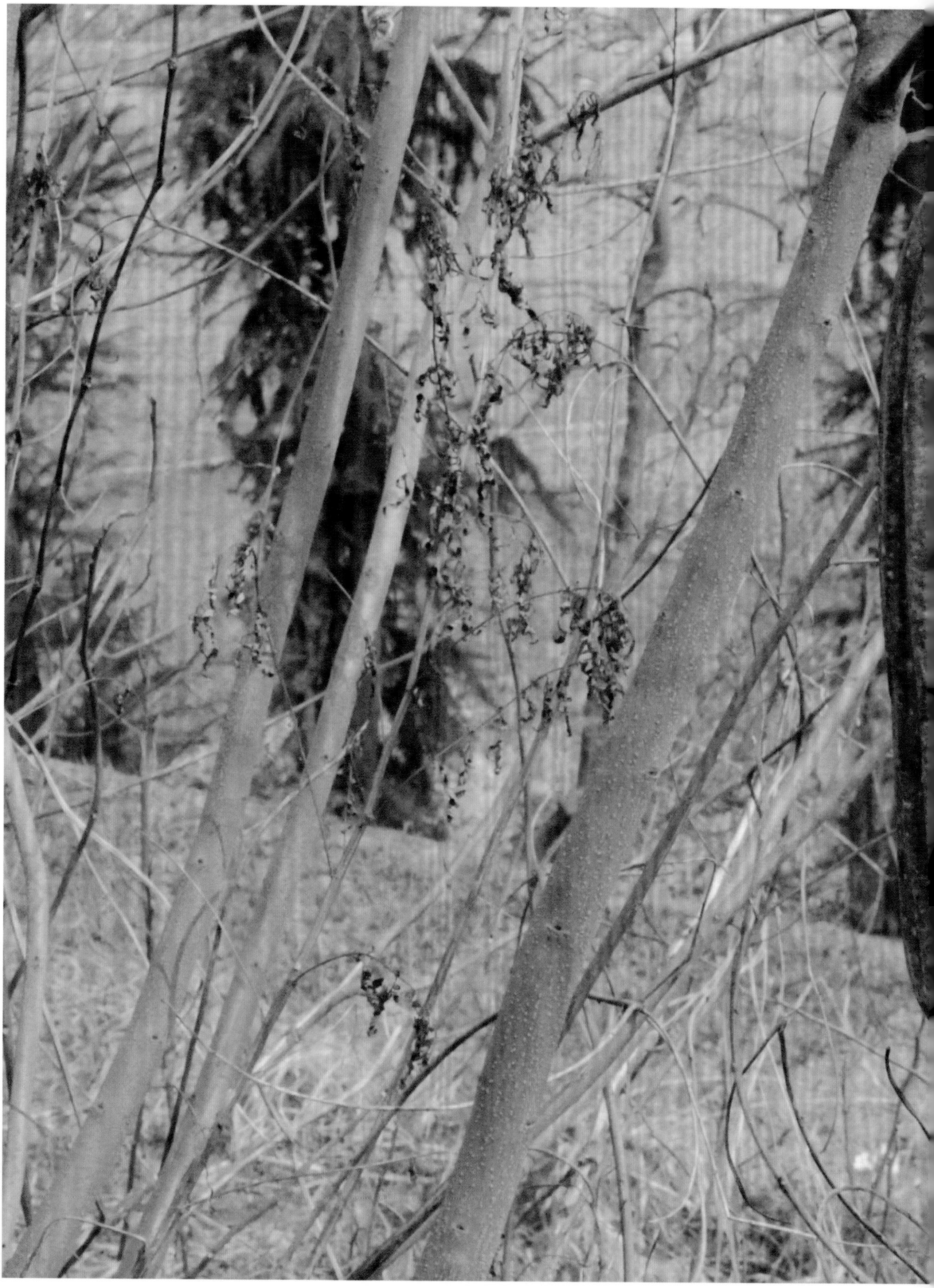

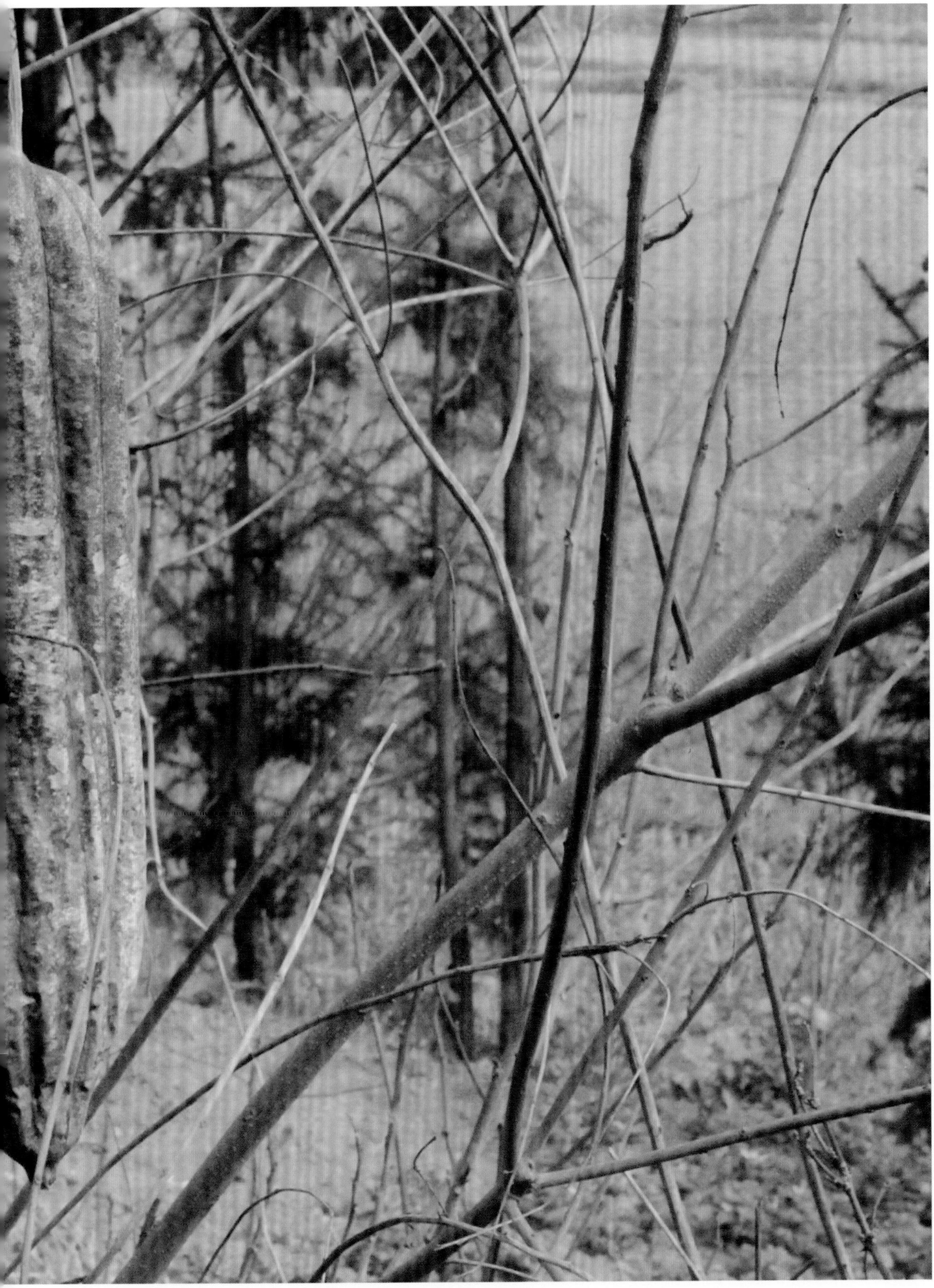

丝瓜

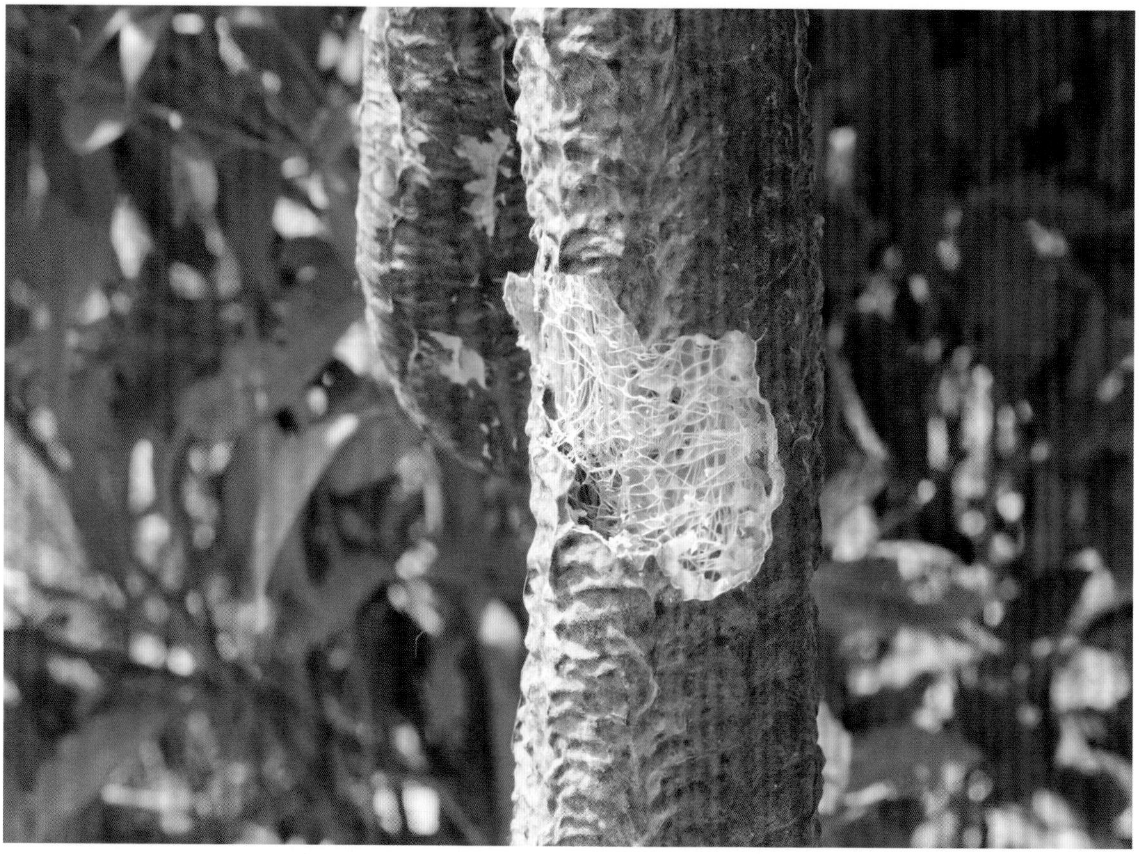

丝瓜

采收加工

夏、秋二季果实成熟、果皮变黄、内部干枯时采摘，除去外皮及果肉，洗净，晒干，除去种子。

药材鉴别

本品呈长圆筒形或长棱形，略弯曲，两端较细。长 25 ~ 60 cm，中间直径 6 ~ 8 cm。表面白色或黄白色，全体系由多层丝状纤维交织而成的网状物。体轻，质坚韧，不能折断。横切面可见子房 3 室，形成 3 个大空洞，内有少数残留的黑色种子。气无，味淡。以个大、完整、筋络清晰、质韧、色淡黄白以无种子者为佳。

功效主治

清热化痰，凉血解毒。主治热病，身热烦渴，咳嗽痰喘，肠风下血，痔疮出血，血淋，崩漏，痈疽疮疡，乳汁不通，无名肿毒，水肿。

用法用量

内服：9 ~ 15 g，鲜品 60 ~ 120 g，煎汤；或烧存性研末，每次 3 ~ 9 g。外用：捣汁涂，或捣烂外敷，或研末调敷。

民族药方

1．坐骨神经痛 丝瓜络 15 g，秦艽、红花 10 g，羌活 6 g。水煎服，每日 1 剂。

2．半身不遂 丝瓜络、牛膝各 15 g，桑枝、黄芪各 30 g。水煎服，每日 1 剂。

3．胸胁疼痛 丝瓜络、白芍、延胡索各 15 g，橘络、郁金各 10 g，薤白 12 g。水煎服，每日 1 剂。

4．关节痛 丝瓜络、鸡血藤各 15 g，忍冬藤 20 g，威灵仙 12 g。水煎服，每日 1 剂，连用 14 日。

5．子宫脱垂 丝瓜络 48 g，炙黄芪 25 g。研末混匀，水泛为丸，白酒送服，每次 6 g，每日 2 次，7 日为 1 个疗程。

6．乳腺炎 丝瓜络 50 g，蒲公英 25 g。研细末，用醋调匀后敷患处，纱布覆盖，胶布固定，每日 2 次。

7．咳嗽痰多 丝瓜络、橘络、桔梗各 15 g。研末混匀，蜂蜜为丸，温开水送服，每次 6 g，每日 2 次。

8．急性乳腺炎 丝瓜络、瓜蒌各 30 g。水煎过滤留汁，再加入适量红糖，趁热服用，每日 1 剂，连服至见效为止。

9．关节疼痛 丝瓜络 300 g，白酒 500 ml。丝瓜络浸入白酒 7 日后饮用，每次 1 小杯。

10．高血压 丝瓜络 12 g。水煎服，每日 3 次。

使用注意

脾胃虚寒者、孕妇和哺乳期妇女慎用。

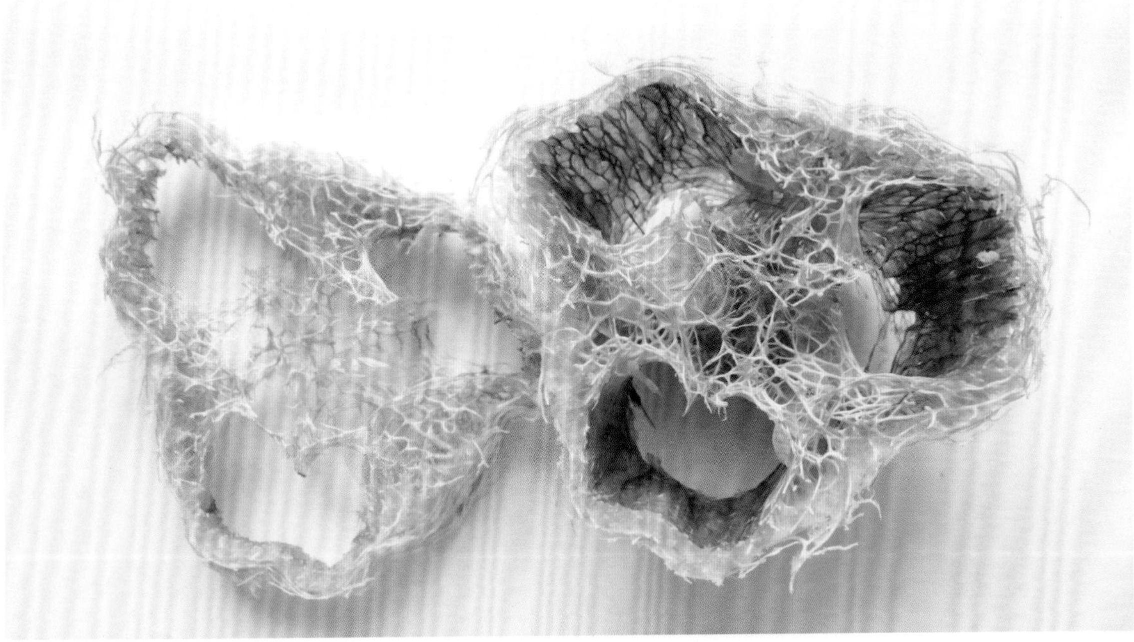

丝瓜络药材

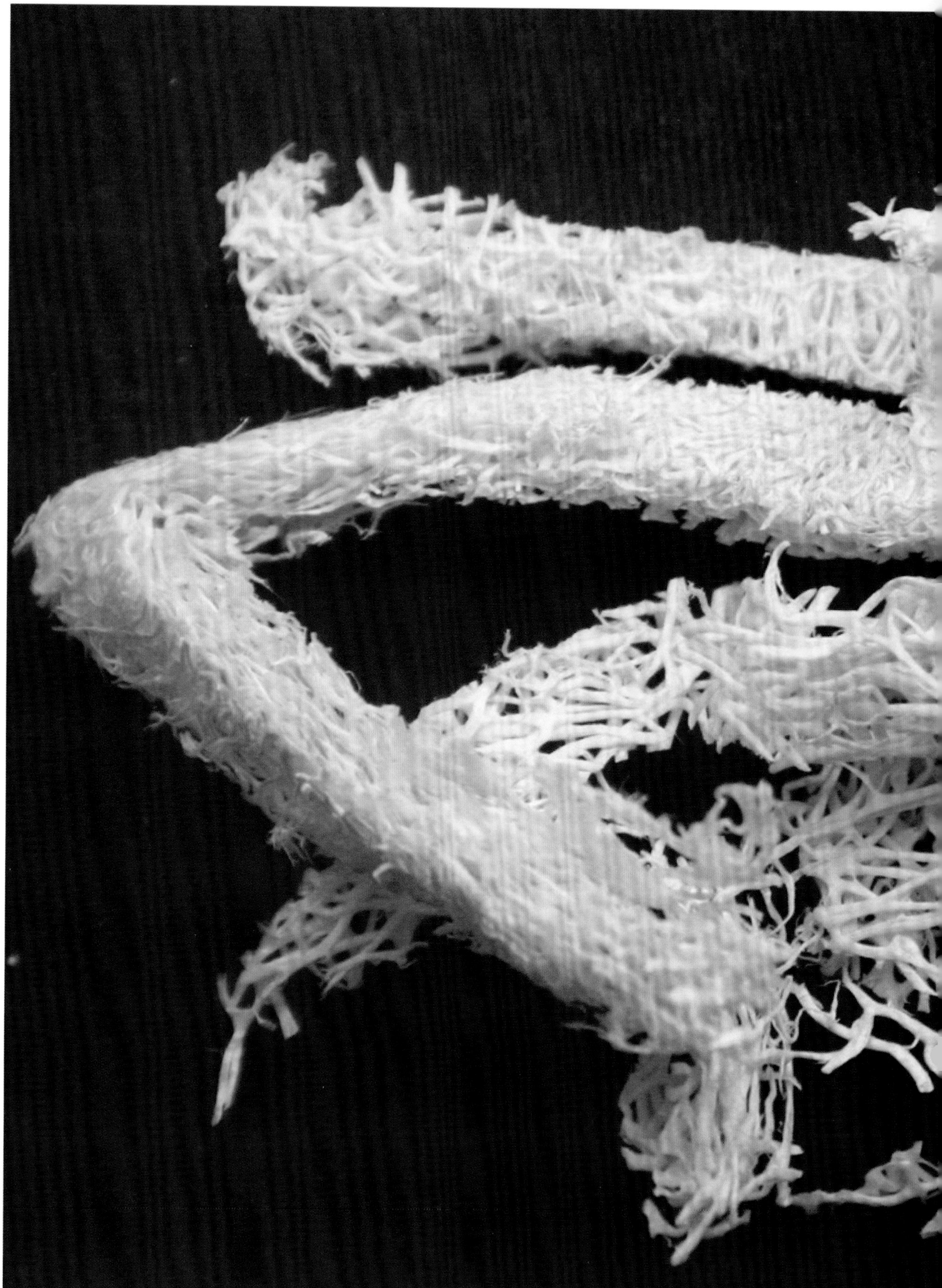

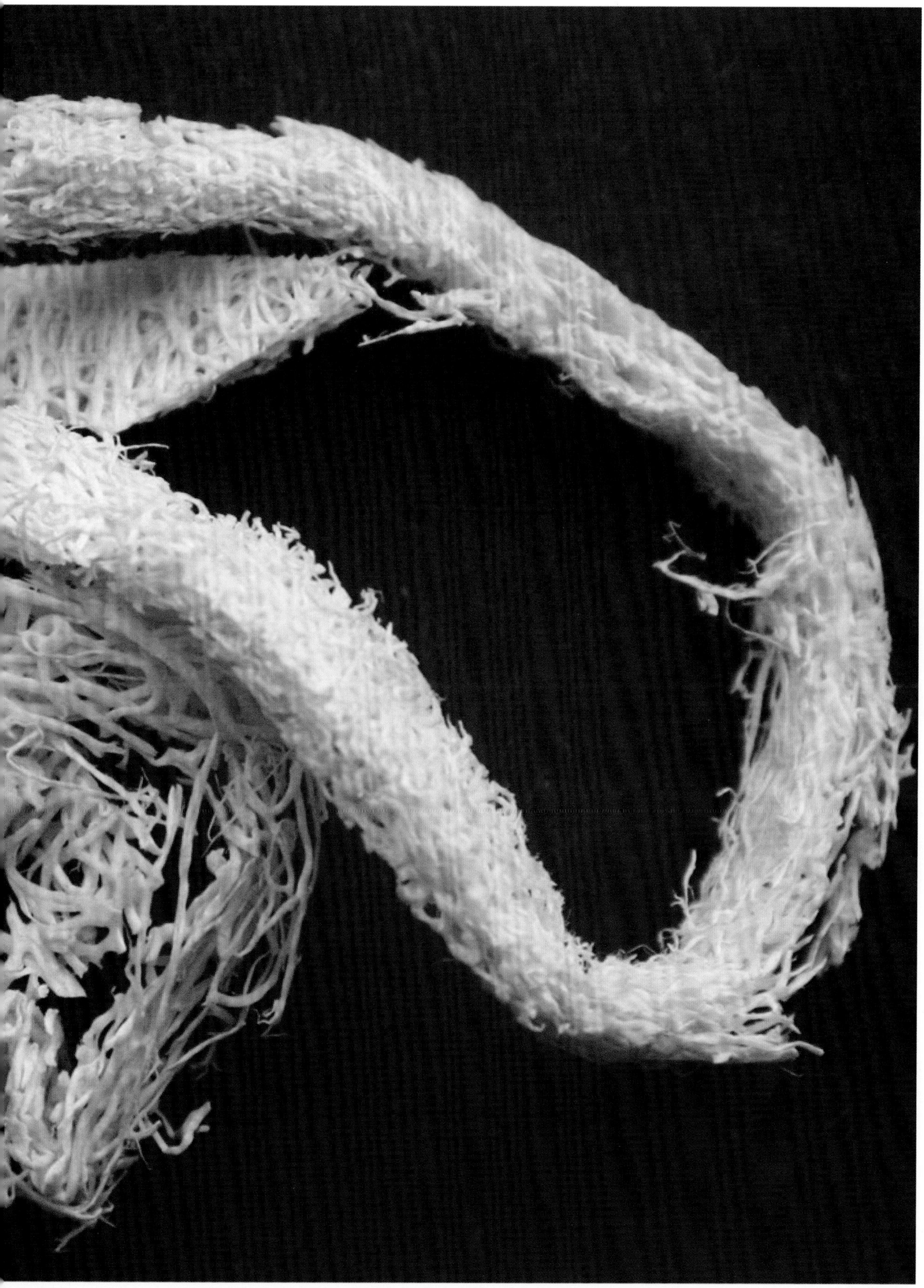

丝瓜络饮片

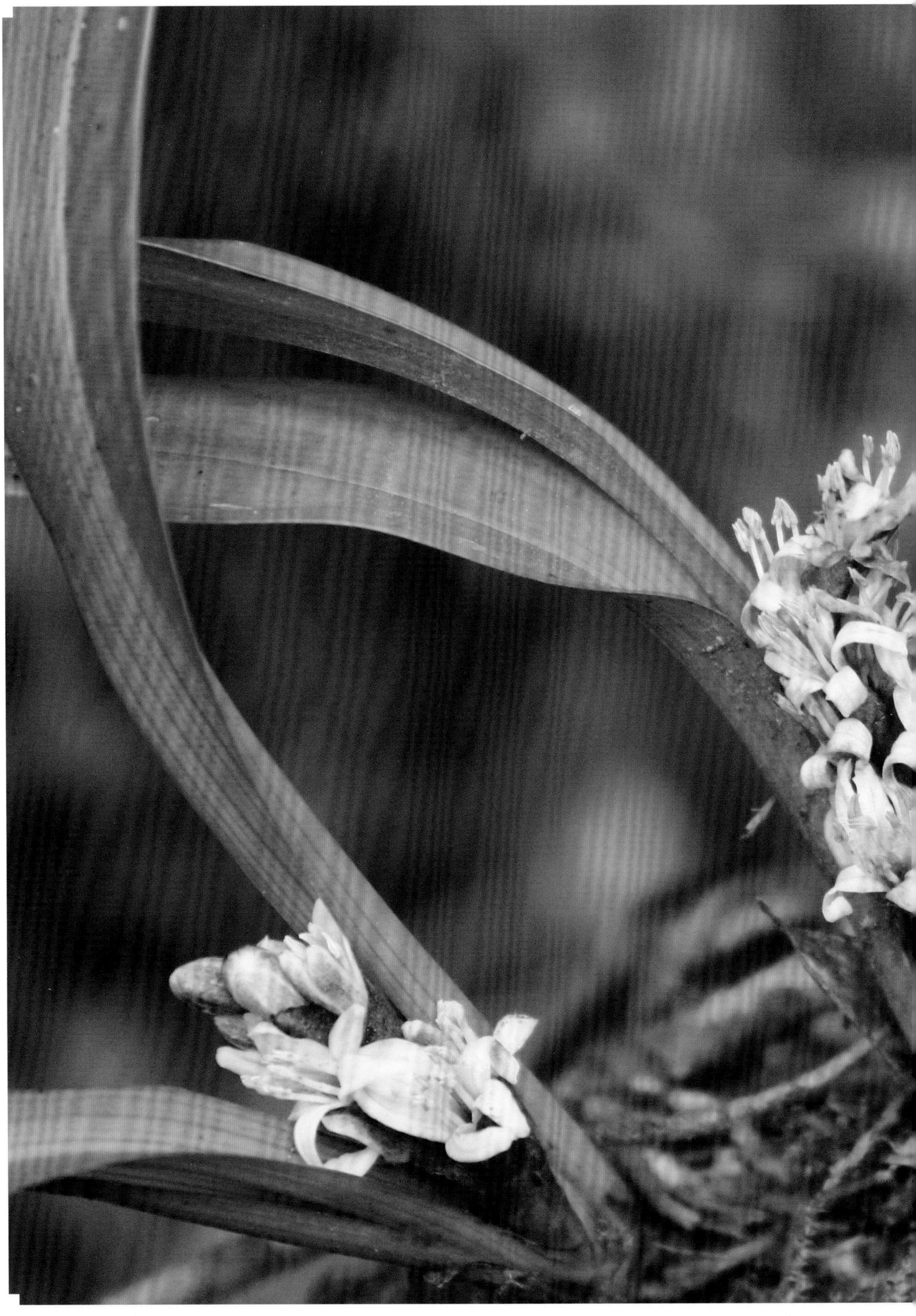

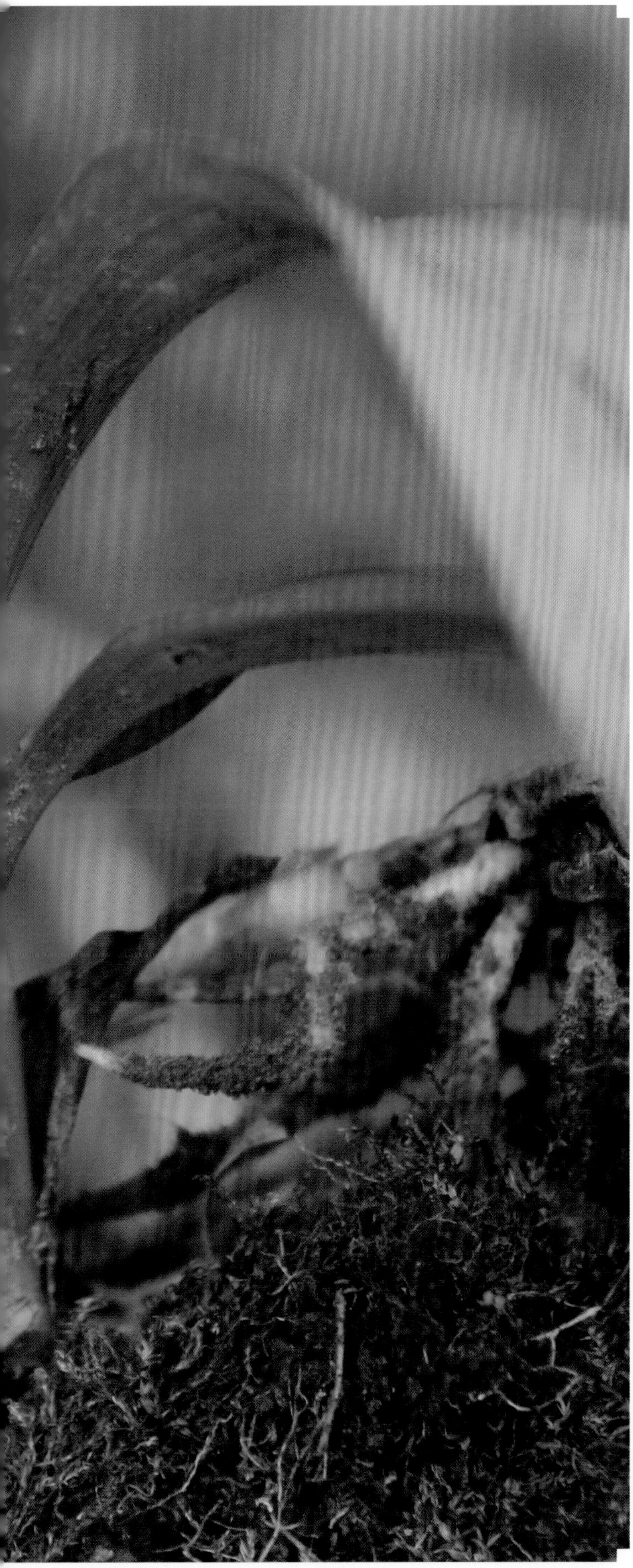

吉祥草

【壮药名】棵医埃。

【别　名】解晕草、竹叶草、竹叶青、玉带草、小青胆、软筋藤、地蜈蚣。

【来　源】本品为百合科植物吉祥草 *Reineckea carnea*（Andrews）Kunth 的带根全草。

【性味归经】味甘，凉。归肺、肝经。

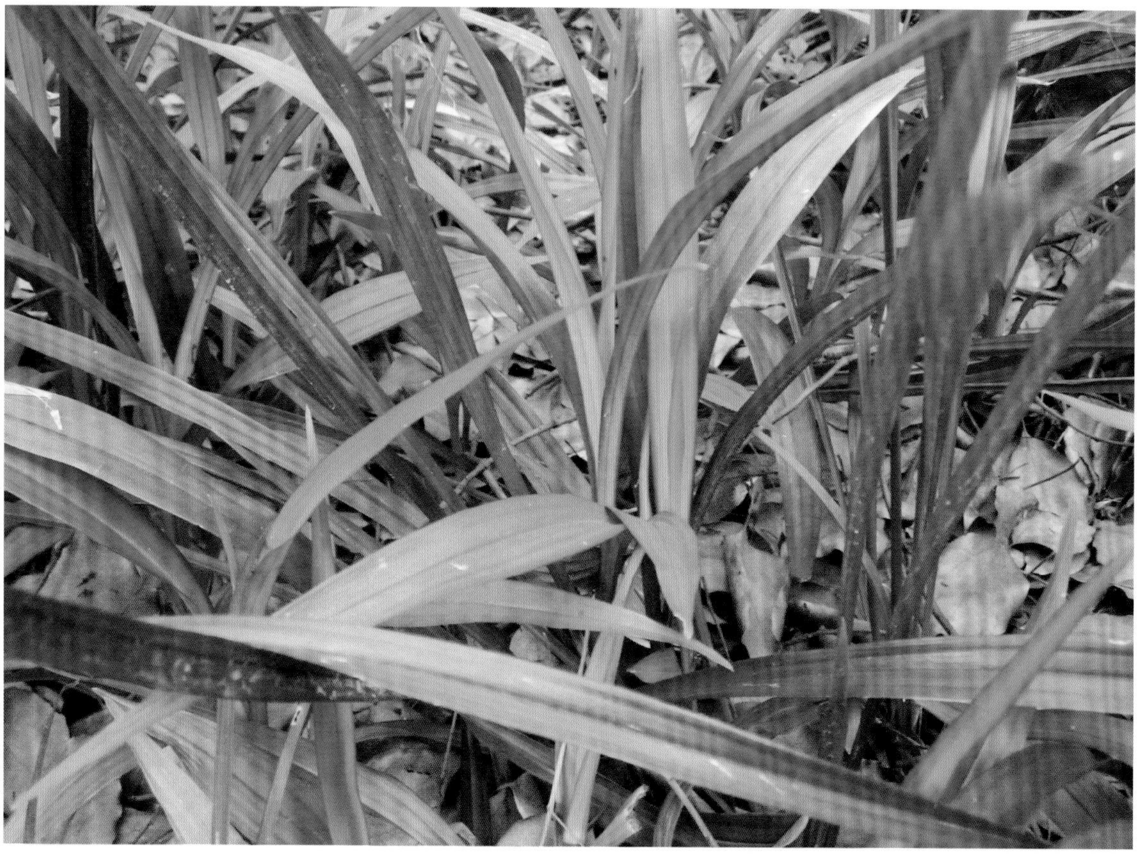

吉祥草

识别特征

常绿多年生草本，根状茎匍匐于地下及地上，带绿色，亦间有紫白色者，径达 5 mm，有节，节上生须根。叶丛生于根状茎顶端或节部，线形、卵状披针形或线状披针形，无毛，全缘，无柄，先端尖或长尖，基部平阔，长 7 ~ 50 cm，宽 10 ~ 28 mm，脉平行，中脉显着，侧脉约 9 对。圆锥状花序生于叶腋，长达 15 cm，无毛；花序柄长约 8 cm；花两性，无柄，着生于苞腋；苞片卵形；花被 6 片，下端呈筒状，无毛，外面紫红色，内面淡粉红色或白色，开展后，各裂片反曲，顶端钝圆；雄蕊 6，与花被裂片对生，着生于花被筒内面之上端，花丝长约 5 mm，白色或淡粉红色，花粉囊 2 室，呈淡蓝色，背面着生于花丝顶端，纵裂；子房上位，花柱长达 1 cm，柱头头状，子房 3 室，每室具数胚珠。浆果圆形，径约 1 cm，红色。种子白色，径约 2 mm。花期冬末、春初。

生境分布

生长于山沟阴处、林边、草坡及疏林下，尤以低山地区为多。分布于我国长江以南，以西南各地区最为常见。主要分布于云南、贵州、广东、四川、福建、广西等省区。

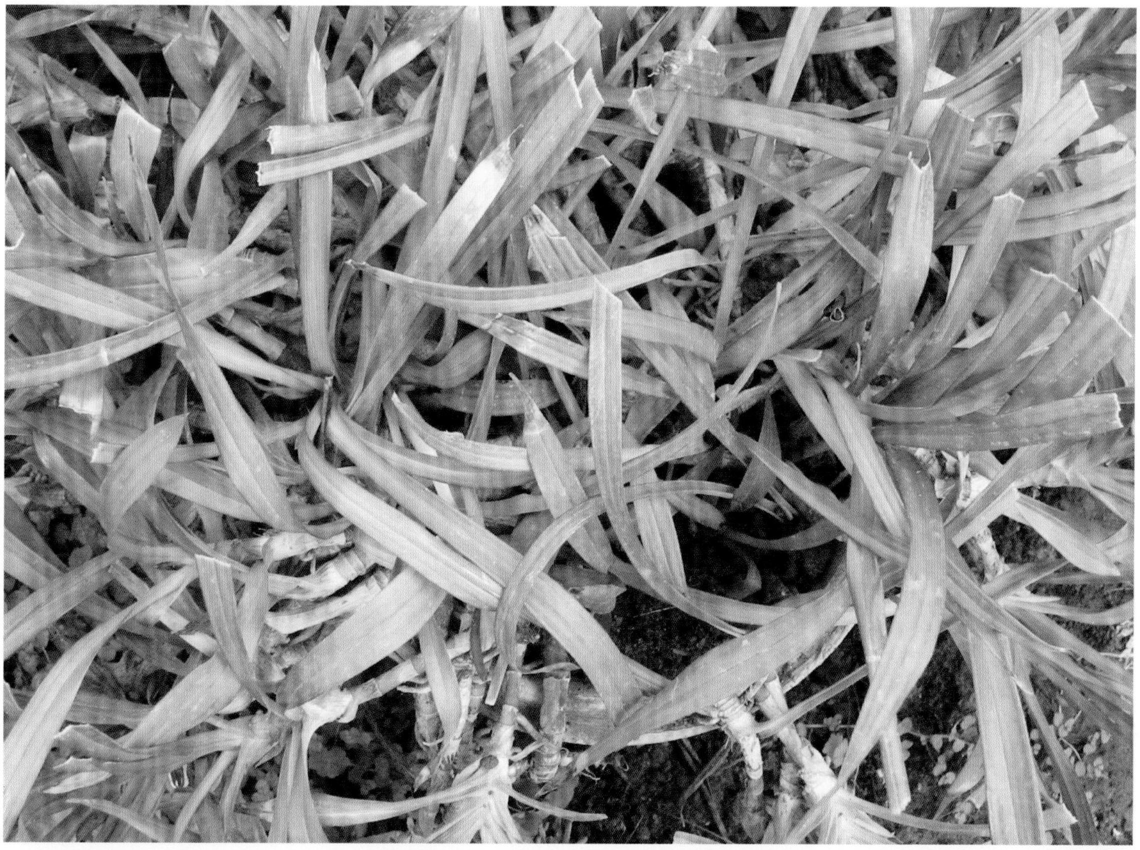

吉祥草

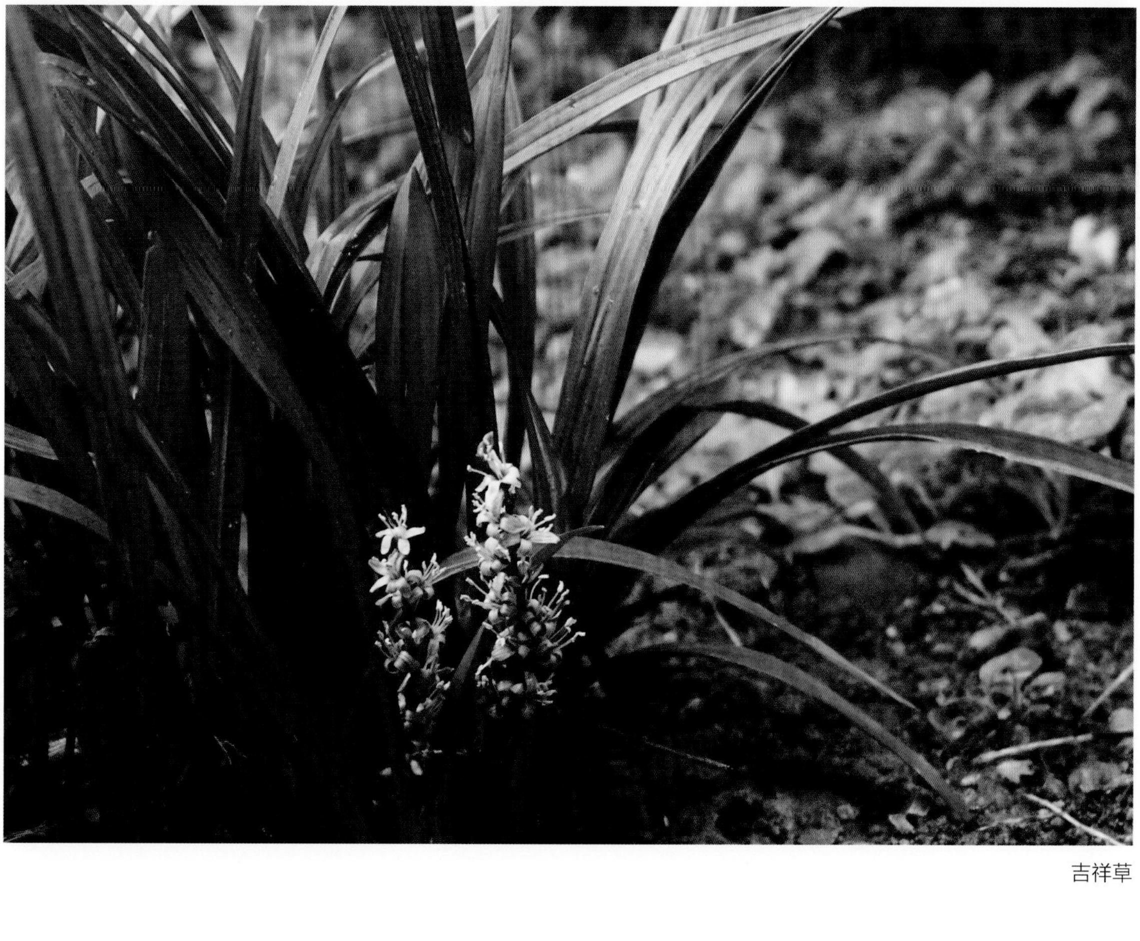

吉祥草

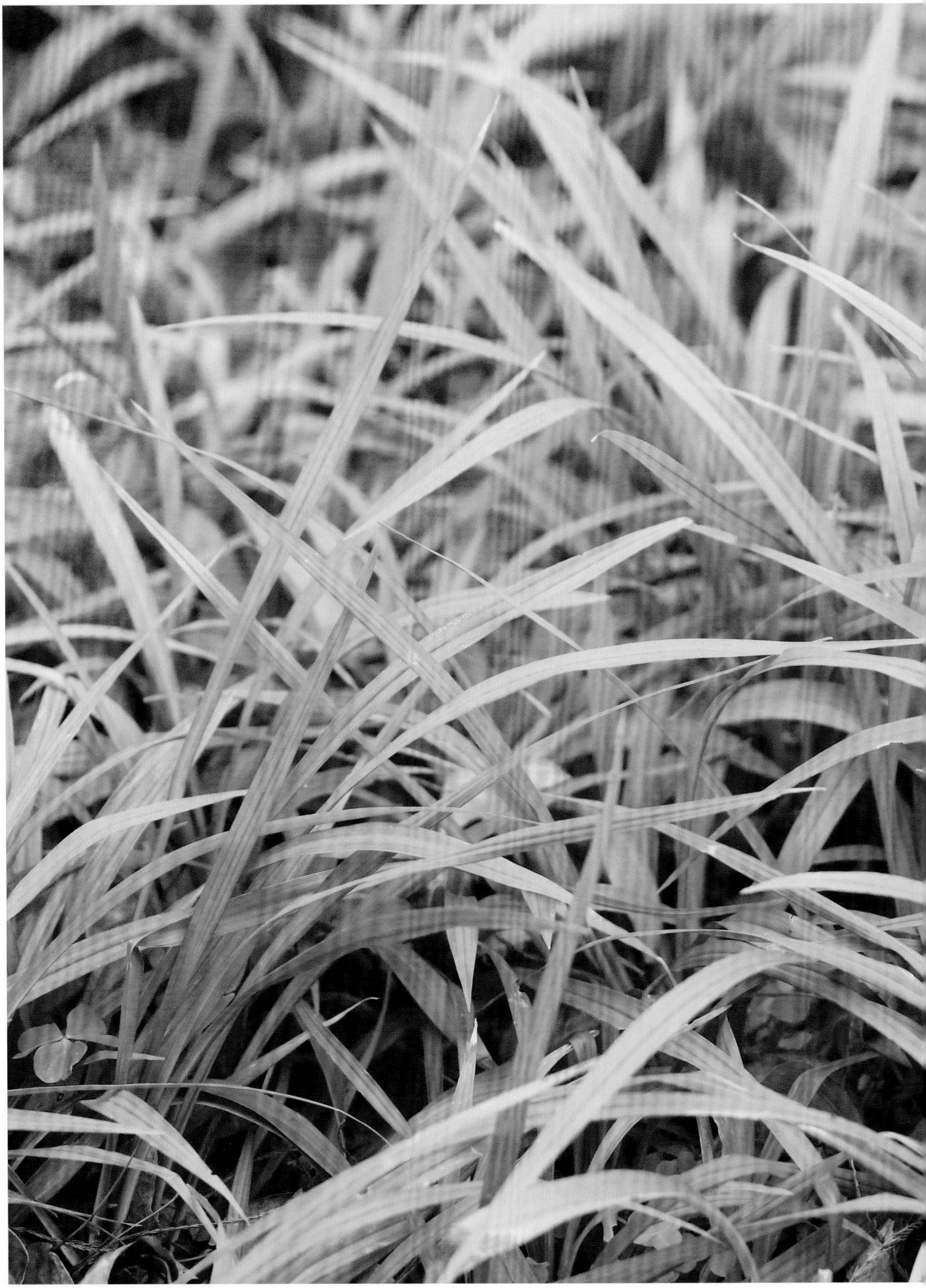

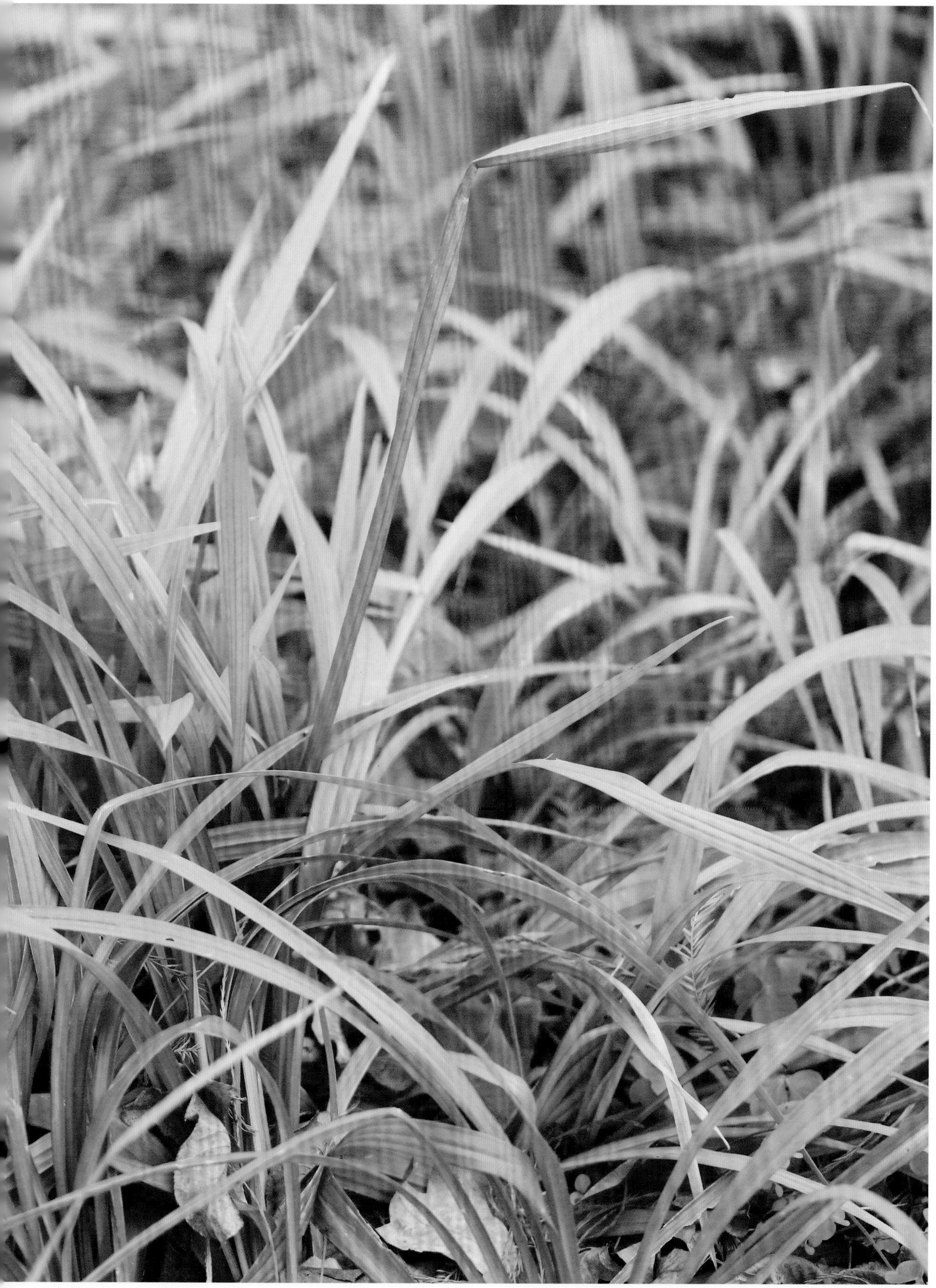

吉祥草

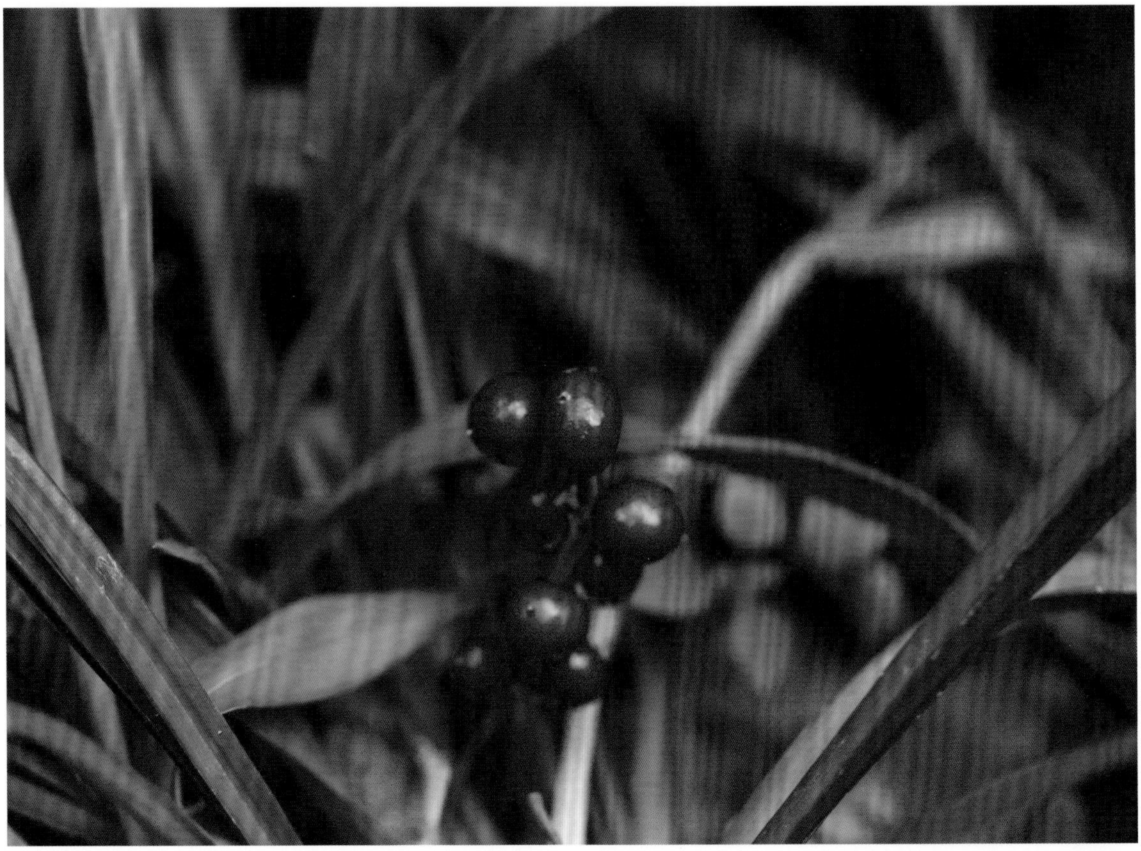

吉祥草

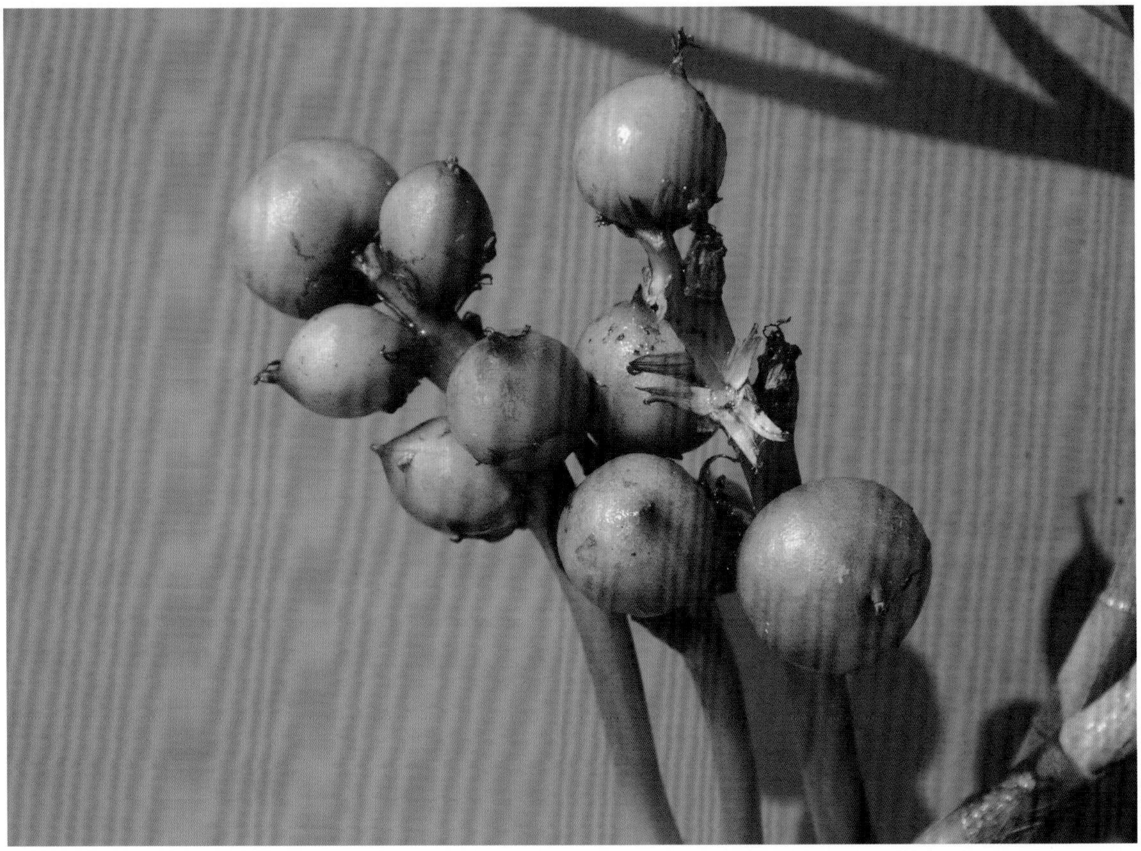

吉祥草

采收加工

全年可采，洗净，鲜用或切段晒干。

药材鉴别

干燥全草呈黄褐色，根茎细长，节明显，节上有残留的膜质鳞片，并用少数弯曲卷缩的须状根，叶皱缩。

功效主治

润肺止咳，祛风，接骨。主治肺结核，咳嗽咯血，慢性支气管炎，哮喘，风湿性关节炎；外用治跌打损伤，骨折。

用法用量

内服：6 ~ 10 g，鲜品 15 ~ 30 g，煎汤；或捣汁、浸酒服。外用：适量。

民族药方

1．哮喘　吉祥草 30 g，百部、白果各 9 g。水煎服。

2．阴虚哮喘　吉祥草 15 g，麦冬、芦根各 9 g，桑叶 6 g。水煎服。

3．遗精　吉祥草 30 g，金樱子 15 g。水煎服。

4．疳积　吉祥草 10 g，猪肝 50 g。加水蒸服。

5．急惊风　鲜吉祥草 30 g，冰片少许。将鲜吉祥草捣烂，绞汁，加冰片少许，灌服 2 ~ 3 匙。

6．跌打损伤，扭挫伤　鲜吉祥草、鲜凤仙花苗、菊叶三七、凌霄花根各等份。洗净捣烂，加酒适量，炒热敷伤处。

7．肺结核　吉祥草 30 g，大蓟根 20 g，枇杷叶（去毛）5 片。水煎服，每日 1 剂，连服 7 ~ 10 日。

8．吐血，咯血　吉祥草 30 g，仙鹤草 15 g，白茅根 25 g。水煎服，每日 1 剂，连服 3 ~ 5 日。

使用注意

孕妇禁用。

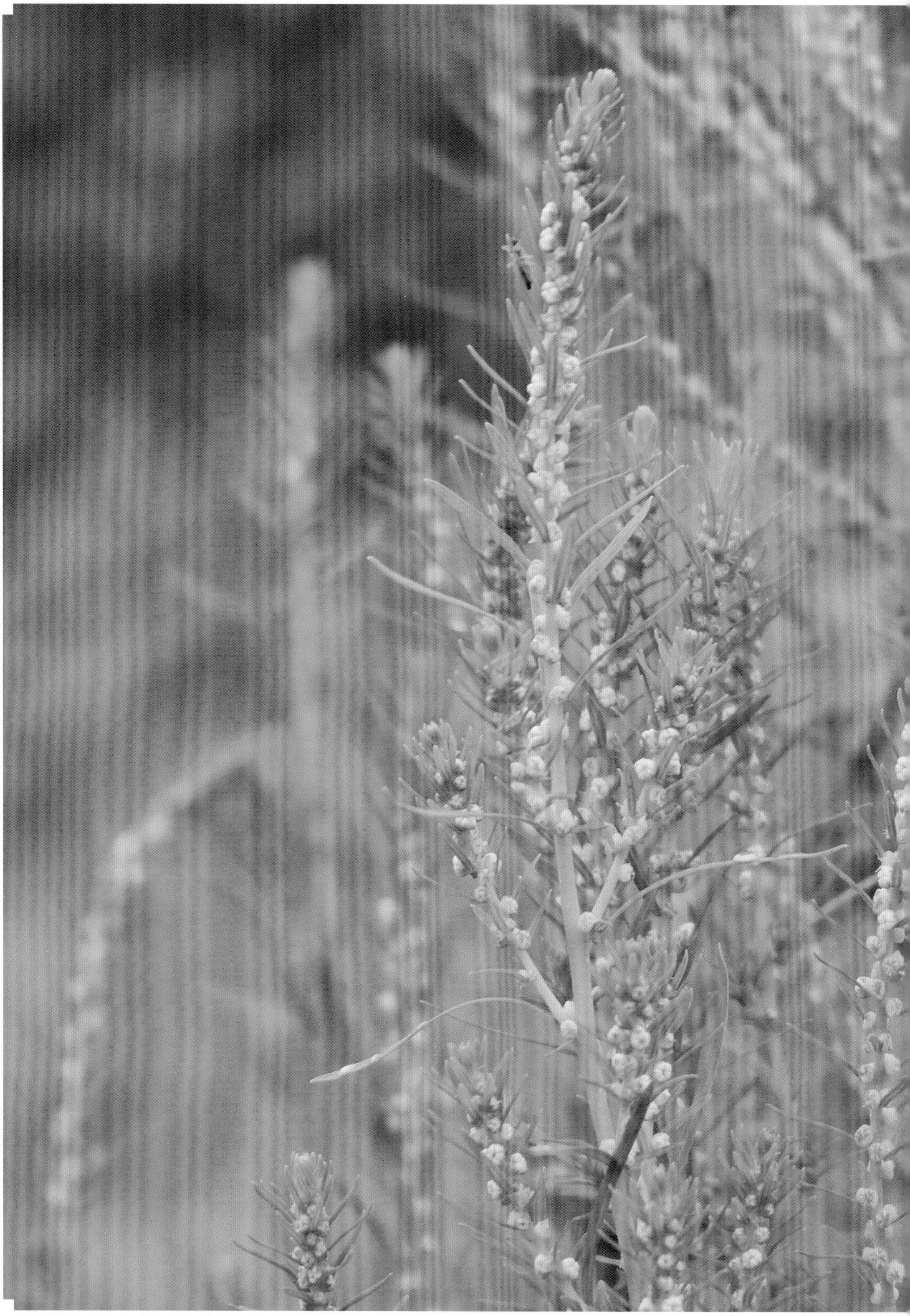

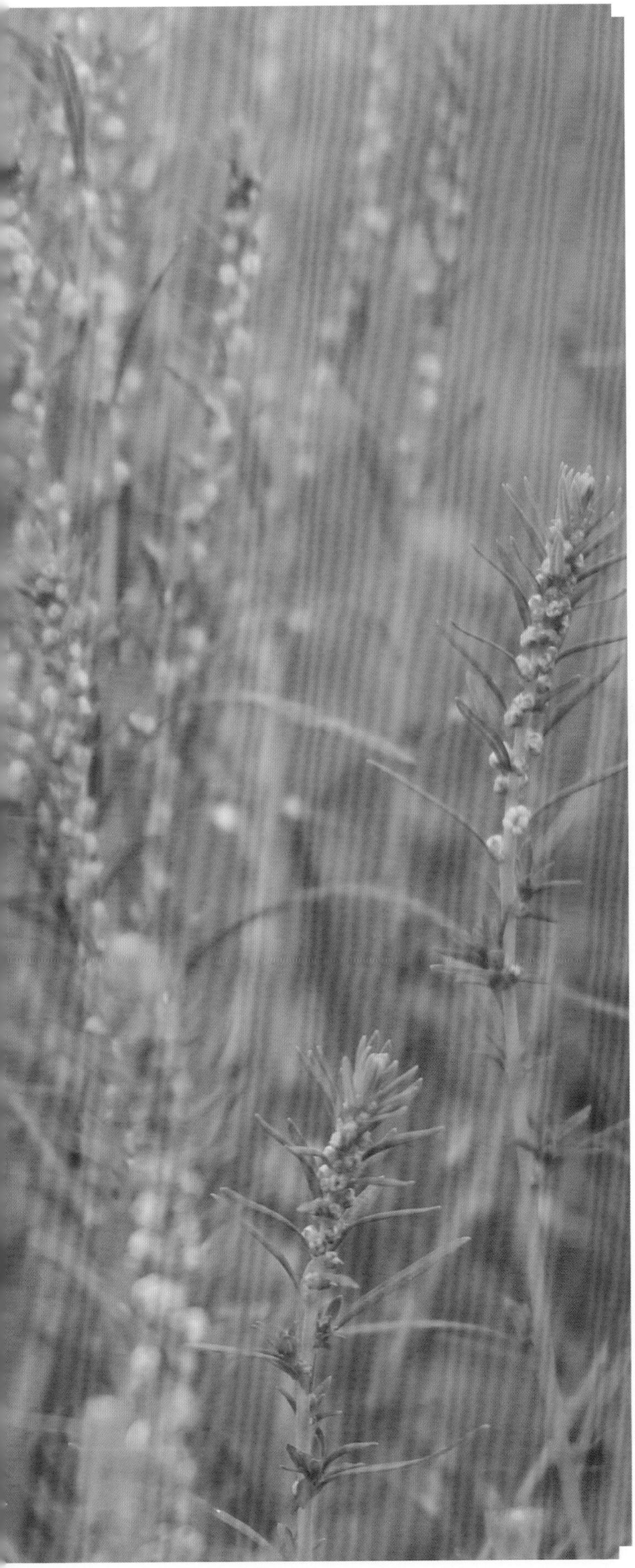

地肤子

【壮药名】扫帚子。

【别　名】地葵、地麦、落帚子、独扫子、帚菜子、铁扫把子、扫帚子。

【来　源】本品为藜科植物地肤 *Kochia scoparia*（L.）Schrad. 的干燥成熟果实。

【性味归经】味苦，寒。归肾、膀胱经。

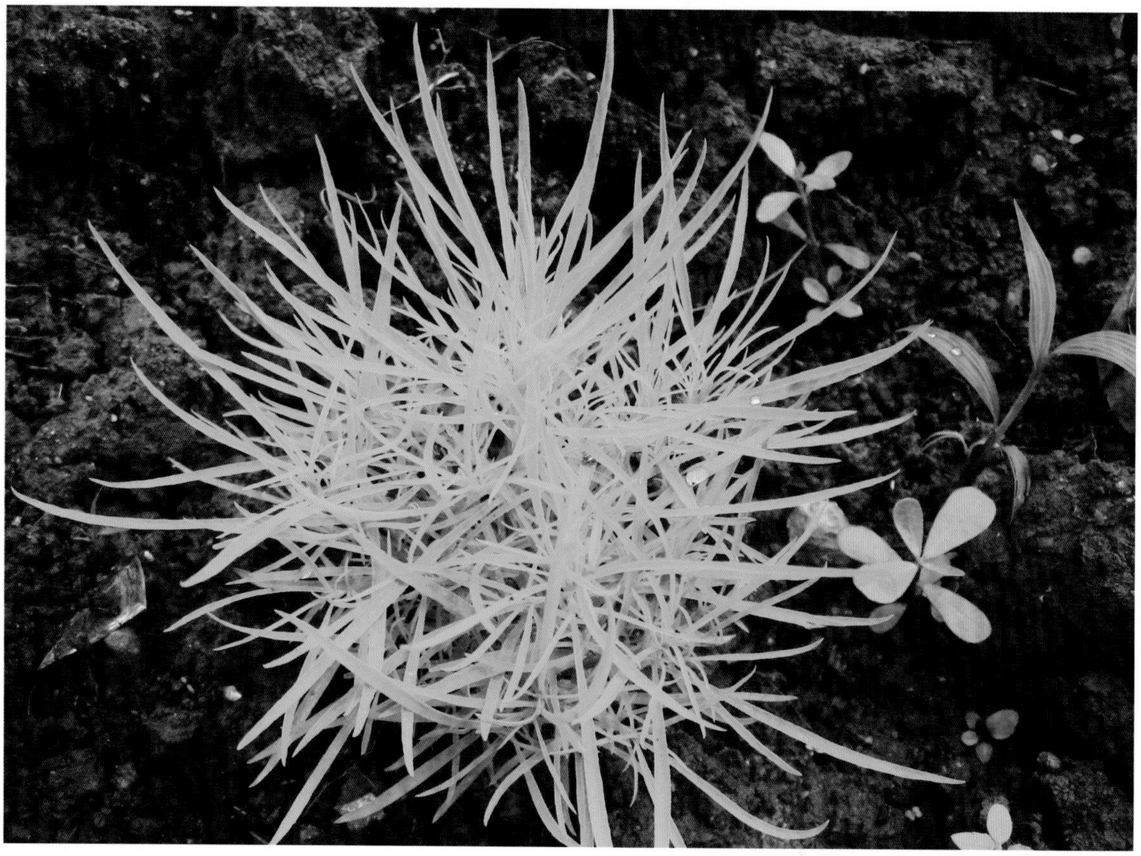

地肤

识别特征

一年生草本，高 50 ~ 150 cm。茎直立，多分枝，绿色，秋季常变为红色，幼枝有白柔毛。叶互生，无柄，狭披针形至线状披针形，长 1 ~ 7 cm，宽 1 ~ 7 mm，先端渐尖，基部楔形，全缘，上面绿色，无毛，下面淡绿色，无毛或有短柔毛；幼叶边缘有白色长柔毛，其后逐渐脱落。花 1 朵或数朵生于叶腋，成穗状花序；花小，黄绿色；花被筒状，先端 5 齿裂，裂片三角形，向内弯曲，包裹子房，中肋突起似龙骨状，裂片背部有一绿色突起物；雄蕊 5，伸出于花被之外；子房上位，扁圆形，花柱极短，柱头 2。胞果扁圆形，基部有宿存花被，展开成 5 对横生的翅。种子 1 枚，扁球形，黑色。花期 7—9 月，果期 8—10 月。

生境分布

生长于山野荒地、田野、路旁，栽培于庭院。分布于黑龙江、吉林、辽宁、河北、山东、山西、陕西、河南、安徽、江苏、甘肃等省区。

采收加工

秋季果实成熟时割取全草，晒干，打下果实，除去杂质。

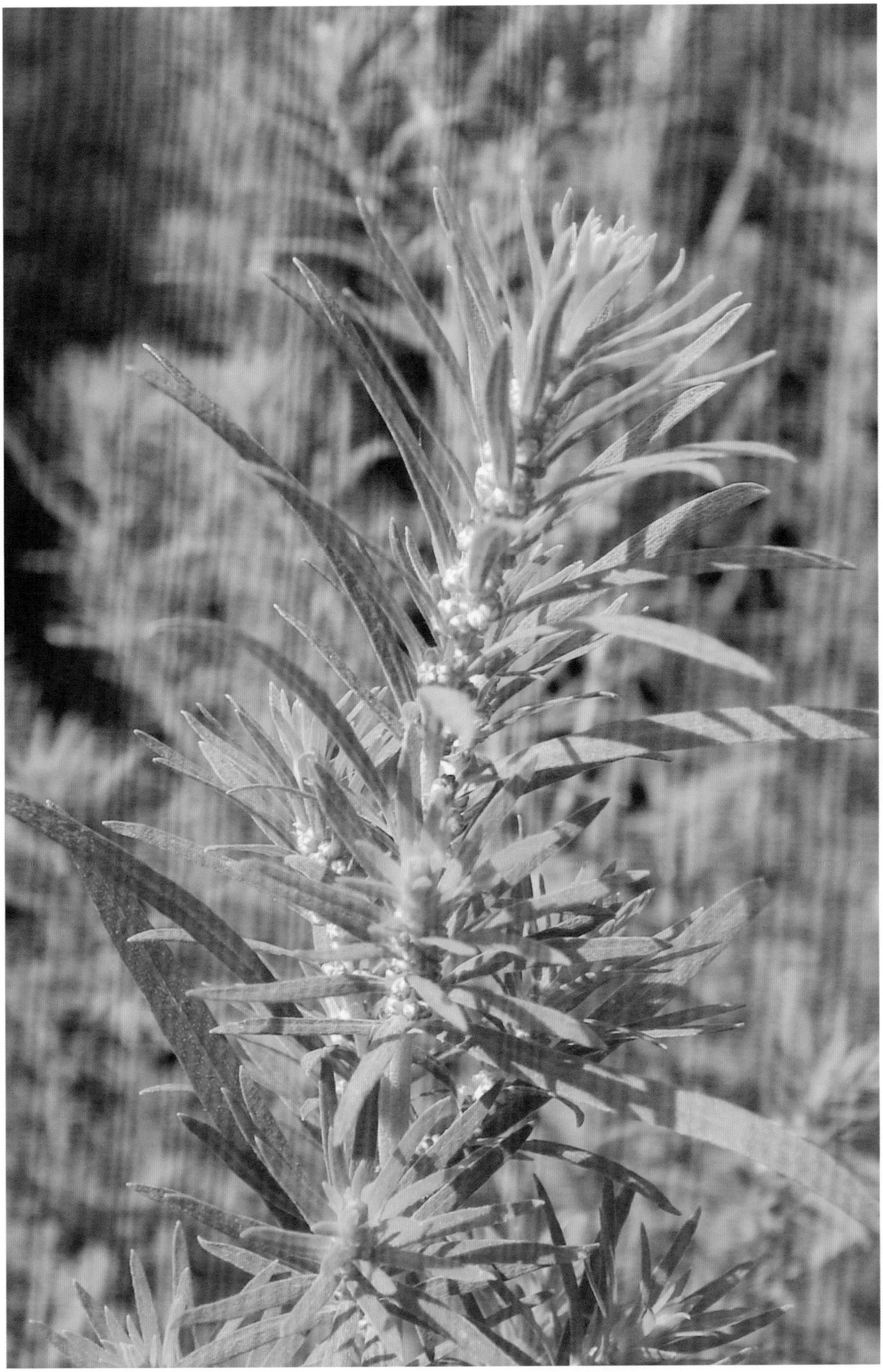

地肤

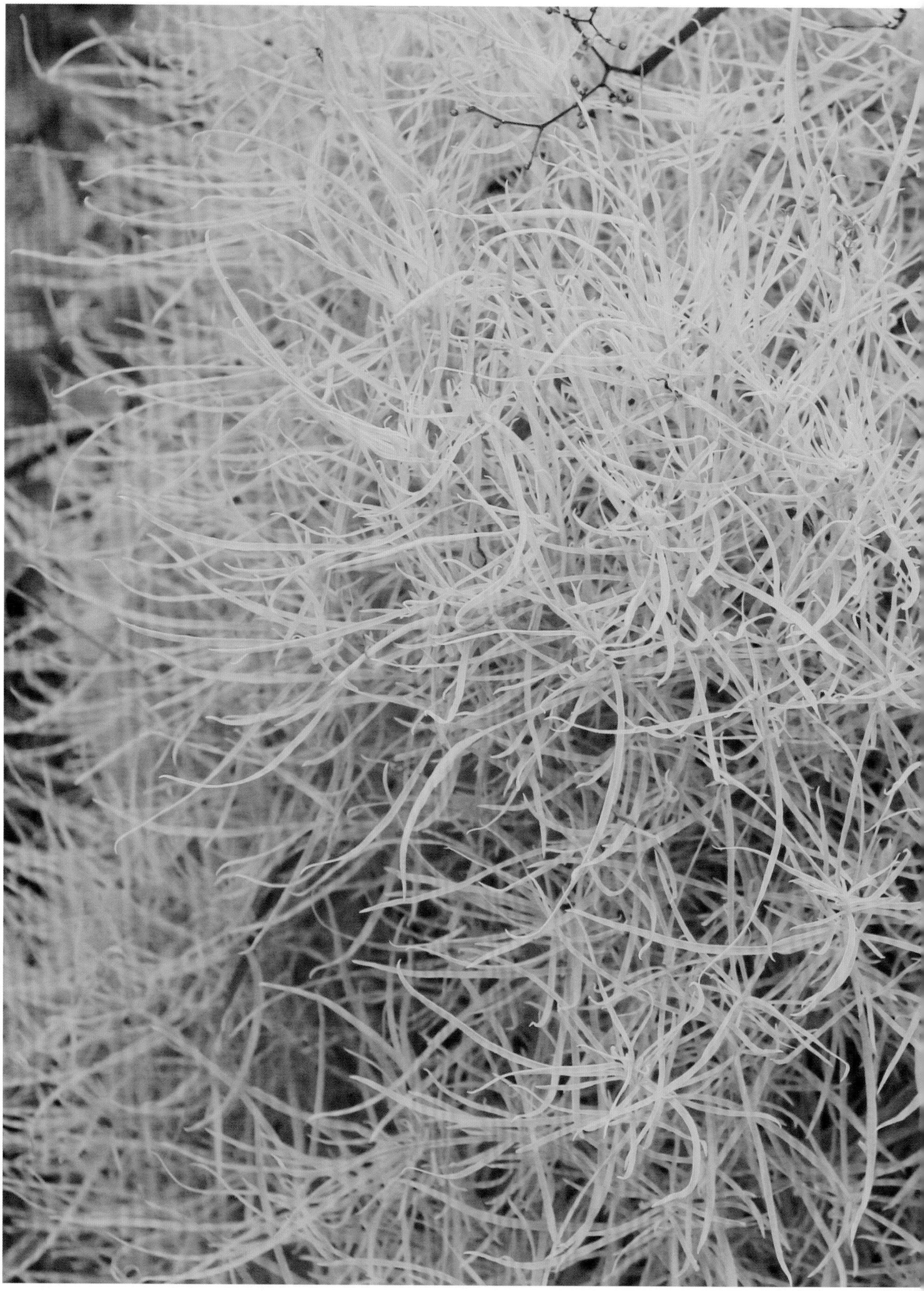

地肤子

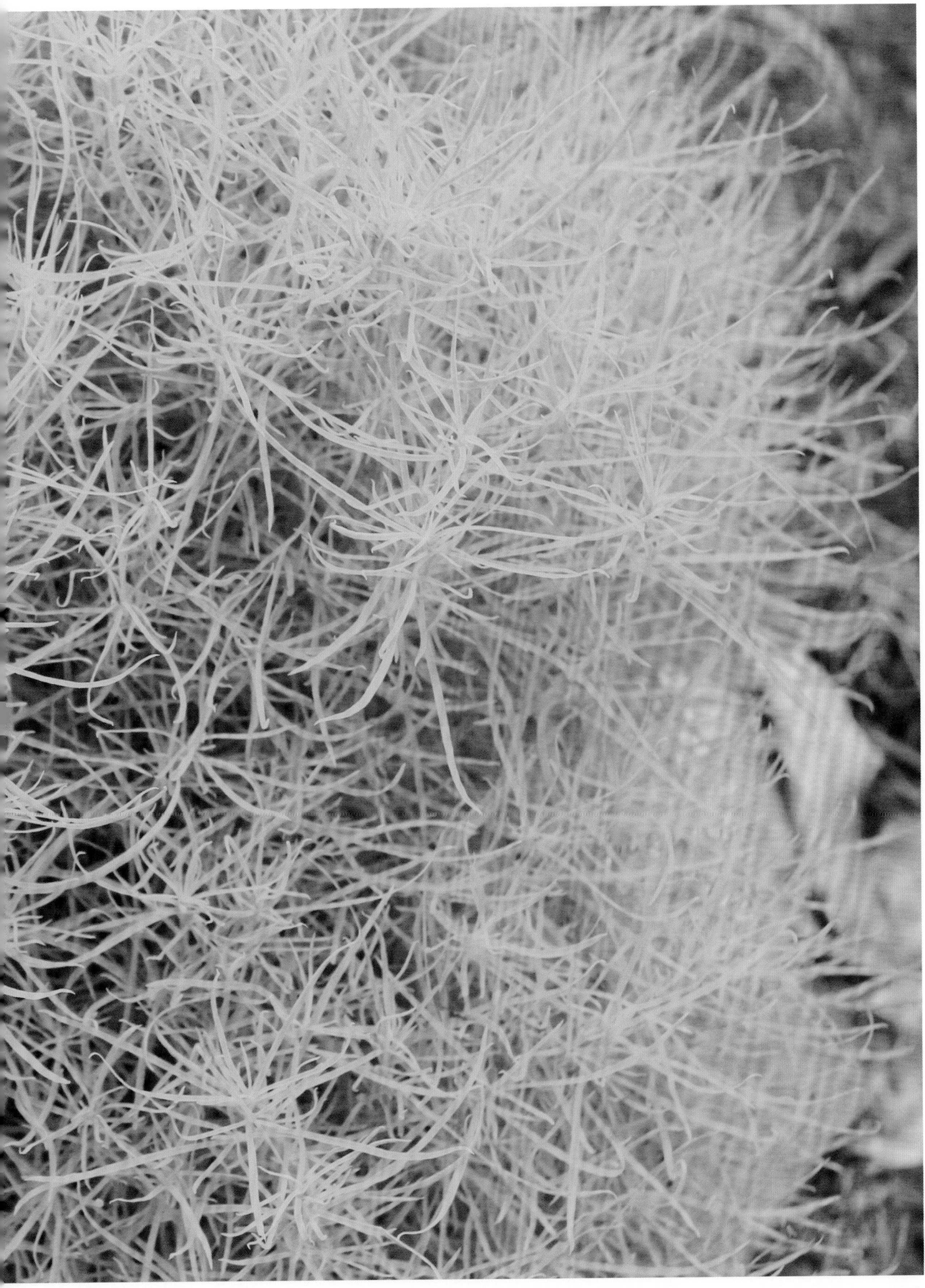

地肤

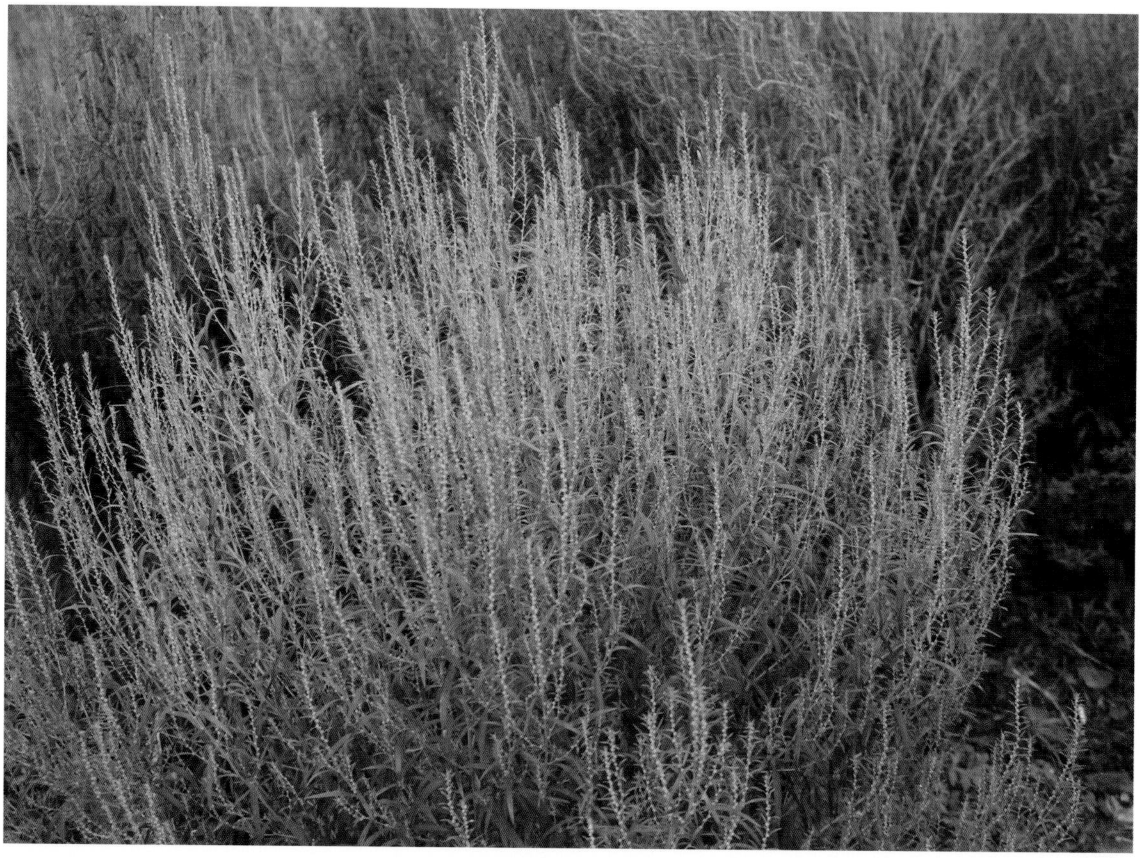

地肤

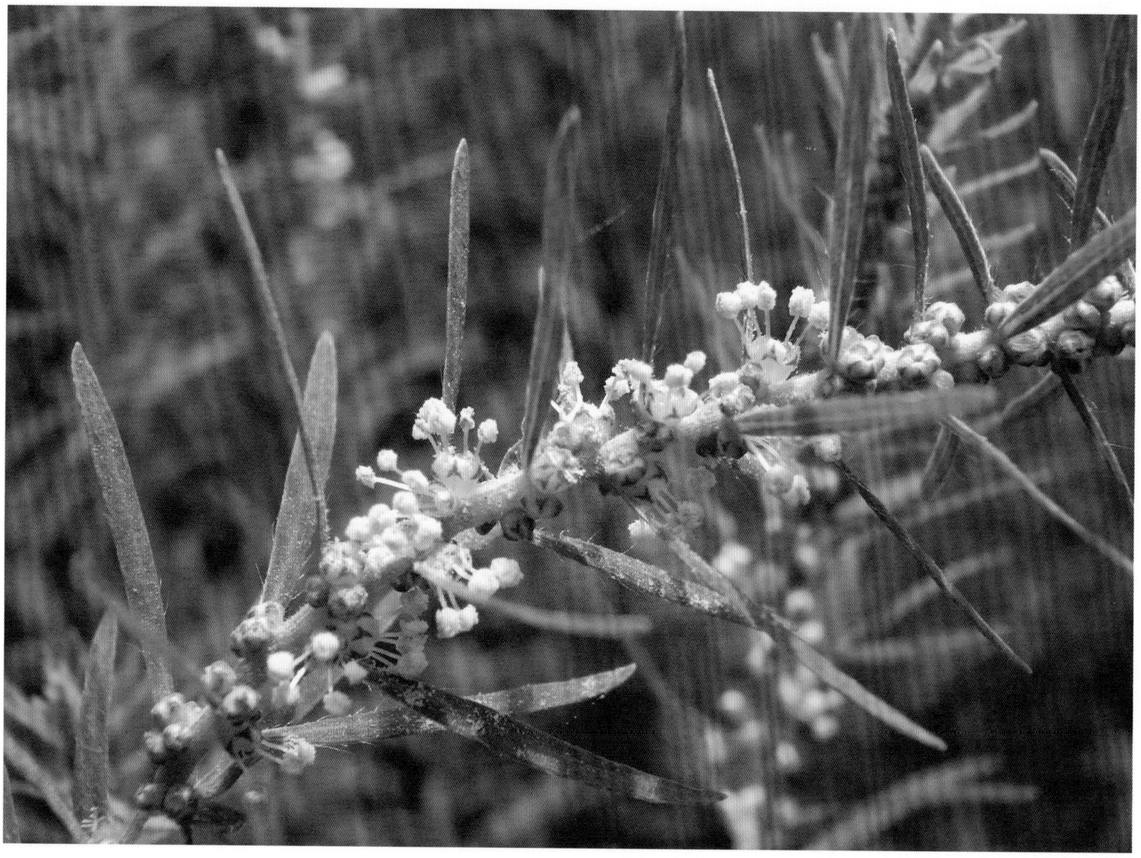

地肤

药材鉴别

本品呈扁球状五角星形，直径 1 ~ 3 mm。外被宿存花被，表面灰绿色或浅棕色，周围具膜质小翅 5 枚，背面中心有微突起的点状果梗痕及放射状脉纹 5 ~ 10 条；剥离花被，可见膜质果皮，半透明。种子扁卵形，长约 1 mm，黑色。气微，味微苦。以色灰绿、饱满、无枝叶杂质者为佳。

功效主治

清热利湿，祛风止痒。主治小便涩痛，阴痒带下，风疹，湿疹，皮肤瘙痒。

用法用量

内服：10 ~ 15 g，煎汤。外用：适量。

民族药方

1．肝虚目昏 地肤子 50 g，生地黄 250 g。将地肤子和生地黄搅拌均匀，曝干，捣细罗为散，温酒送服，每次 10 g，每日 2 次。

2．阳虚气弱，小便不利 地肤子 3 g，党参 12 g，威灵仙 4.5 g，麦冬 18 g。煎水去渣，温服，每日 1 剂。

3．疝气 地肤子适量。炒香研成粉末，温酒送服，每次 5 g。

4．风热赤眼 地肤子 10 g，生地黄 150 g。煎水去渣，温水送服，分 3 次喝完。

使用注意

孕妇、肝功能损害、重症肾功能不全、出血性疾病等患者禁用。

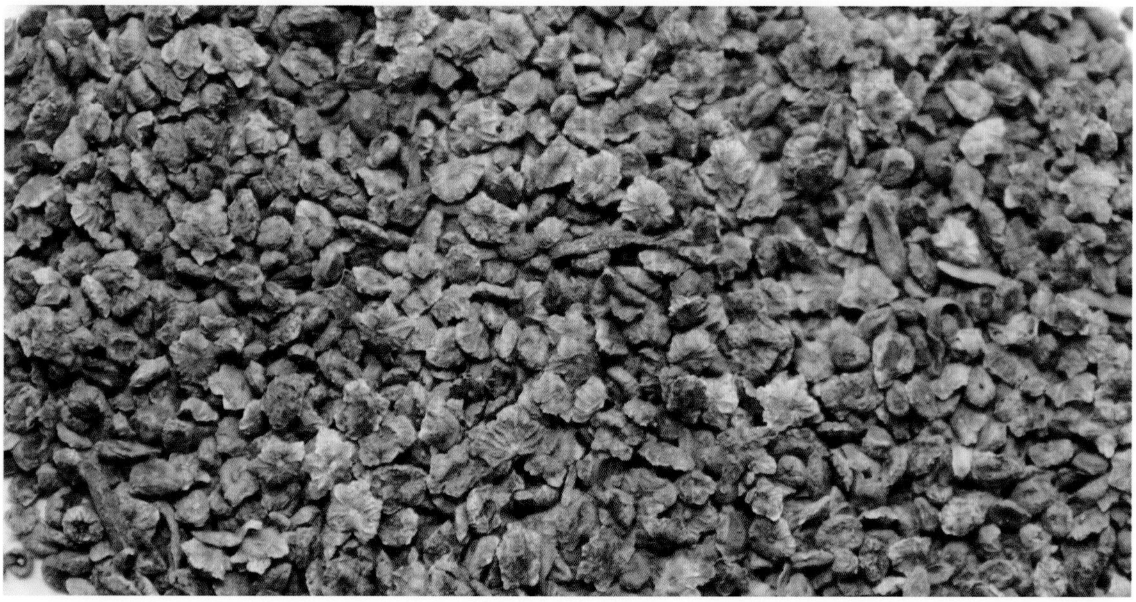

地肤子药材

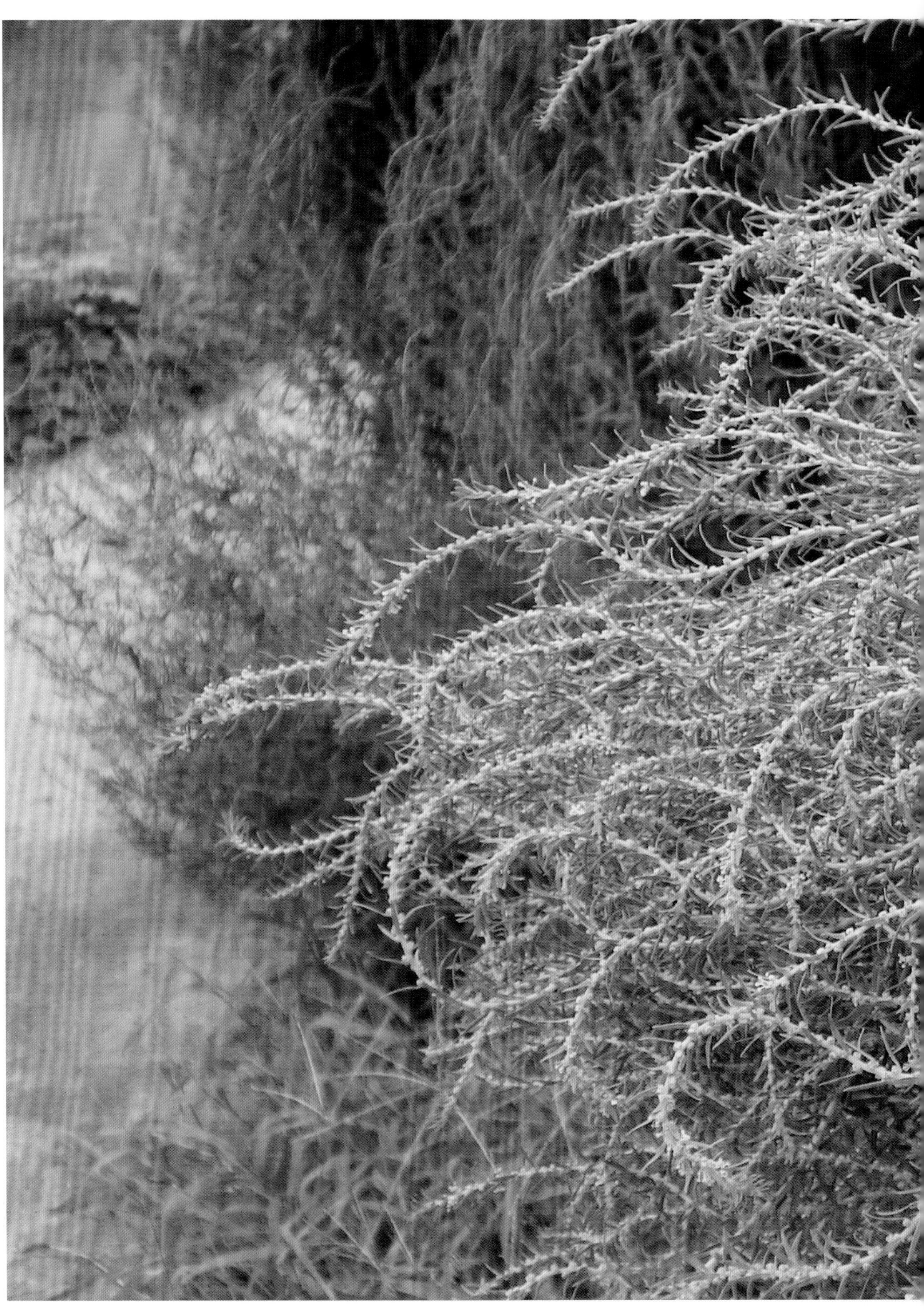

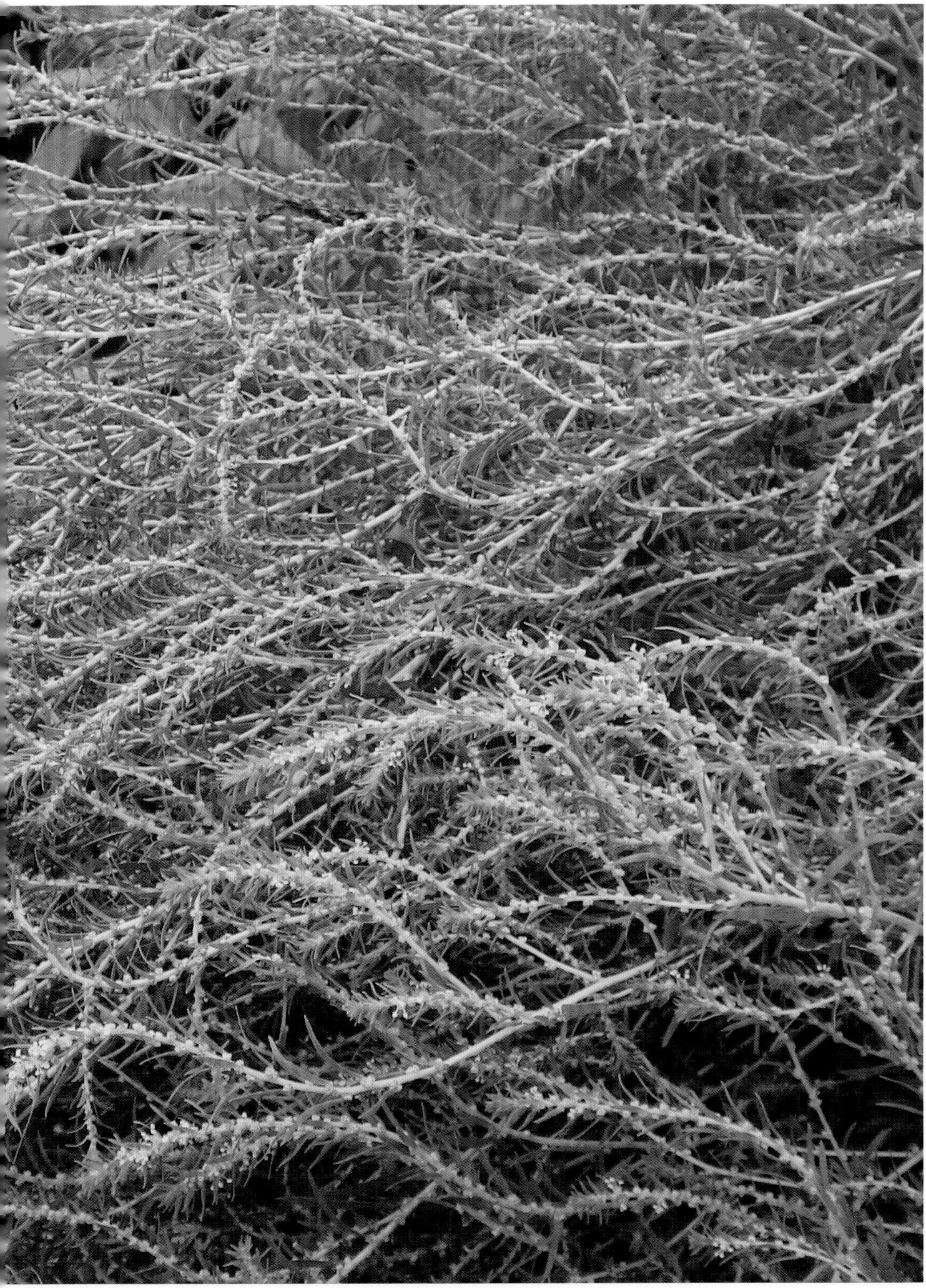

地肤

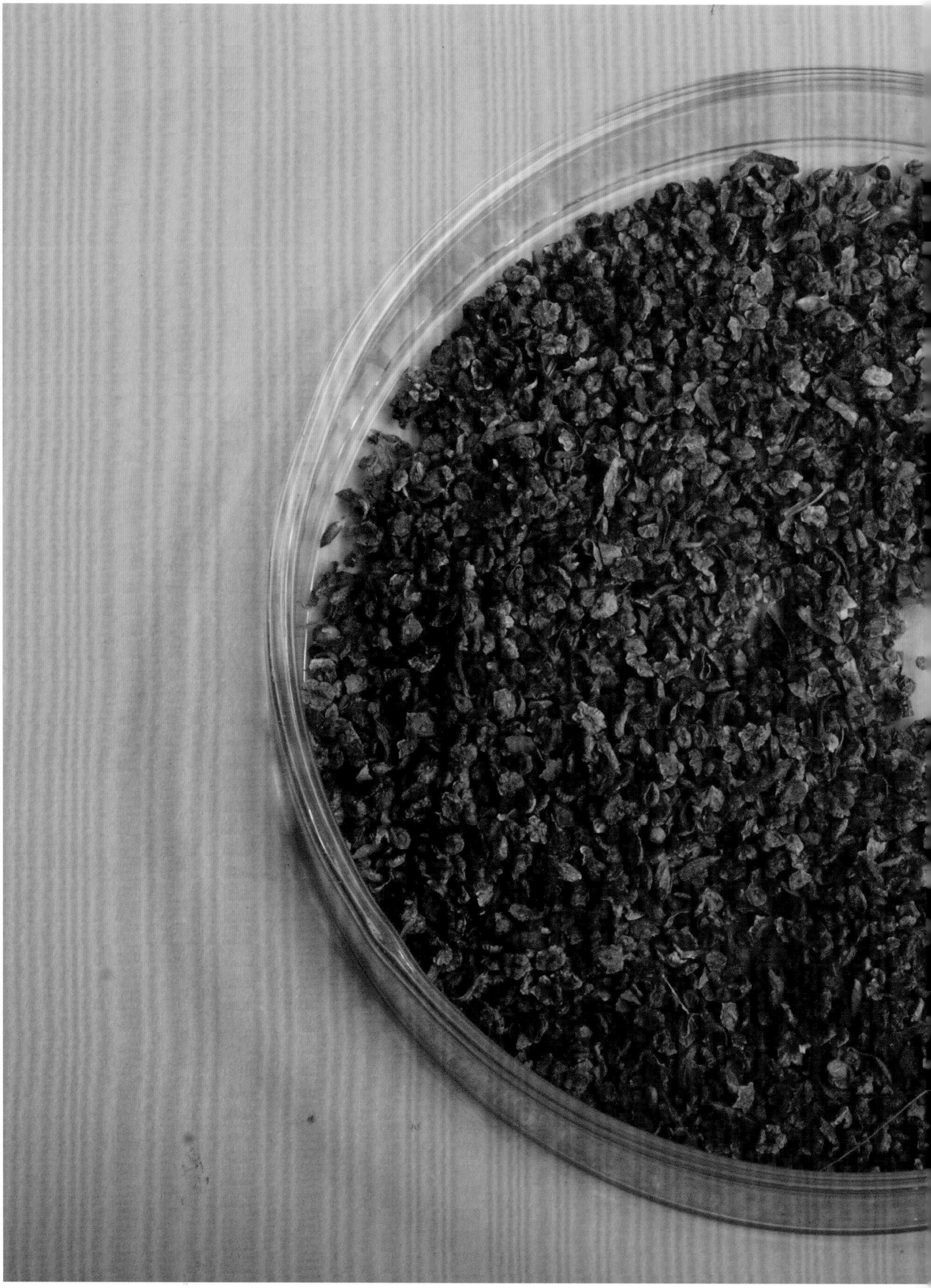

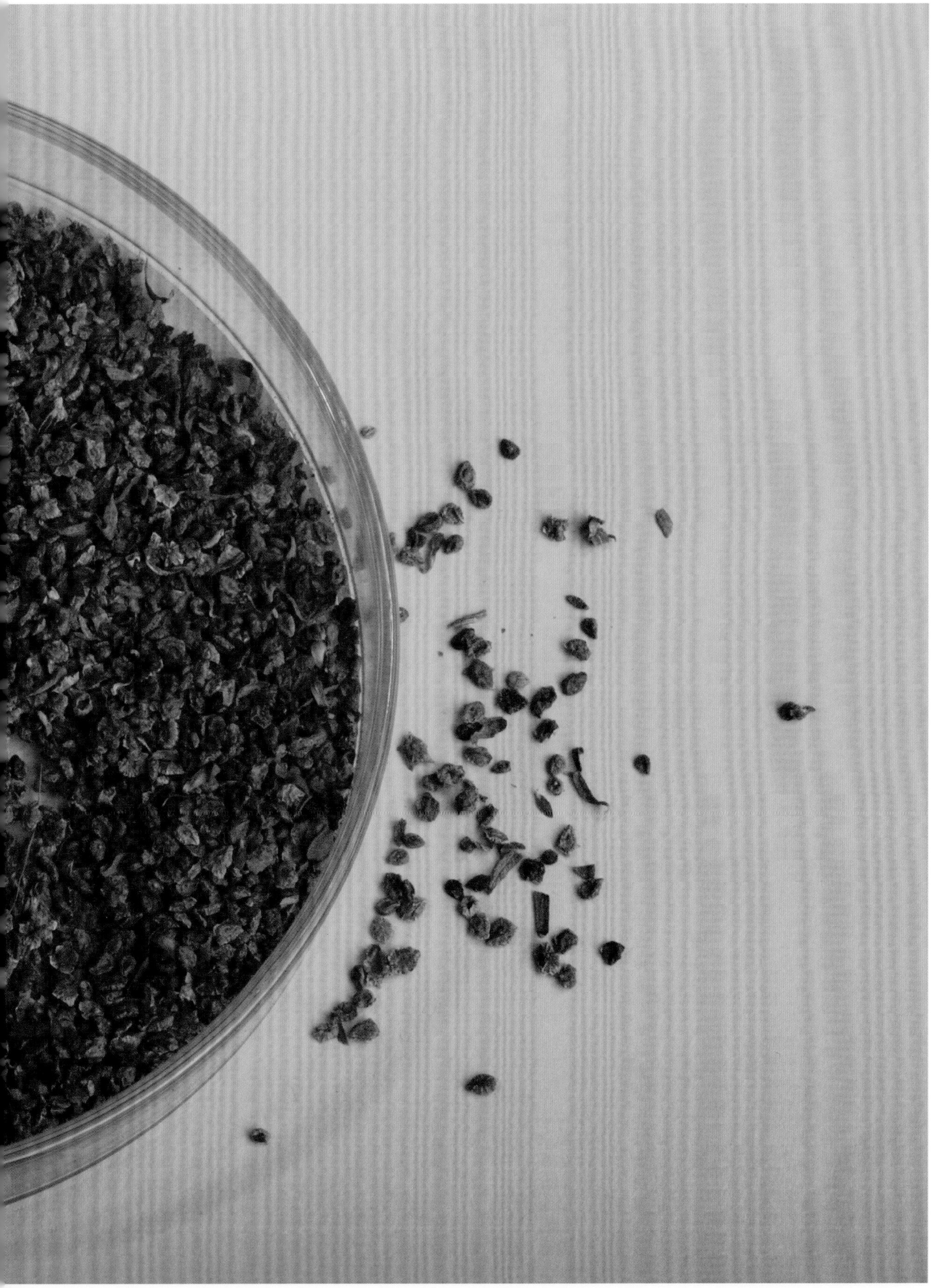

地肤子饮片

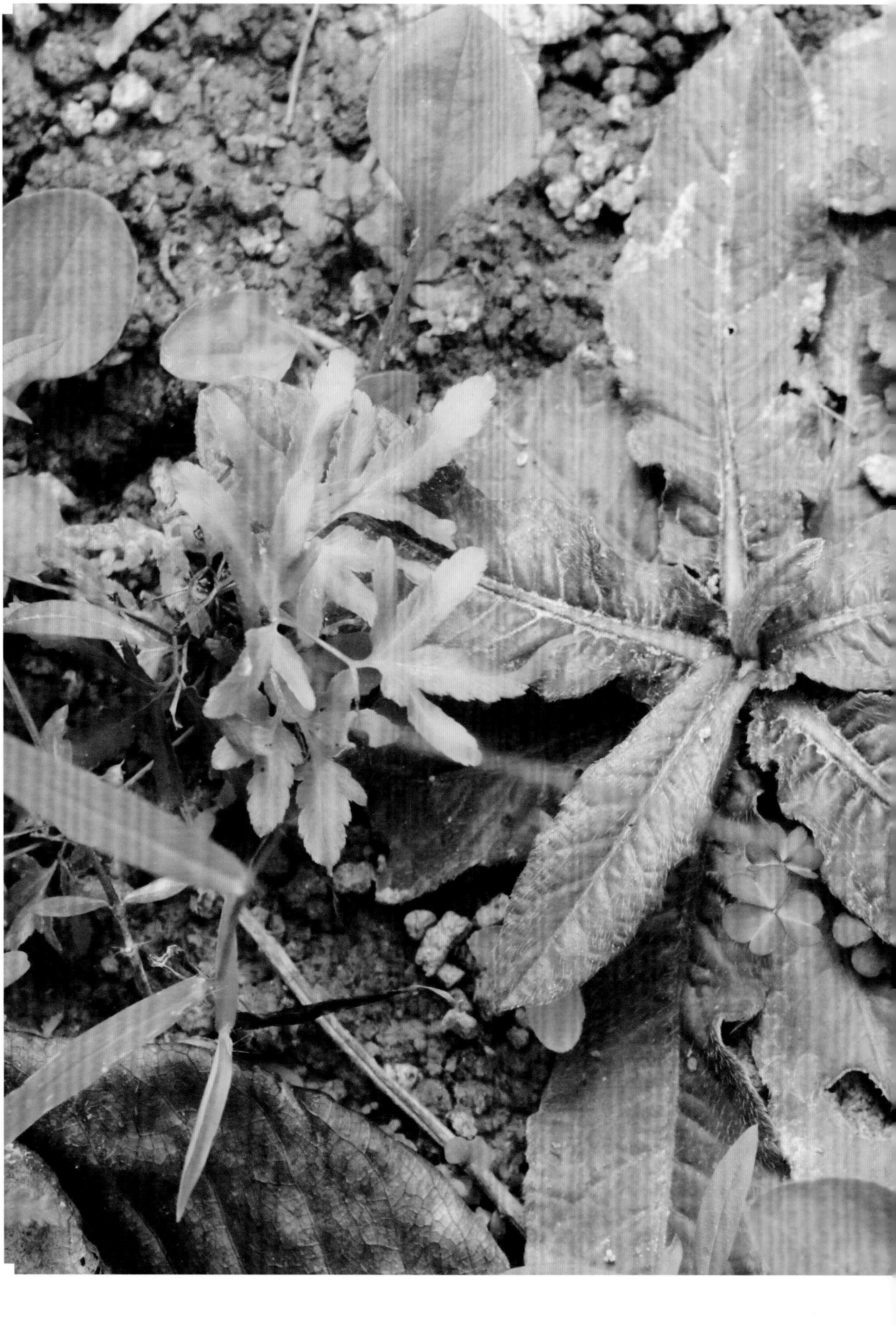

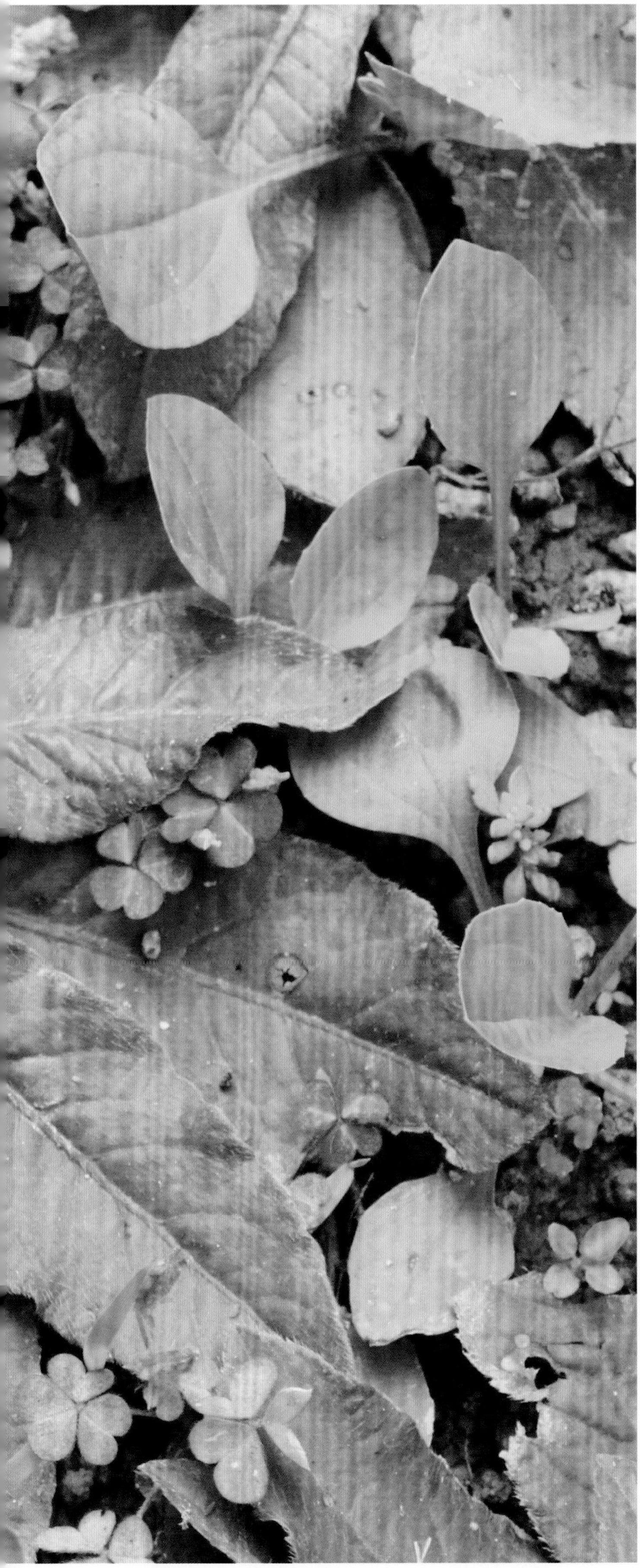

地胆草

【壮药名】棵亥超。

【别　名】草鞋根、草鞋底、地胆头、磨地胆、苦地胆、牛托鼻、铁灯盏。

【来　源】本品为菊科植物地胆草 *Elephantopus scaber* L. 的全草。

【性味归经】味苦，气香，性凉。归肺、肝、肾经。

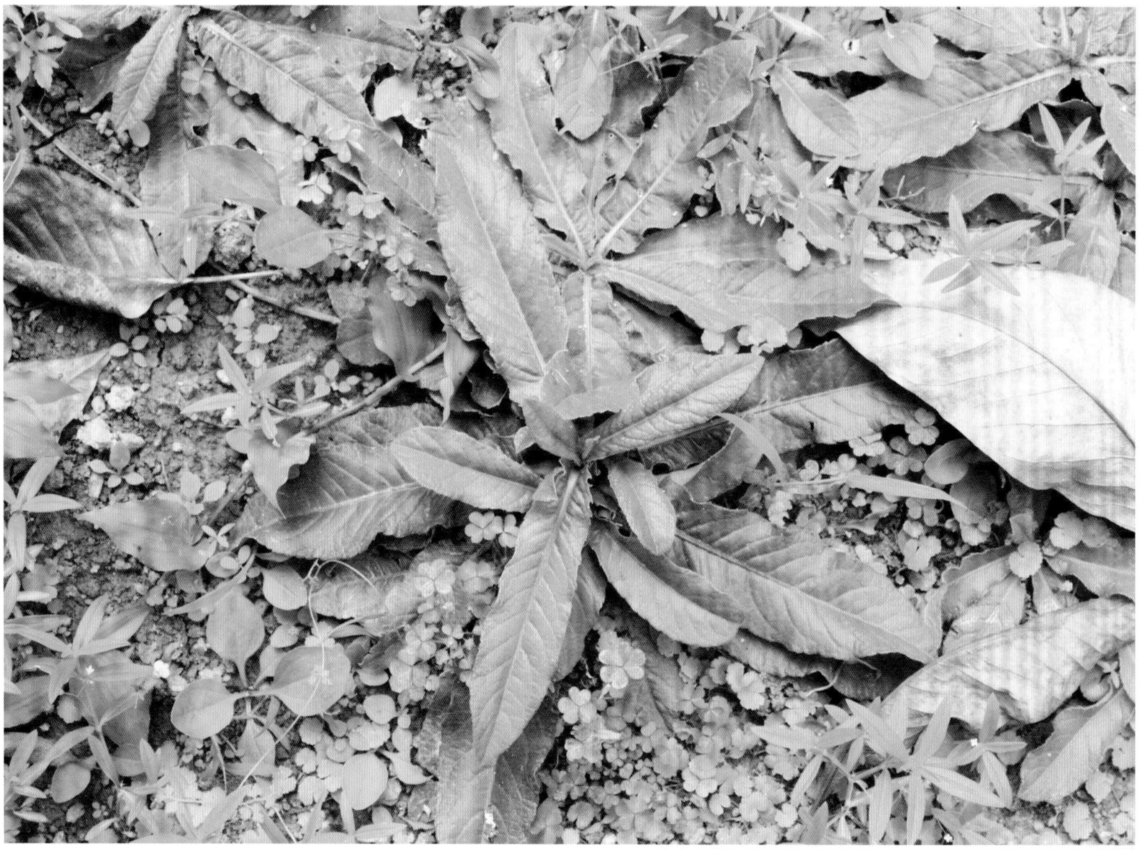

地胆草

识别特征

多年生直立草本，高 20 ~ 60 cm。有时全株被白色紧贴的粗毛。茎二歧分枝，枝少而硬，粗糙。单叶大部基生，匙形或长圆状倒披针形，长 3 ~ 18 cm，宽 1 ~ 4 cm，基部渐狭，先端钝或短尖，边缘略具钝锯齿；茎生叶少数而小，叶柄长 5 ~ 15 mm，基部扩大抱茎，或近无柄。头状花序多数，在茎或枝端束生成闭球状的复头状花序，通常有 3 片叶状苞，苞叶卵形或长圆状卵形，长 1 ~ 1.5 cm；总苞长 8 ~ 10 mm；花托无毛；小花 4 朵，全为管状，两性，淡紫色，长 7 ~ 9 mm，先端 4 裂；雄蕊 4 ~ 5，略伸出管外；子房下位，1 室。瘦果有棱，顶端具长硬刺毛 4 ~ 6。花期 7—8 月，果期 9—11 月。

生境分布

生长于海拔 700 ~ 1400 m 的山坡草地、路边旷地草丛中。分布于浙江、福建、江西、湖南、台湾、广东、贵州、云南、广西等省区。

采收加工

夏末采收，洗净泥沙，切碎晒干备用。

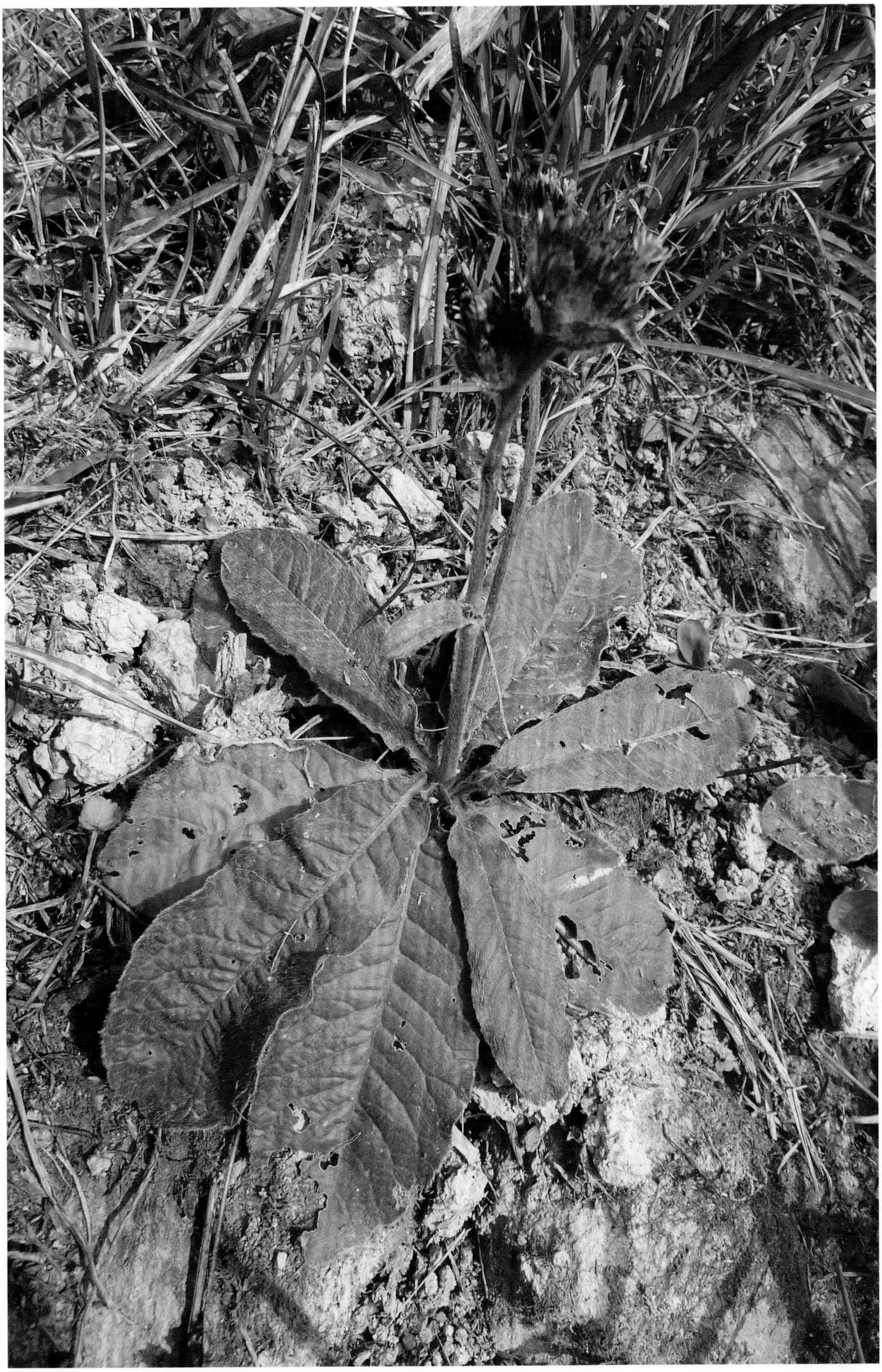

地胆草

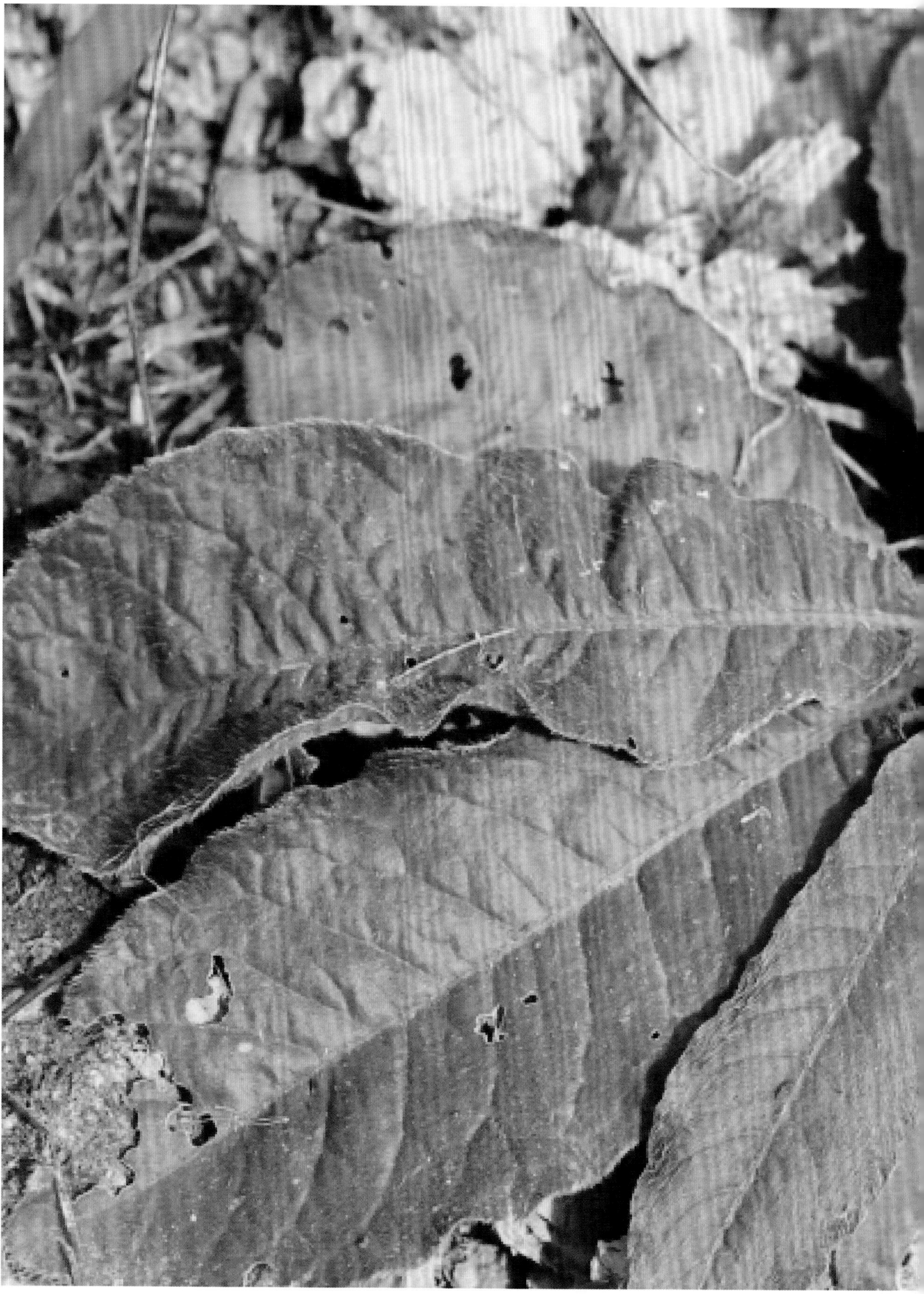

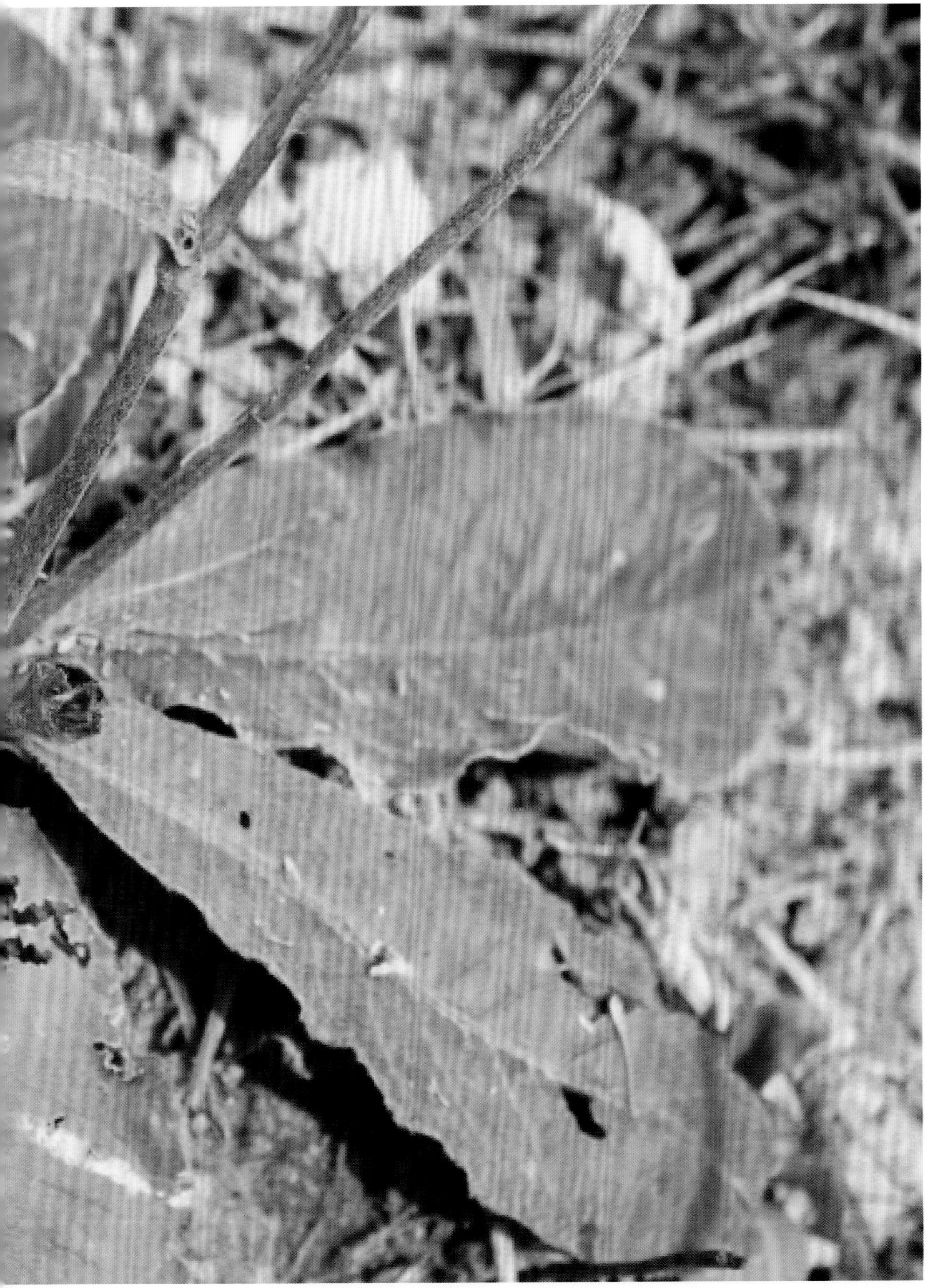

地胆草

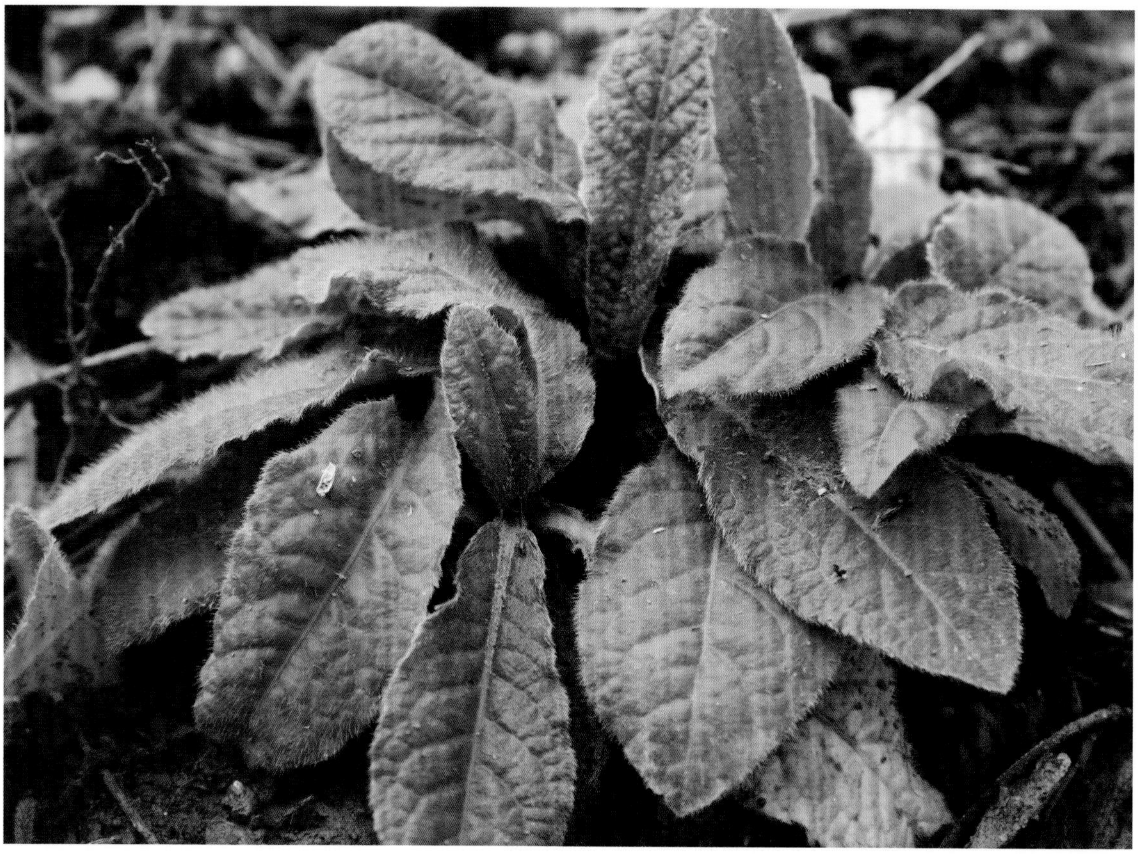

地胆草

药材鉴别

本品根茎短，具环节，密被紧贴的灰白色茸毛，基生叶多皱缩，展开后呈匙形或长圆状倒披针形，黄绿或暗绿色，有腺点，边缘具钝锯齿；茎生叶互生，形小，两面均被紧贴的灰白色粗毛。全体有灰色毛。气芳香，味苦。

功效主治

清热解毒，利尿消肿。主治感冒，急性扁桃体炎，咽喉炎，眼结膜炎，流行性乙型脑炎，百日咳，急性黄疸性肝炎，肝硬化腹水，急、慢性肾炎，疖肿，湿疹。

用法用量

内服：15 ~ 20 g，煎汤。外用：鲜草适量，捣烂敷患处。

民族药方

1．风热感冒，头痛　地胆草 20 g。水煎服。

2．风热感冒，咳嗽　地胆草 20 g，山鸡椒 15g 。水煎服。

3．咽喉肿痛 地胆草 20 g，旋花茄根 30 g，小拔毒散根、四棱豆根各 15 g。水煎服。

4．小儿咳嗽 地胆草 10 g。煎汤，加红糖适量服。

5．黄疸 地胆草 120 ~ 180 g，猪肉适量。同煮食，连服 4 ~ 5 日。

6．糖尿病 地胆草（连根叶）10 株，生姜 15 g。水煎代茶饮。

7．痢疾 地胆草 60 克。水煎服。

8．百日咳 地胆草、天胡荽、马蹄金各 9 克，三叶青 3 克。水煎服。

9．疟疾 地胆草 15 克，火烧花树皮 30 克。水煎服。

10．月经不调，闭经 地胆草 50 克，红糖 50 克。水煎服。

11．疖肿，乳痈 地胆草适量。捣烂加米醋调匀，敷患处。

12．眼结膜炎 地胆草、小叶榕树叶各 30 克。水煎服，每日 1 剂。

使用注意

孕妇慎服。

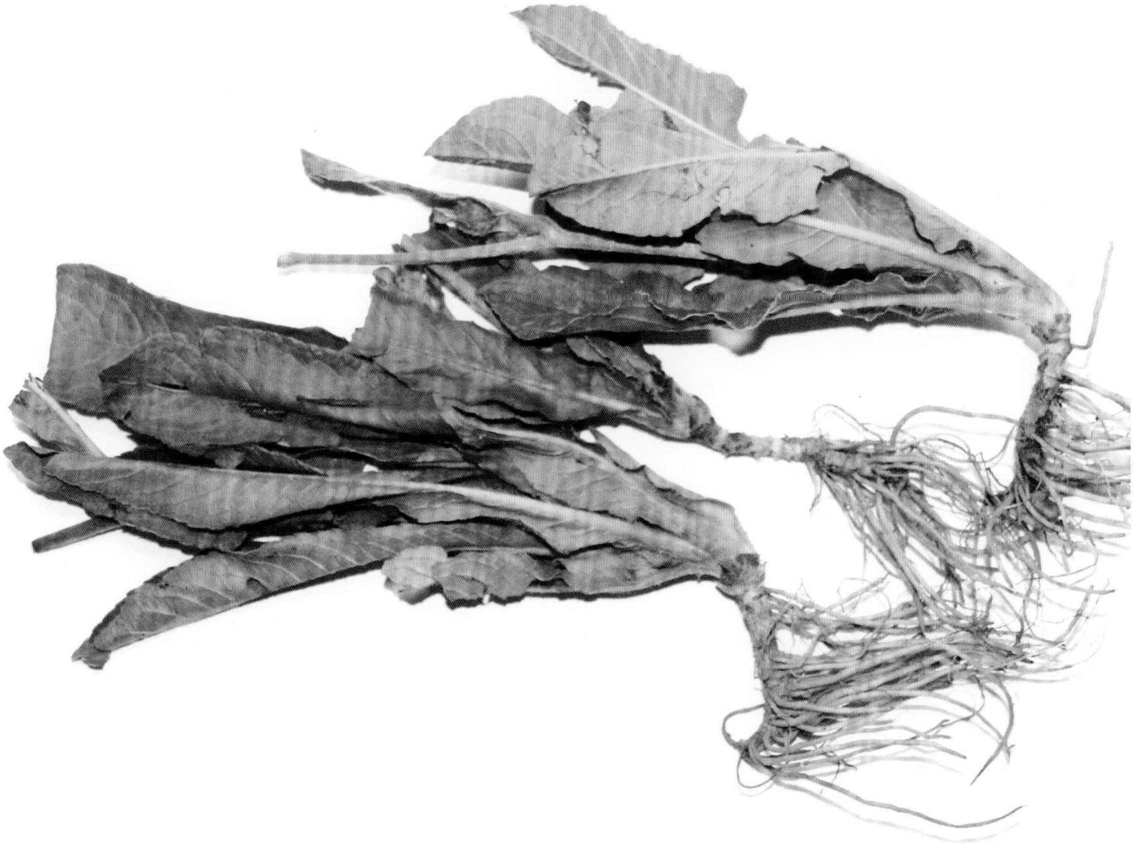

地胆草

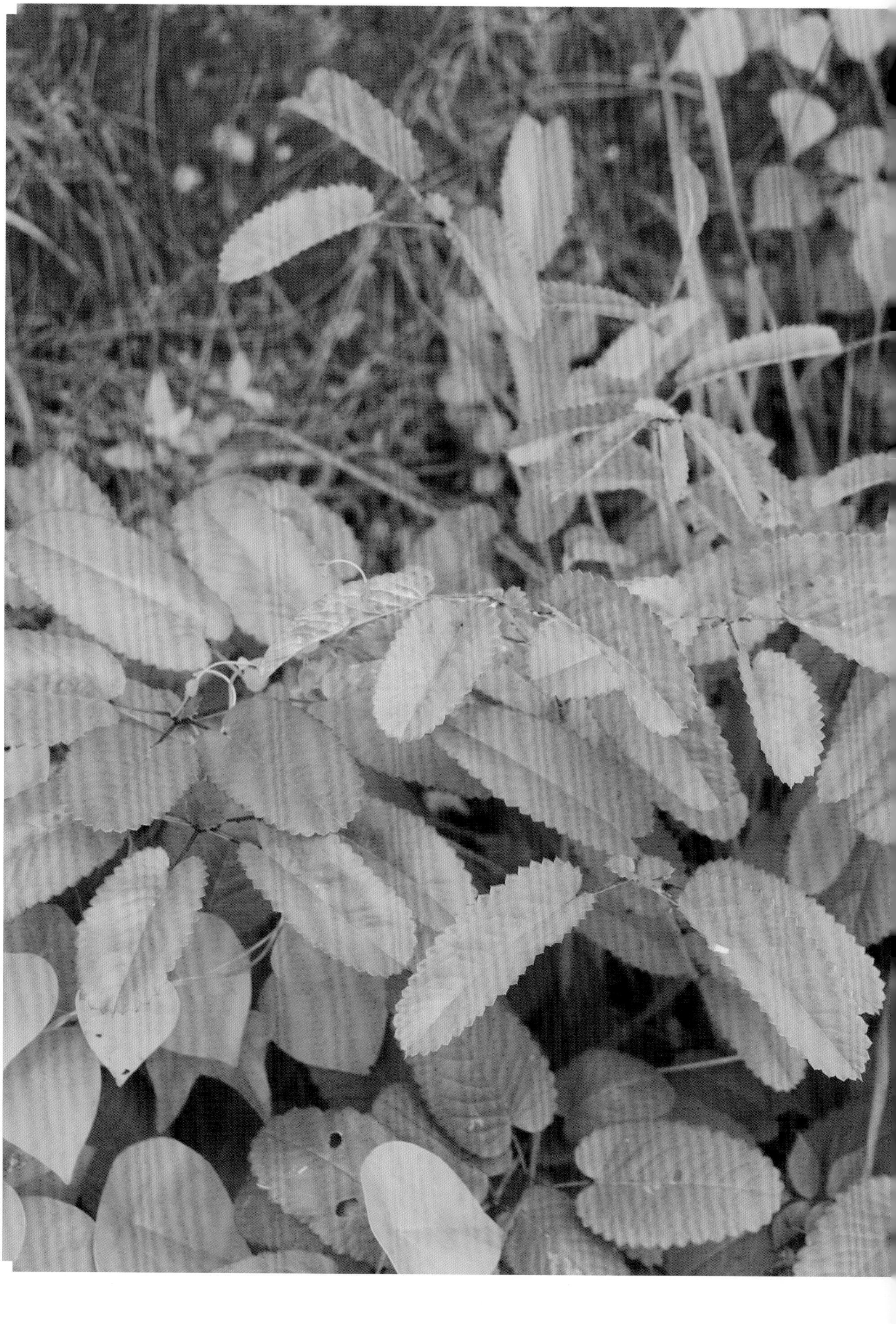

地榆

【壮药名】迪玉。

【别　名】白地榆、鼠尾地榆、西地榆、野升麻、线形地榆、蕨苗参、红地榆。

【来　源】本品为蔷薇科植物地榆 *Sanguisorba officinalis* L. 或长叶地榆 *Sanguisorba officinalis* L. var. *longifolia*（Bert.）Yü et Li 的干燥根。

【性味归经】味酸、苦，性寒。归肝、大肠经。

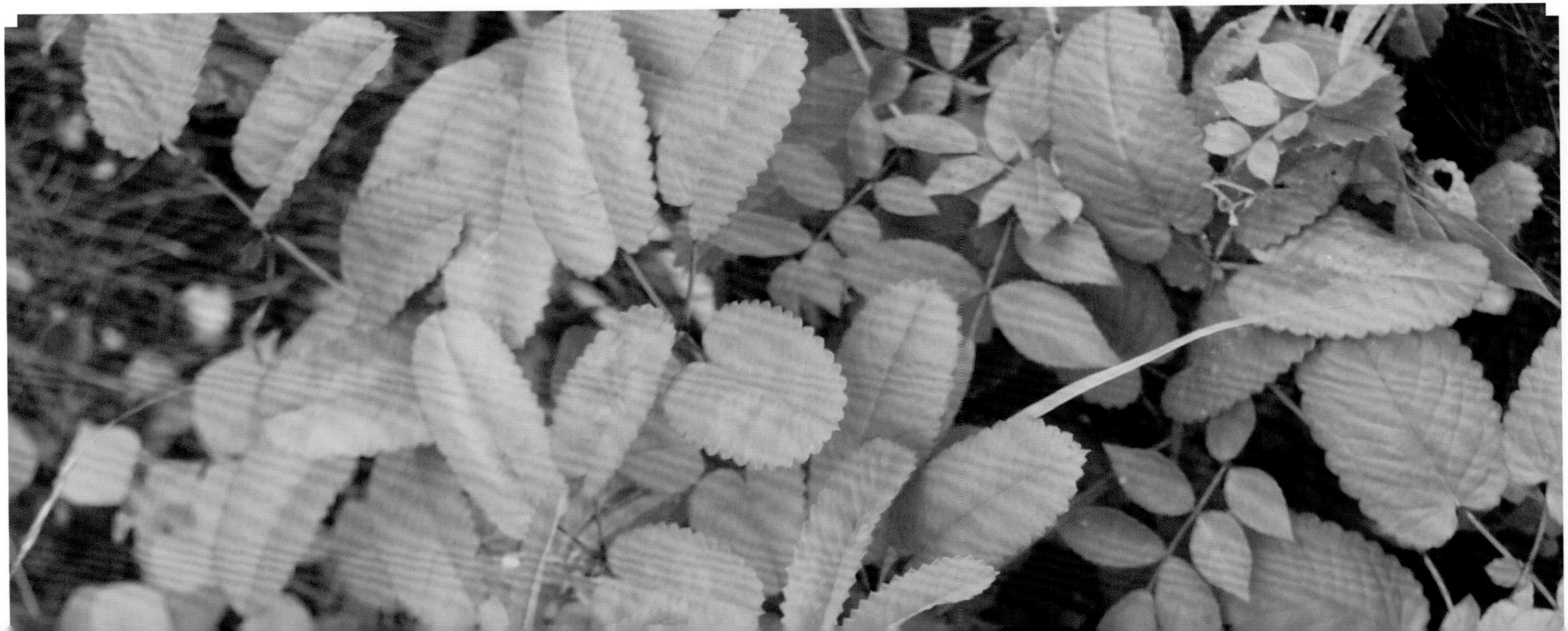

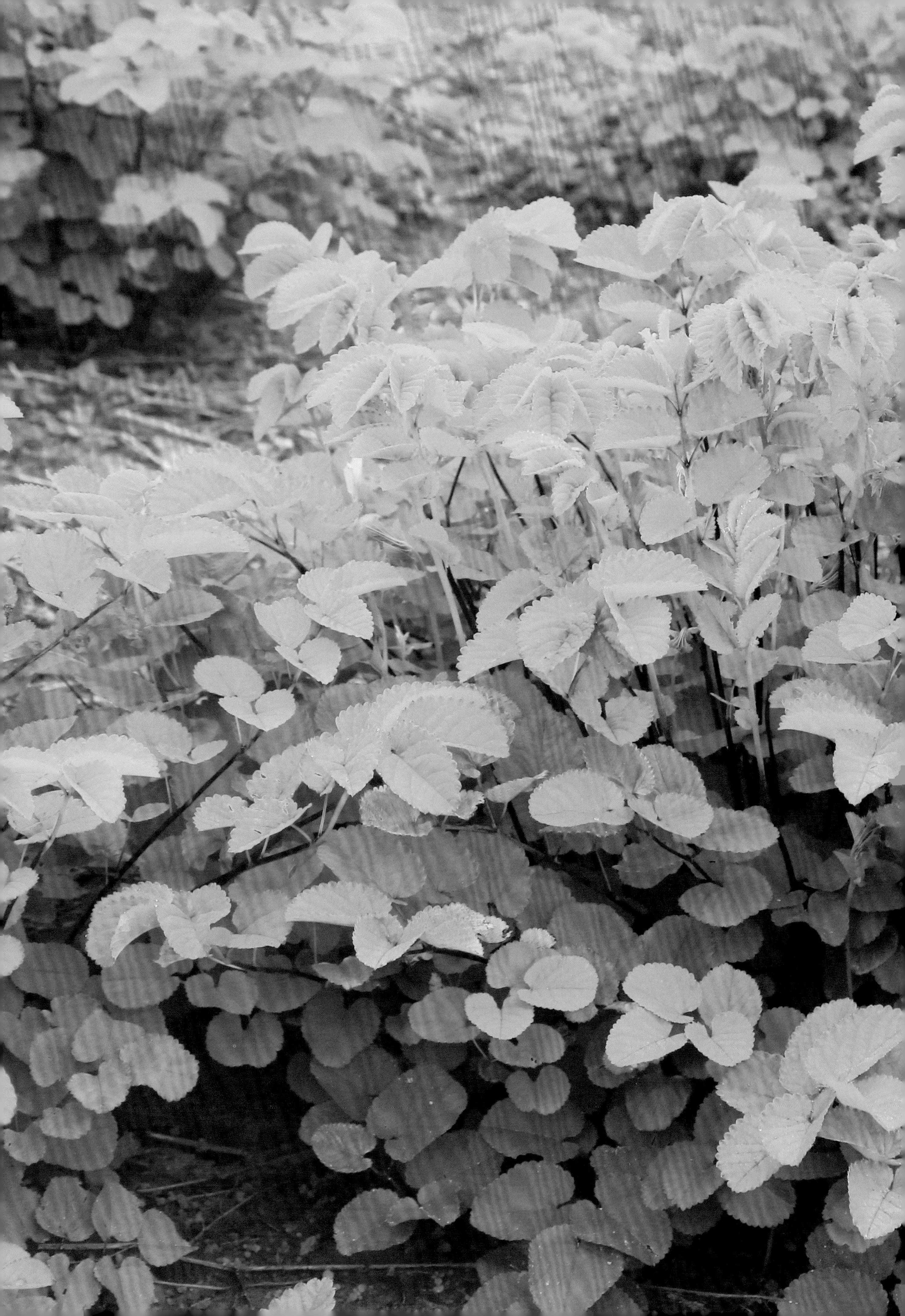

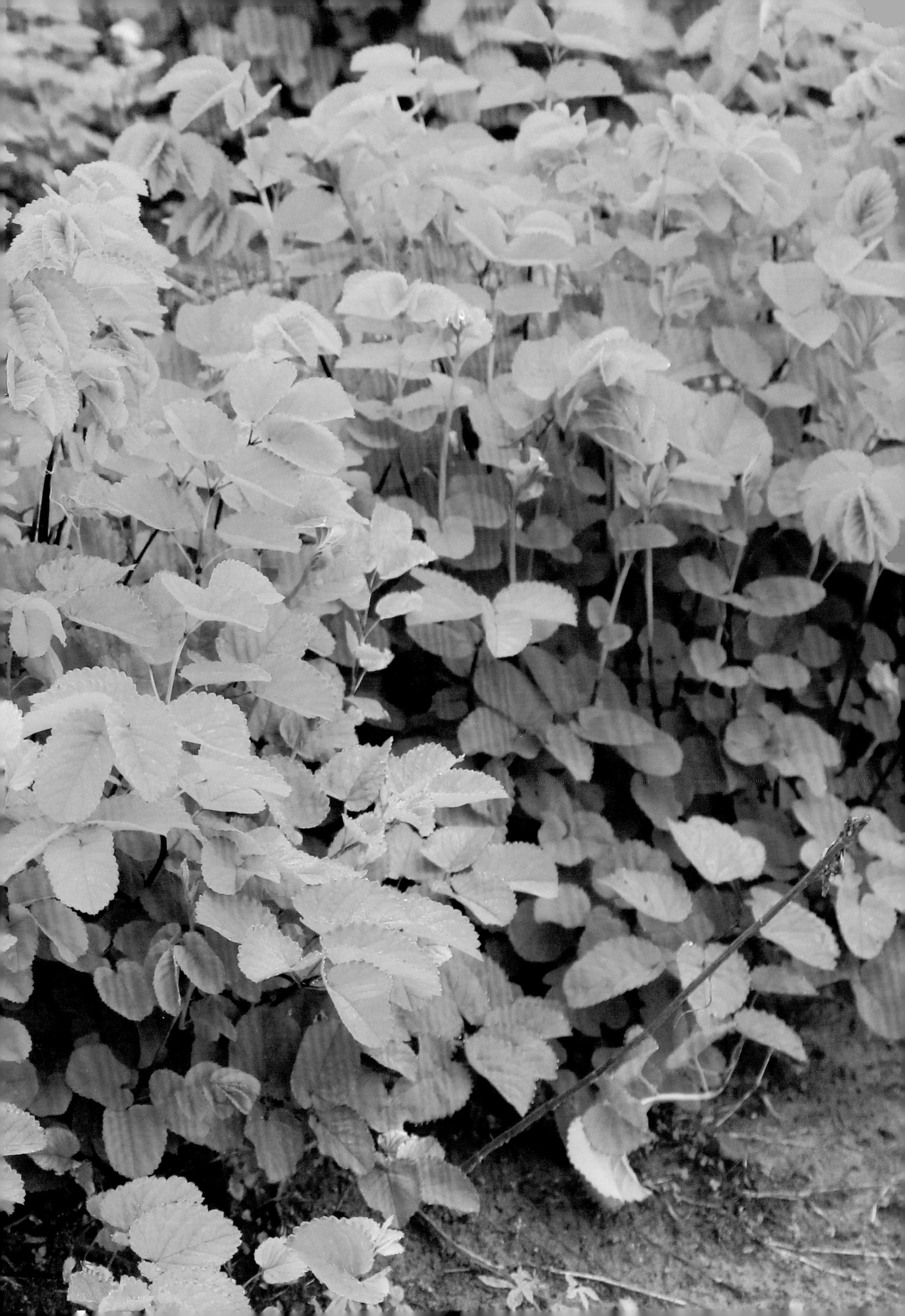

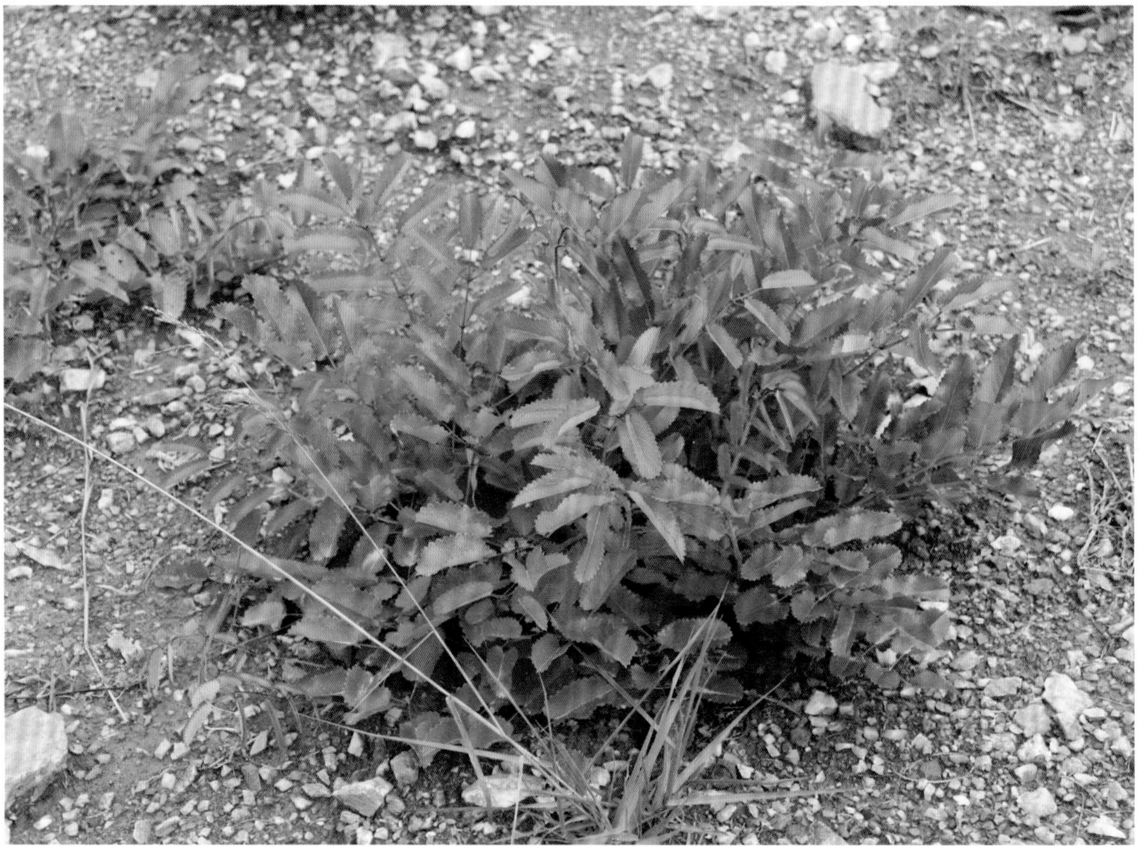

地榆

识别特征

多年生草本植物。根多呈纺锤形，表面棕褐色或紫褐色，有纵皱纹及横裂纹。茎直立，有棱，无毛或基部有稀疏腺毛。羽状复叶，基生叶小叶 4 ~ 6 对；叶柄无毛或有疏腺毛；小叶片有短柄；卵形或长圆形，长 1 ~ 7 cm，宽 0.5 ~ 3 cm，先端圆钝，稀急尖，基部心形至浅心形，边缘有多数粗大、圆钝的锯齿，两面无毛；基生托叶膜质，褐色；茎生叶较少，小叶片长圆形至长圆状披针形，狭长，先端急尖，基部微心形至圆形，茎生叶托叶大，草质，半卵形，外侧边缘有尖锐锯齿。穗状花序椭圆形，圆柱形或卵球形，直立，长 1 ~ 4 cm，直径 0.5 ~ 1 cm，紫色至暗紫色，从花序顶端向下开放；苞片 2，膜质，披针形，先端渐尖至骤尖，比萼片短或近等长，背面及边缘有柔毛；萼片 4，椭圆形至宽卵形，先端常具短尖头，紫红色；雄蕊 4，花丝丝状与萼片近等长，柱头先端盘形。瘦果包藏在宿存萼筒内，倒卵状长圆形或近圆形，外面有 4 棱。花期 7—10 月，果期 9—11 月。

生境分布

生长于海拔 30 ~ 3000 m 的草原、草甸、山坡草地、灌木丛中或疏林下。分布于东北、华北、西北、华东、中南及西南各地区。

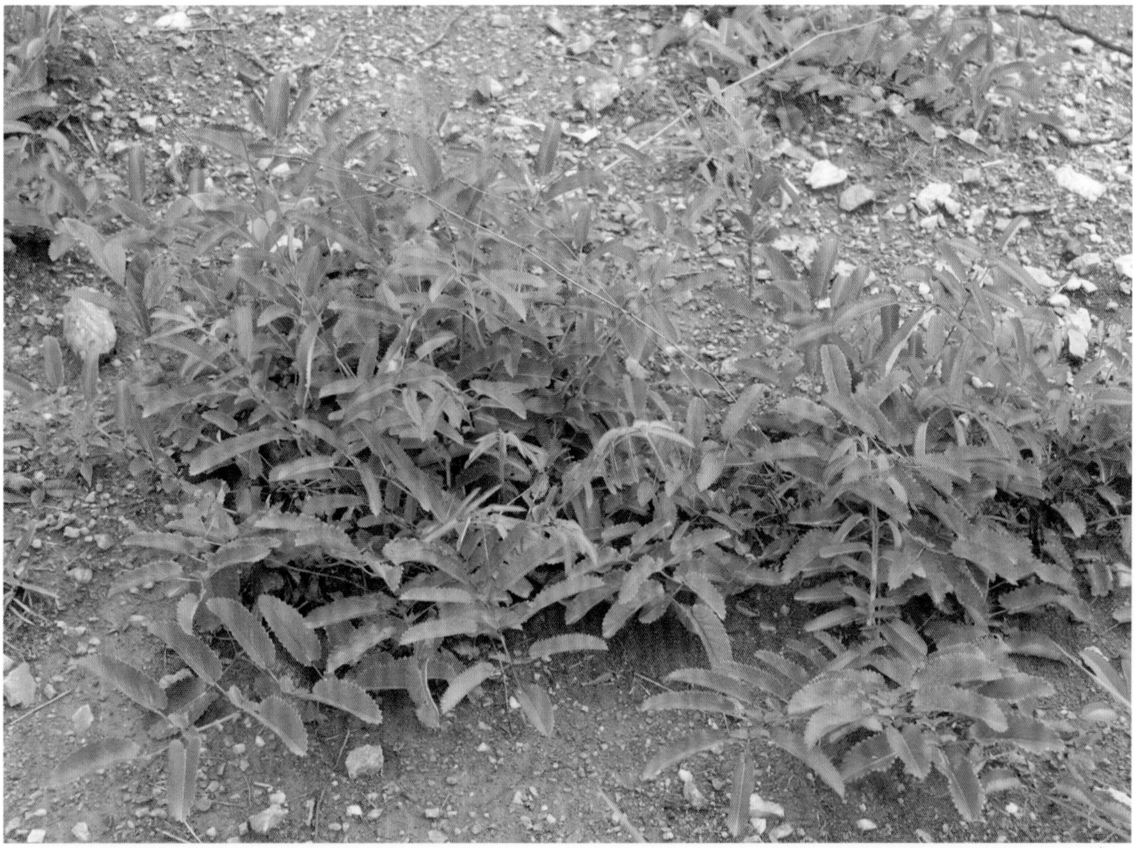

地榆

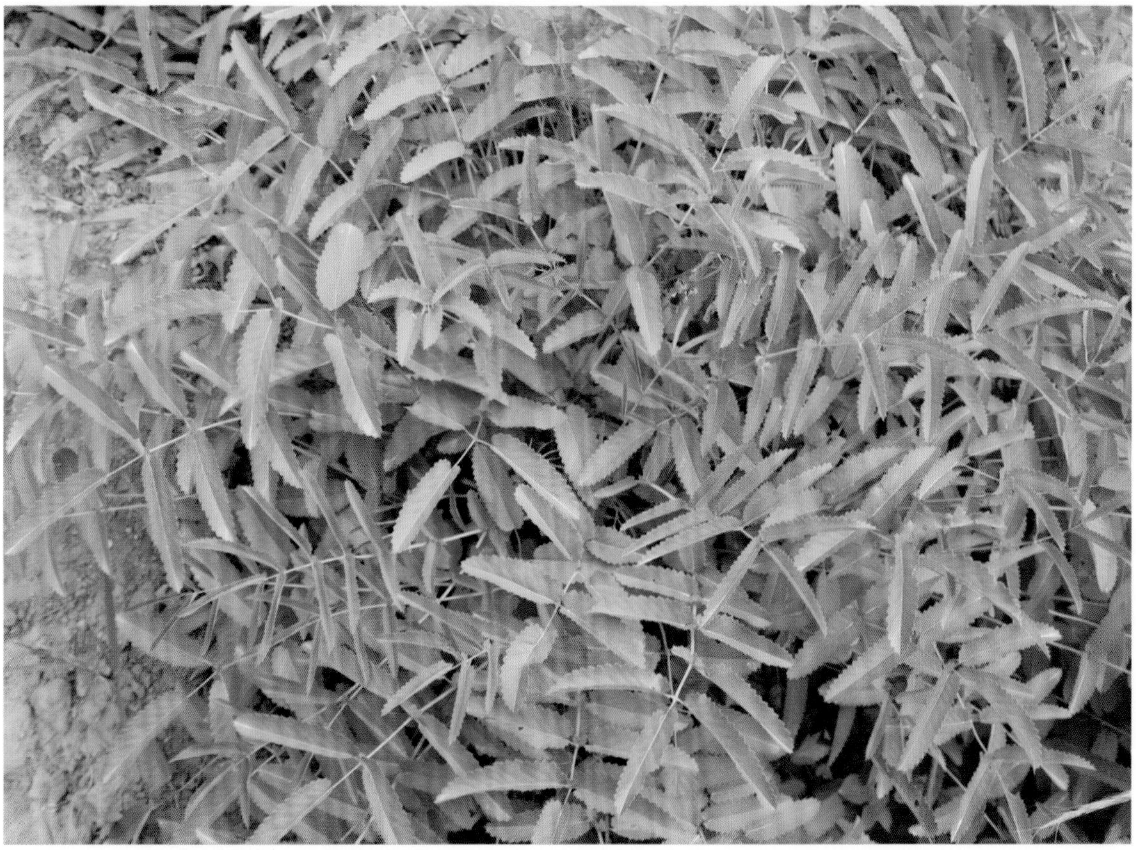

地榆

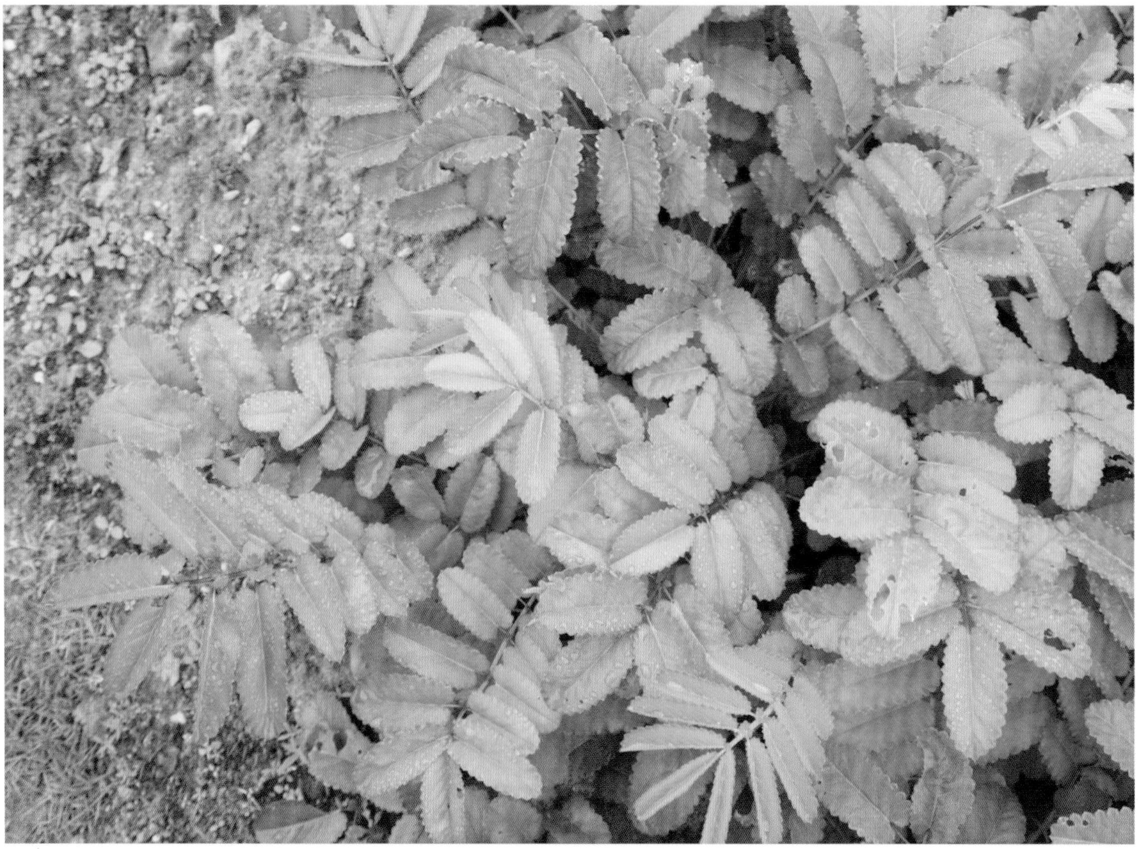

地榆

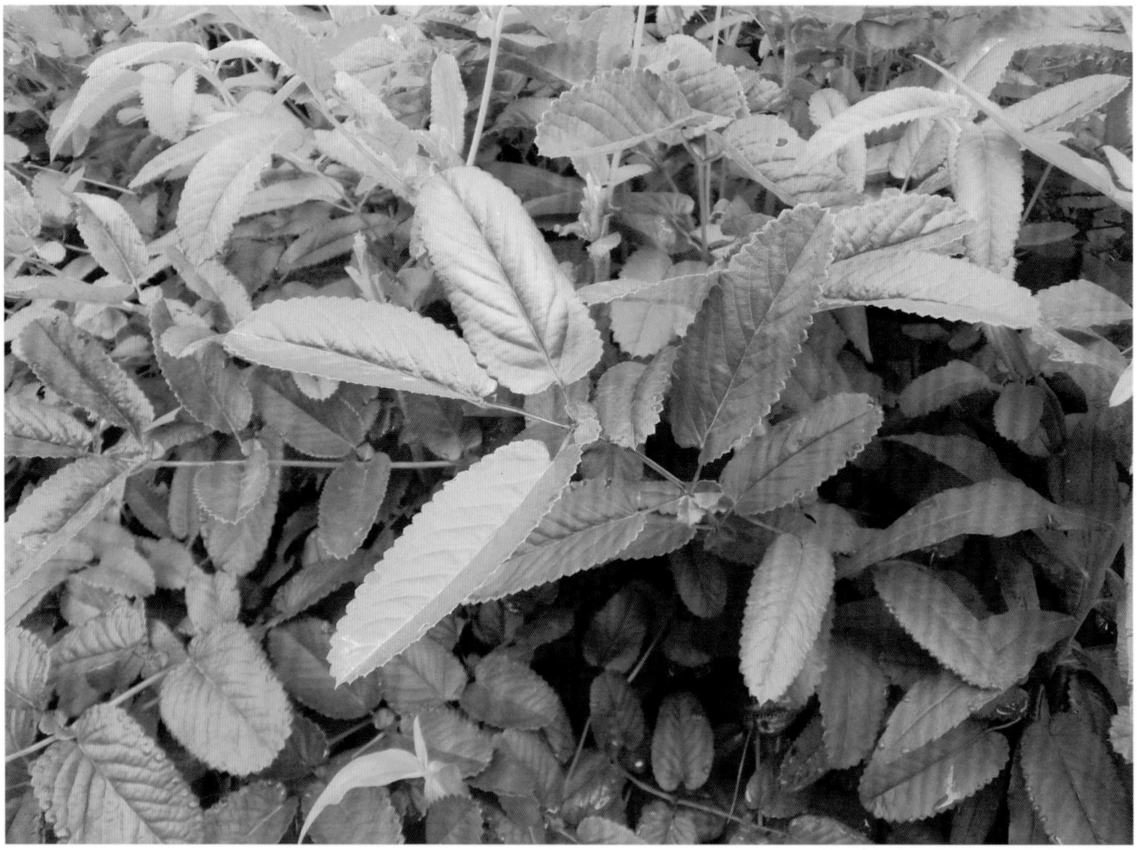

地榆

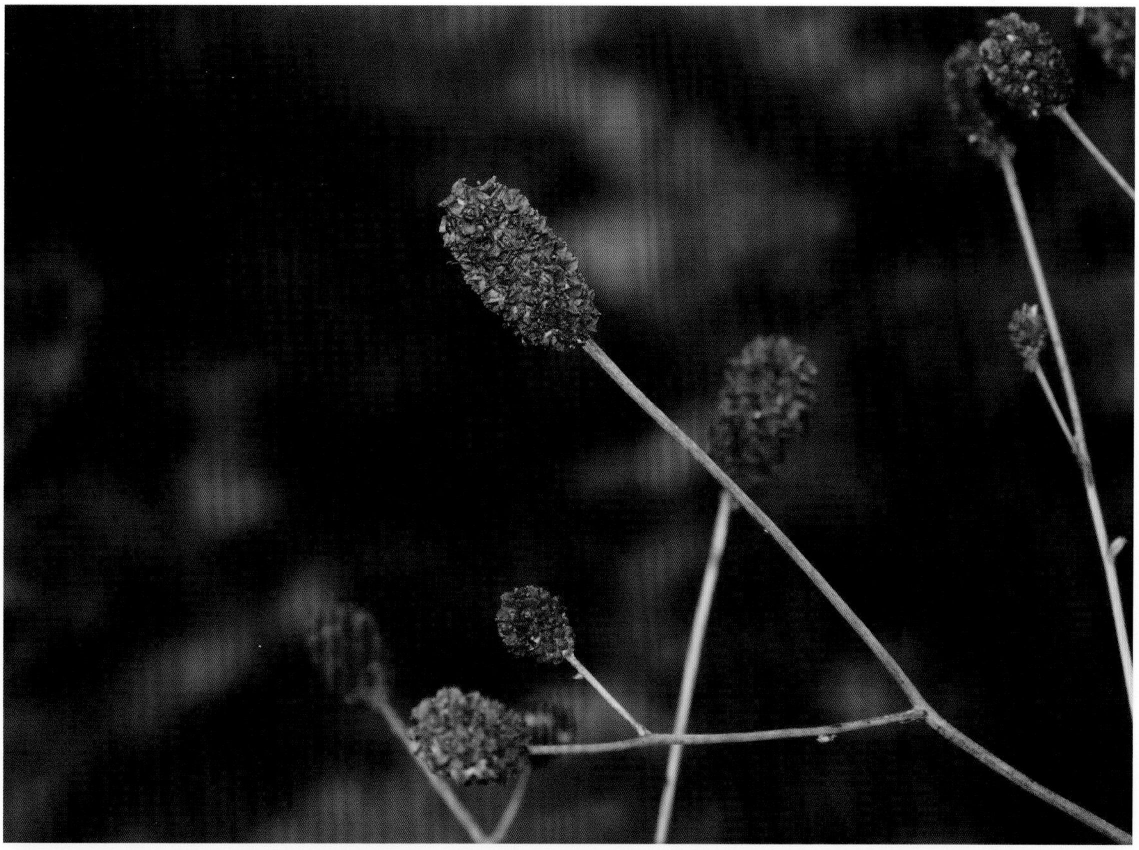

地榆

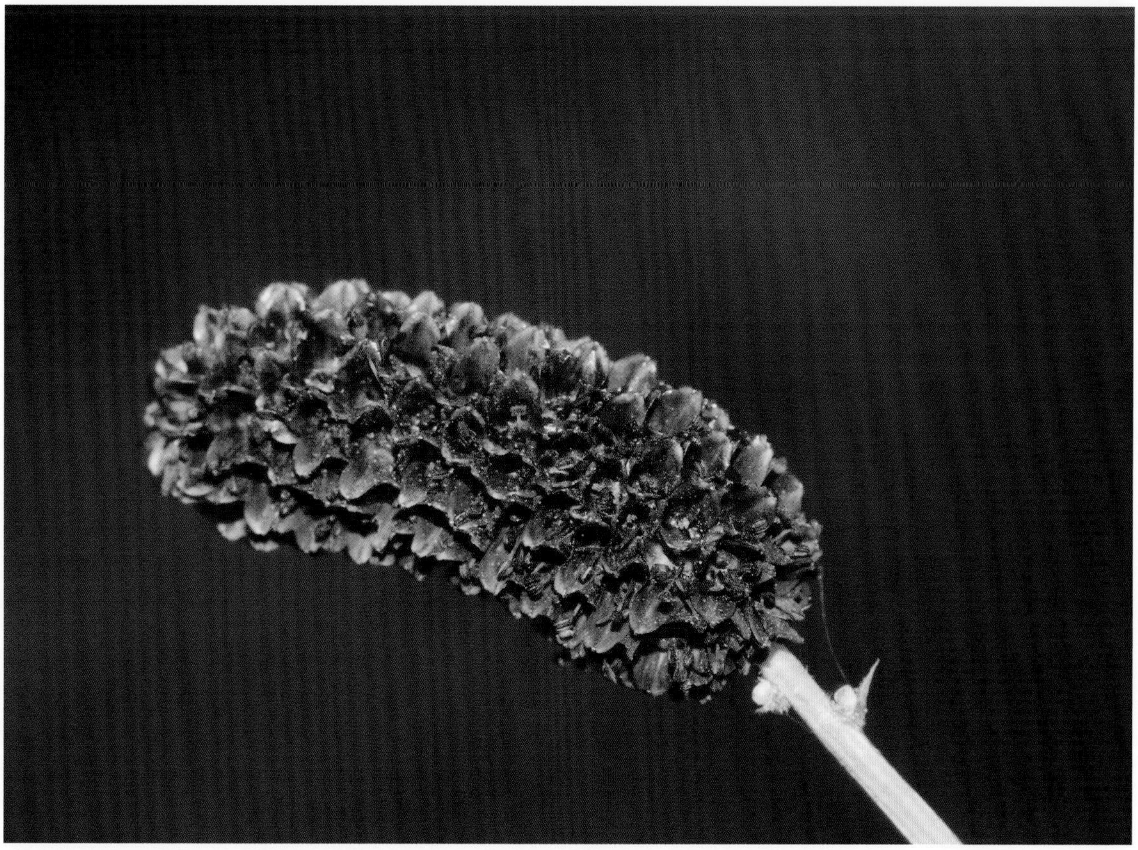

地榆

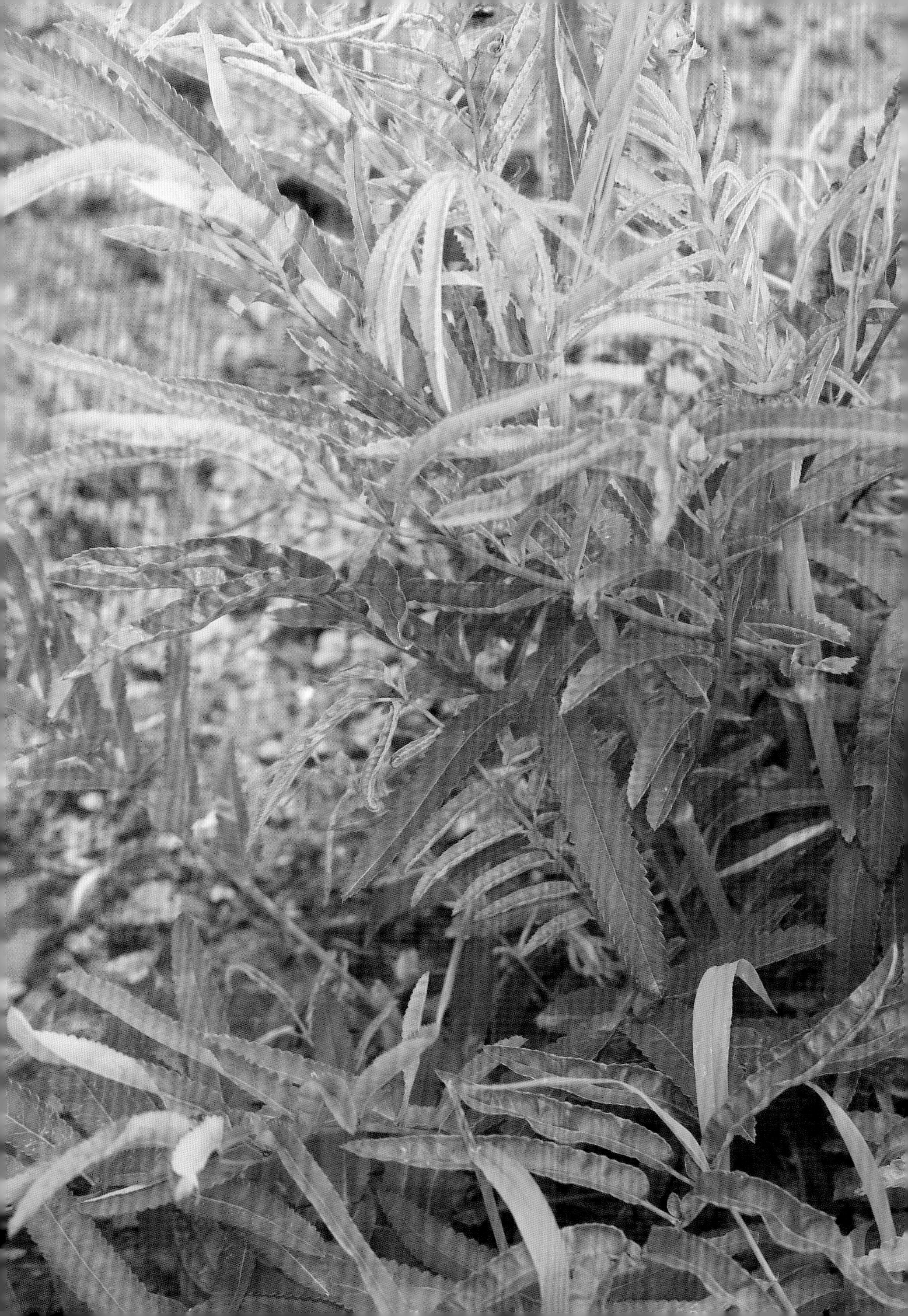

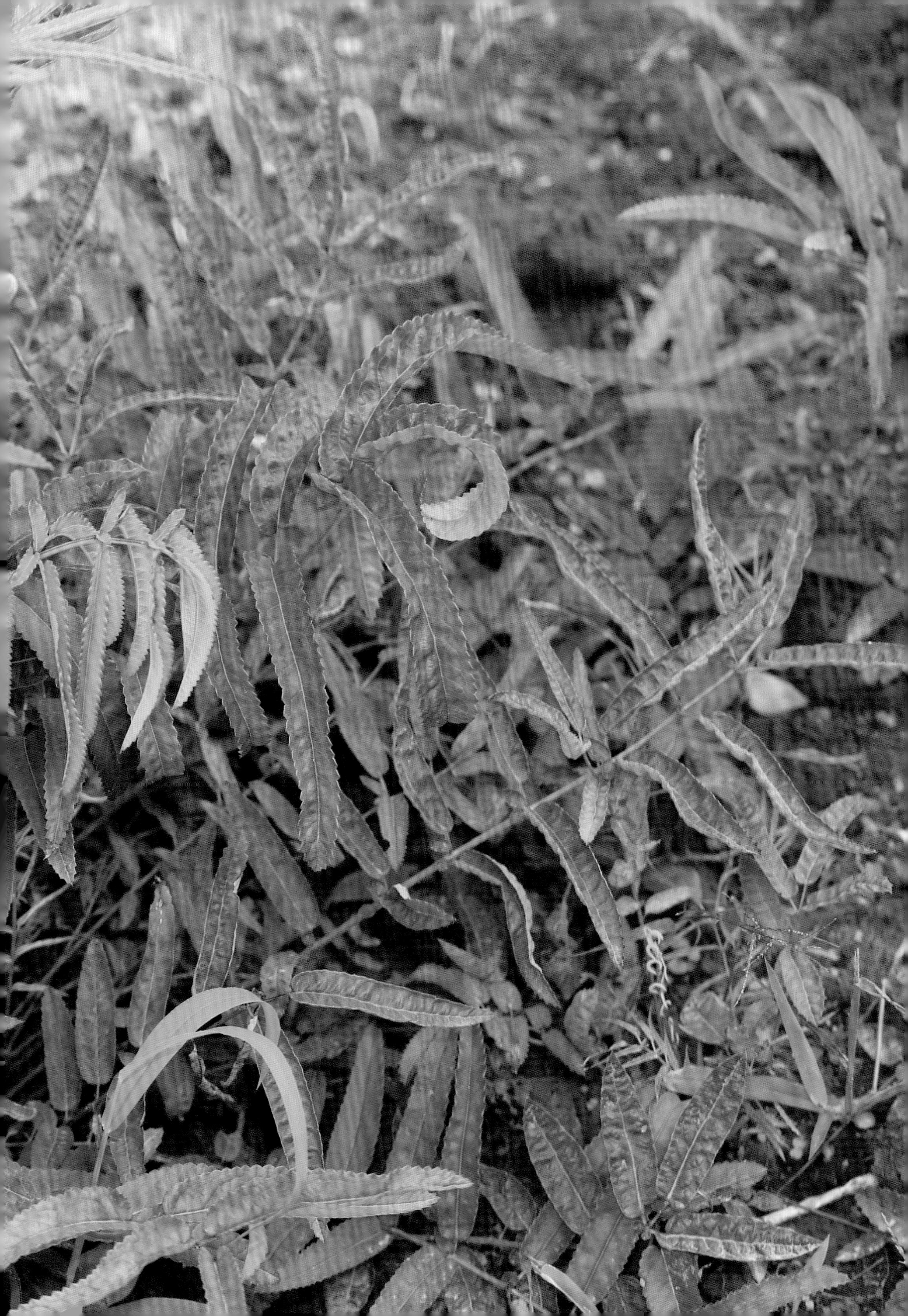

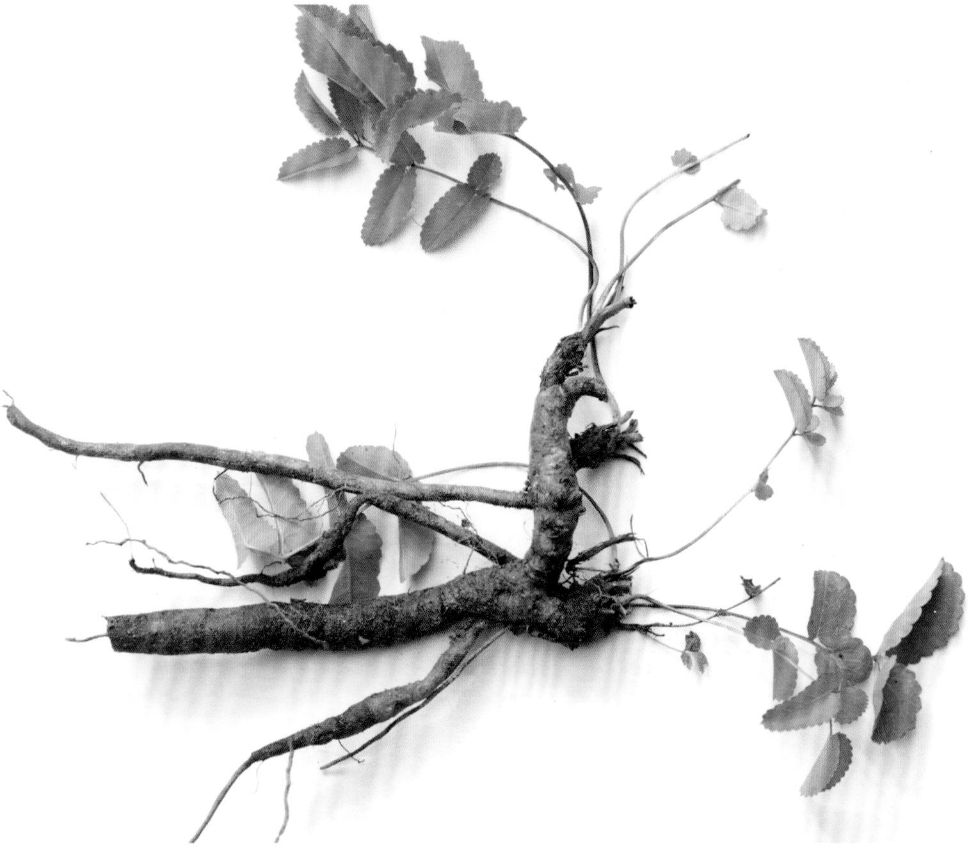

地榆药材

采收加工

春、秋二季采挖，除去地上茎叶，洗净，晒干。

药材鉴别

本品根呈圆柱形，略扭曲状弯曲，长 18 ~ 22 cm，直径 0.5 ~ 2 cm。有时可见侧生支根或支根痕。表面棕褐色，具明显纵皱纹。质坚，稍脆，折断面平整，略具粉质。横断面形成层环明显，皮部淡黄色，木部棕黄色或带粉红色，呈放射状排列。气微，味微苦涩。

功效主治

凉血止血，清热解毒，消肿敛疮。主治吐血，咯血，衄血，尿血，便血，痔血，血痢，崩漏，赤白带下，疮痈肿痛，湿疹，阴痒，水火烫伤，蛇虫咬伤。

用法用量

内服：6 ~ 15 g，鲜品 30 ~ 120 g，煎汤；或入丸、散服，亦可绞汁内服。外用：适量，煎水或捣汁外涂；也可研末或捣烂外敷。

民族药方

1．红白痢，噤口痢　地榆 6 g，乌梅（炒）5 枚，山楂 3 g。水煎服，红痢红糖为引，白痢白糖为引。

2．原发性血小板减少性紫癜　生地榆、太子参各 30 g，或加牛膝 30 g。水煎服，连服 2 个月。

3．胃溃疡　地榆炭、煅龙骨、煅牡蛎各 9 g。研细末，炒面粉 60 g，煮成糊状，1 次服。

4．溃疡烂疮，烫伤，火伤　地榆根、侧柏叶各 15 g。研细末，调蓖麻油外敷患处。

5．溃疡病出血　①地榆 2 g。水煎服，分 2 次服。大量失血者配合输血，少数患者并用抗酸药及止痛剂。②地榆 75 g。制成煎剂 200 ml，每次服 100 ml，每日 3 次。

6．细菌性痢疾　地榆片（每片含 0.175 g）。每次服 6 片，每日 3 次，小儿酌减。

7．皮肤病　地榆适量。用火炙焦黄，研细过筛，以凡士林配成 30% 地榆膏，外敷患部。敷药前依皮损情况分别以油类或 1 ∶ 8000 高锰酸钾溶液洗或敷。

8．各种出血　地榆适量。制成煮散剂，水煎服，每次 3 ~ 5 g，每日 1 ~ 2 次。

使用注意

虚寒者忌服。

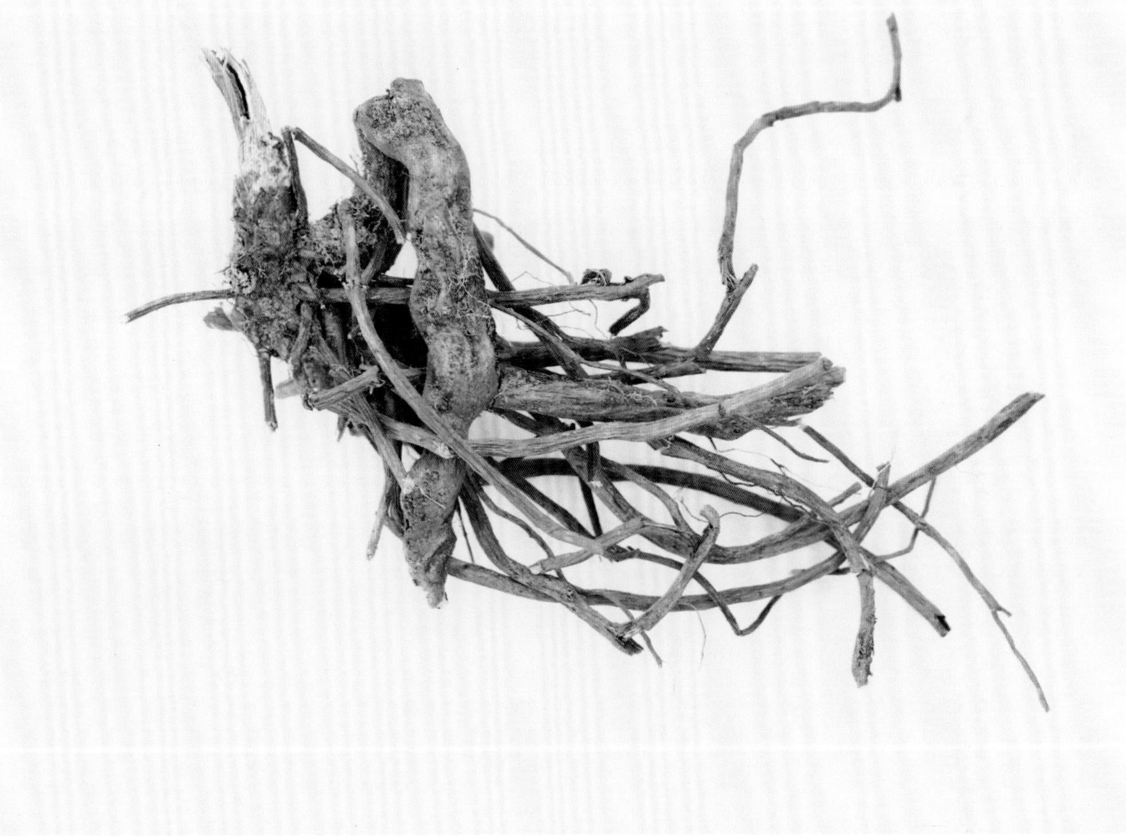

地榆药材

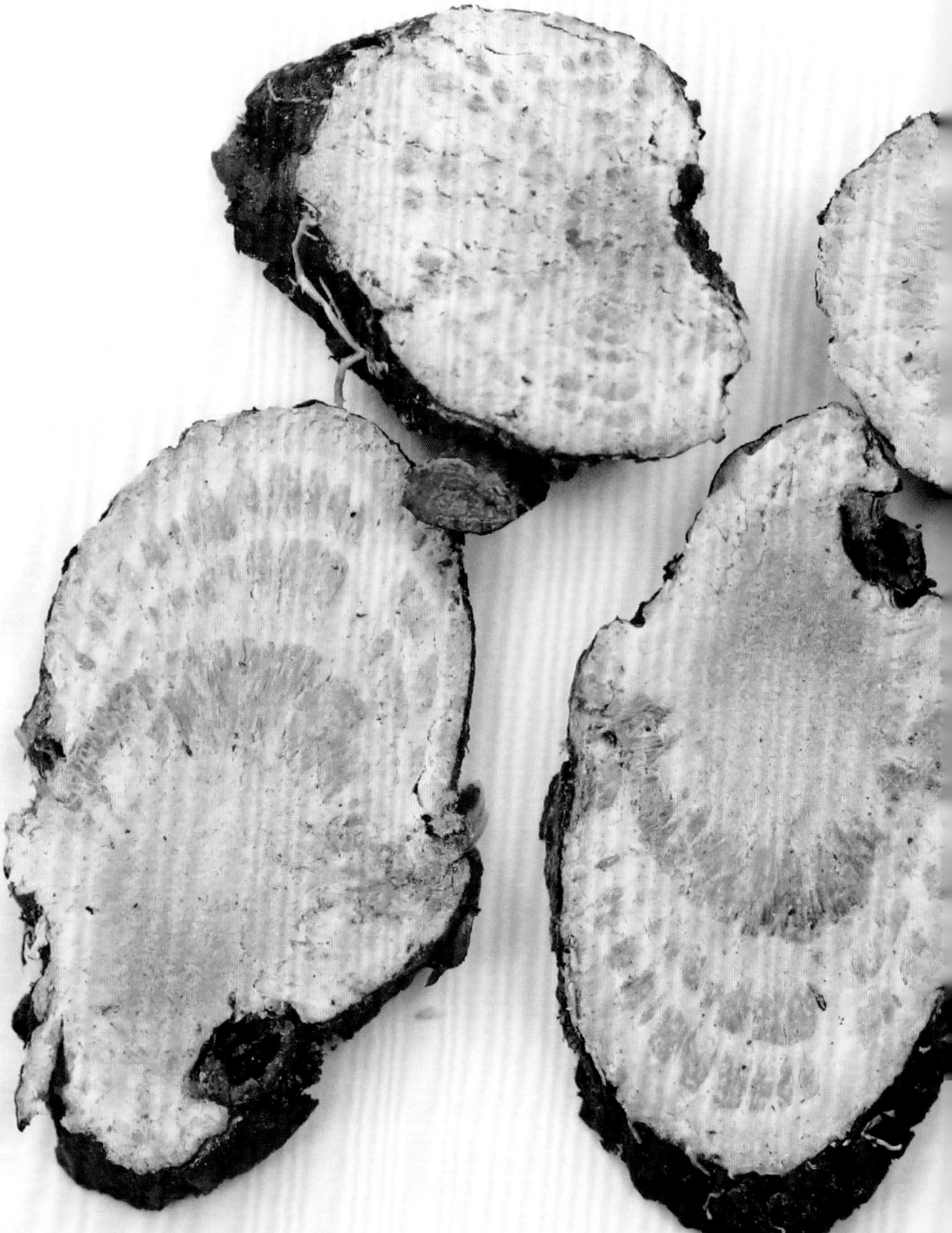

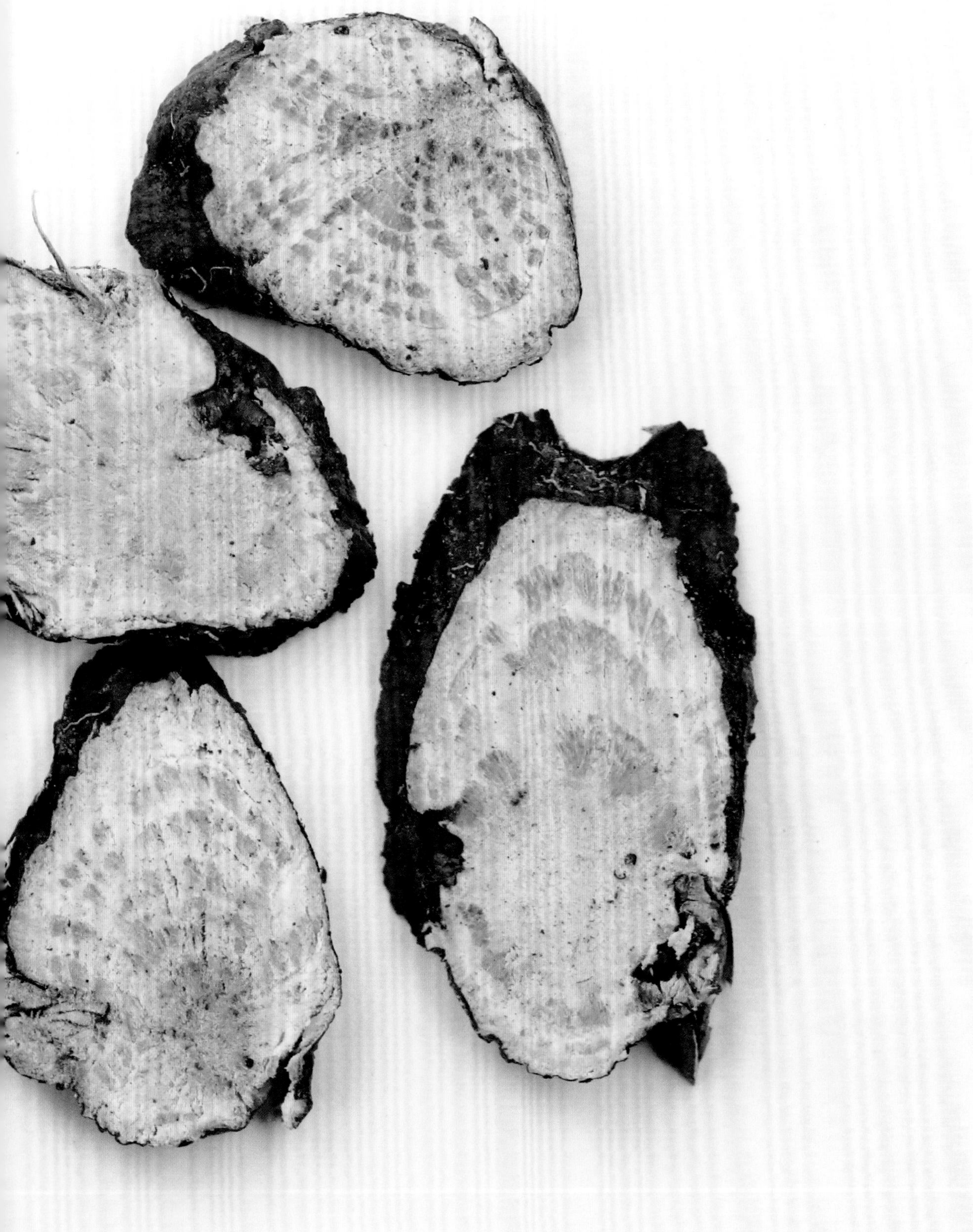

地榆饮片

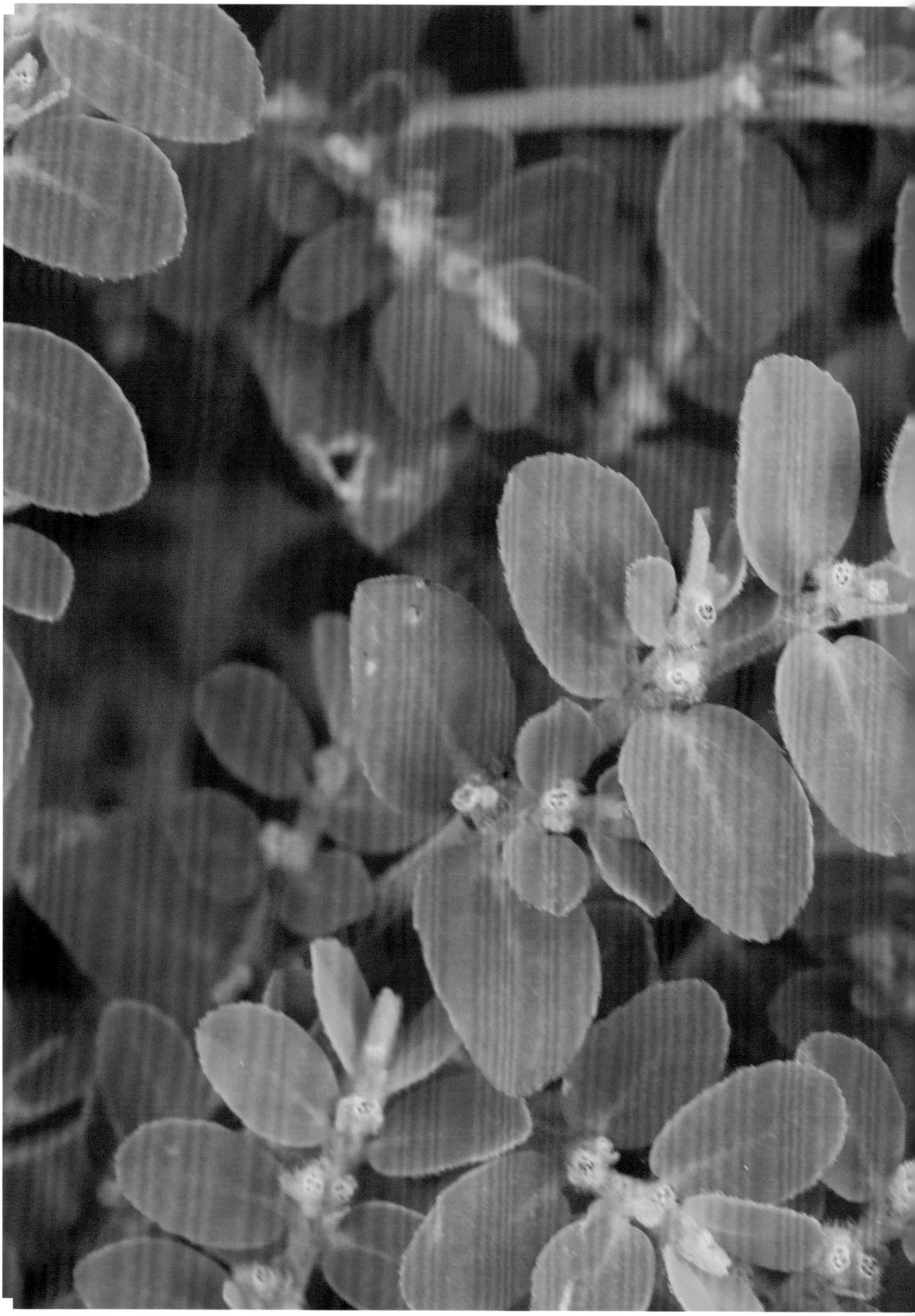

地锦草

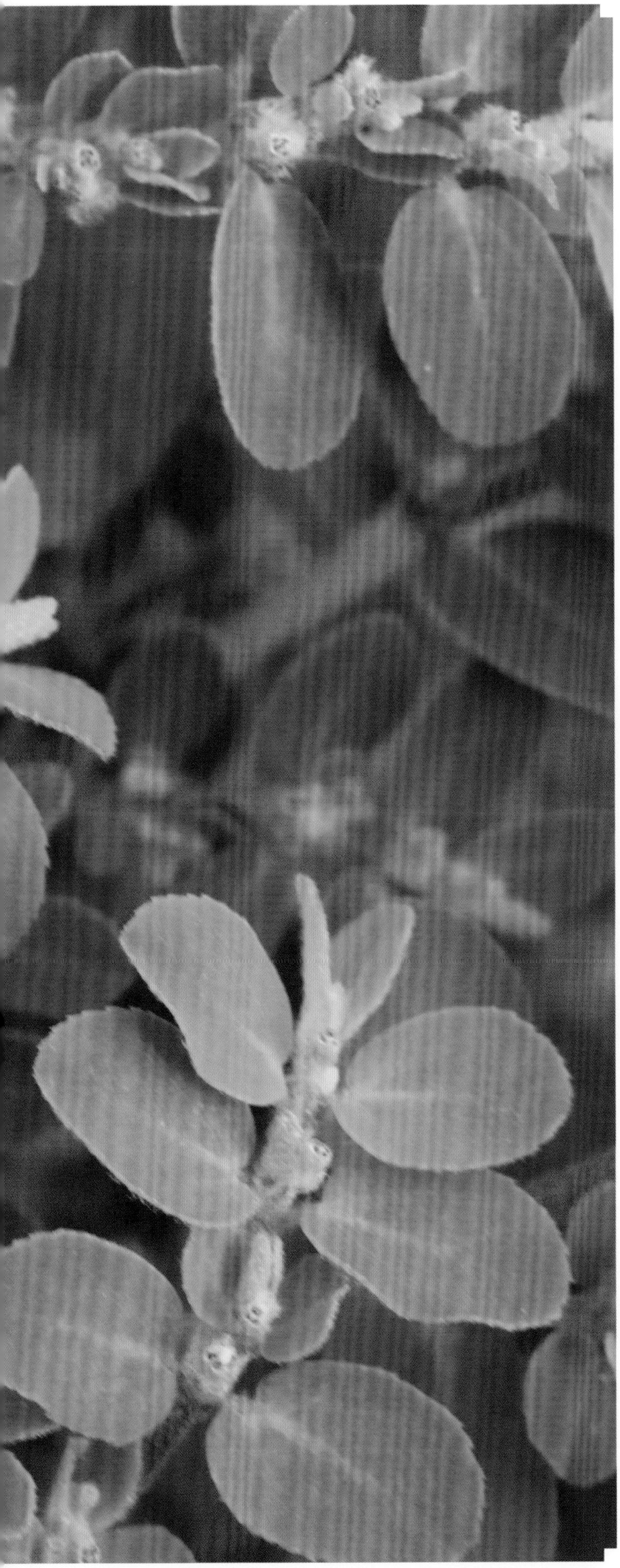

【壮药名】红铺蒂。

【别　名】草血竭、血见愁草、血见愁、铺地锦、蜈蚣草、仙桃草、莲子草。

【来　源】本品为大戟科植物地锦 *Euphorbia humifusa* Wild. 或斑地锦 *Euphorbia maculata* L. 的干燥全草。

【性味归经】辛，平。归肝、大肠经。

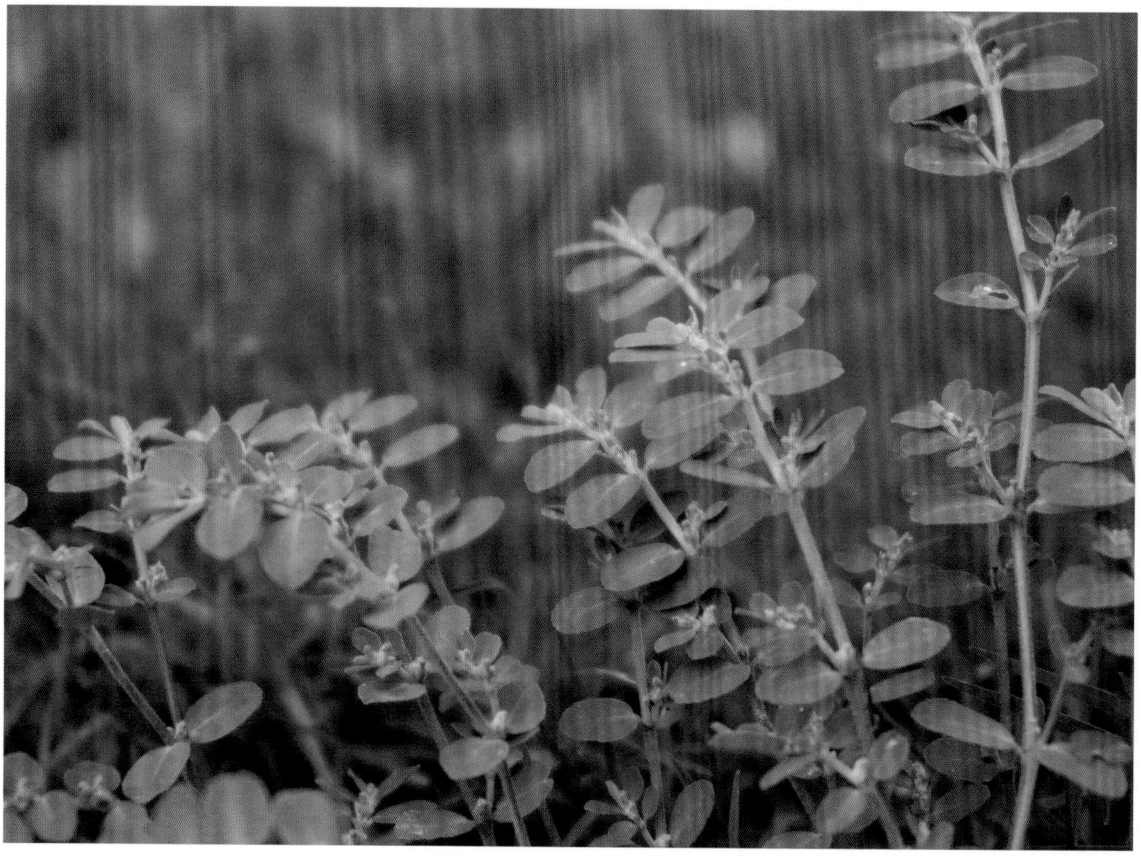

地锦

识别特征

1．地锦 一年生匍匐草本。茎纤细，近基部分枝，带紫红色，无毛。叶对生；叶柄极短；托叶线形，通常3裂；叶片长圆形，长4～10 mm，宽4～6 mm，先端钝圆，基部偏狭，边缘有细齿，两面无毛或疏生柔毛，绿色或淡红色。杯状花序单生于叶腋；总苞倒圆锥形，浅红色，顶端4裂，裂片长三角形；腺体4，长圆形，有白色花瓣状附属物；子房3室；花柱3，2裂。蒴果三棱状球形，光滑无毛；种子卵形，黑褐色，外被白色蜡粉，长约1.2 mm，宽约0.7 mm。花期6—10月，果实7月渐次成熟。

2．斑叶地锦 本种与地锦草极相似，主要区别在于：叶片中央有一紫斑，背面有柔毛；蒴果表面密生白色细柔毛；种子卵形，有角棱。花果期与地锦草同。

生境分布

生长于田野路旁及庭院间。全国各地均有分布，尤以长江流域及南方各省区为多。

采收加工

夏、秋二季采收，除去杂质，晒干。

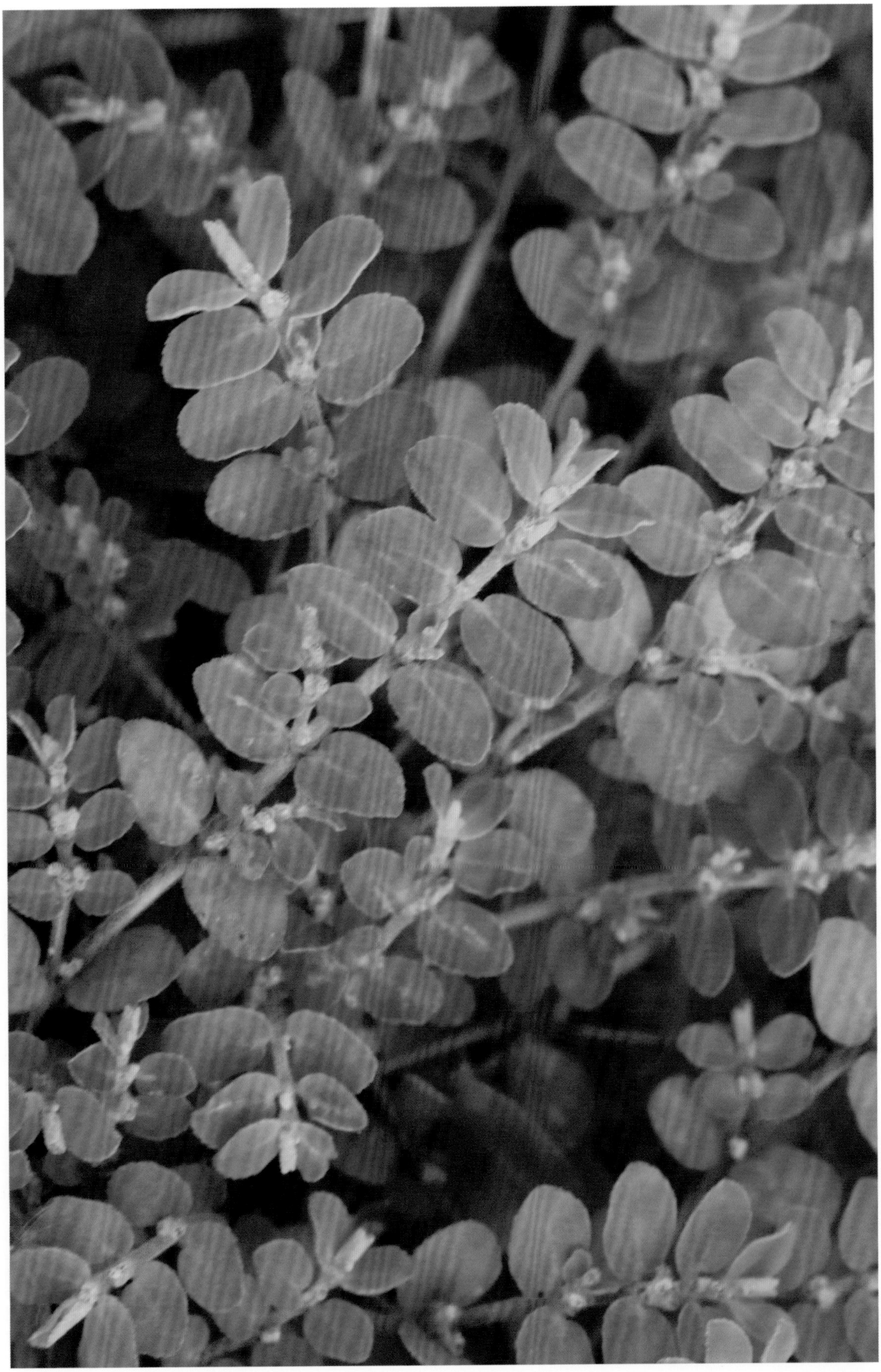

地锦

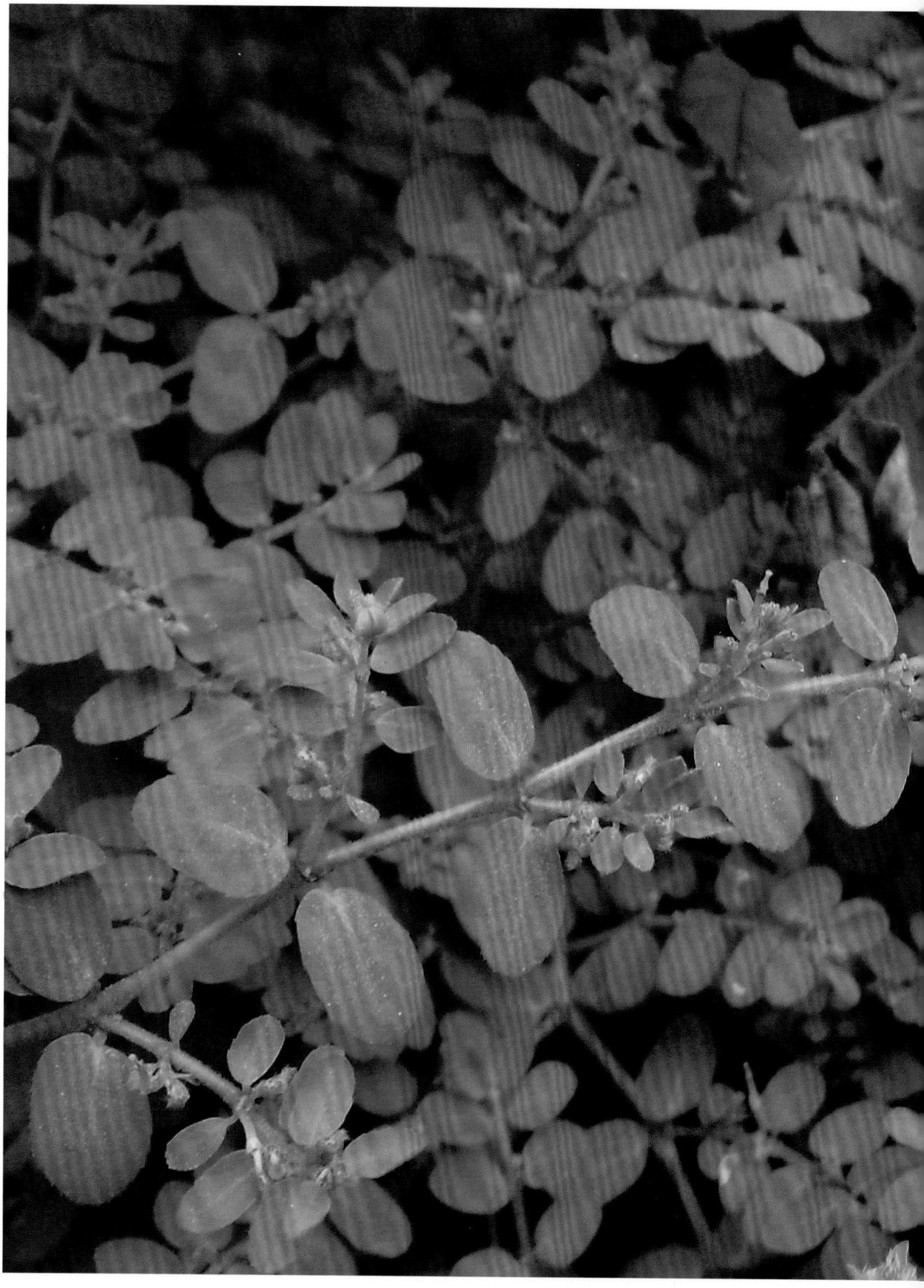

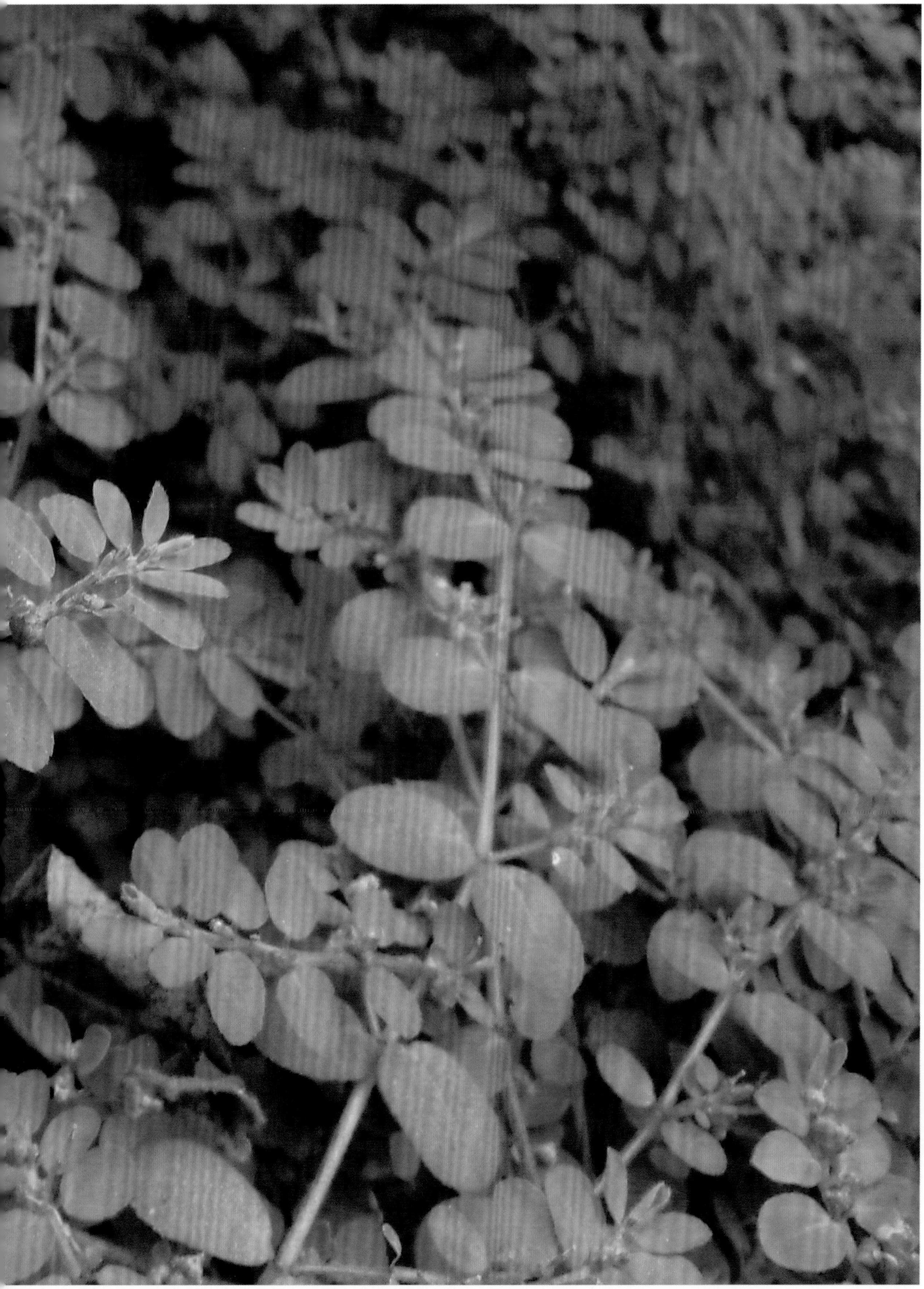

地锦

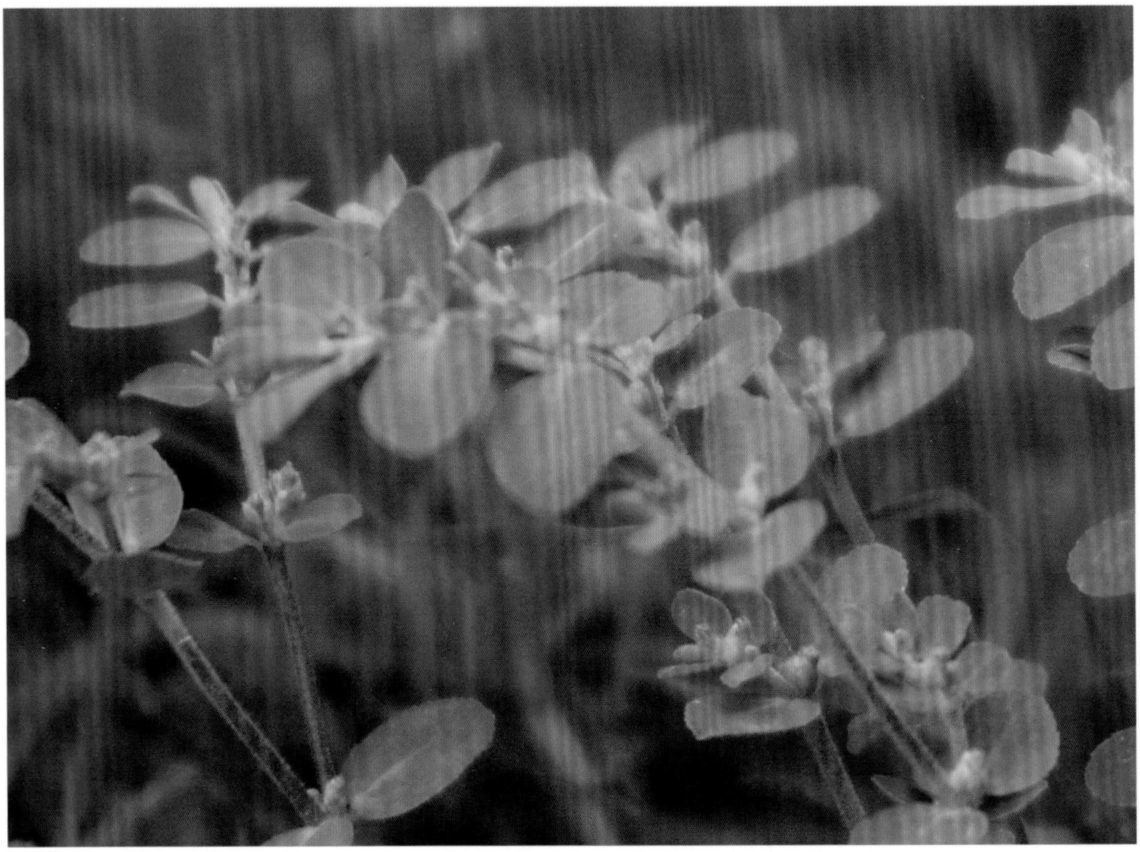

地锦

药材鉴别

1．地锦 常皱缩卷曲，根细小。茎细，呈叉状分枝，表面带紫红色，光滑无毛或疏生白色细柔毛；质脆，易折断，断面黄白色，中空。单叶对生，具淡红色短柄或几无柄；叶片多皱缩或已脱落，展平后呈长椭圆形，长 5 ~ 10 mm，宽 4 ~ 6 mm；绿色或带紫红色，通常无毛或疏生细柔毛；先端钝圆，基部偏斜，边缘具小锯齿或呈微波状。杯状聚伞花序腋生，细小。蒴果三棱状球形，表面光滑。种子细小，卵形，褐色。气微，味微涩。

2．斑叶地锦 叶上表面具红斑，蒴果被稀疏白色短柔毛。

功效主治

清热解毒，凉血止血。主治痢疾，泄泻，咯血，尿血，便血，崩漏，疮疖痈肿。

用法用量

内服：9 ~ 20 g，鲜品 30 ~ 60 g，煎汤。外用：适量。

民族药方

1．感冒咳嗽 鲜地锦草、金银花各 30 g，连翘、桔梗、杏仁、甘草各 10 g。水煎服，每日 1 剂，早、晚分服。

2．病毒性肝炎　鲜地锦草45 g，白糖50 g。加水煎开后5分钟取汁服，每日1剂。

3．胃肠炎　鲜地锦草30 g，苍术、白术、白芍各10 g，甘草6 g。水煎服，每日1剂，早、晚分服。

4．带状疱疹　鲜地锦草、鲜马齿苋各30 g。捣烂取汁，涂患处，每日2次。

5．细菌性痢疾　①鲜地锦草150 g。煎水至50 ml，口服，每日3次。②鲜地锦草、白芍、鲜马齿苋各30 g。水煎服，每日1剂，早、晚分服。

6．婴幼儿腹泻　地锦草15 ~ 30 g。水煎服。

7．湿热黄疸　地锦草、茵陈各30 g，栀子、甘草各10 g。水煎服，每日1剂，早、晚分服。

8．牙龈出血　鲜地锦草15 g。煎水漱口。

9．功能失调性子宫出血　地锦草30 g，白茅根、小蓟各15 g，仙鹤草、牡丹皮各10 g。水煎服，每日1剂，早、晚分服。

10．咽喉肿痛　鲜地锦草、金银花各30 g，连翘、山豆根各10 g，薄荷6 g。水煎服，每日1剂，早、晚分服。

使用注意

血虚无瘀及脾胃虚弱者慎用。

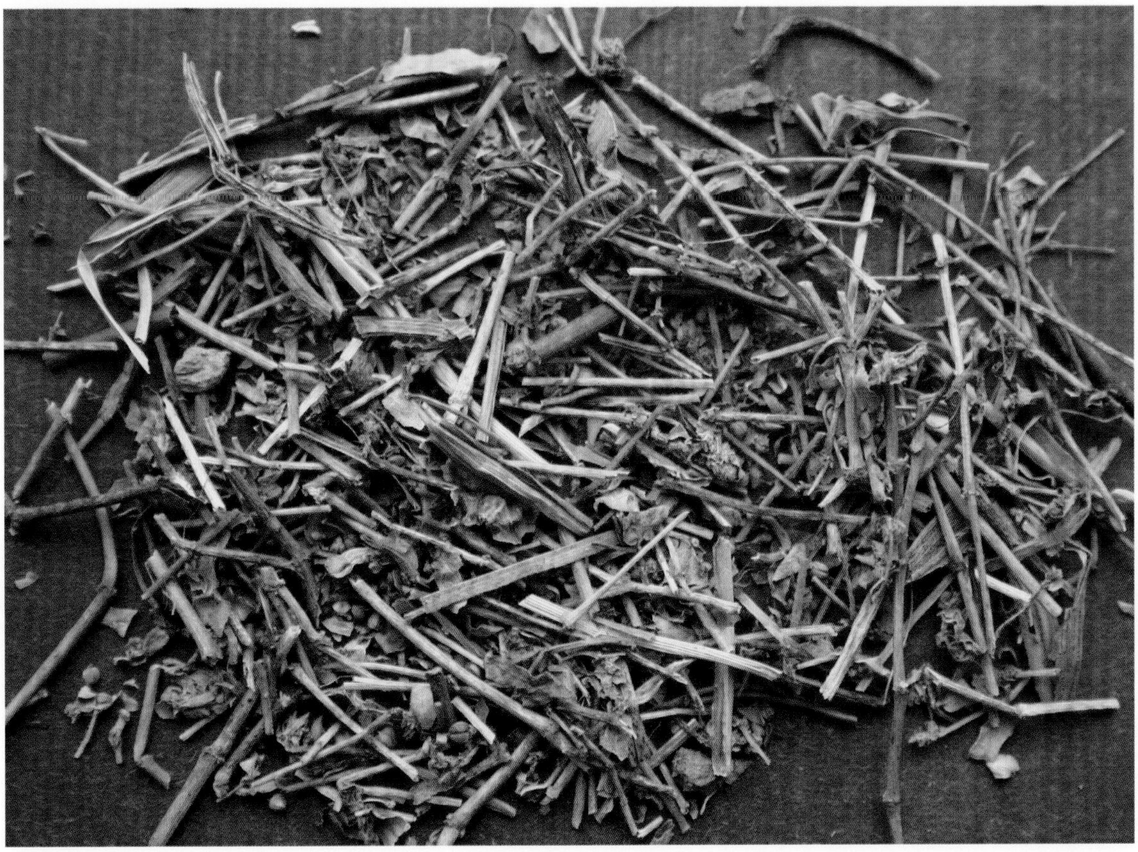

地锦草饮片

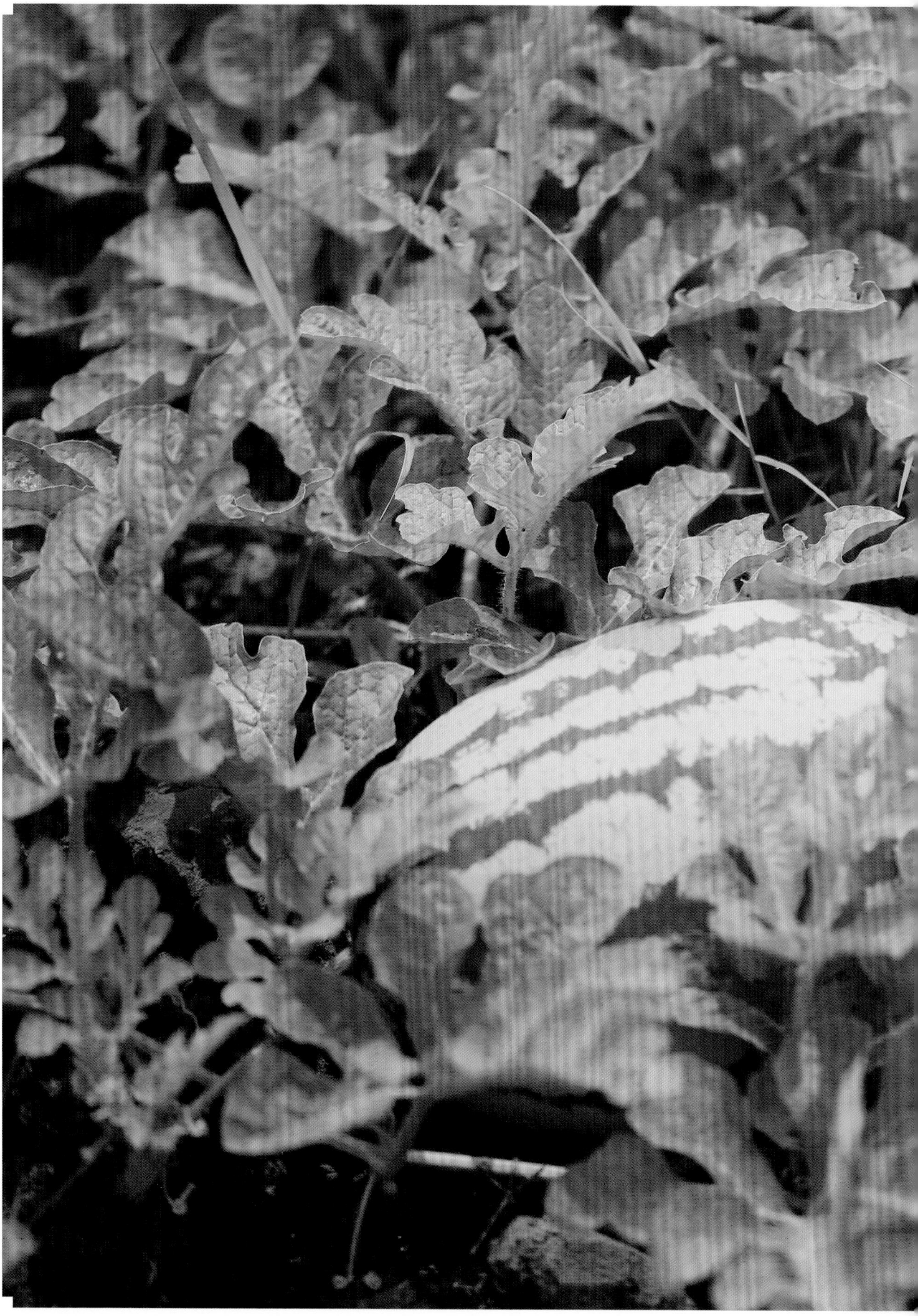

西瓜皮

【壮药名】决红。

【别　名】西瓜青、西瓜翠、西瓜翠衣。

【来　源】本品为葫芦科草本植物西瓜 *Citrullus lanatus*（Thunb.）Matsumu. et Nakai 的外层果皮。

【性味归经】甘、淡，寒。归心、胃经。

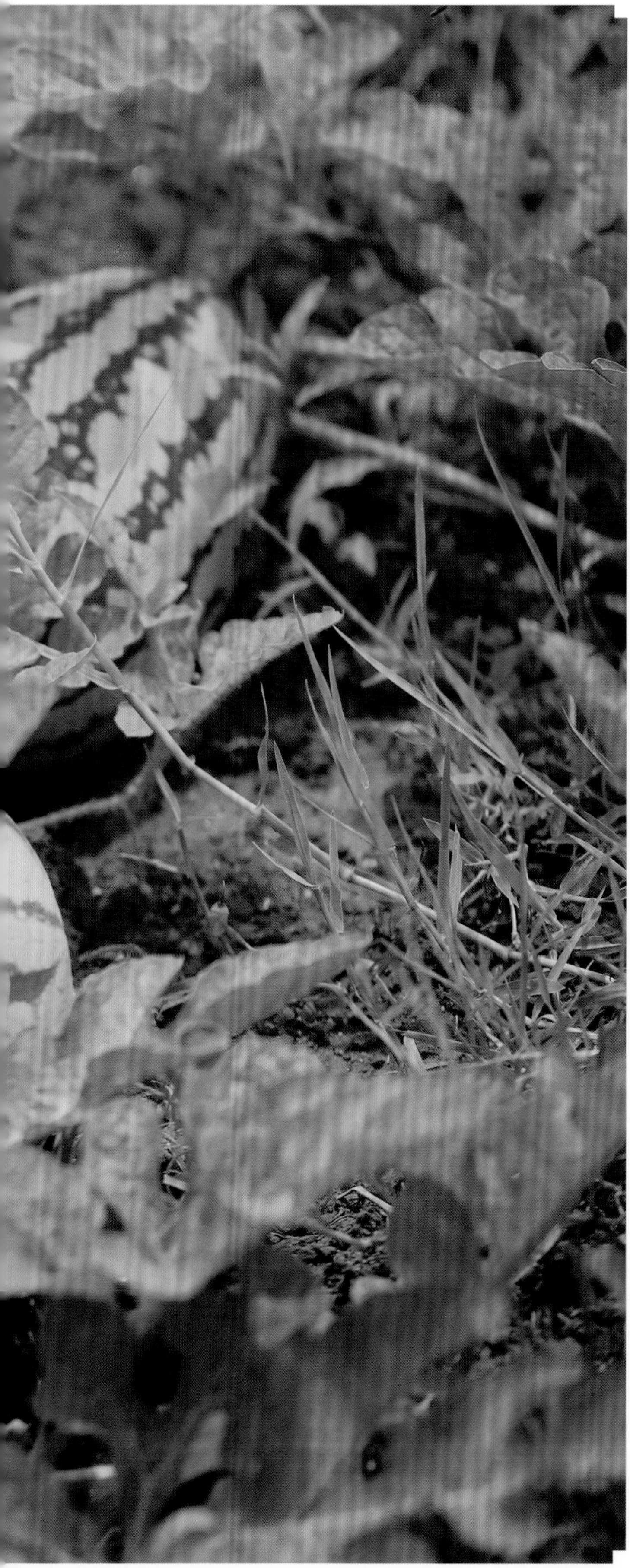

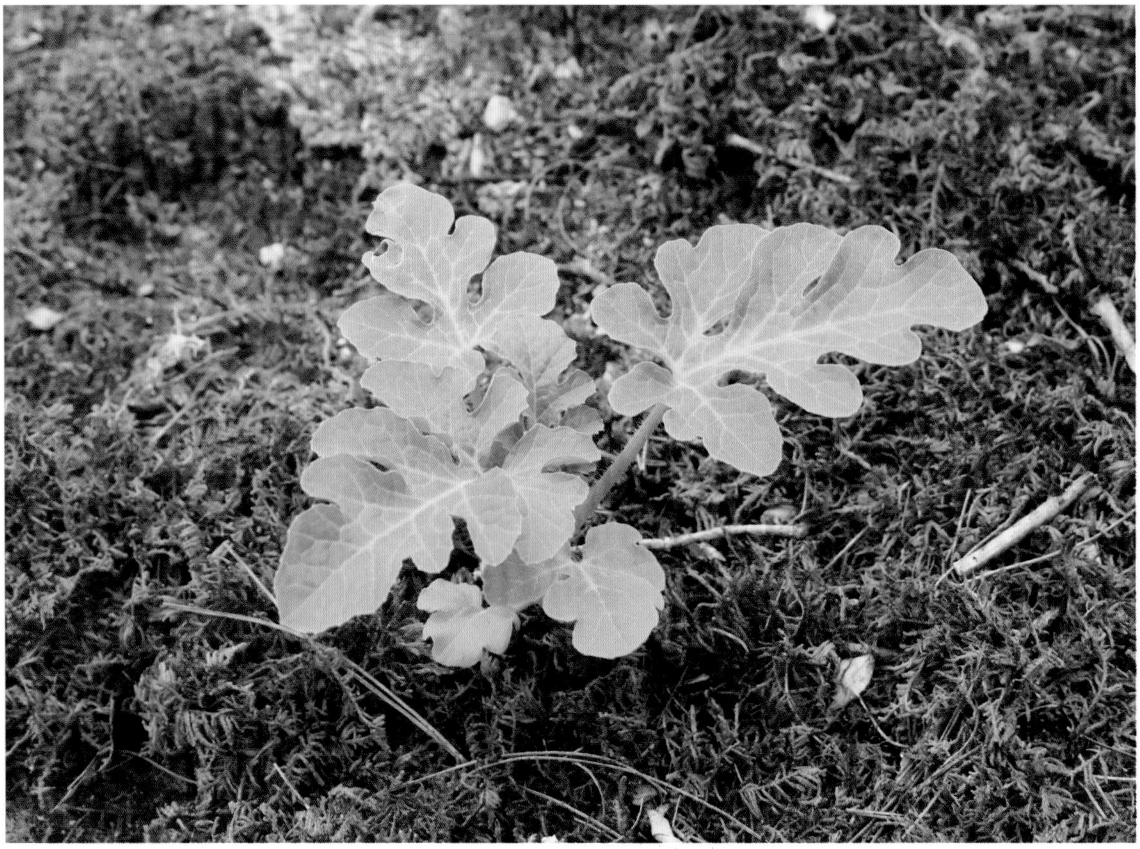

西瓜

识别特征

一年生蔓性草本。茎细弱，匍匐，有明显的棱沟。卷须，2 歧；叶片三角状卵形、广卵形，长 8 ~ 20 cm，宽 5 ~ 18 cm，3 深裂或近 3 全裂，中间裂片较长，两侧裂片较短，裂片再作不规则羽状分裂，两面均为淡绿色，边缘波状或具疏齿。雌雄同株，雄花、雌花均单生于叶腋，雄花直径 2.0 ~ 2.5 cm，花梗细，被长柔毛；花萼合生成广钟形，被长毛，先端 5 裂，窄披针形或线状披针形；花冠合生成漏斗状，外面绿色，被长柔毛，上部 5 深裂，裂片卵状椭圆形或广椭圆形，先端钝，雄蕊 5，其中 4 枚成对合生，1 枚分离，花丝粗短；雌花较雄花大，花和雄花相似；子房下位，卵形，外面多被短柔毛，花柱短，柱头 5 浅裂，瓠果近圆形或长椭圆形，径约 30 cm，表面绿色、淡绿色，多具深浅相间的条纹。种子多数，扁形，略呈卵形，黑色、红色、白色或黄色，或有斑纹，两面平滑，基部圆，边缘经常稍拱起。花、果期夏季。

生境分布

多为栽培。全国各地均有分布。

采收加工

夏季收集西瓜皮，削去内层柔软部分，洗净、晒干。

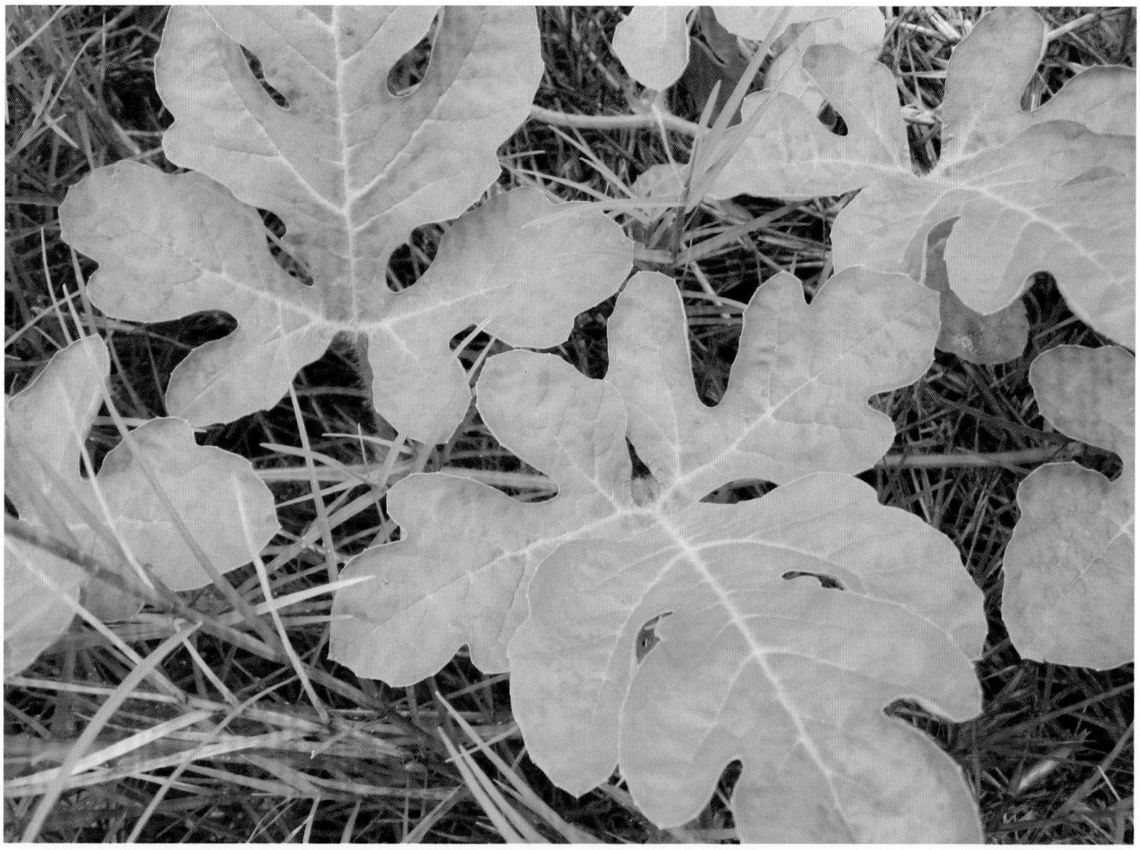

西瓜

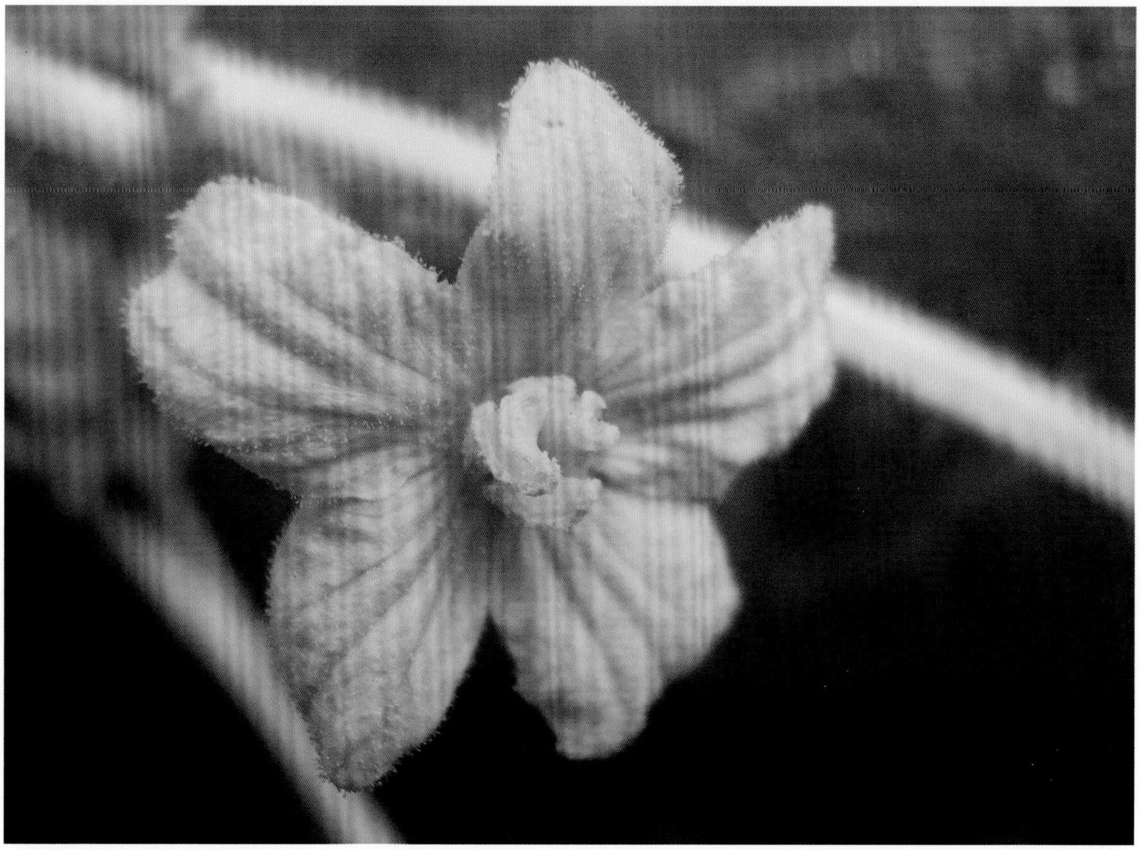

西瓜

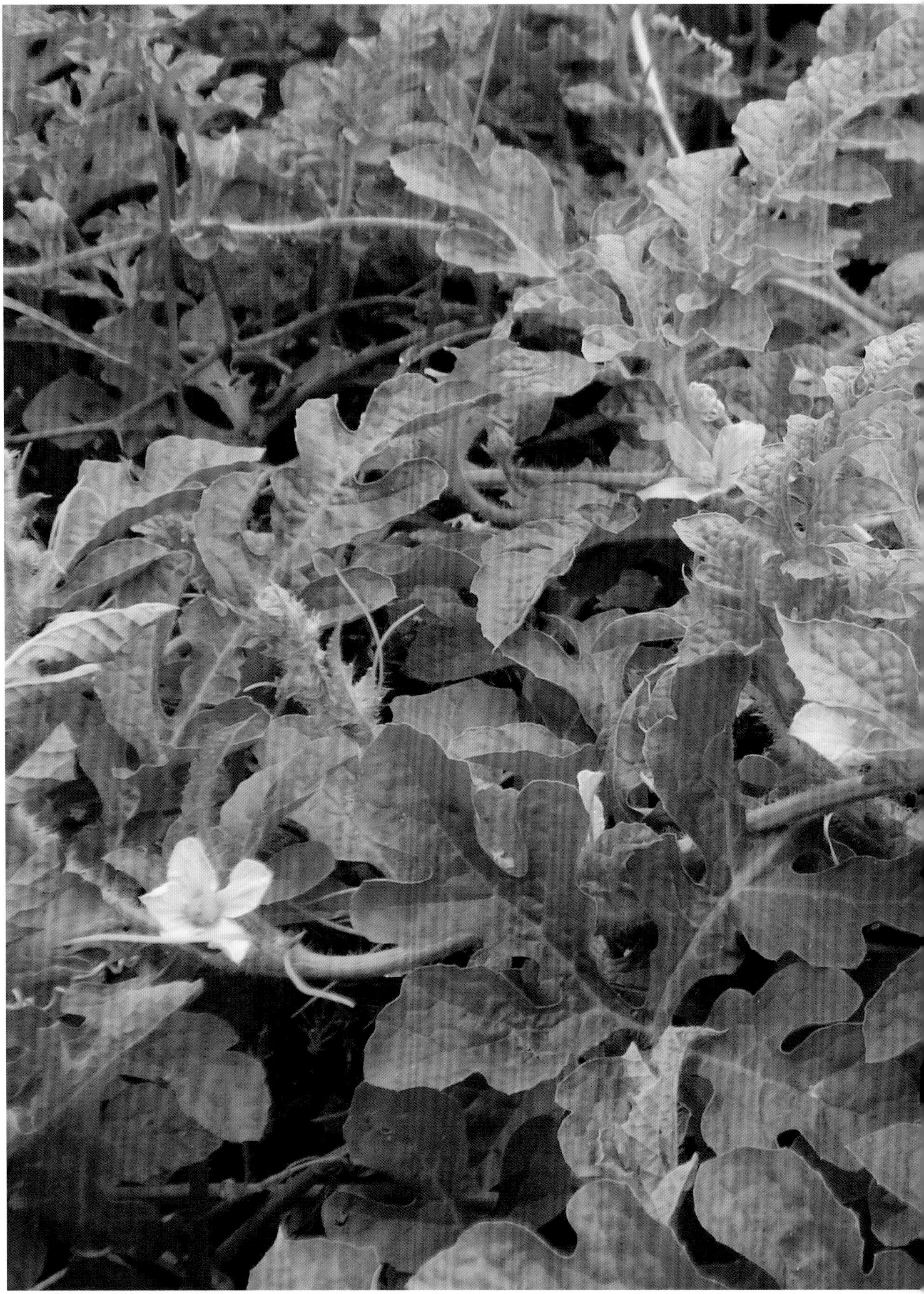

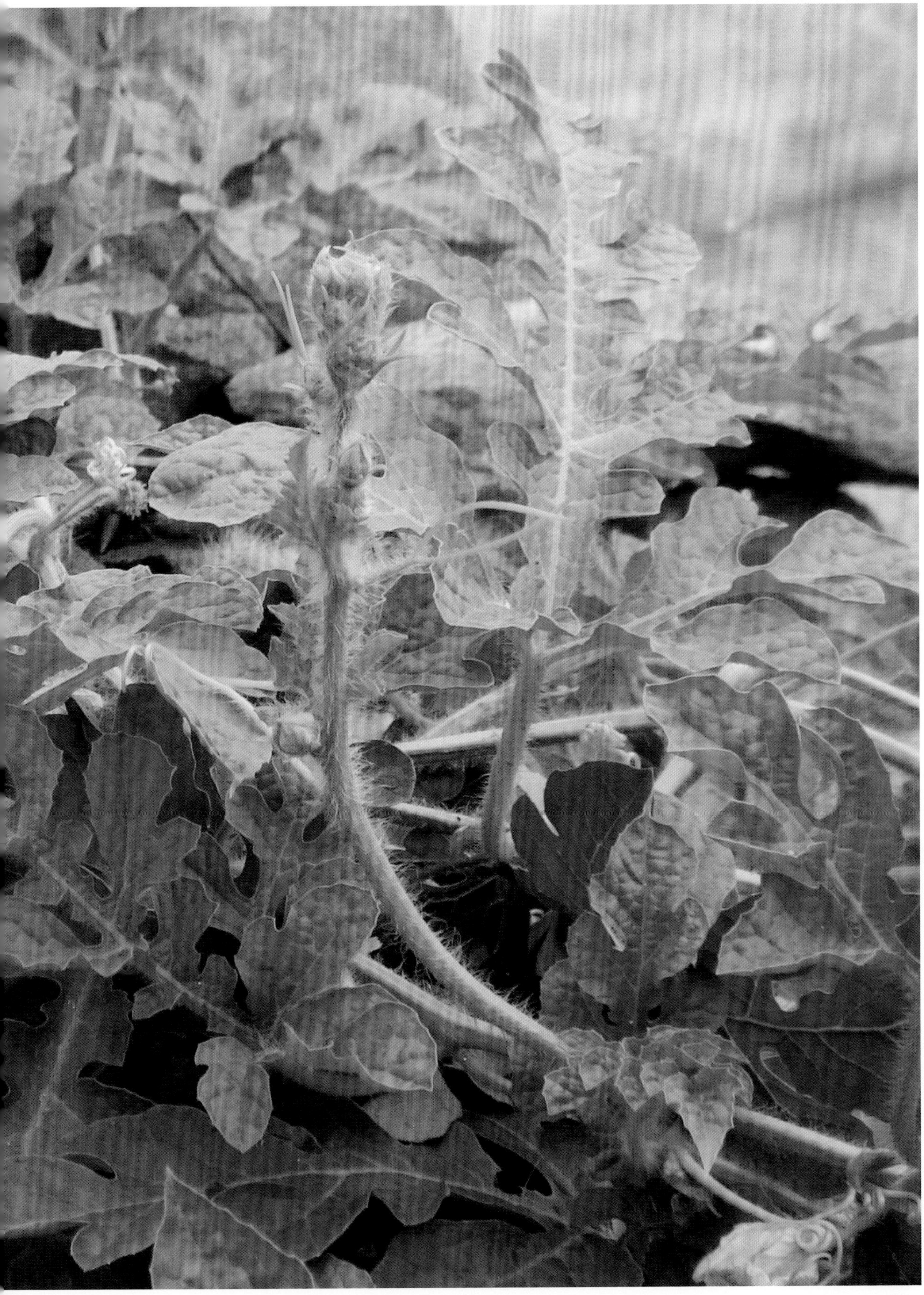

西瓜

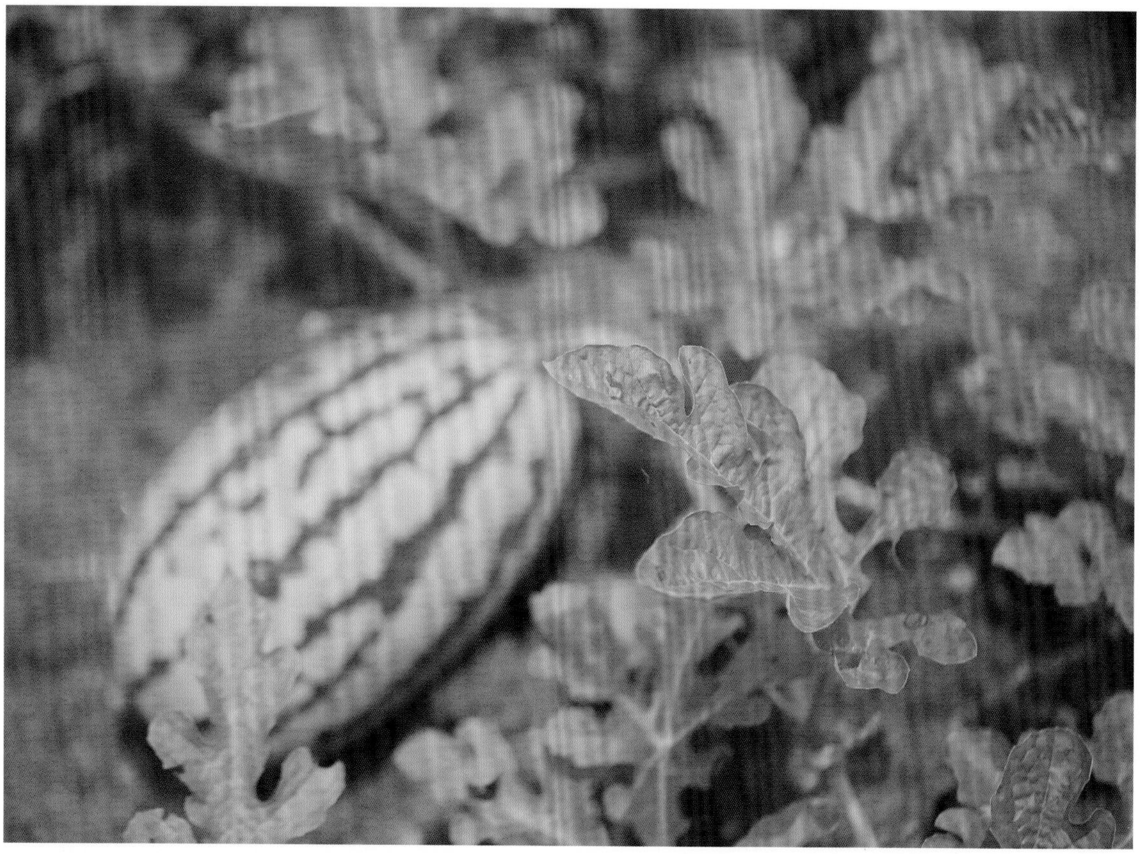

西瓜

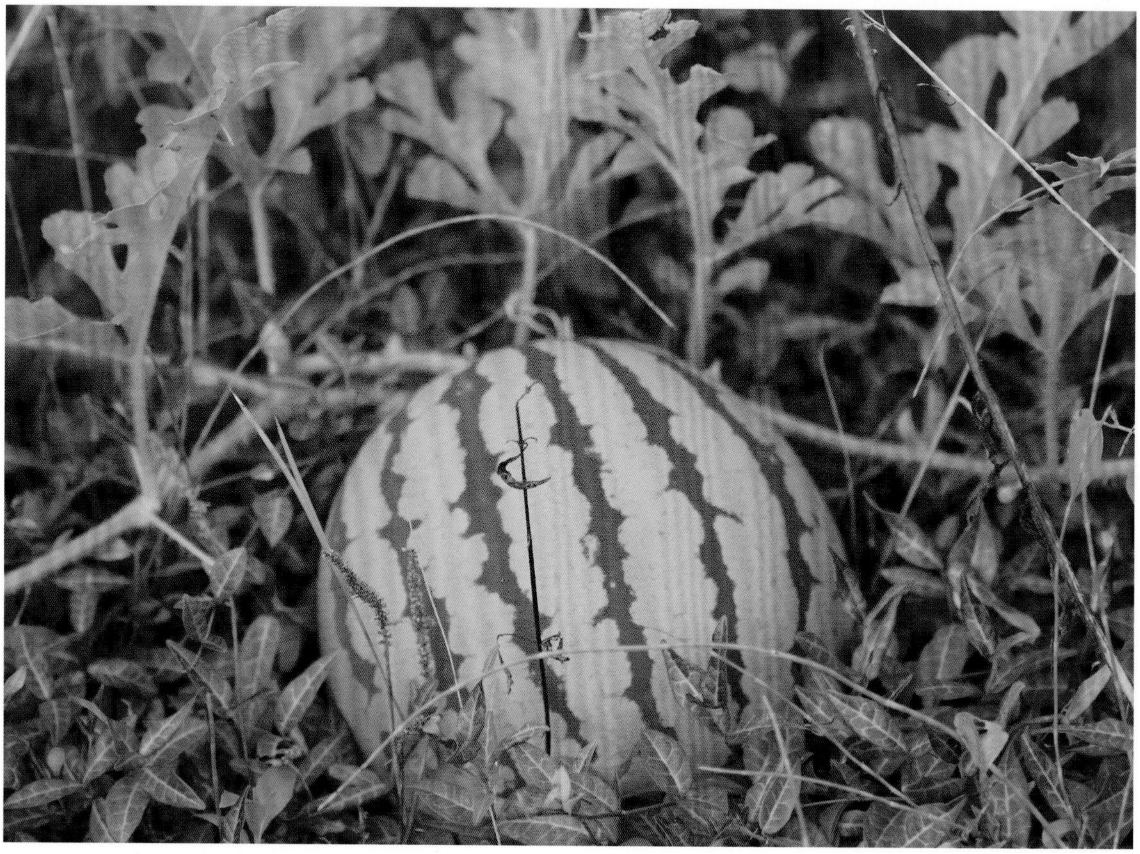

西瓜

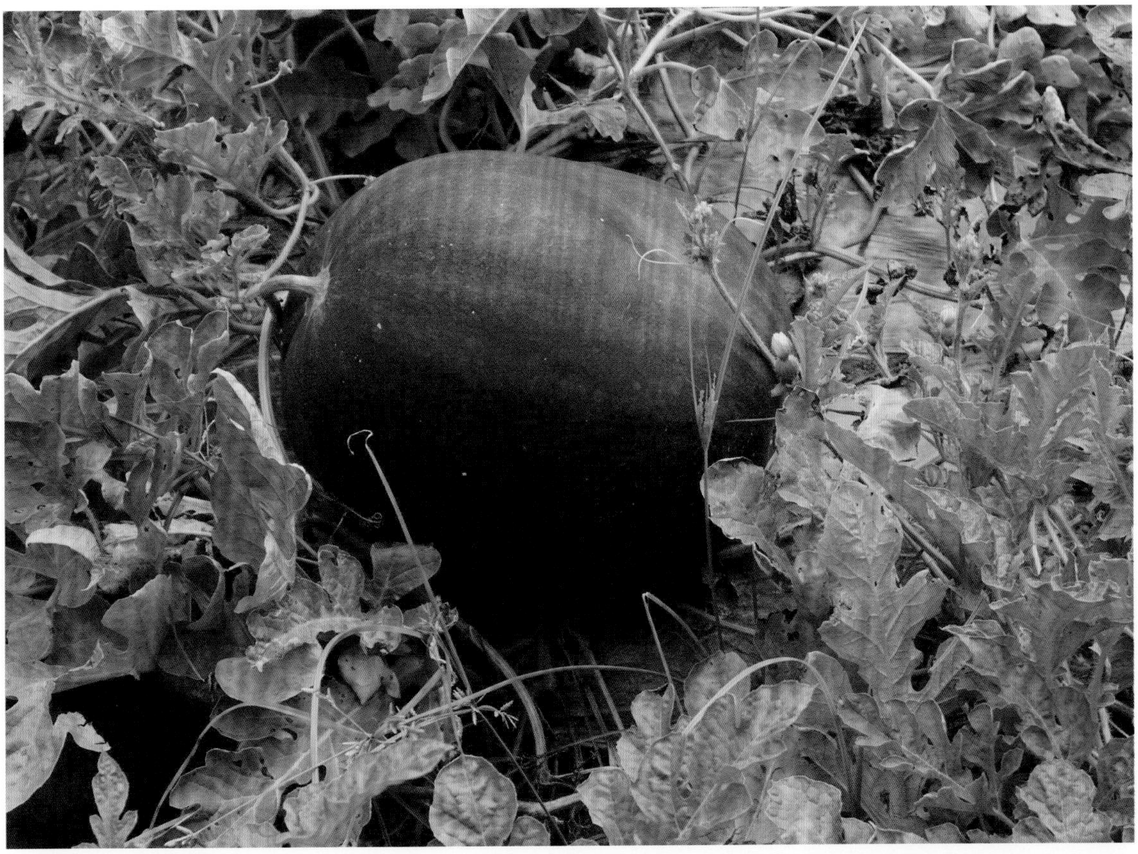
西瓜

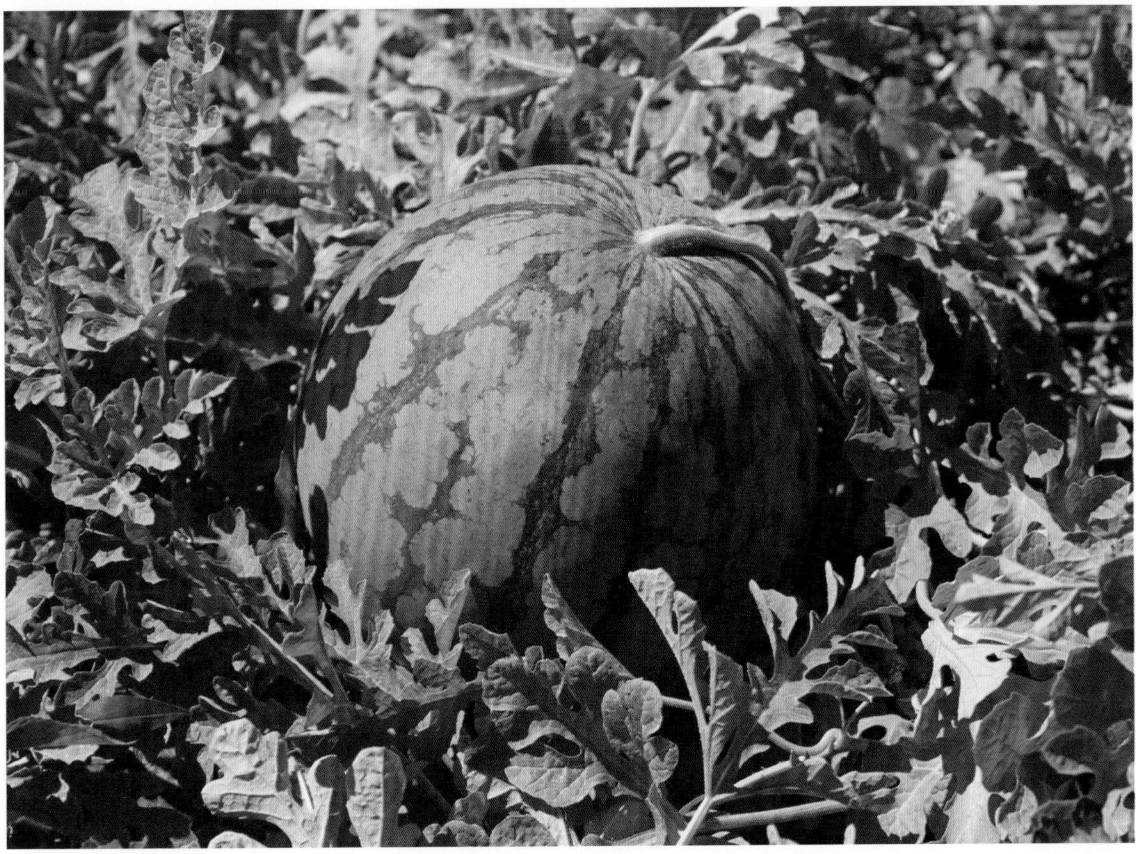
西瓜

药材鉴别

本品为干燥的果皮，薄而卷曲，呈筒状或不规则形，大小不一，外表黄绿色至黑棕色；内表面有网状的维管束线纹。质脆，易折碎。除去外层青皮者，呈不规则的条块状，皱缩而常卷曲，表面灰黄色，有明显皱纹及网状维管束。气微，味淡。以干燥、皮薄、外面青绿色、内面近白色者为佳。

功效主治

清热解暑，泻热除烦，利尿。主治暑热烦渴、小便短赤、咽喉肿痛，或口舌生疮，浮肿等。

用法用量

内服：10 ~ 30 g，煎汤；或焙干研末服。外用：烧存性研末撒。

民族药方

1．血管神经性水肿 西瓜皮、白鲜皮各适量。水煎待凉后，以纱布蘸药液湿敷患处，每日数次，至水肿消退。

2．接触性皮炎 西瓜皮、牡丹皮、蛇床子各适量。水煎浸泡或以纱布蘸药液湿敷，至痒止炎消，皮损消退。

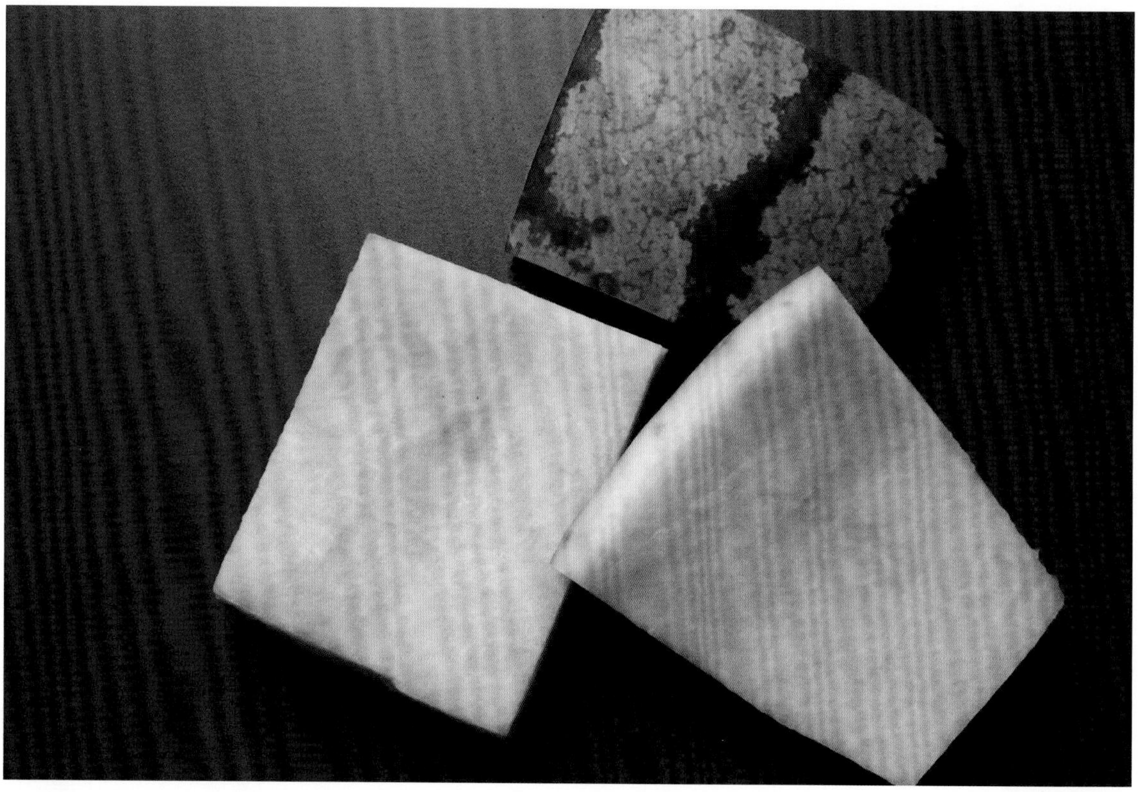

西瓜皮药材

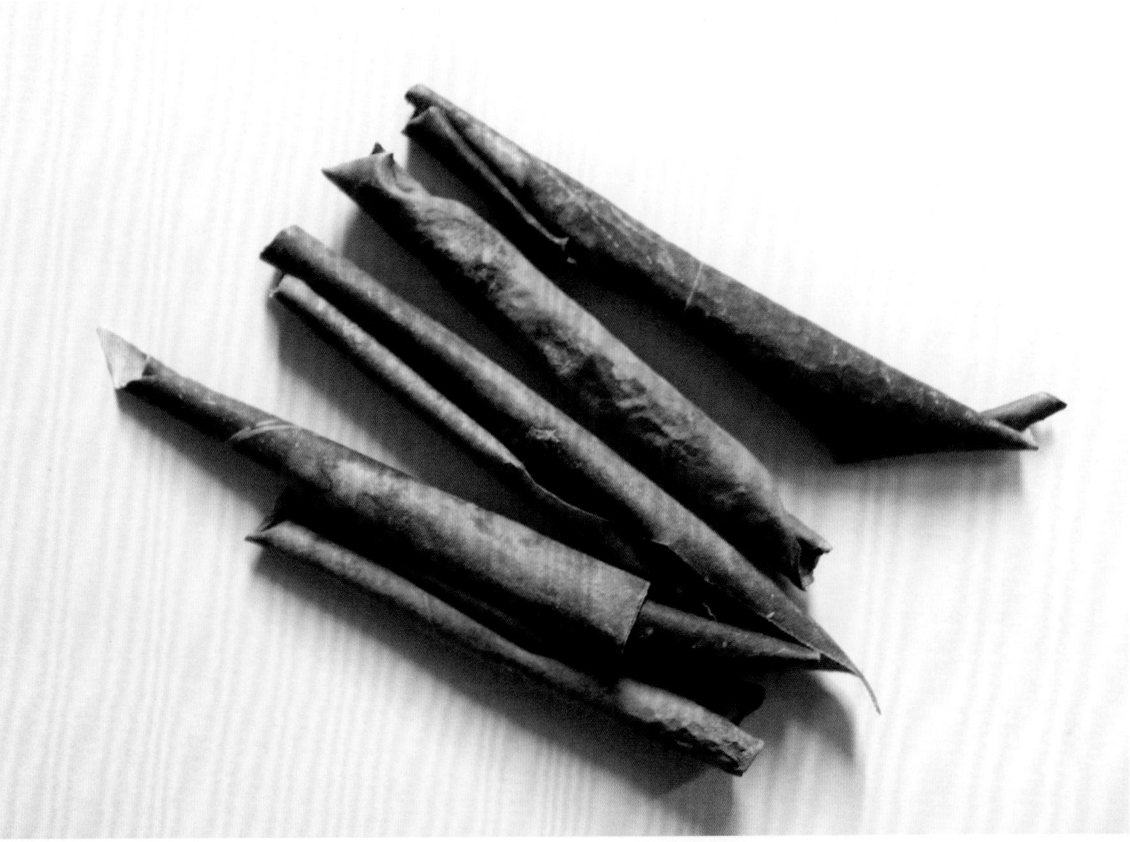

西瓜皮药材

3. 黄疸，水肿 西瓜皮、白茅根、茵陈各适量。水煎服。

4. 暑热耗气伤津 西瓜皮、西洋参、石斛各等份。水煎服。

5. 暑热症身热、口渴、心烦 西瓜皮、丝瓜皮、鲜荷叶、鲜金银花、鲜扁豆花、鲜竹叶心各 6 g。煎水取汁，频服，每日 1 ~ 2 剂。

6. 轻度烧伤 西瓜皮、地榆各适量。煎水待凉浸泡，或以纱布蘸药液持续湿敷，至灼热痛感消失，肤色正常。

7. 脚癣感染 西瓜皮、蒲公英、紫花地丁、忍冬藤各适量。煎水后待温浸泡，每日 3 次，每日 1 剂，至感染症状消失。

8. 炎性外痔 西瓜皮（较大剂量）、地榆、芒硝各适量。煎水熏洗坐浴，每次 20 分钟，每日 3 次，至肿消痛止、炎症消散。

9. 口疮 西瓜皮、白及粉各适量。西瓜皮晒干研成细粉，与白及粉混匀，高压消毒后涂患处，每日 3 次，至溃疡面愈合。

10. 毛囊炎 西瓜皮、蒲公英、紫花地丁、苦参各适量。煎水后外洗患处，每日 3 次，至皮疹消退，痒痛消失。

使用注意

中寒湿盛者忌用。

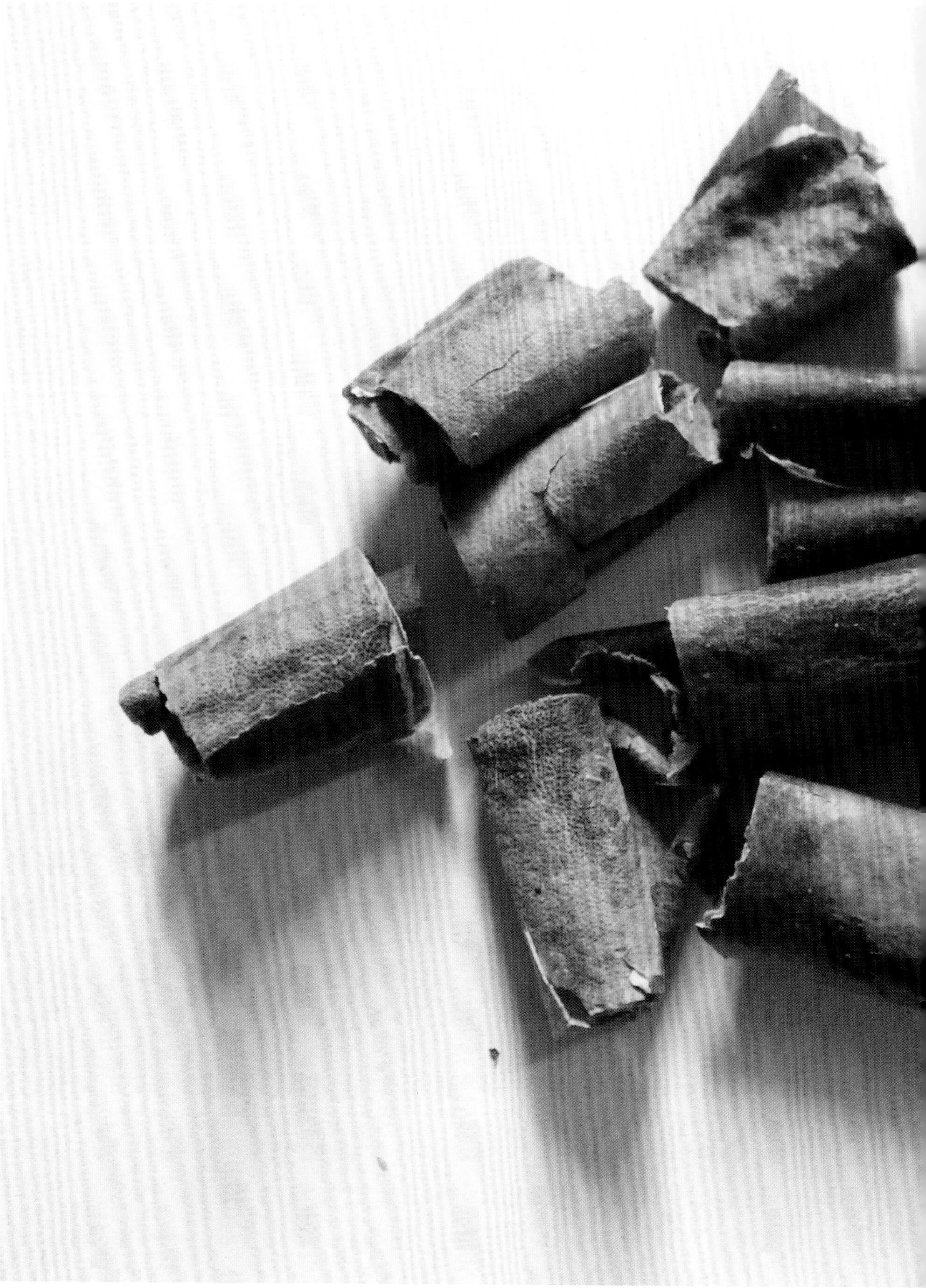

西瓜皮

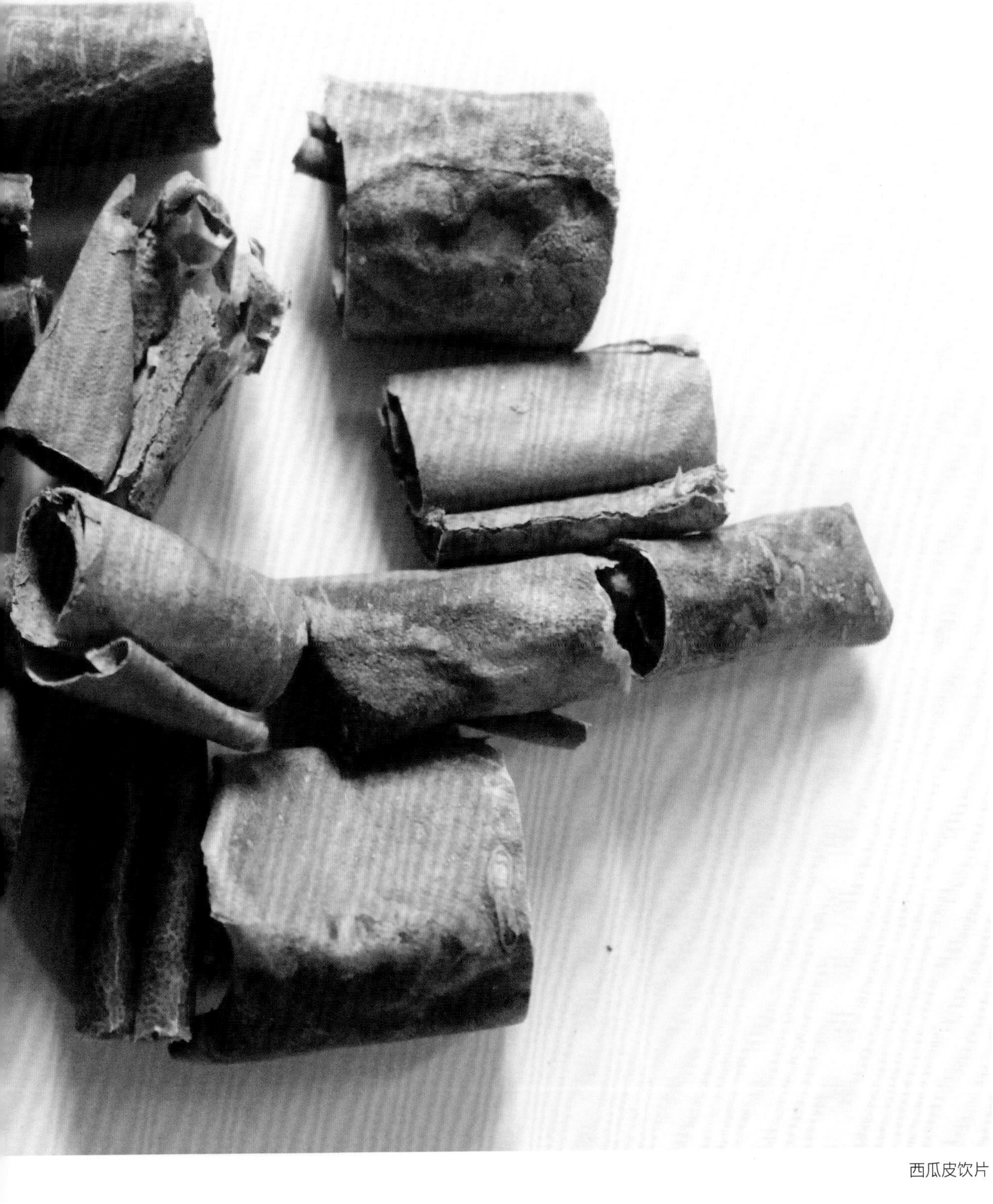

西瓜皮饮片

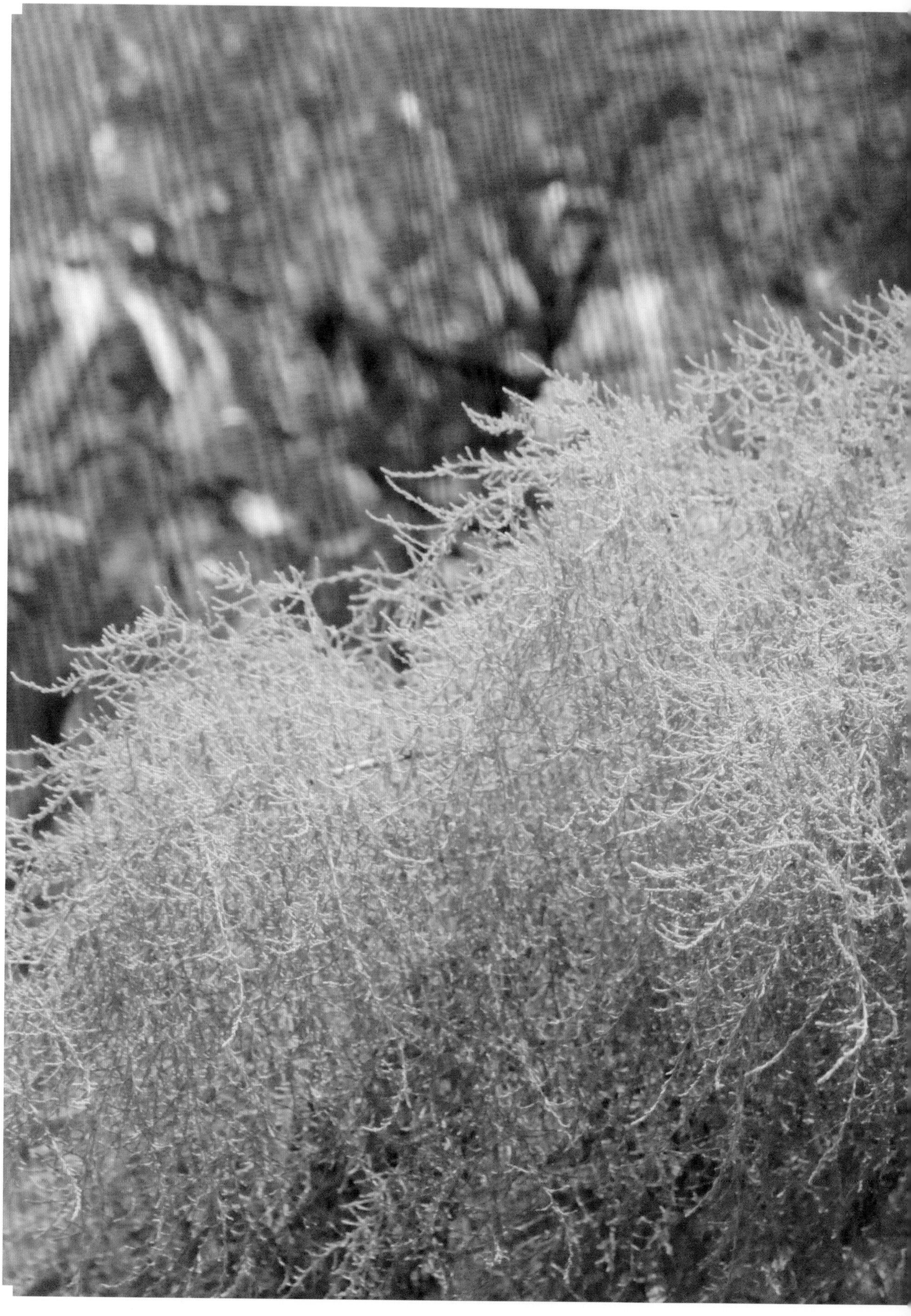

西河柳

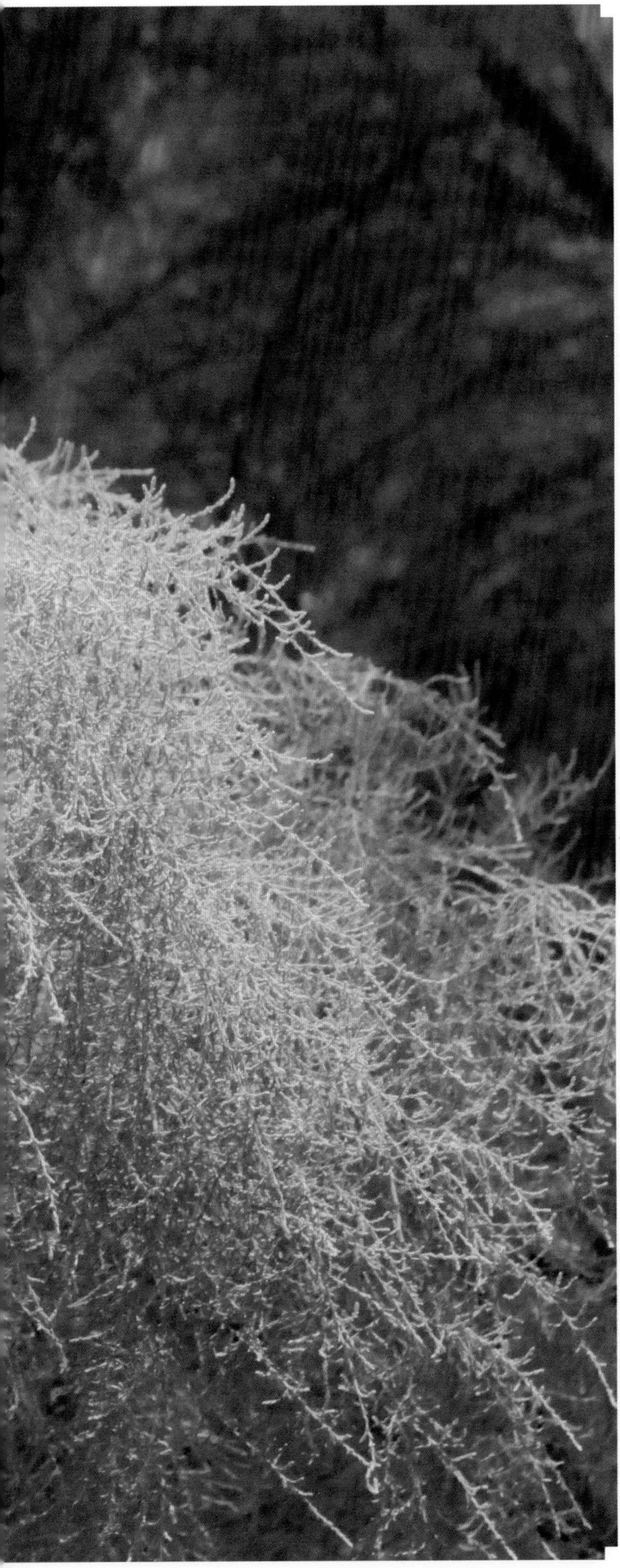

【壮 药 名】荫红柳。

【别　 名】怪柳、赤怪柳、山川柳、三春柳、西湖柳、红筋柳。

【来　 源】本品为柽柳科植物柽柳 *Tamarix chinensis* Lour. 的细嫩枝叶。

【性味归经】辛，平。归肺、胃、心经。

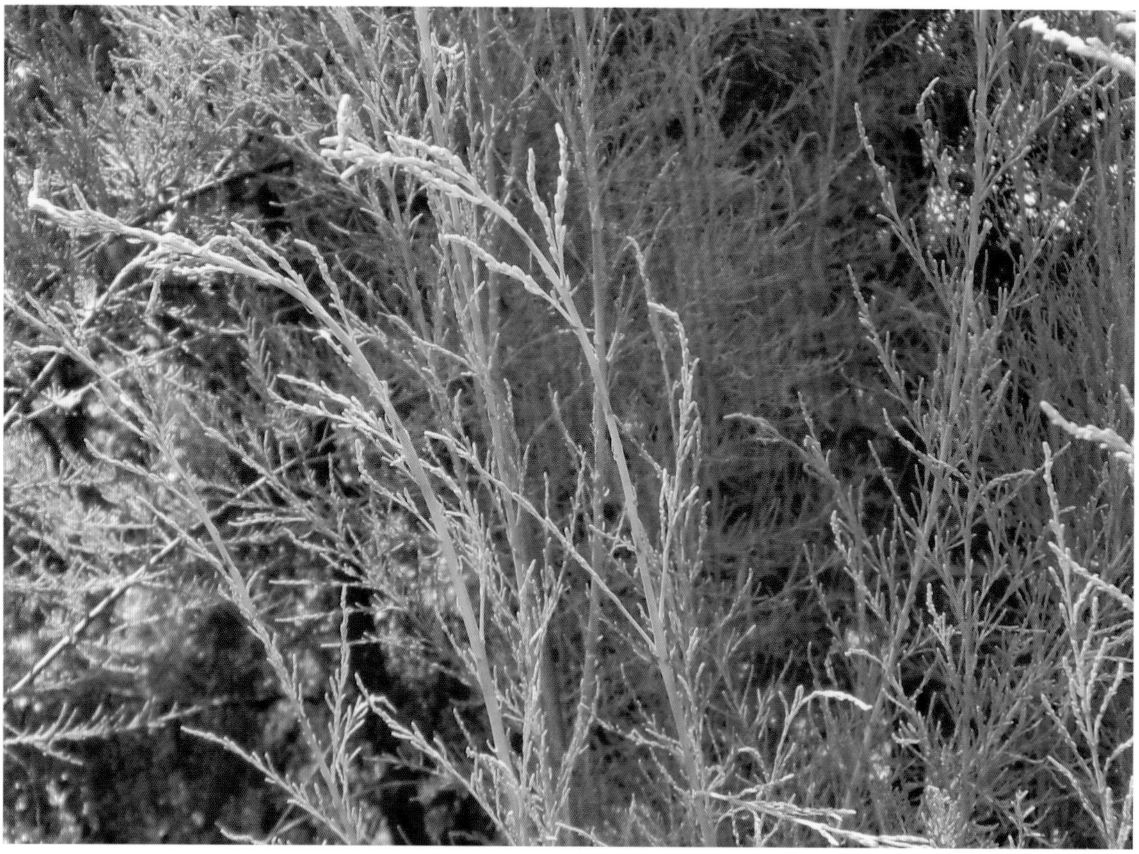

柽柳

识别特征

落叶灌木或小乔木。枝密生，绿色或带红色，细长，常下垂。叶互生，极小，鳞片状，卵状三角形，顶端渐尖，基部鞘状抱茎，无柄。总状花序集为疏散的圆锥花序；花小，白色至粉红色，苞片三角状；萼片 5，花瓣 5，花丝较花冠长，花盘 10 或 5 裂；子房上位，1 室，花柱 3。蒴果小。种子先端有丛毛。花期 4—9 月，果期 8—10 月。

生境分布

生长于坡地、沟渠旁。全国各地均有分布，主要分布于河北、河南、山东、安徽、江苏、湖北、云南、福建、广东等省区。

采收加工

5 月前后花欲开时剪取细嫩枝叶，晒干或阴干。

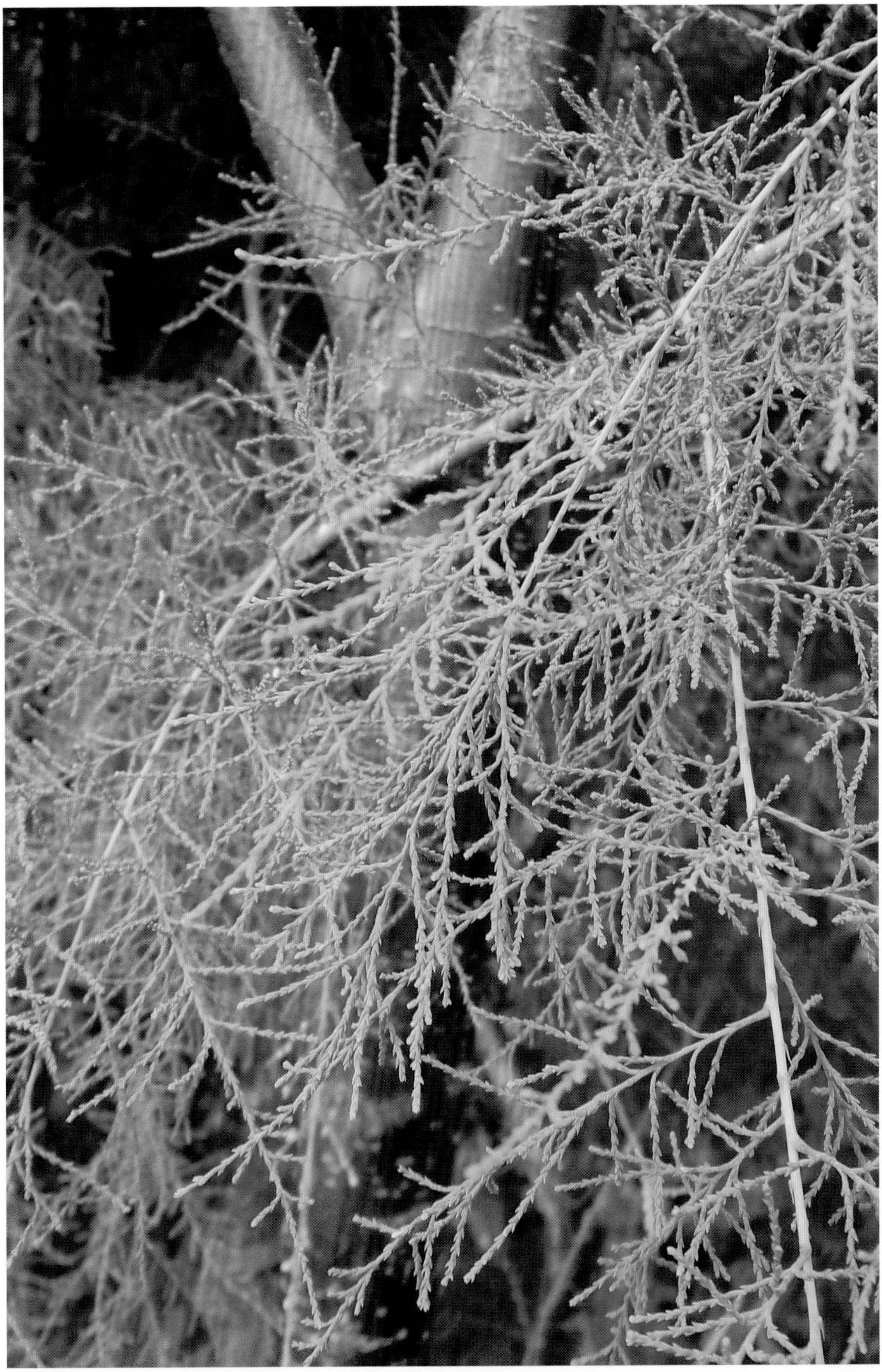

柽柳

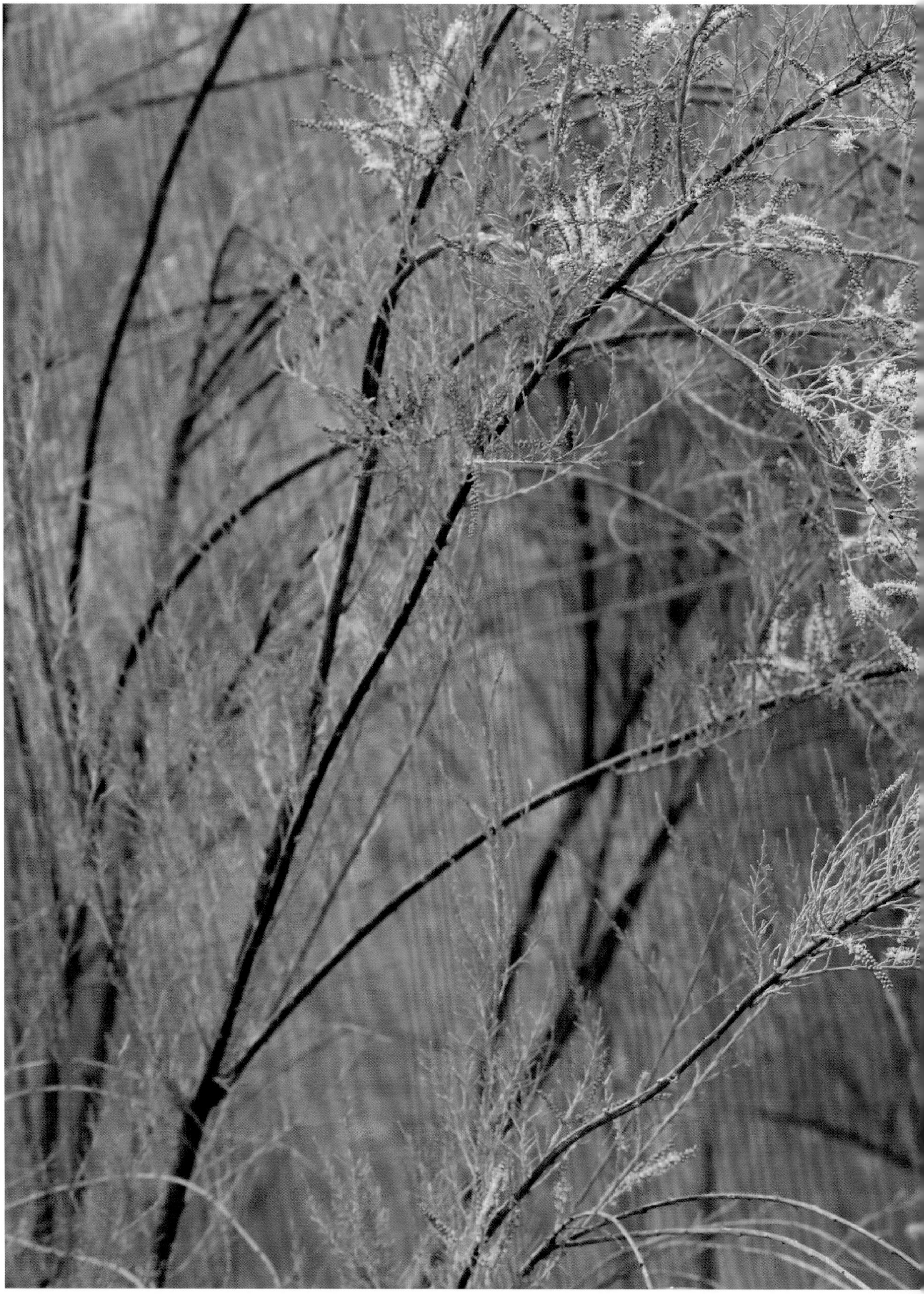

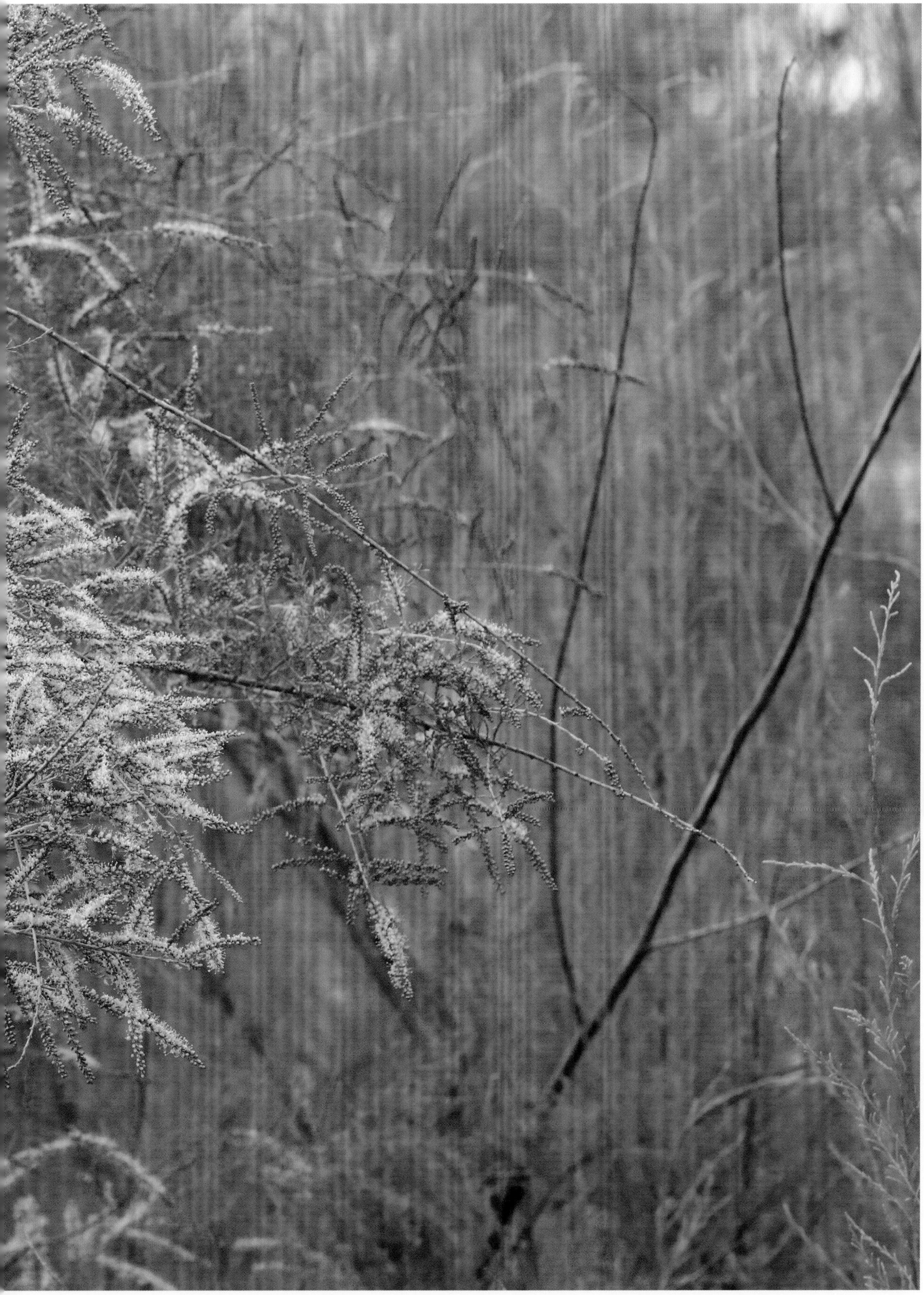

西河柳

柽柳

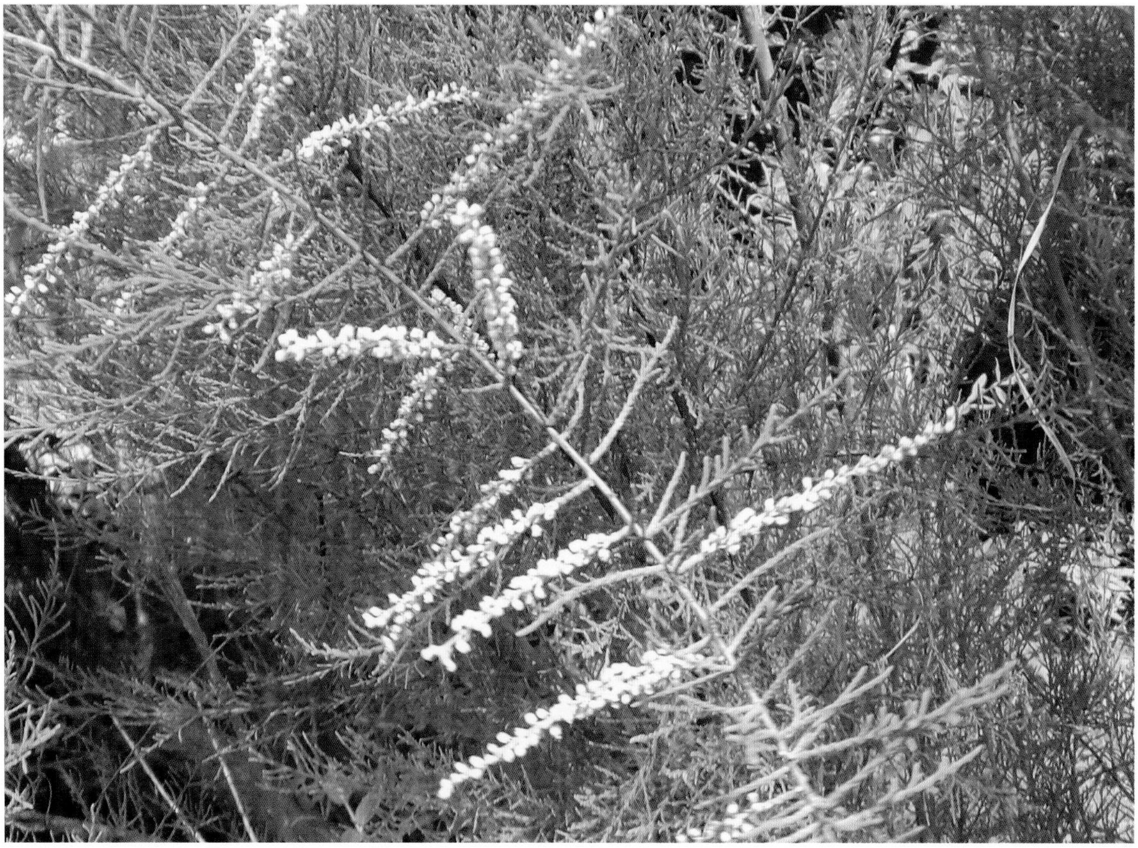

柽柳

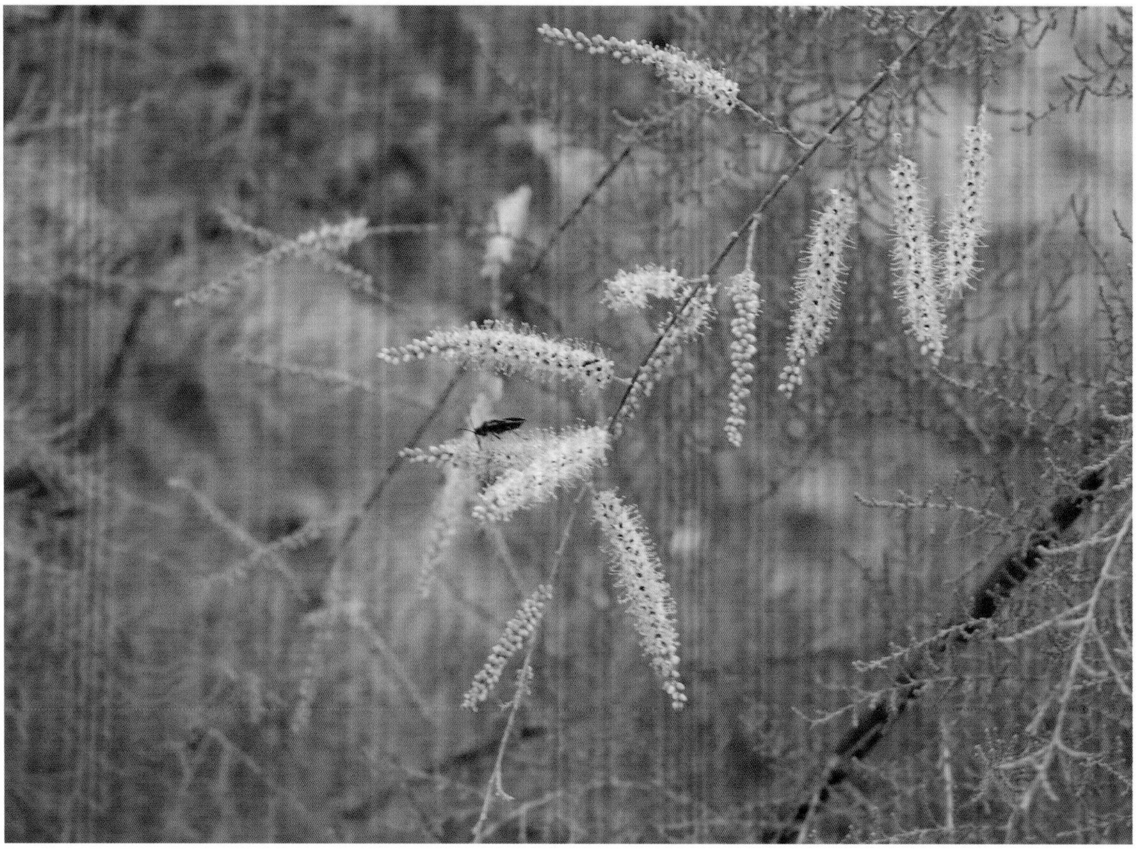

柽柳

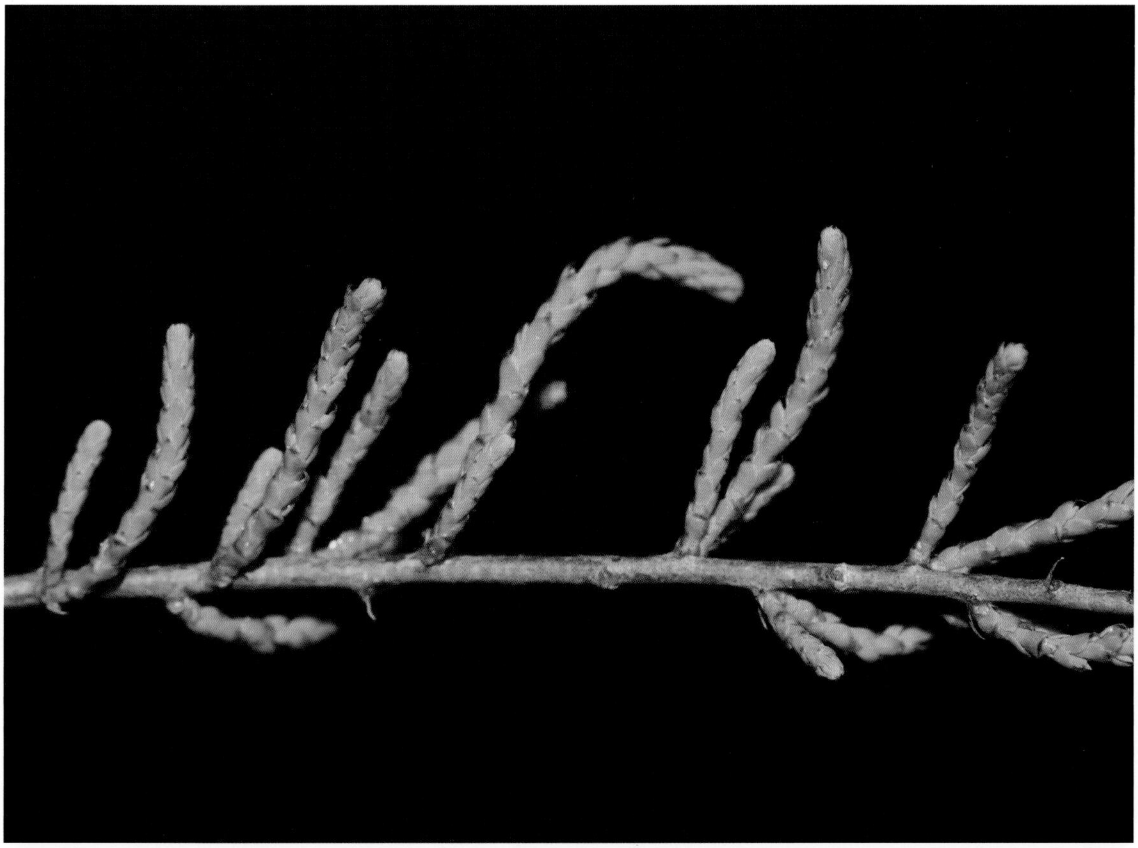

柽柳

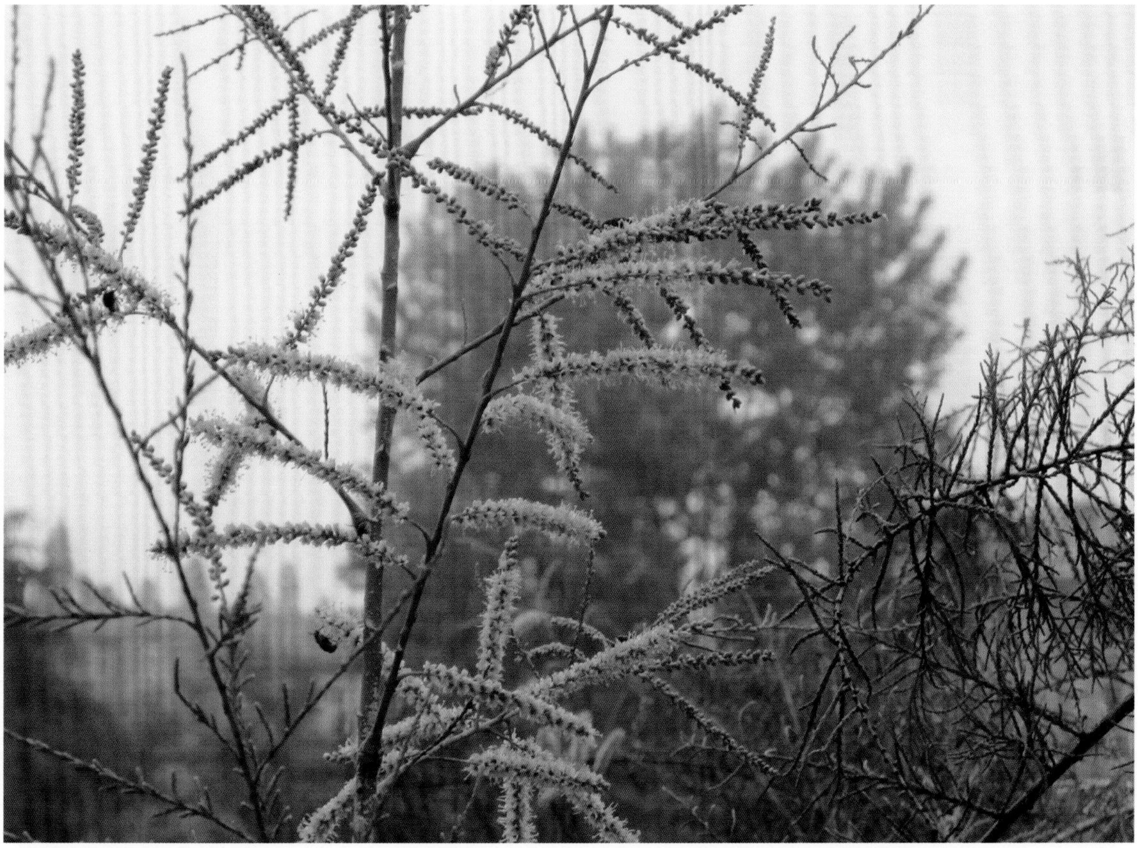

柽柳

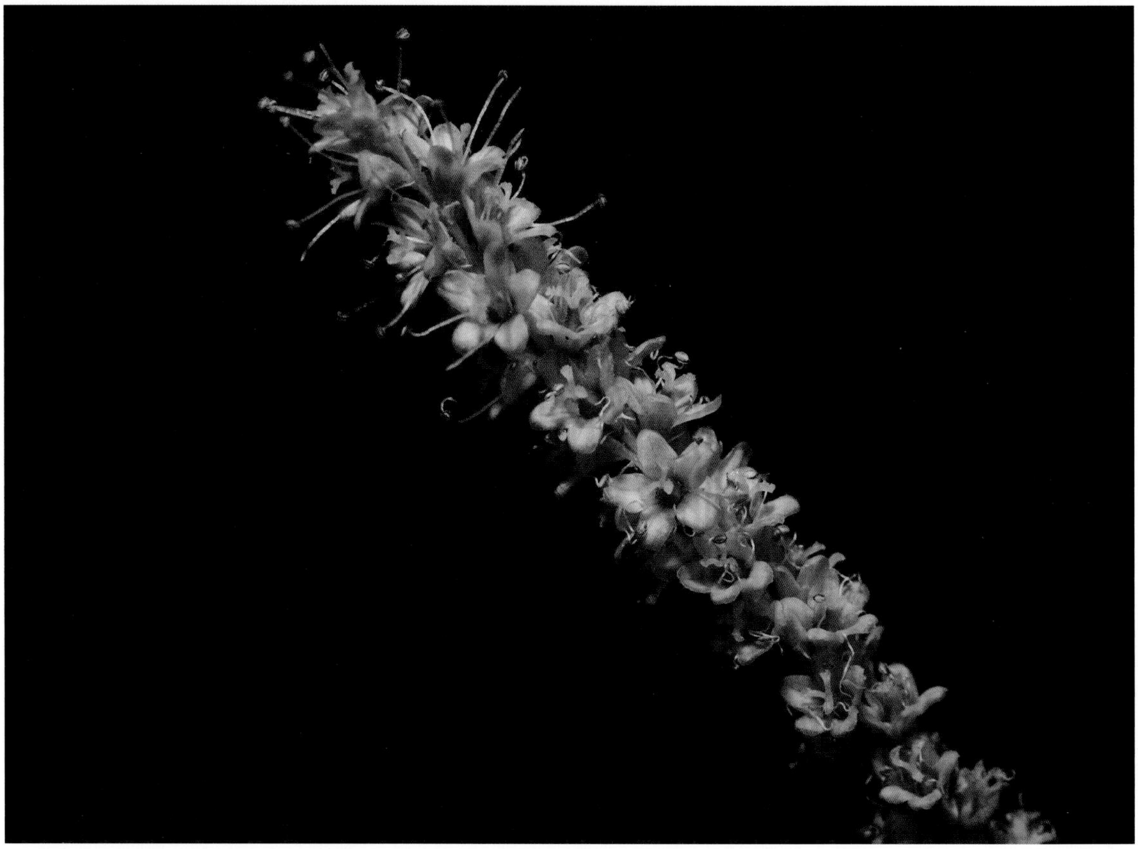

柽柳

药材鉴别

本品干燥的枝梗呈圆柱形，嫩枝直径 1.0 ~ 1.5 mm，表面灰绿色，生有许多互生的鳞片状小叶。质脆，易折断。粗梗直径约 3 mm，表面红褐色，叶片常脱落而残留叶基呈突起状。横断面黄白色，木质部占绝大部分，有明显的年轮，皮部与木质部极易分离，中央有髓。气微弱，味淡。

功效主治

散风，解表，透疹。主治麻疹不透，风湿痹痛。

药理作用

本品能调节体温中枢，扩张皮肤血管，起发汗解热作用；对肺炎链球菌、甲型溶血性链球菌、白色葡萄球菌、流行性感冒病毒有抑制作用；对中脑、延髓有一定麻醉作用。

用法用量

内服：3 ~ 10 g，煎服。外用：适量。

民族药方

1. 慢性气管炎 ①鲜柽柳（干者减半）100 g，白矾 0.5 g。煎水 2 次（白矾分 2 次入煎），药液混合，早、晚分服。②西河柳（细粉）500 g，白矾（细粉）100 ~ 200 g。混合制成水丸，每次 10 g，每日 2 次。③鲜柽柳（干者减半）1500 g，西河柳（细粉）250 g，白矾 150 g。制成冲剂 100 包（每包重 5.0 ~ 5.5 g），开水冲服，每次 1 包，每日 2 次。

2. 肾炎 西河柳 30 g。水煎服，分 2 次空腹温服，15 日为 1 个疗程，连服 1 ~ 4 个疗程。

3. 类风湿关节炎风湿热证 西河柳、功劳叶、虎杖根各 30 g，豨莶草、威灵仙各 15 g，防己、秦艽、土鳖虫、当归、芍药各 12 g。每次加水 500 ml，煎取药汁 2 次，将二煎混合，每日 1 剂，分 2 次服。10 剂为 1 个疗程，一般服用 1 ~ 3 个疗程。

4. 感冒，发热，头痛 西河柳、薄荷、绿豆衣各 9 g，生姜 3 g。水煎服。

5. 麻疹透发不快 西河柳 15 g(鲜柽柳 30 g)，荸荠 90 g。水煎服，每日分 2 次服。

6. 牙龈出血 西河柳 9 g，芦根 30 g。水煎服。

使用注意

本品过量应用令人心烦、血压下降、呼吸困难。麻疹已透者不宜服用。

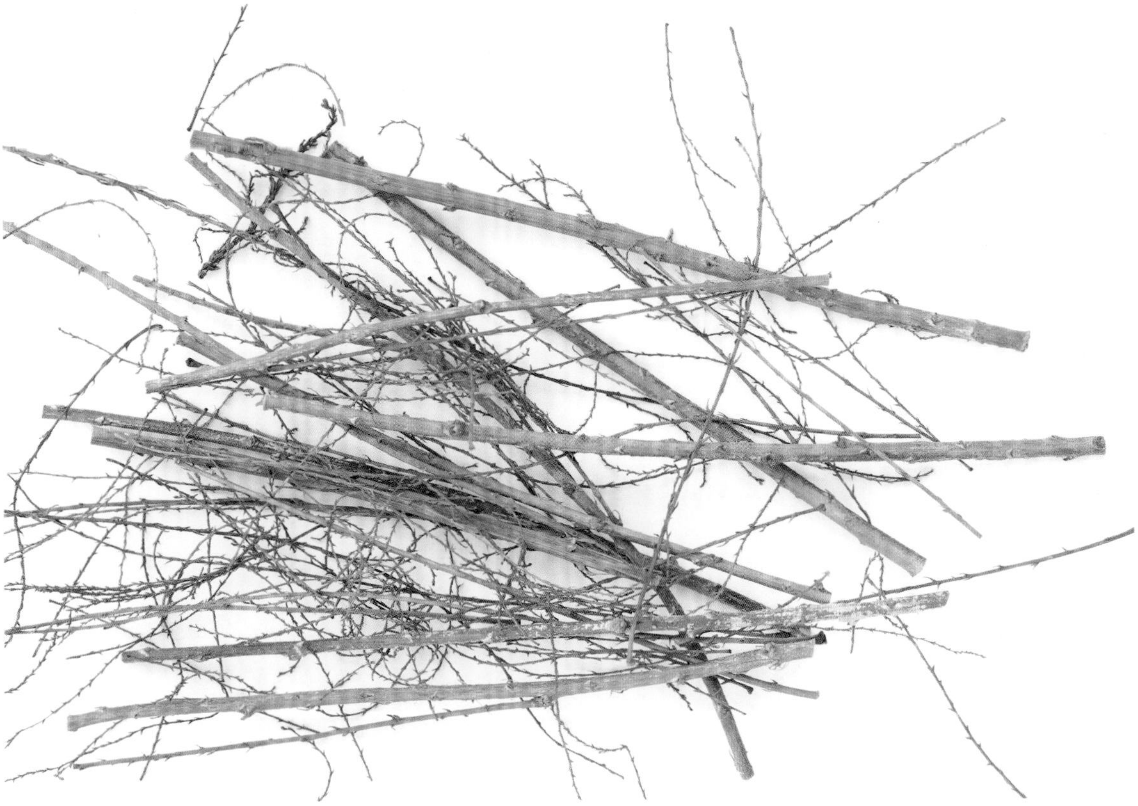

西河柳药材

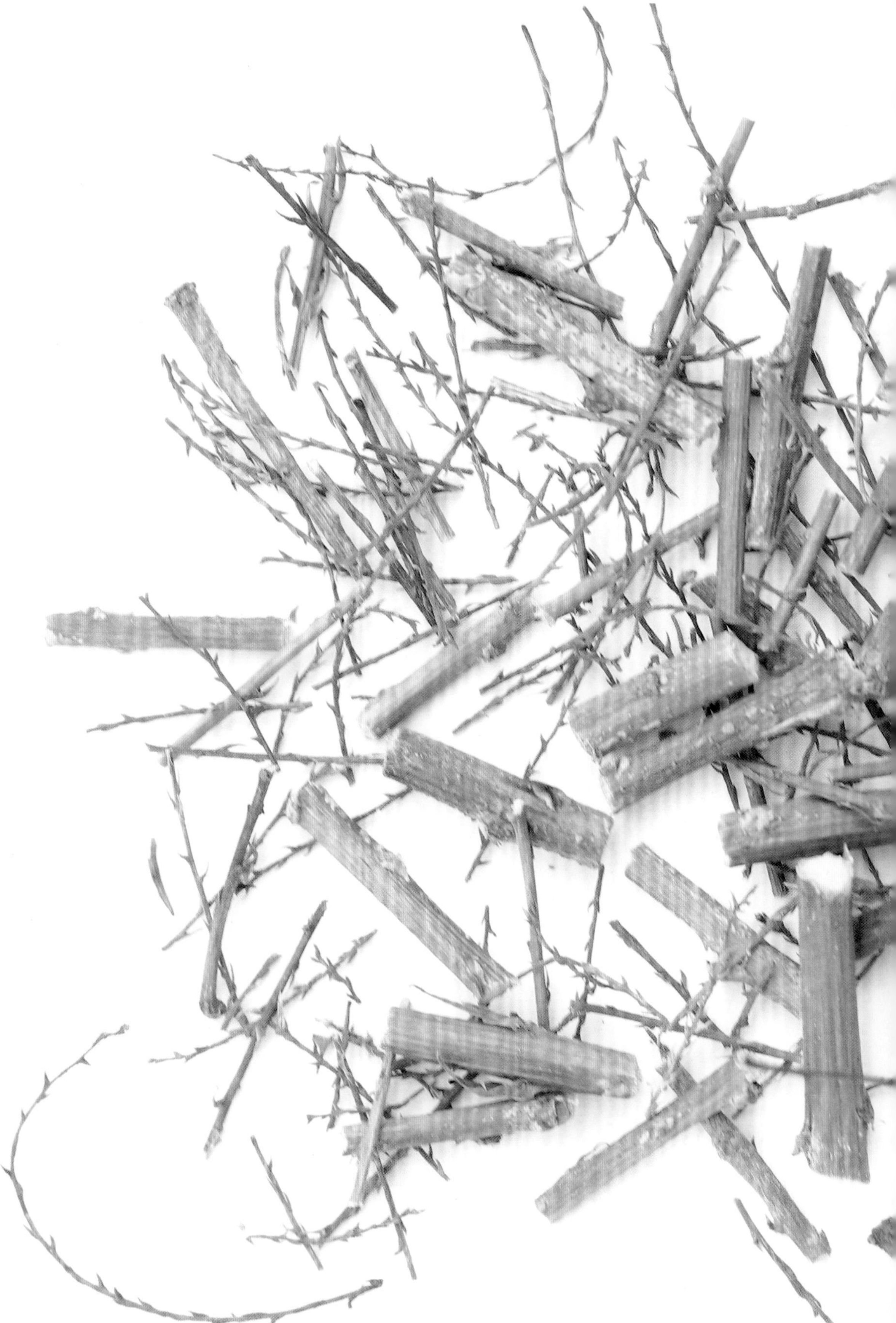

西河柳

西河柳饮片

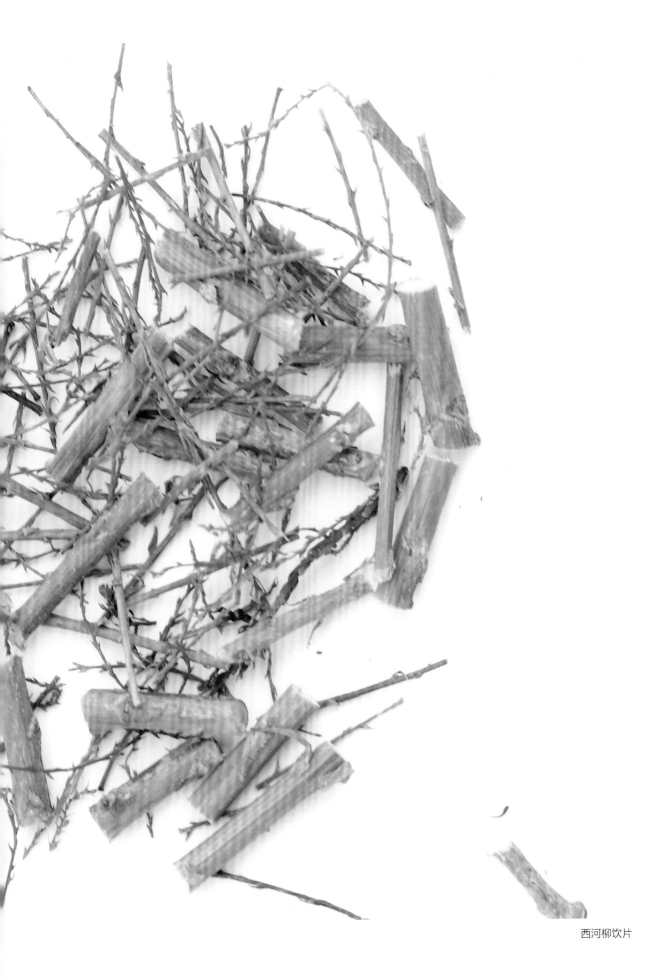

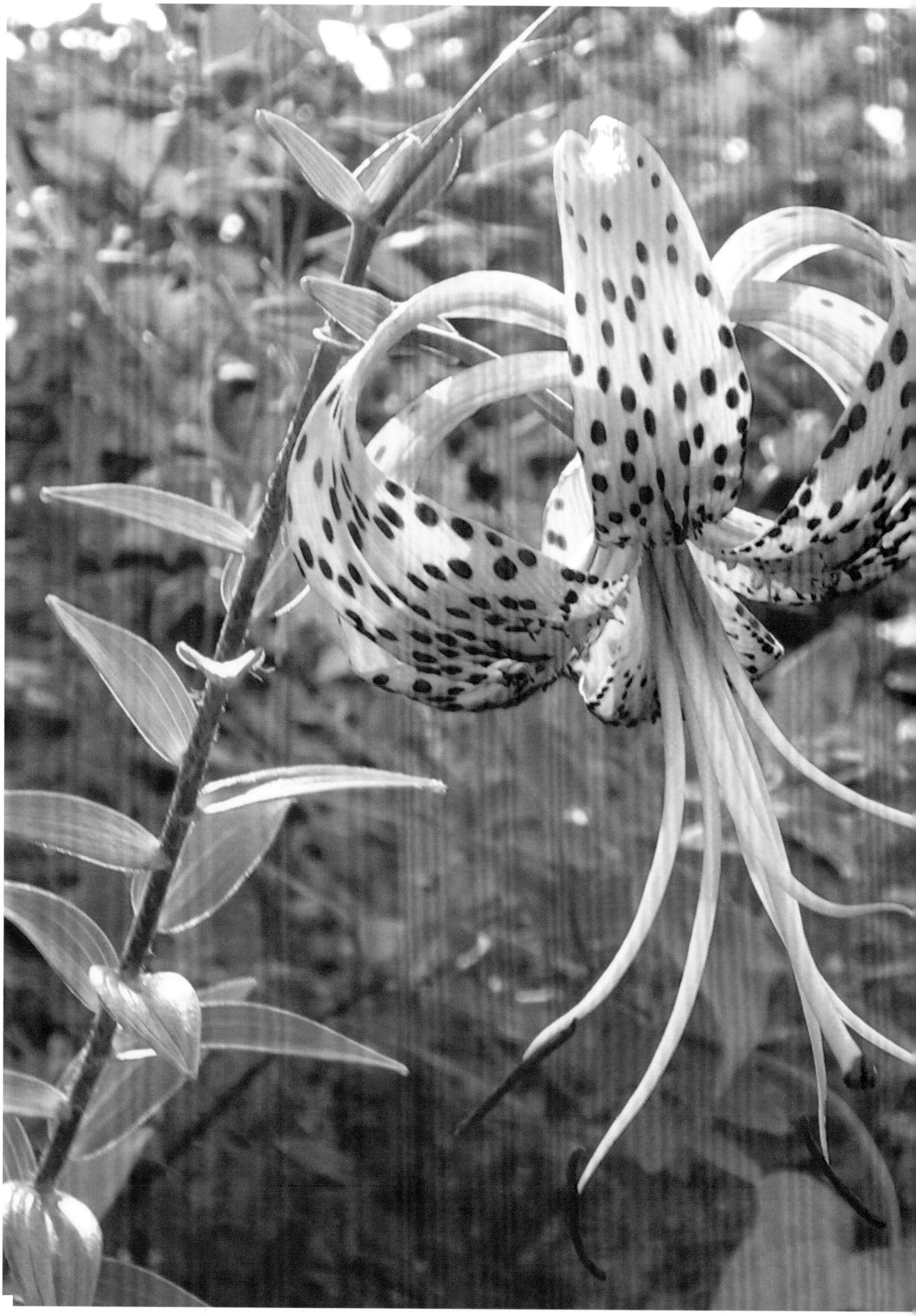

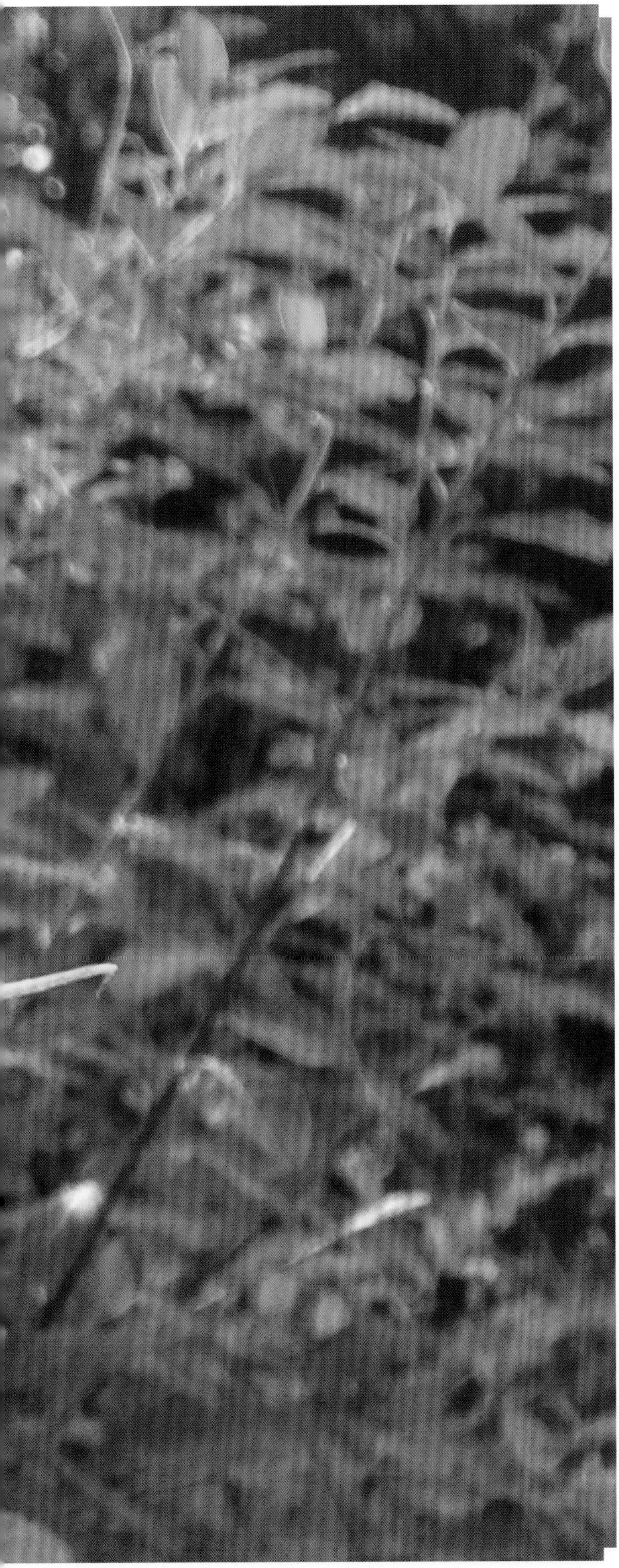

百合

【壮药名】邦酣。

【别　名】山百合、野百合、药百合、家百合、重迈、百合蒜、蒜脑薯。

【来　源】本品为百合科植物卷丹 *Lilium lancifolium* Thunb.、百合 *Lilium brownii* F. E. Brown var. *viridulum* Baker 或细叶百合 *Lilium pumilum* DC. 的干燥肉质鳞叶。

【性味归经】味苦、甘，性寒。归心、肺经。

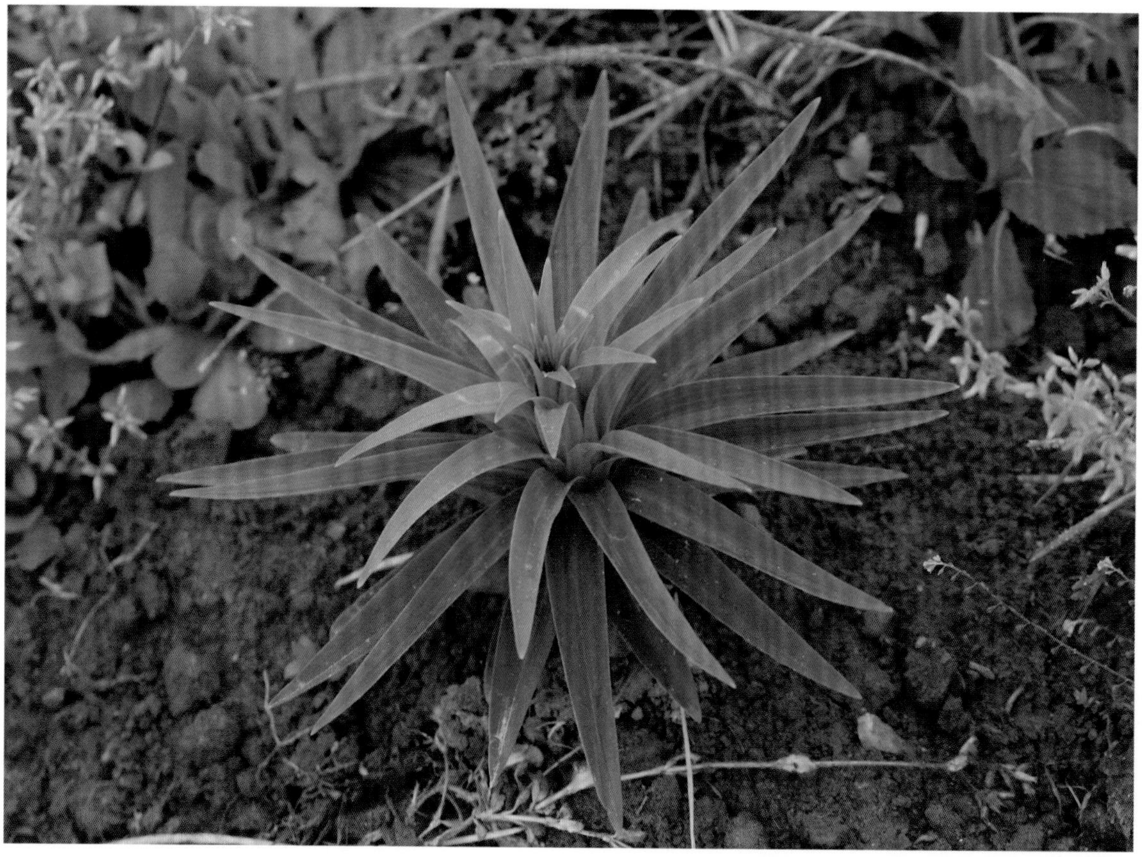

卷丹

识别特征

多年生草本，高 70 ~ 150 cm。茎上有紫色条纹，无毛；鳞茎球形，直径约 5 cm，鳞茎瓣广展，无节，白色。叶散生，具短柄；上部叶常小于中部叶，叶片倒披针形至倒卵形，长 7 ~ 10 cm，宽 2 ~ 3 cm，先端急尖，基部余窄，全缘，无毛，有 3 ~ 5 条脉。花 1 ~ 4 朵，喇叭形，有香味；花被片 6，倒卵形，长 15 ~ 20 cm，宽 3 ~ 4.5 cm，多为白色，背面带紫褐色，无斑点，先端弯而不卷，蜜腺两边具小乳头状突起；雄蕊 6，前弯，花丝长 9.0 ~ 11 cm，具柔毛，花药椭圆形，丁字着生，花粉粒褐红色；子房长柱形，长约 3.5 cm，花柱长 11 cm，无毛，柱头 3 裂。蒴果长圆形，长约 5 cm，宽约 3 cm，有棱。种子多数。花、果期 6—9 月。

生境分布

生长于海拔 900 m 以下的山坡草丛、石缝中或村舍附近。分布于河北、山西、陕西、安徽、浙江、江西、河南、湖北、湖南等省区。

采收加工

秋、冬二季采挖，除去地上部分，洗净，剥取鳞片，用沸水烫过或微蒸，晒干或炕干。

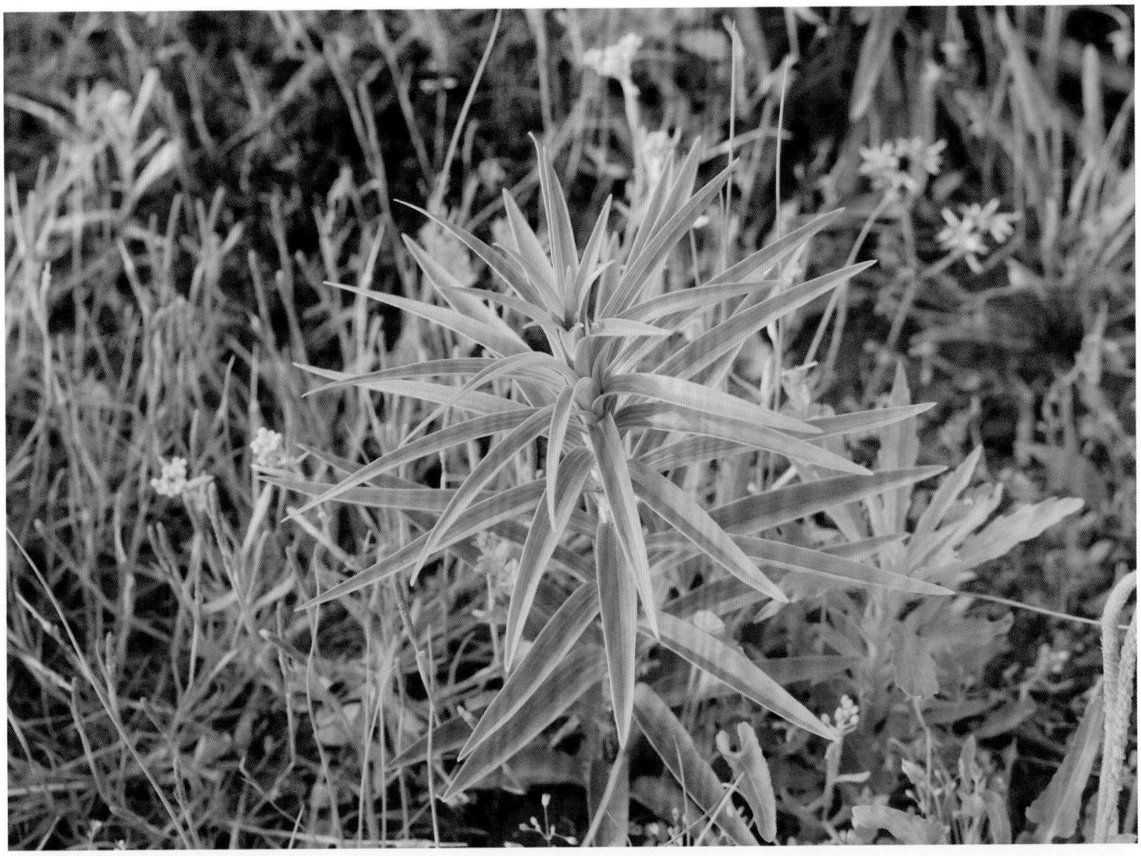

卷丹

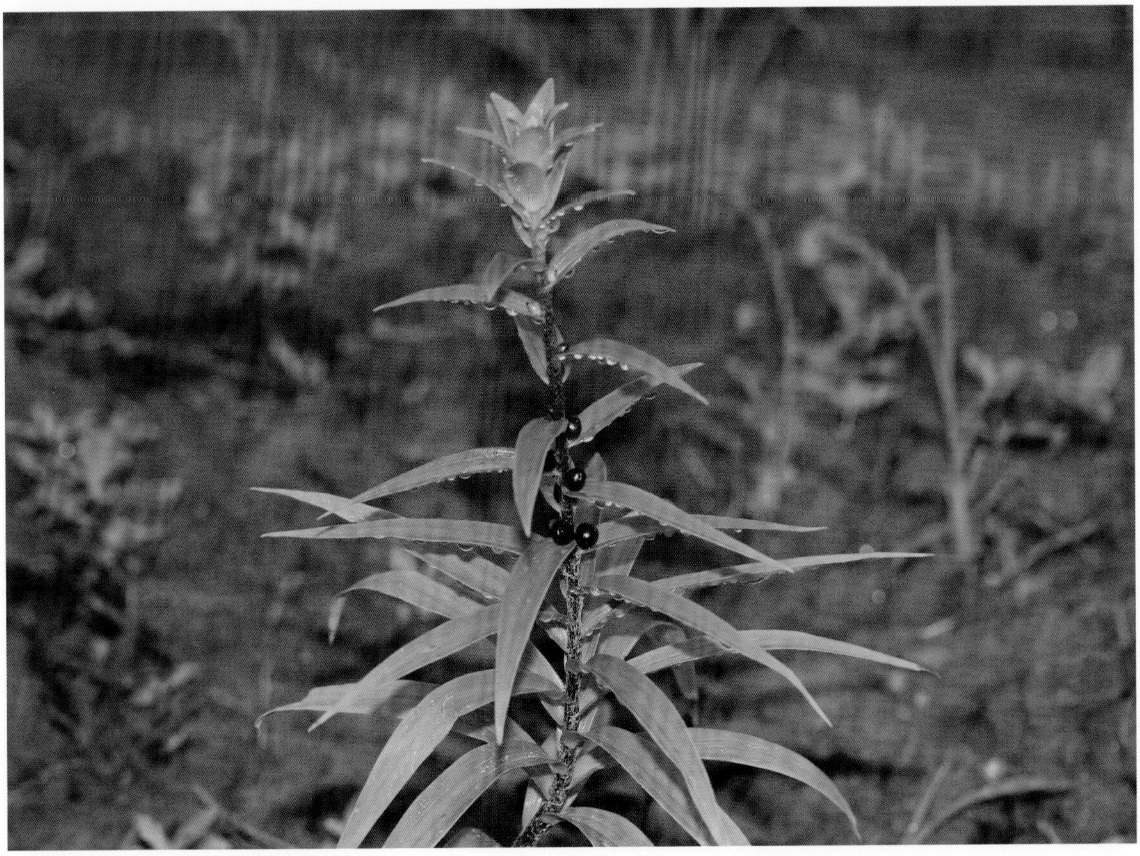

卷丹

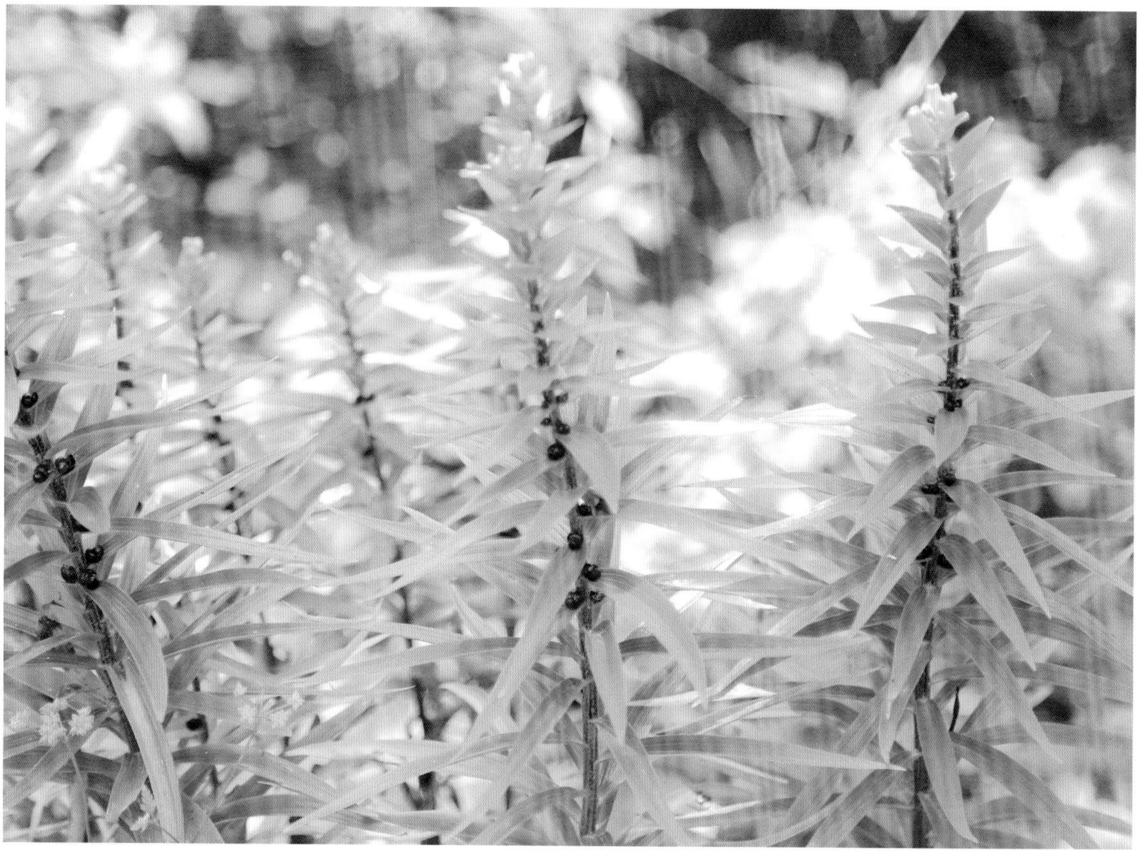

卷丹

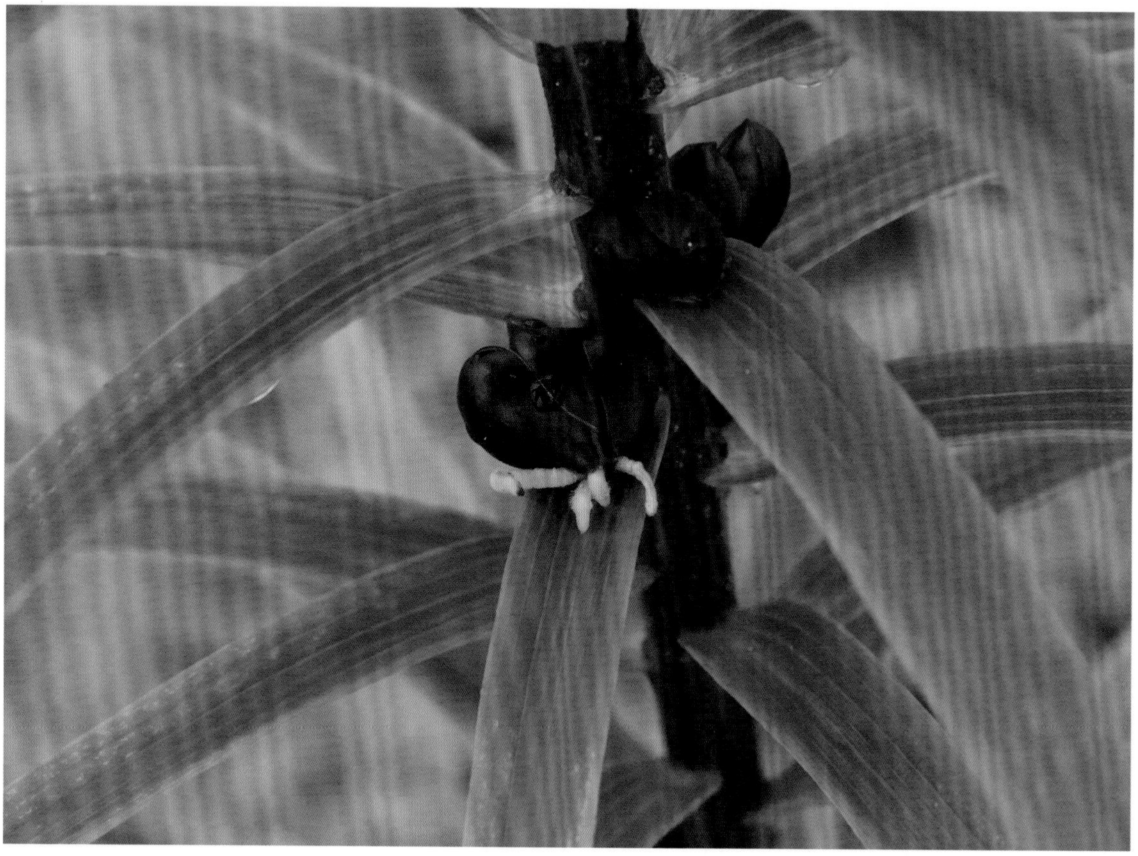

卷丹

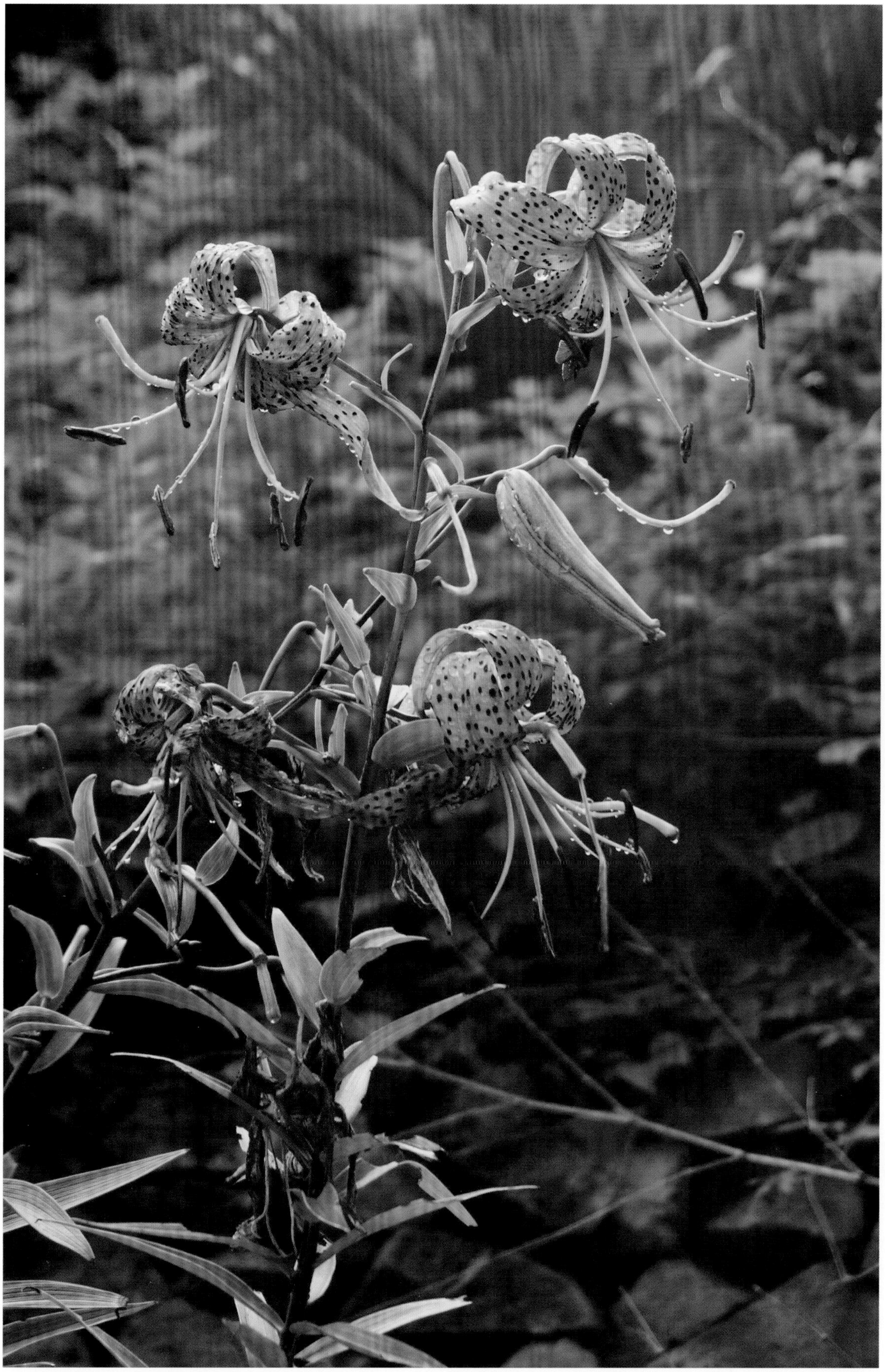

卷丹

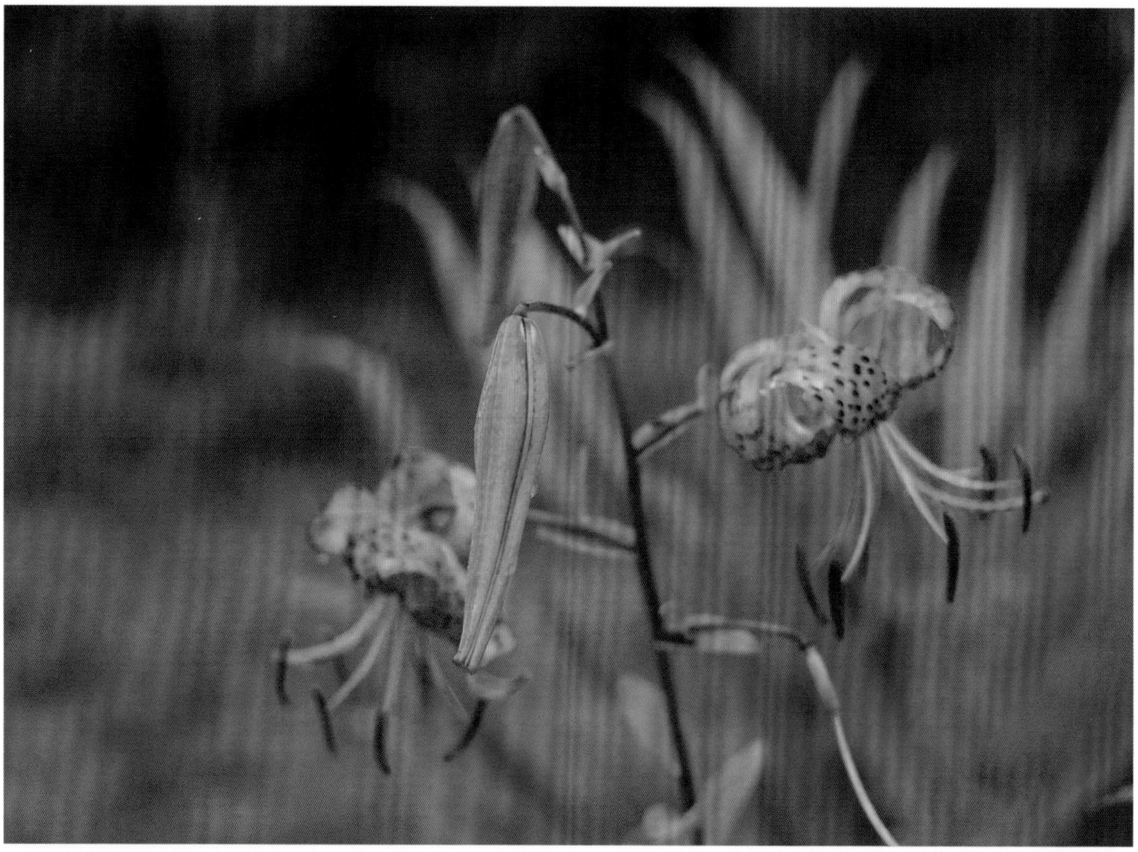

卷丹

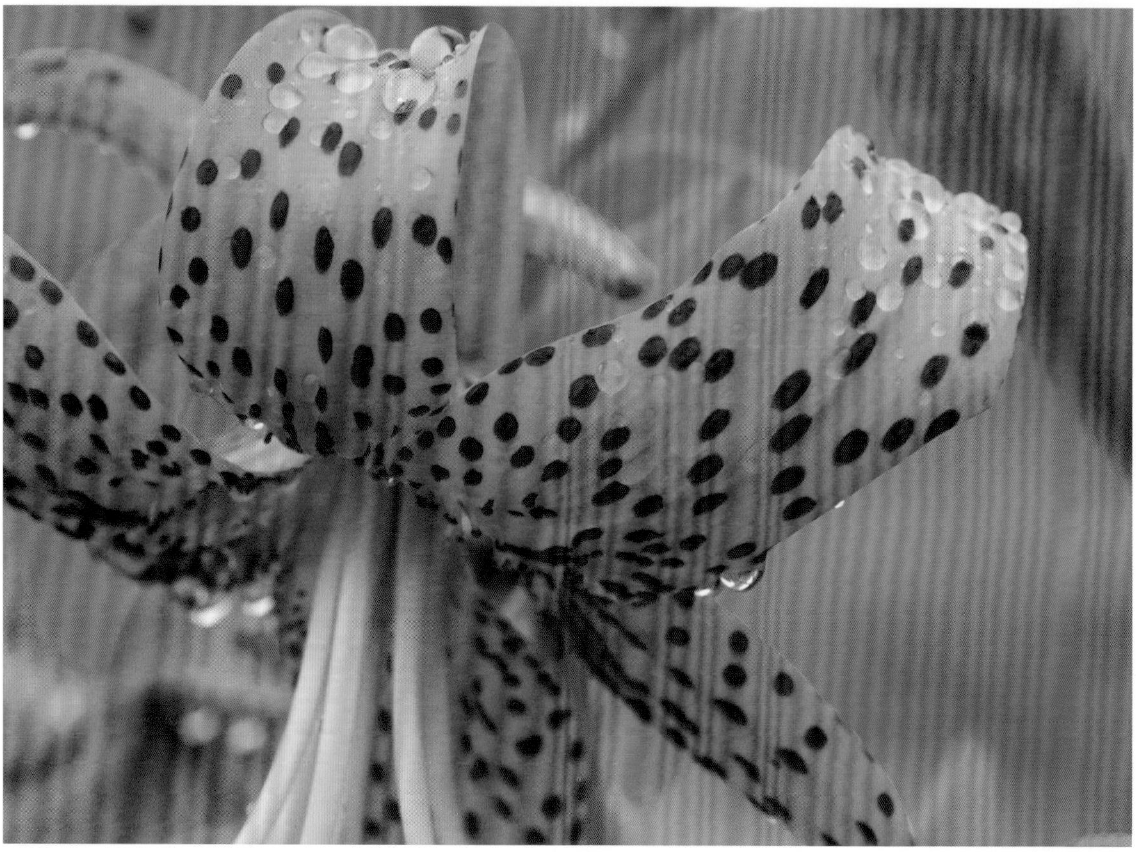

卷丹

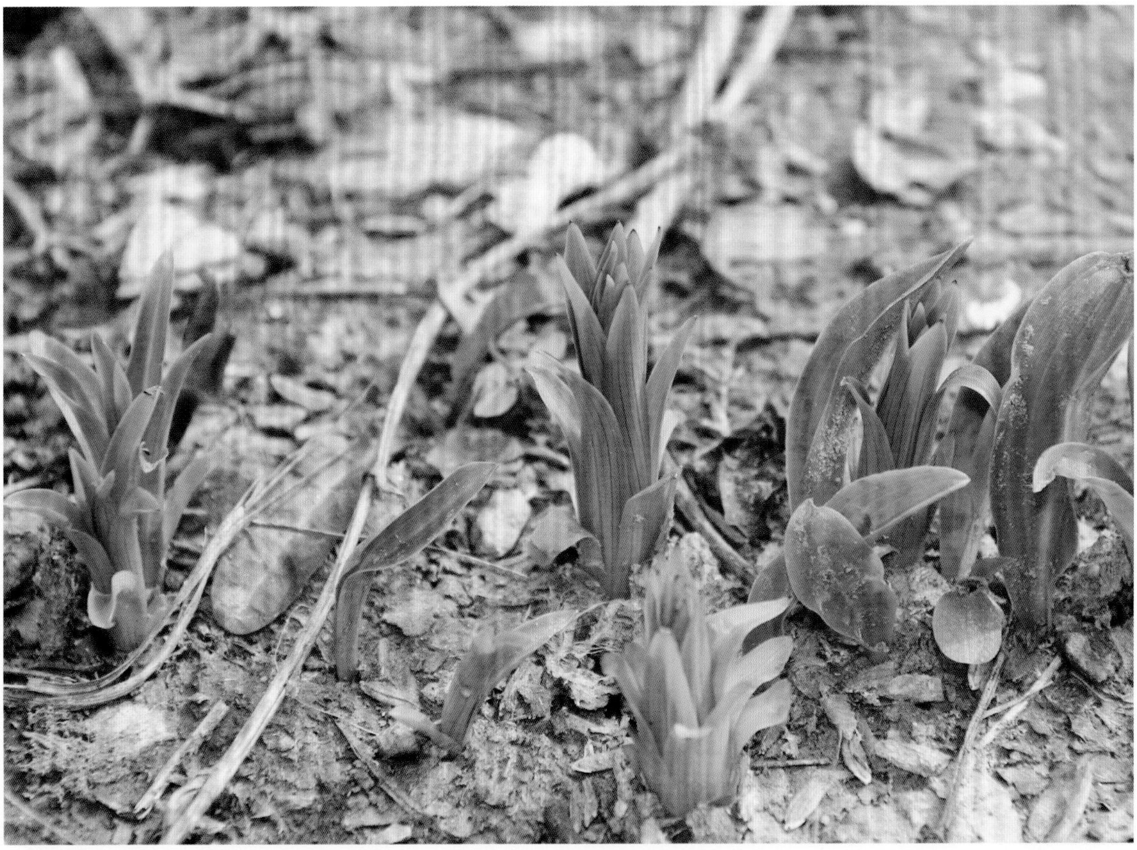

百合

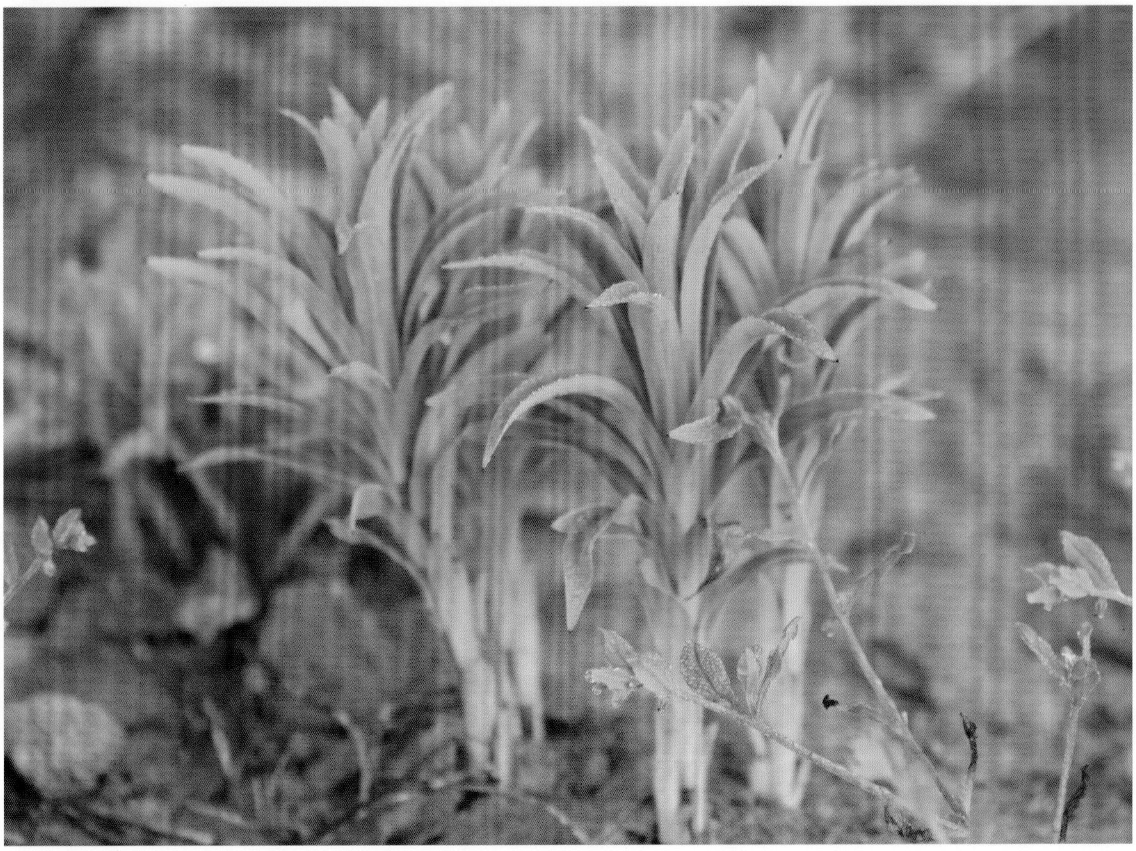

百合

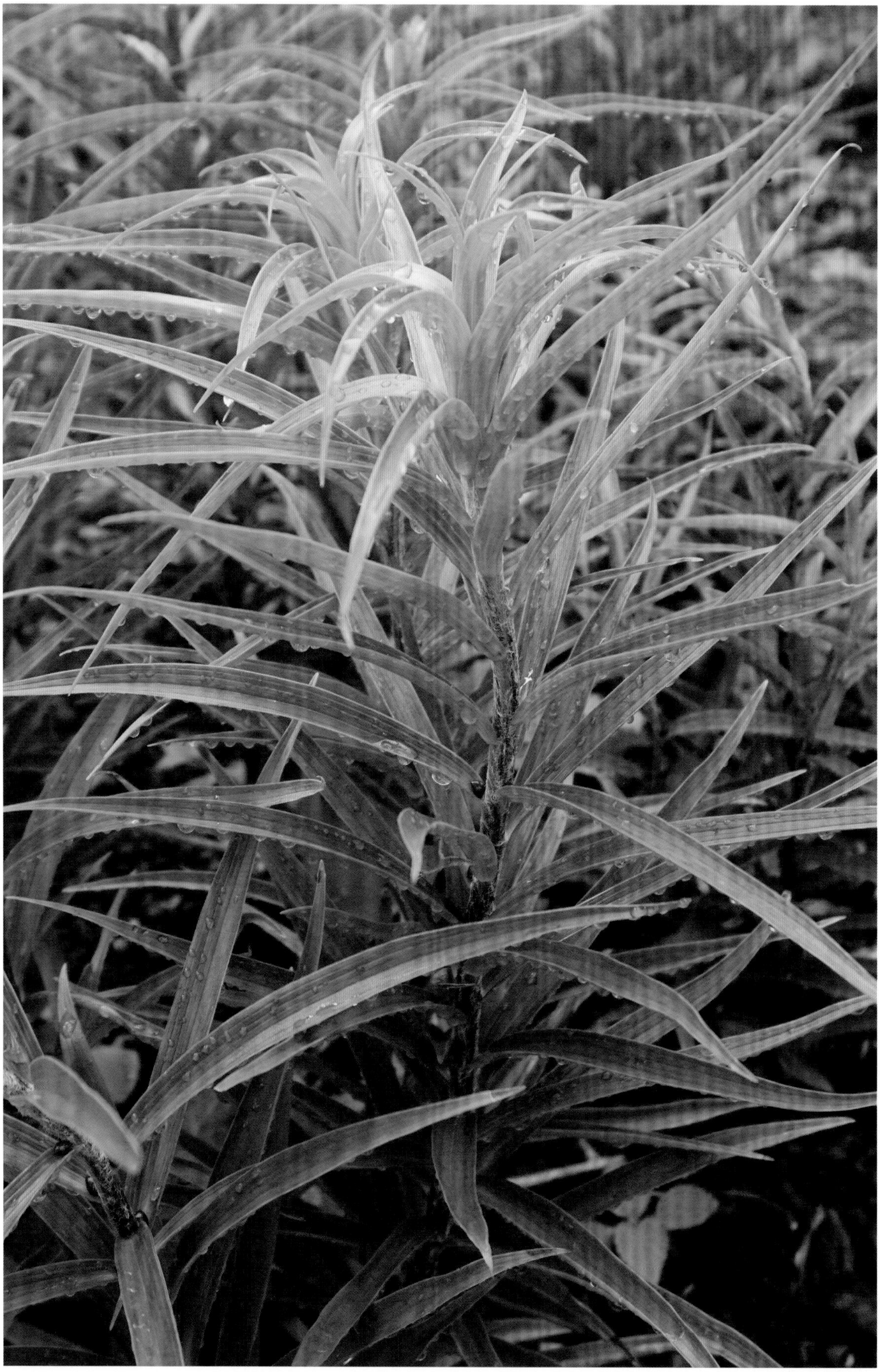

百合

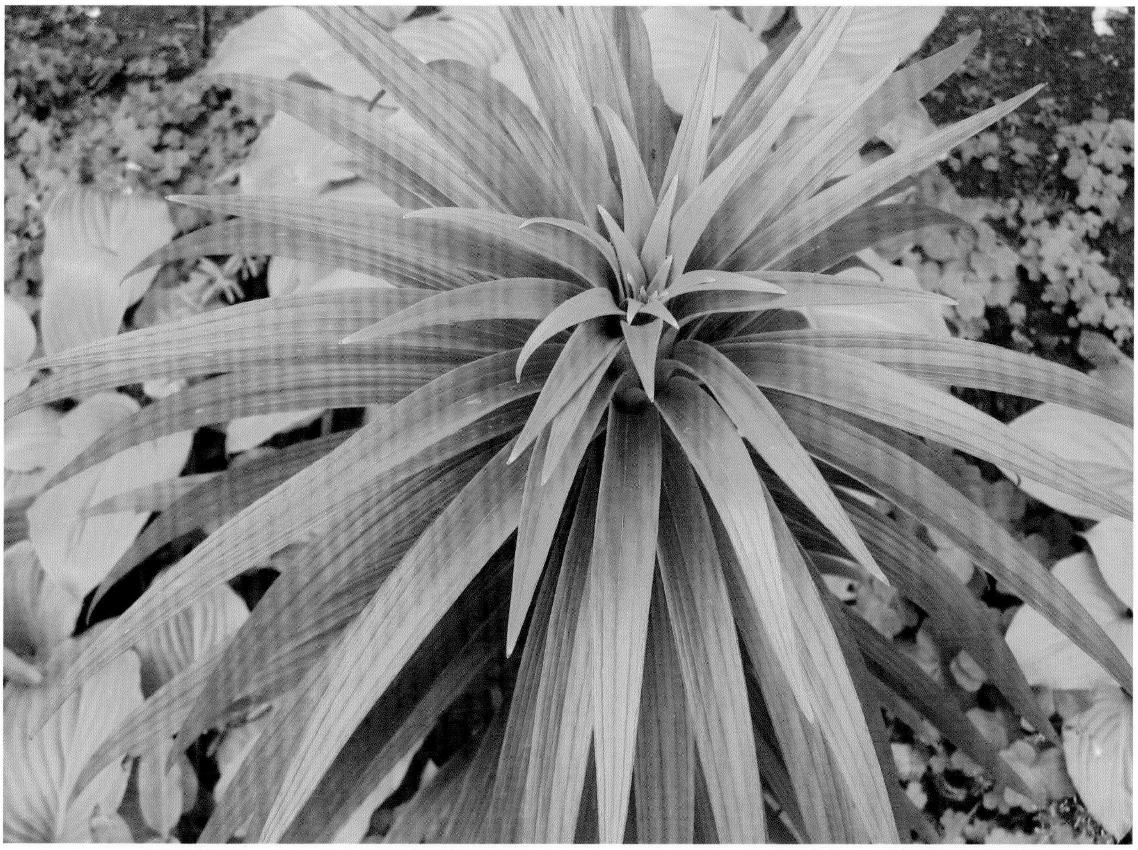

百合

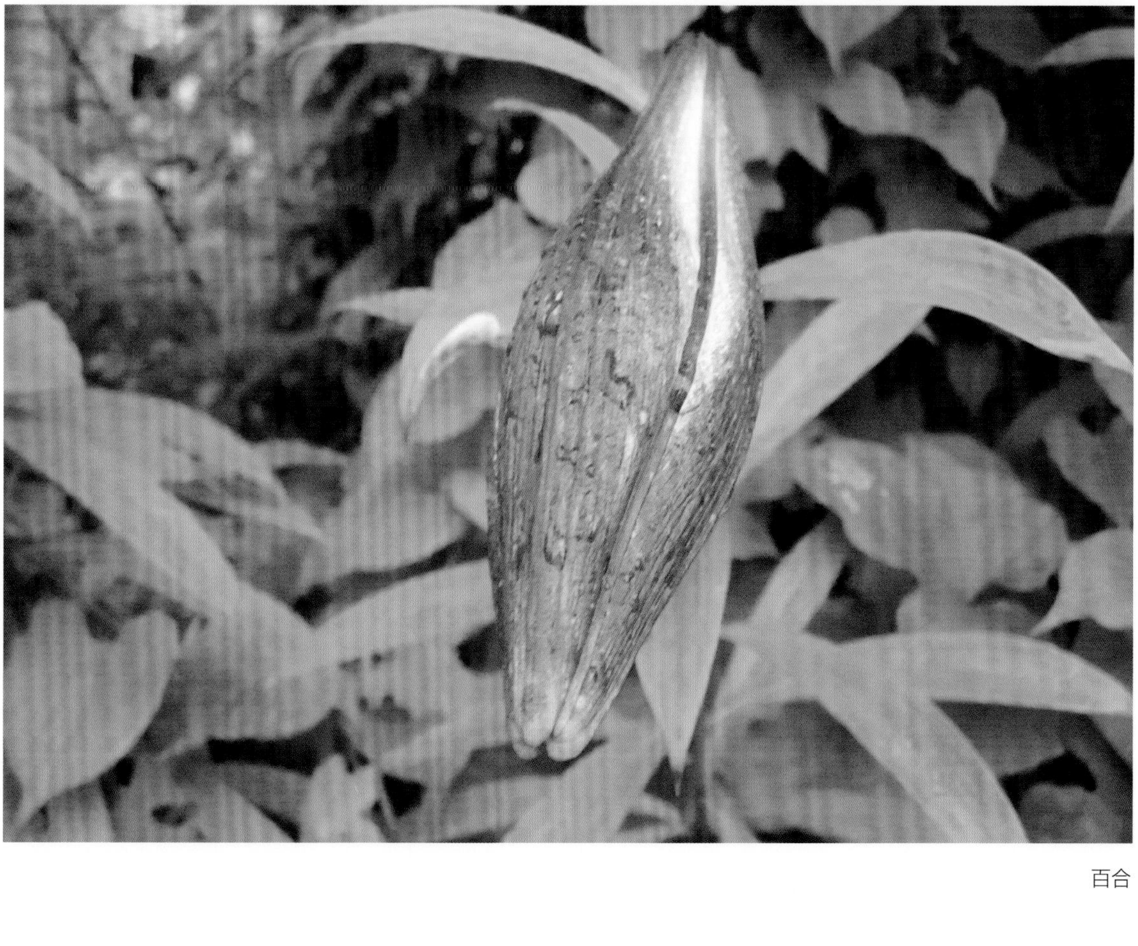

百合

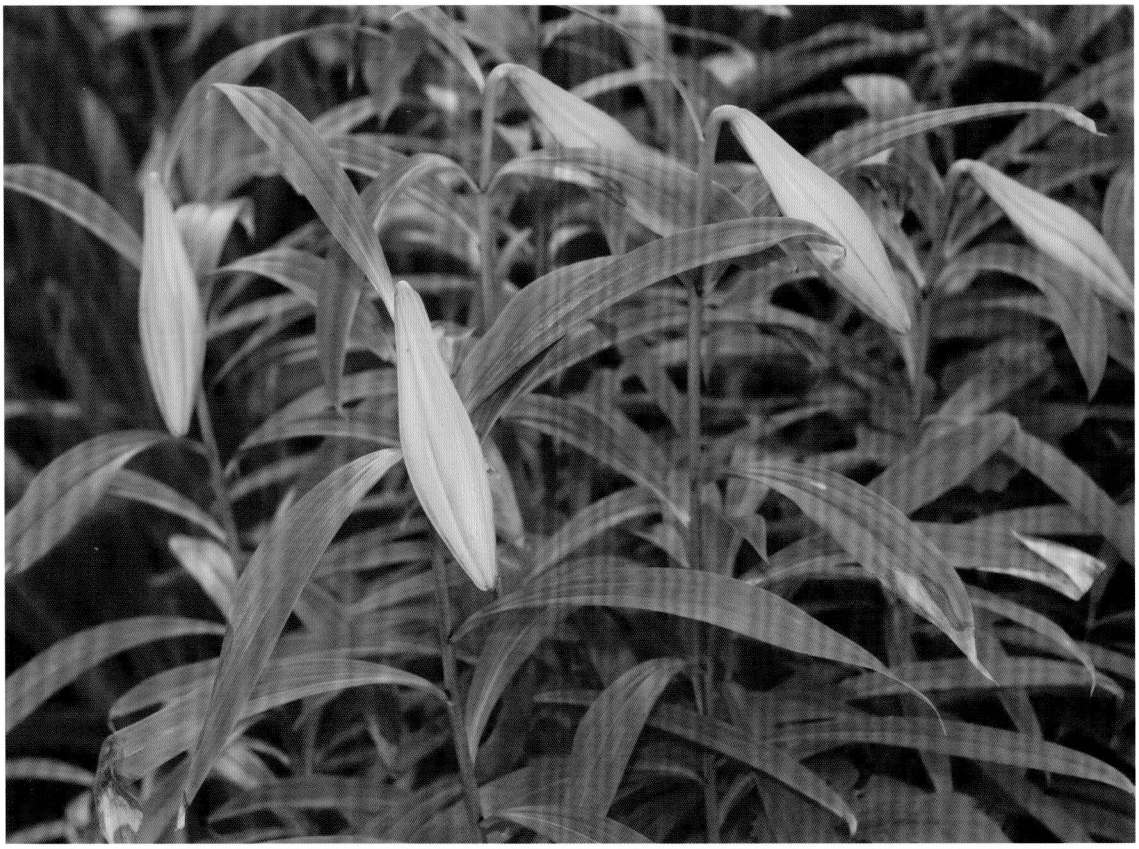

百合

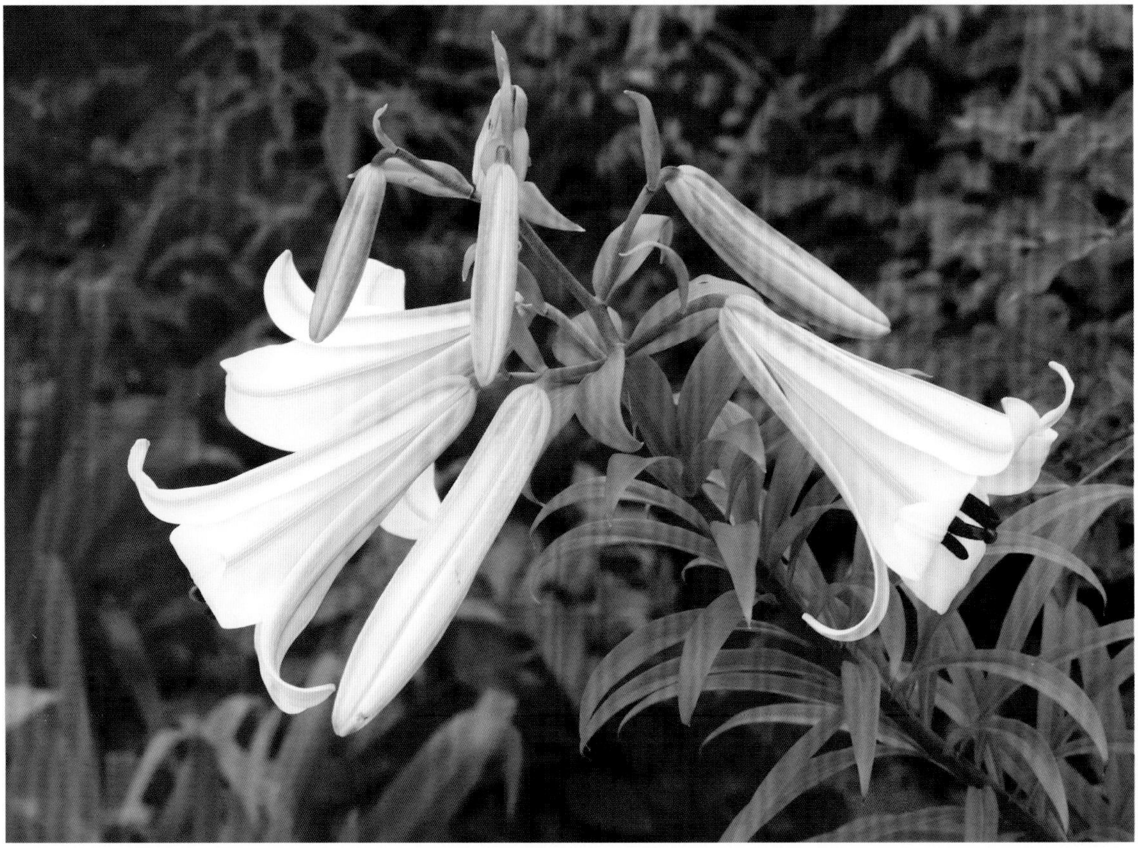

百合

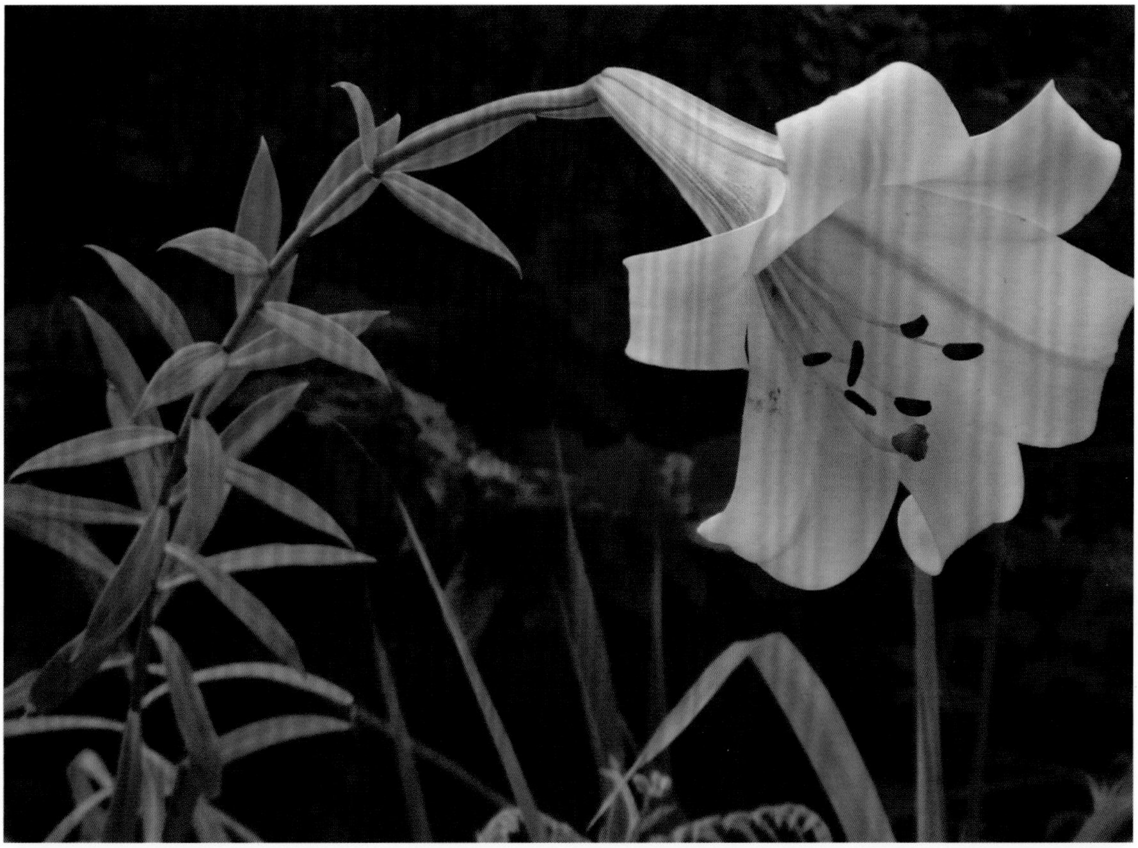

百合

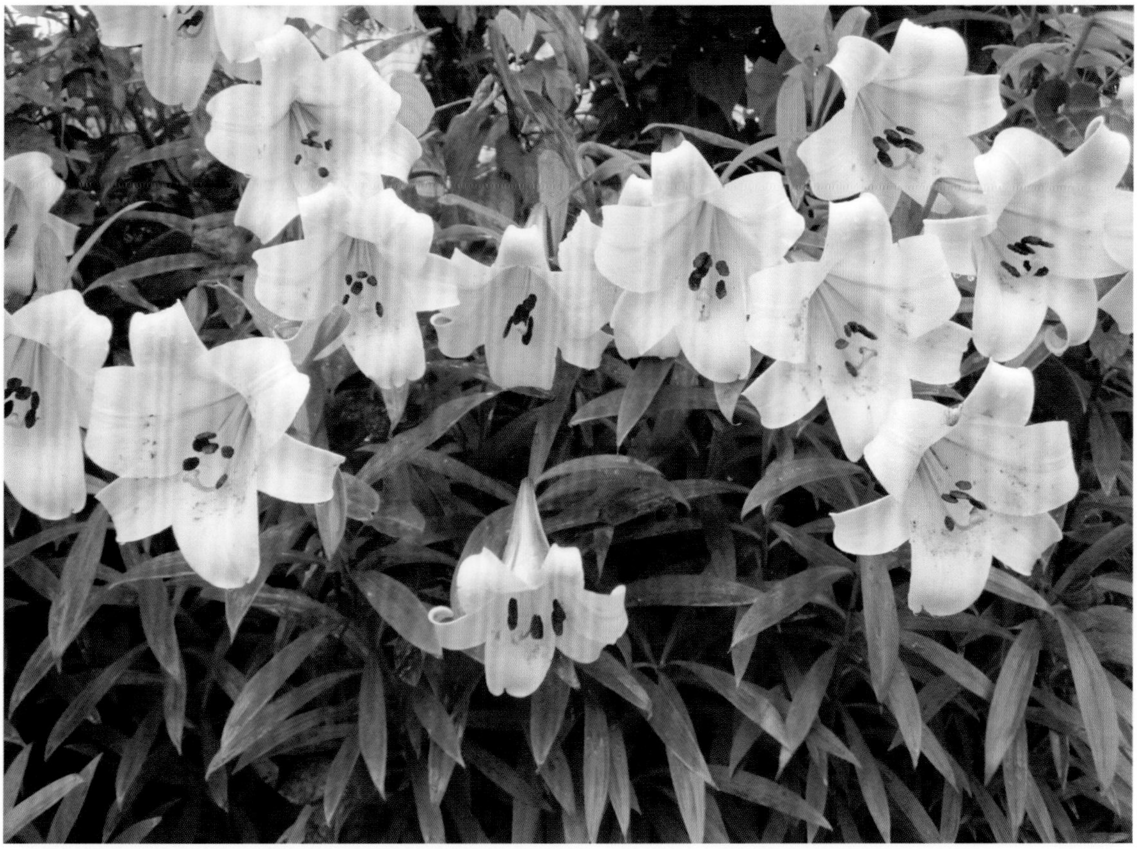

百合

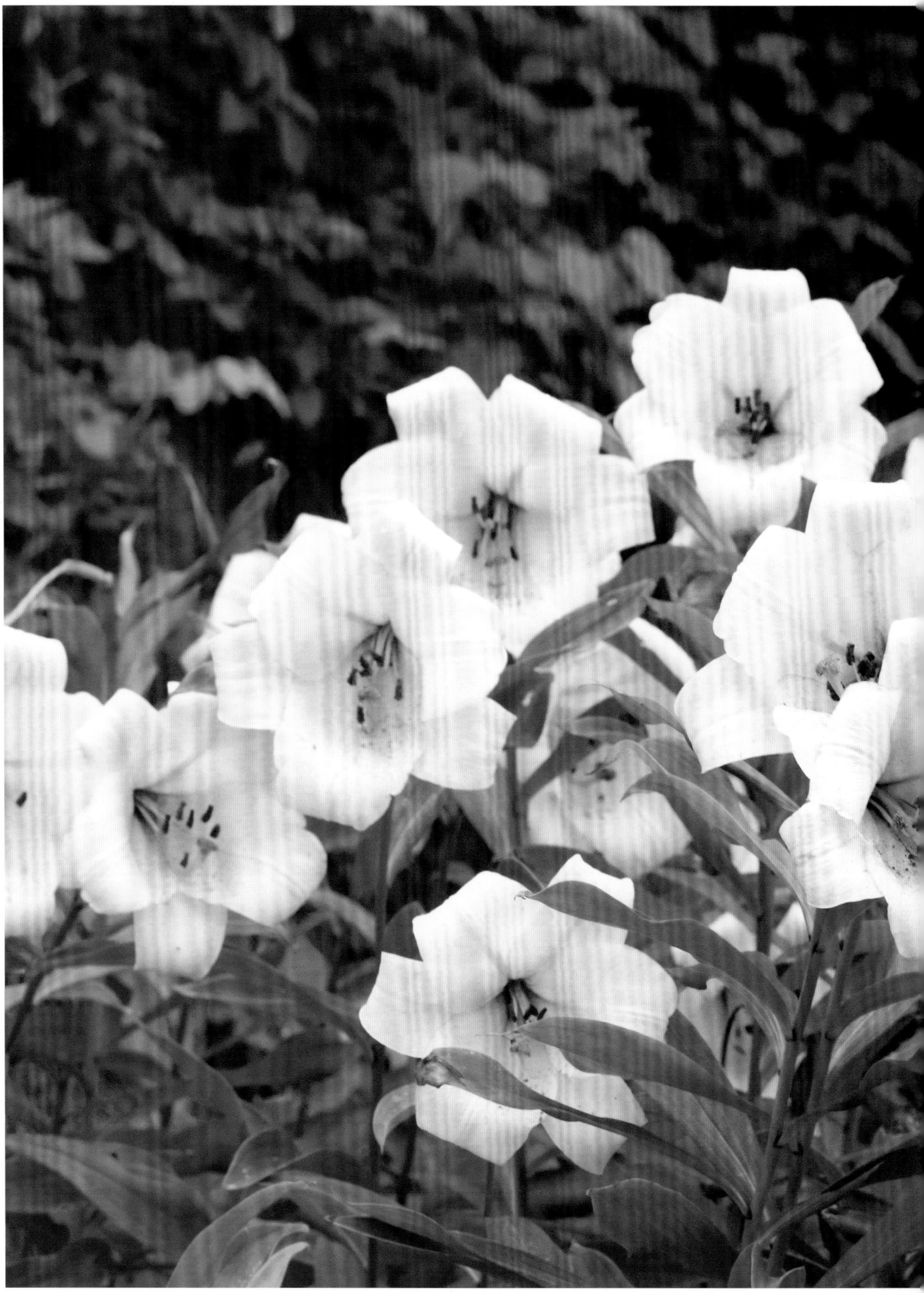

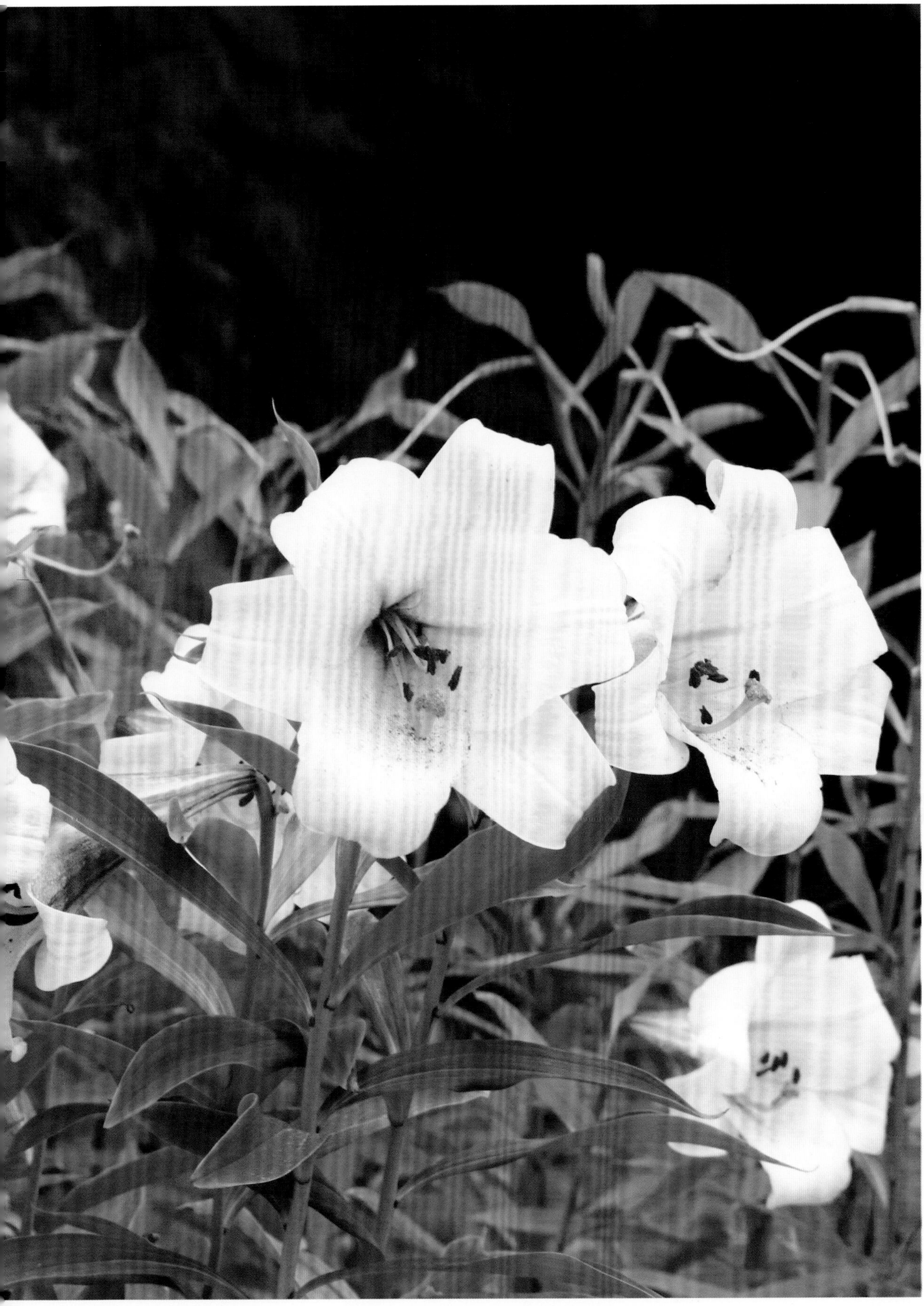
百合

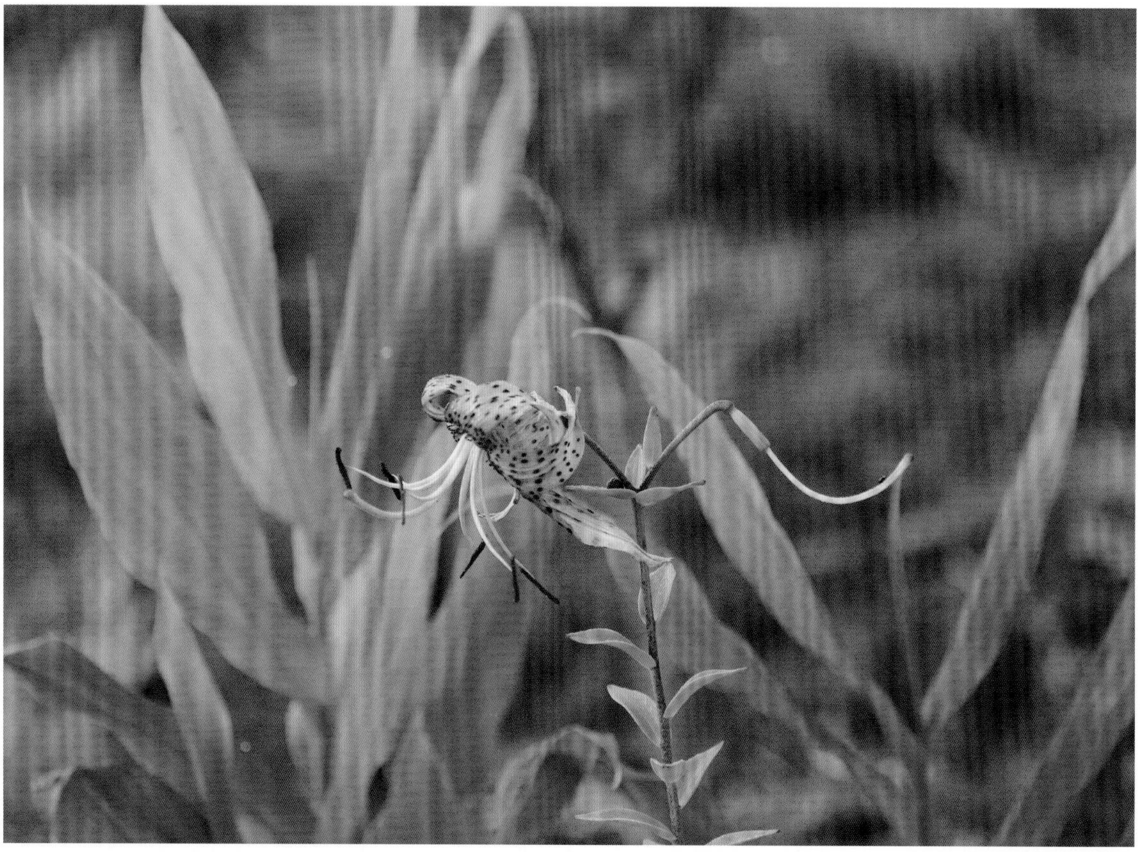

细叶百合

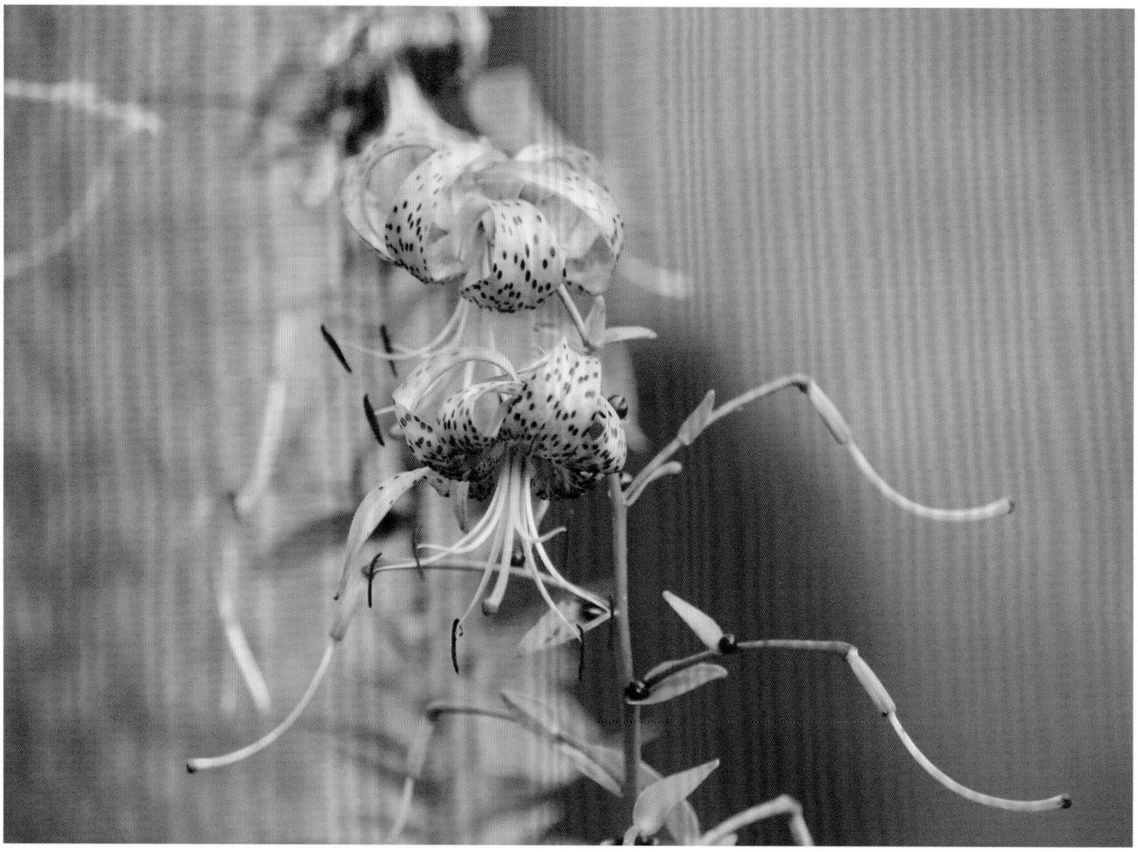

细叶百合

药材鉴别

本品呈长椭圆形，顶端尖，基部较宽，微波状，向内弯曲，长 2.0 ~ 3.5 cm，宽 0.5 ~ 1.0 cm，厚 1 ~ 3 mm，表面乳白色或淡黄棕色，有纵直的脉纹，质硬而脆，易折断，断面平坦，角质样。无臭，味微苦。

功效主治

养阴润肺，清心安神。主治阴虚久咳，痰中带血，热病后期，余热未清，惊悸，失眠多梦，精神恍惚，痈肿，湿疮。

用法用量

内服：6 ~ 12 g，煎汤；或入丸、散服；亦可蒸食、煮粥。外用：适量，捣敷。

民族药方

1. 肺热咳嗽，咽干口渴　百合 30 g，款冬花 15 g。水煎服。

2. 热性病后期的各种症状　百合 30 g，知母 15 g。水煎服。

3. 日久不愈的胃痛　百合 30 g，乌药 10 g。水煎服。

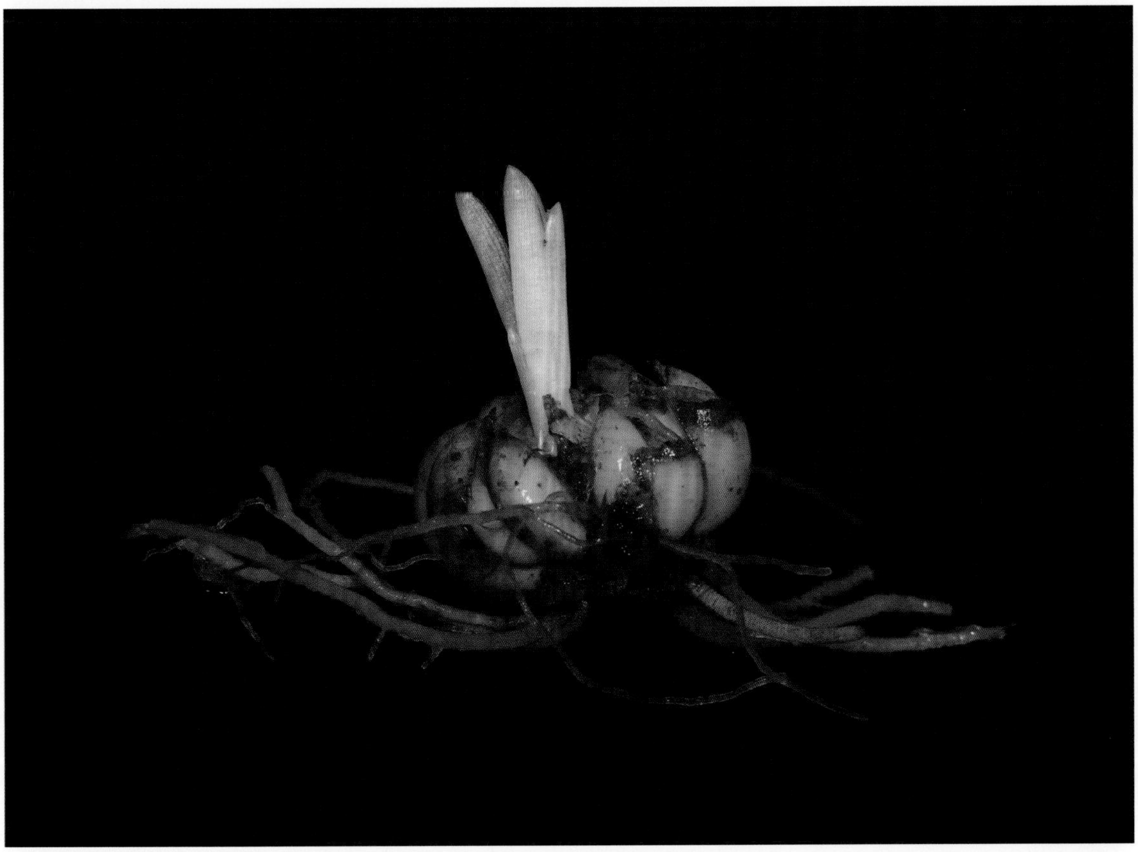

百合药材

4．干咳，口干咽燥　百合 50 g，北沙参、冰糖各 15 g。水煎服。

5．肺阴虚有热引起的咳血　百合、藕节各 20 g。水煎服，冲入白及粉 10 g 服下。

6．咳喘，痰少，咽干，气短乏力　百合 15 g，麦冬、五味子、冬虫夏草各 10 g，川贝母 6 g。水煎服，每日 1 剂。

7．干咳痰少，口干咽燥　百合 30 g，北沙参 15 g（亦可加款冬花 10 g），冰糖 15 g。水煎服，每日 1 剂。

8．神经衰弱，睡眠欠佳，久咳，口干　百合 100 g，蜂蜜 50 g。拌匀蒸熟，于睡前食用。

9．肝炎，胃病，贫血，体虚　鲜百合适量，洗净，蒸熟食用，可连续服用。

10．失眠，心悸，精神不安，肺痿，肺痈，痰火咳血　百合 100 g，白糖适量。煮汤食用。

11．身体虚弱，慢性支气管炎，浮肿　百合 100 g，猪瘦肉（亦可用鸡肉、羊肉）500 g。共炖熟佐餐食用。

使用注意

风寒痰嗽、中寒便滑者忌服。

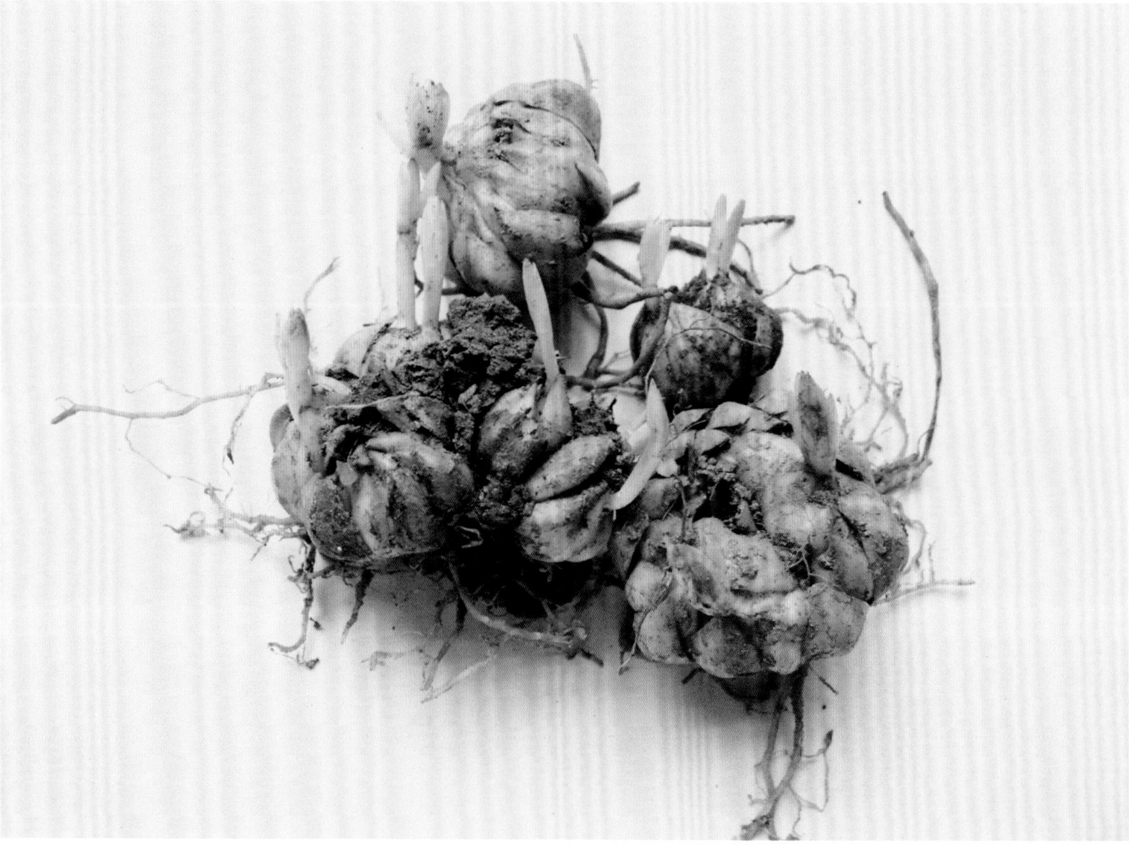

百合药材

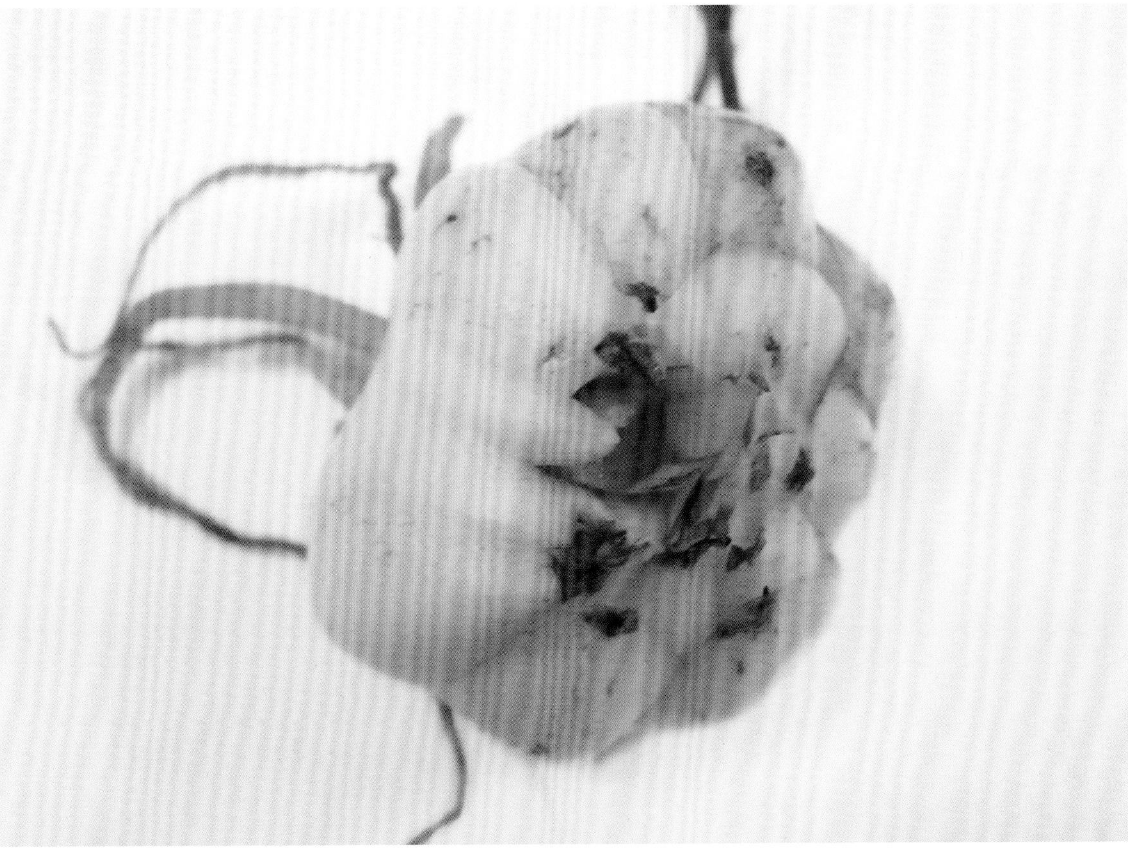

百合药材

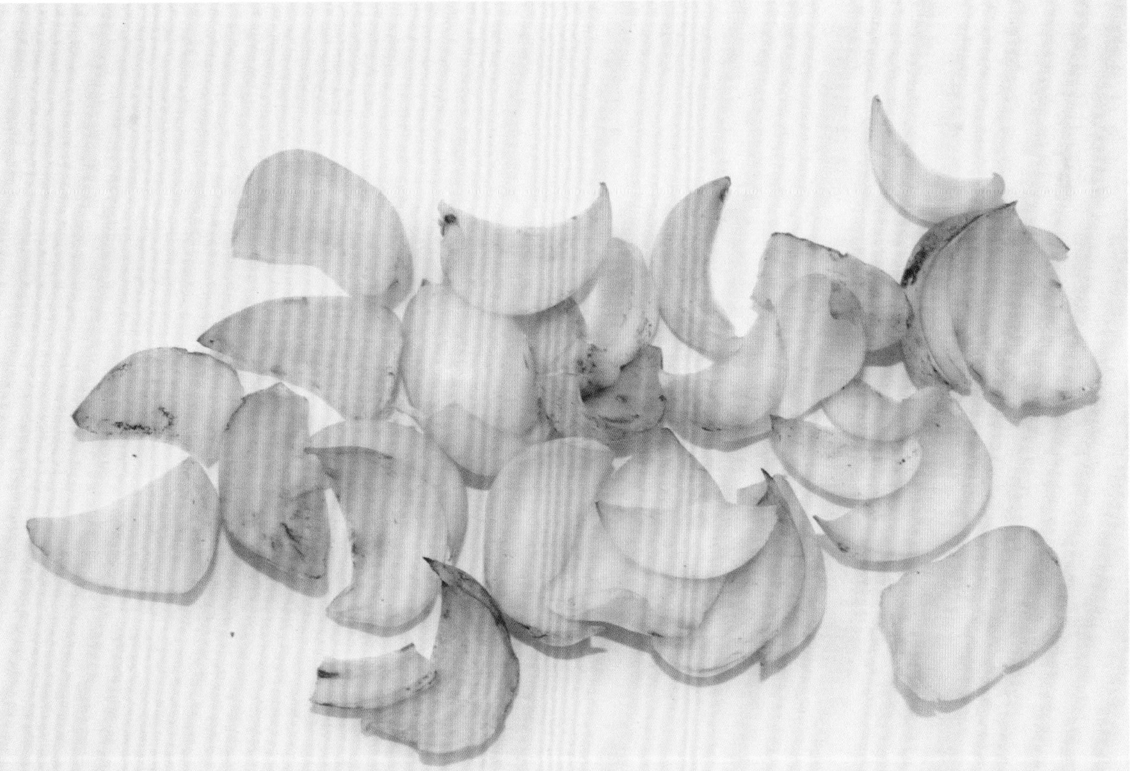

百合药材

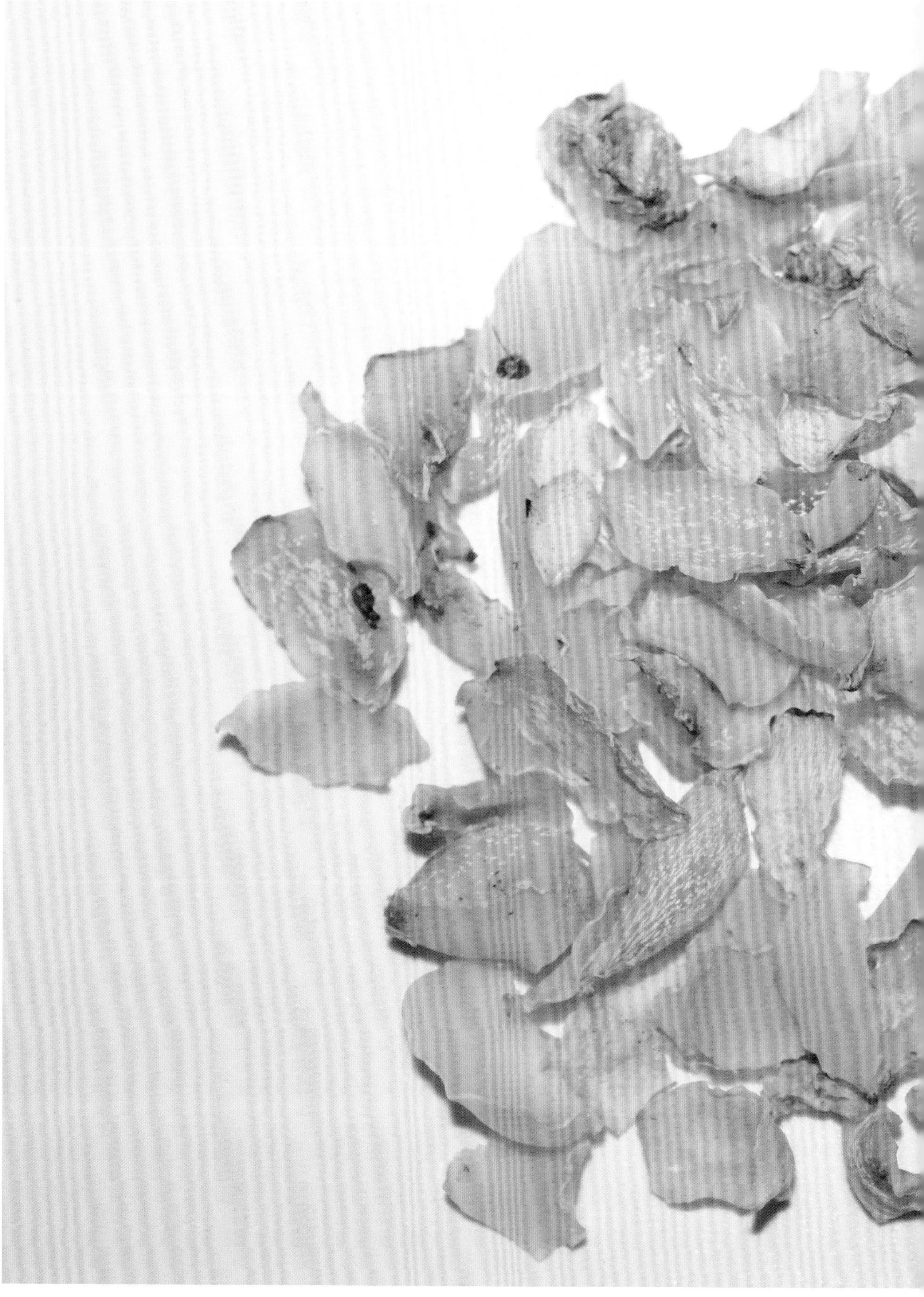

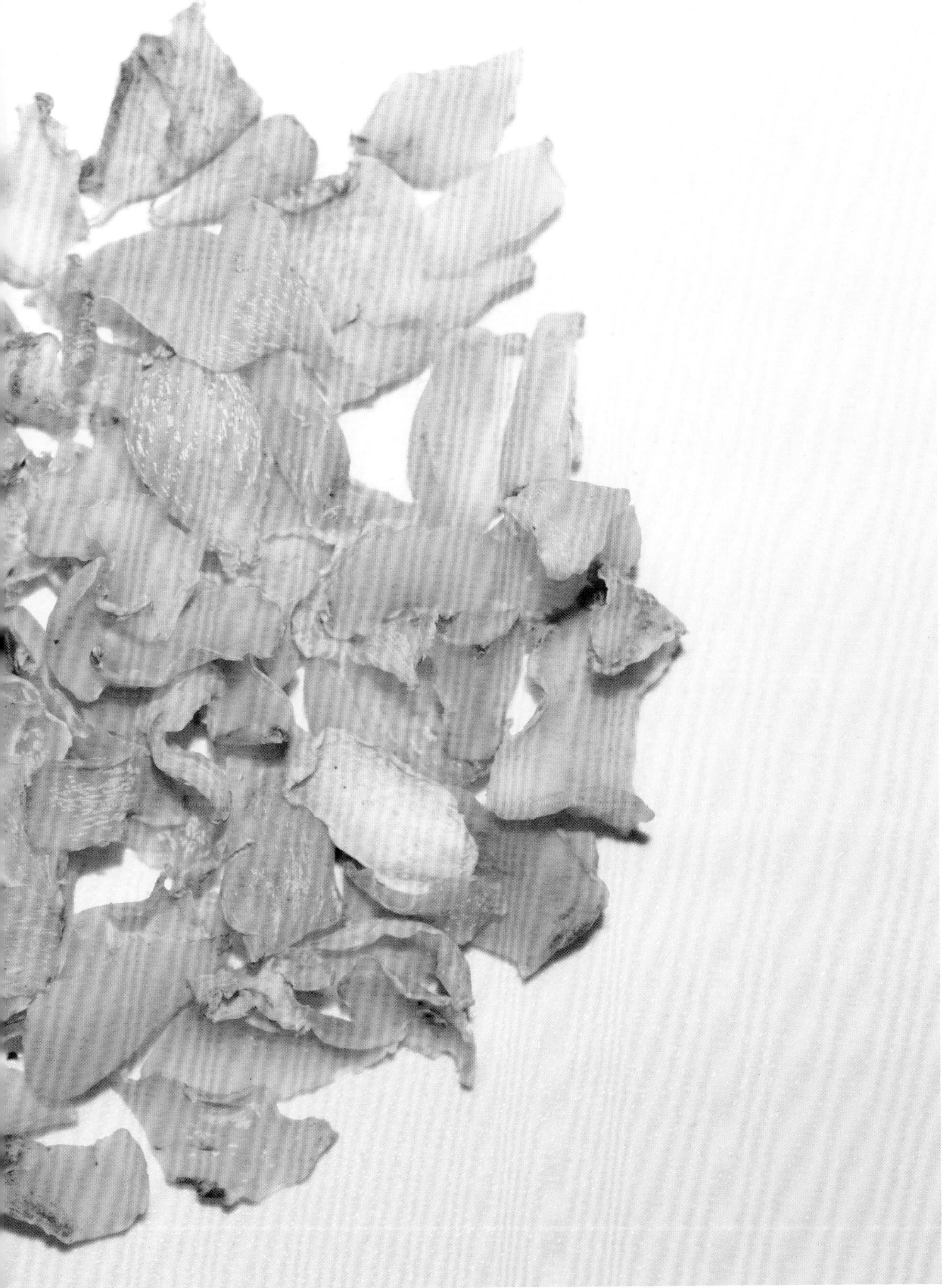

百合饮片

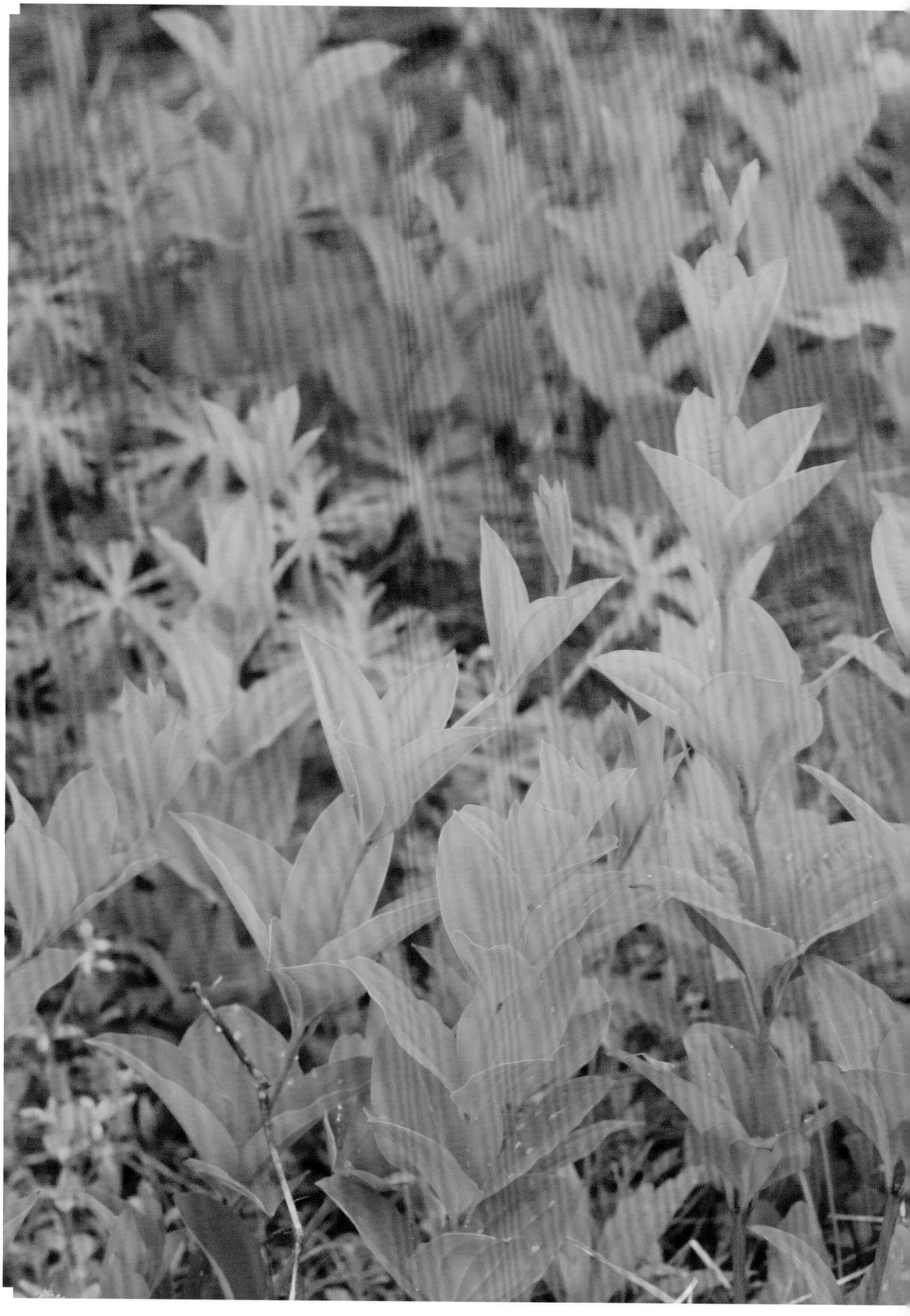

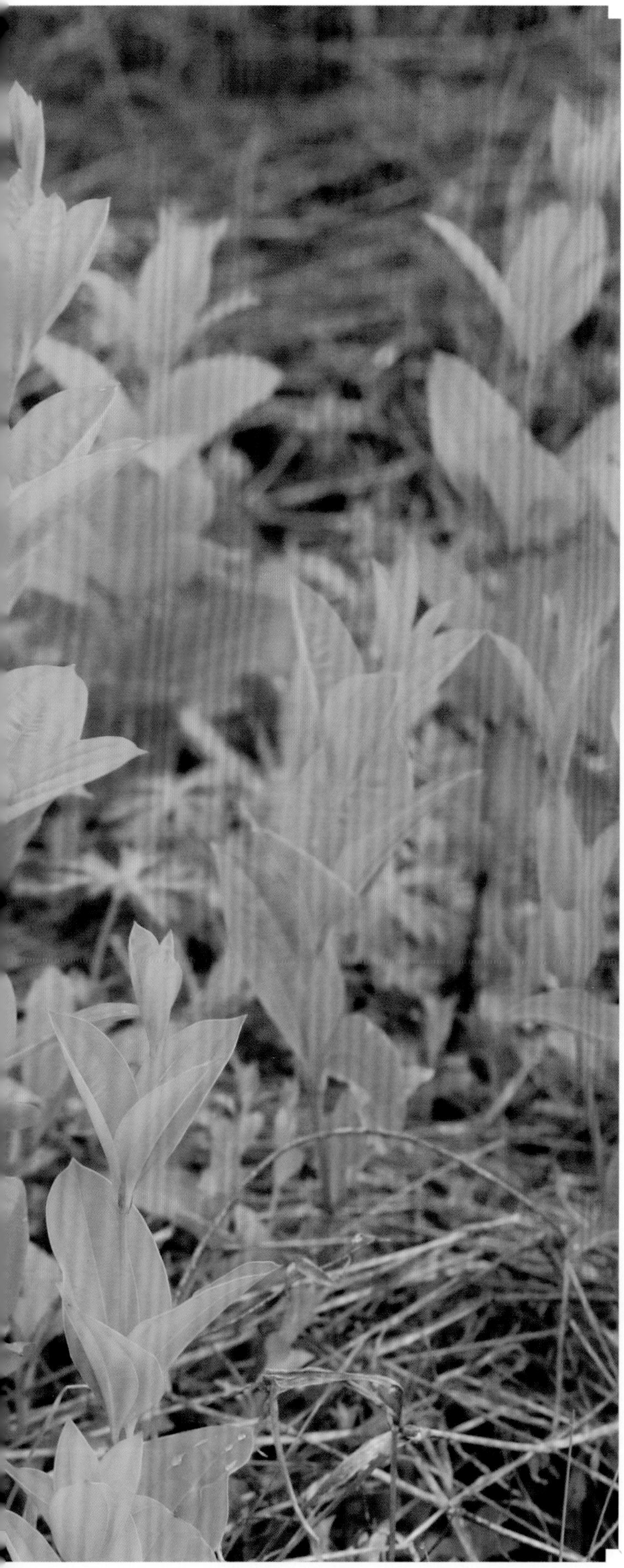

百部

【壮药名】门篓老。

【别　名】百条根、药虱药、山百根、百部根、九丛根、牛虱鬼、野天门冬。

【来　源】本品为百部科植物直立百部 *Stemona sessilifolia*（Miq.）Miq.、蔓生百部 *Stemona japonica*（Bl.）Miq. 或对叶百部 *Stemona tuberosa* Lour. 的干燥块根。

【性味归经】甘、苦，微温。归肺经。

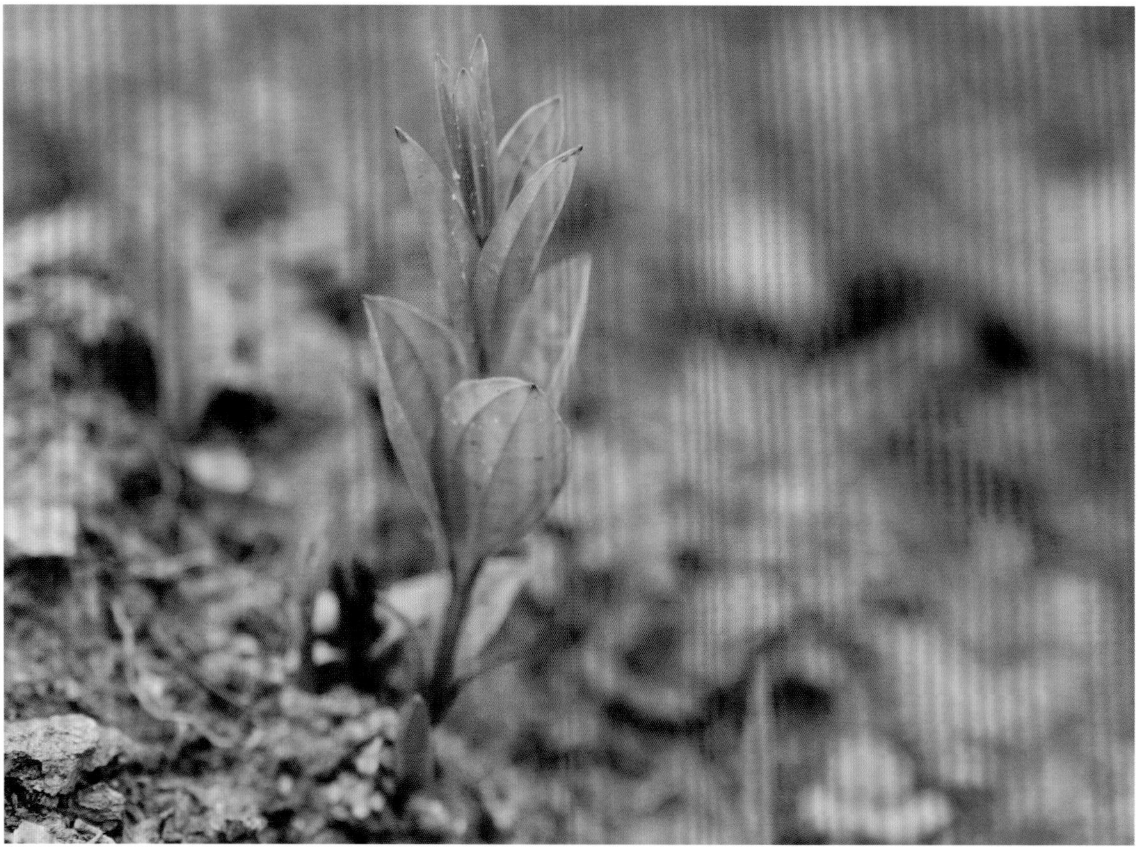

直立百部

识别特征

1. 直立百部 多年生草本，高30 ~ 60 cm。茎直立，不分枝，有纵纹。叶常3 ~ 4片轮生，偶为5片；卵形、卵状椭圆形至卵状披针形，长3.5 ~ 5.5 cm，宽1.8 ~ 3.8 cm，先端急尖或渐尖，基部楔形，叶脉通常5条，中间3条特别明显；有短柄或几无柄。花腋生，多数生于近茎下部呈鳞片状的苞腋间；花梗细长，直立或斜向上。花期3—4月。

2. 蔓生百部 多年生草本，高60 ~ 90 cm，全体平滑无毛。根肉质，通常作纺锤形，数个至数十个簇生。茎上部蔓状，具纵纹。叶通常4片轮生；卵形或卵状披针形，长3 ~ 9 cm，宽1.5 ~ 4 cm，先端锐尖或渐尖，全缘或带微波状，基部圆形或近于截形，偶为浅心形，中脉5 ~ 9条；叶柄线形，长1.5 ~ 2.5 cm。花梗丝状，长1.5 ~ 2.5 cm，其基部贴生于叶片中脉上，每梗通常单生1花；花被4片，淡绿色，卵状披针形至卵形；雄蕊4，紫色，花丝短，花药内向，线形，顶端有一线形附属体；子房卵形，甚小，无花柱。蒴果广卵形而扁；内有长椭圆形的种子数粒。花期5月，果期7月。

3. 对叶百部 多年生攀援草本，高达5 m。块根肉质，纺锤形或圆柱形，长15 ~ 30 cm。茎上部缠绕。叶通常对生；广卵形，长8 ~ 30 cm，宽2.5 ~ 10 cm，基部浅心形，全缘或微波状，叶脉7 ~ 11条；叶柄长4 ~ 6 cm。花腋生；花下具1披针形的小苞片；花被4片，披针形，黄绿色，有紫色脉纹。蒴果倒卵形而扁。花期5—6月。

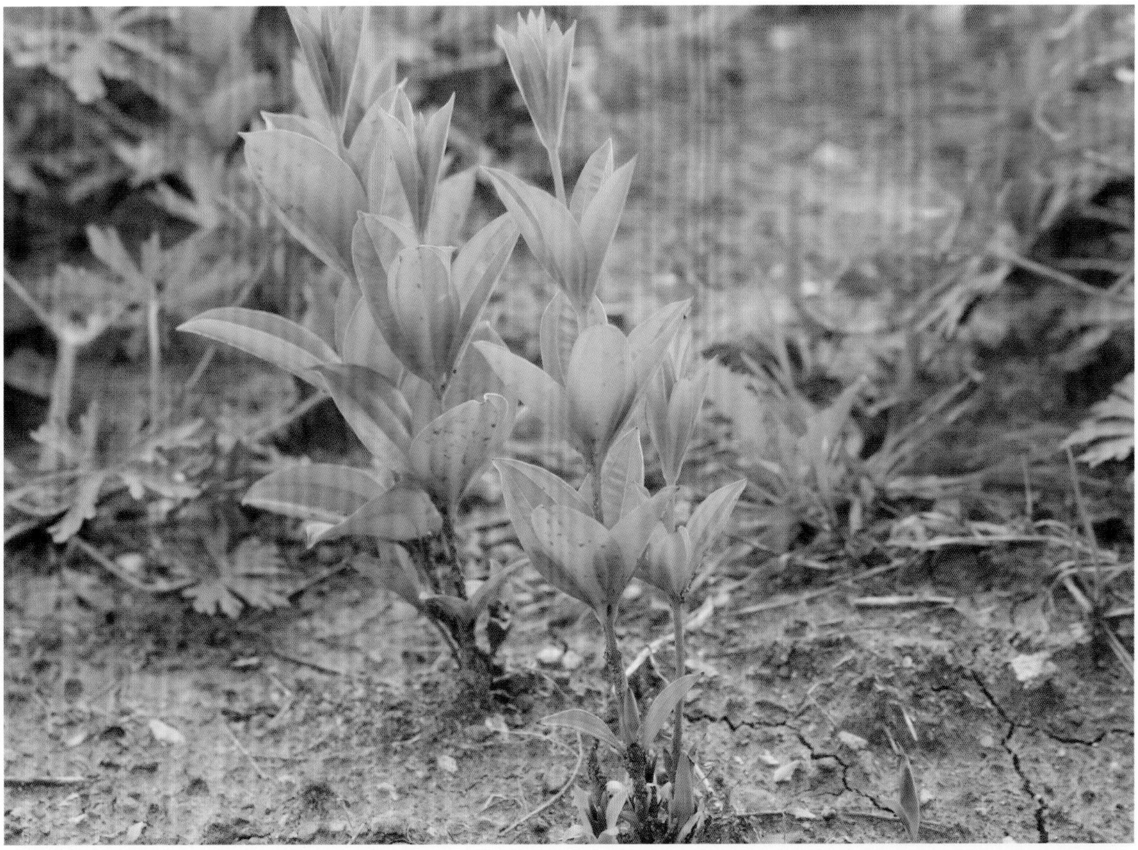

直立百部

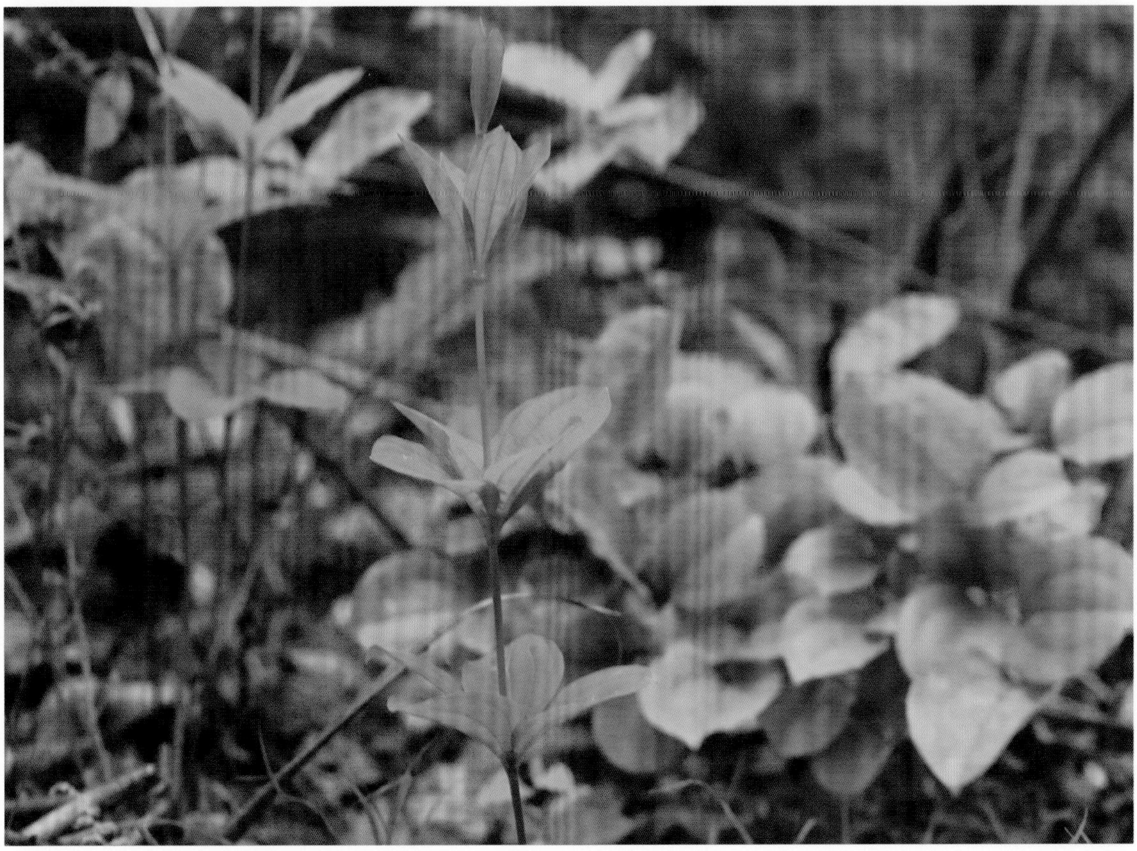

直立百部

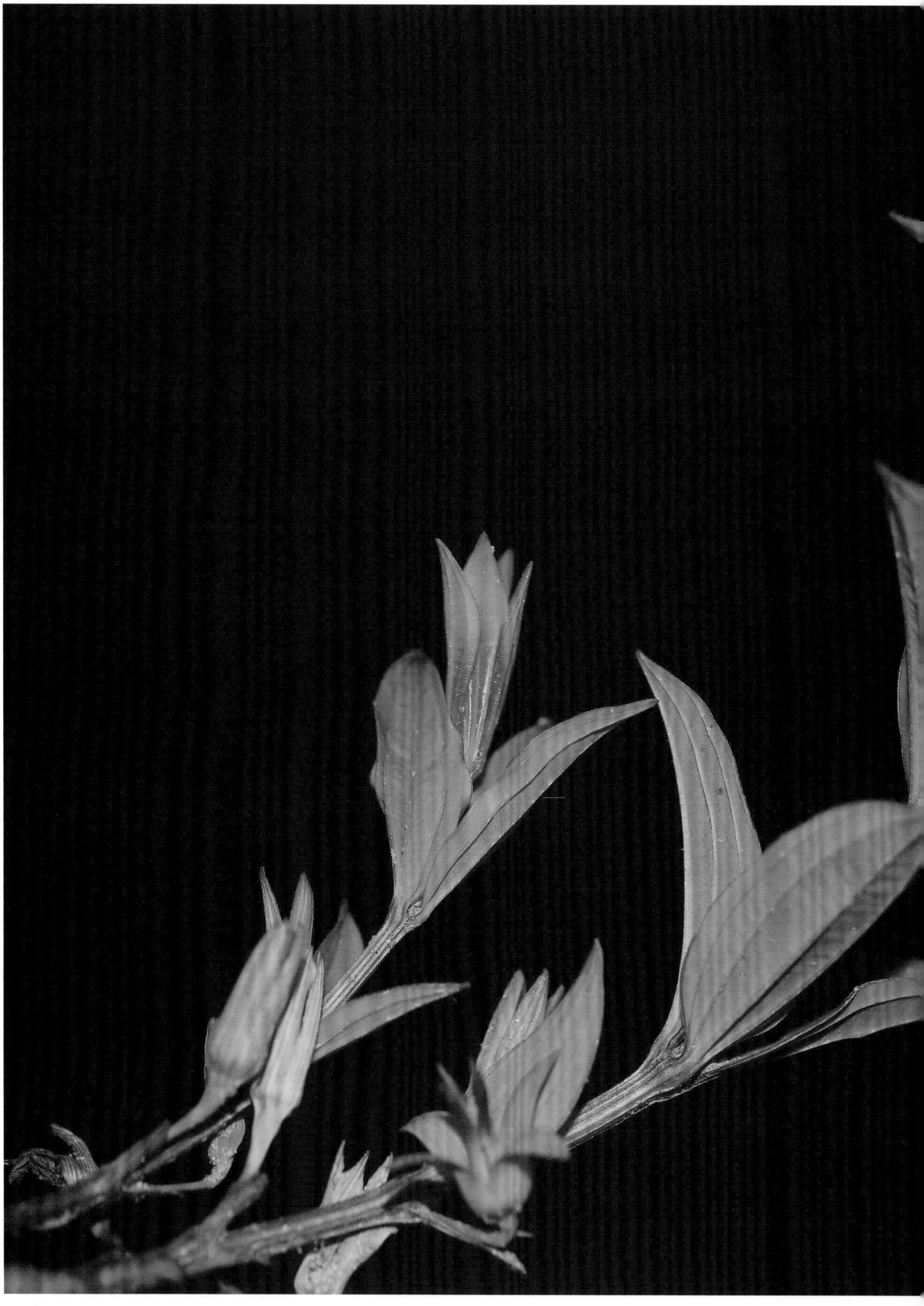

直立百部

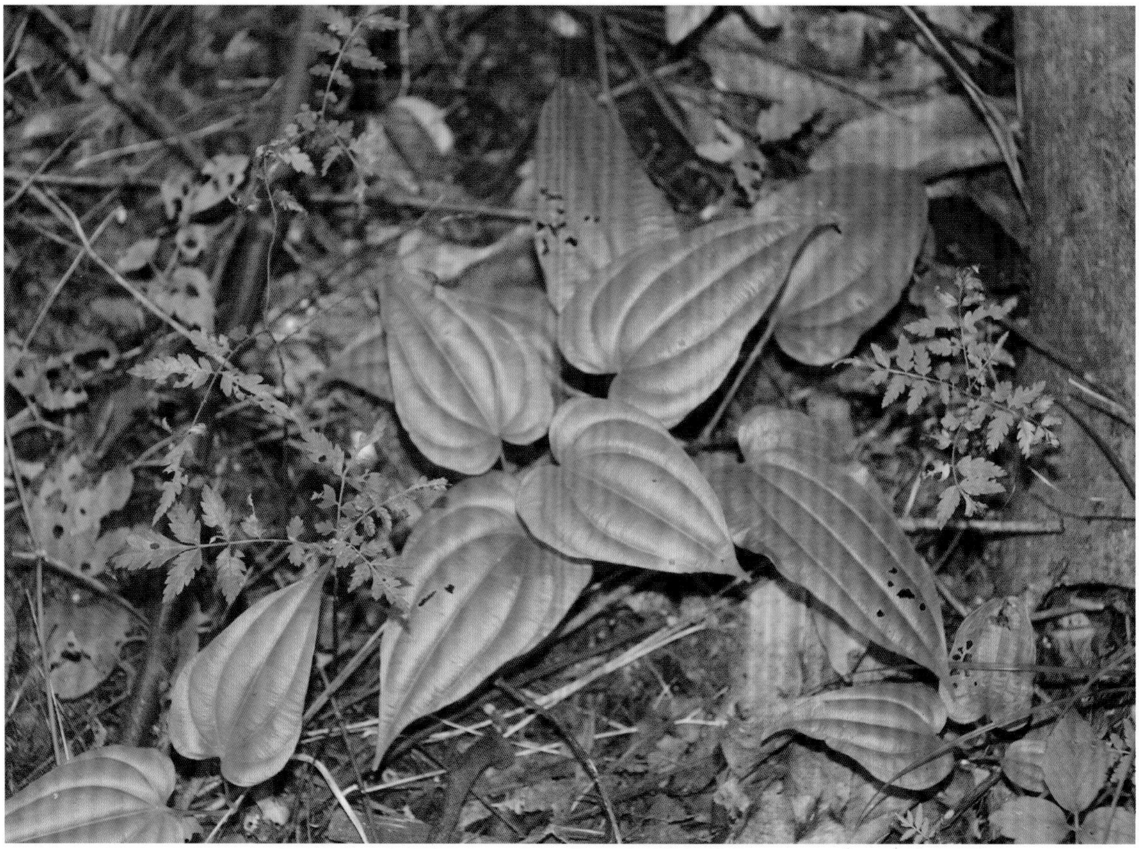

蔓生百部

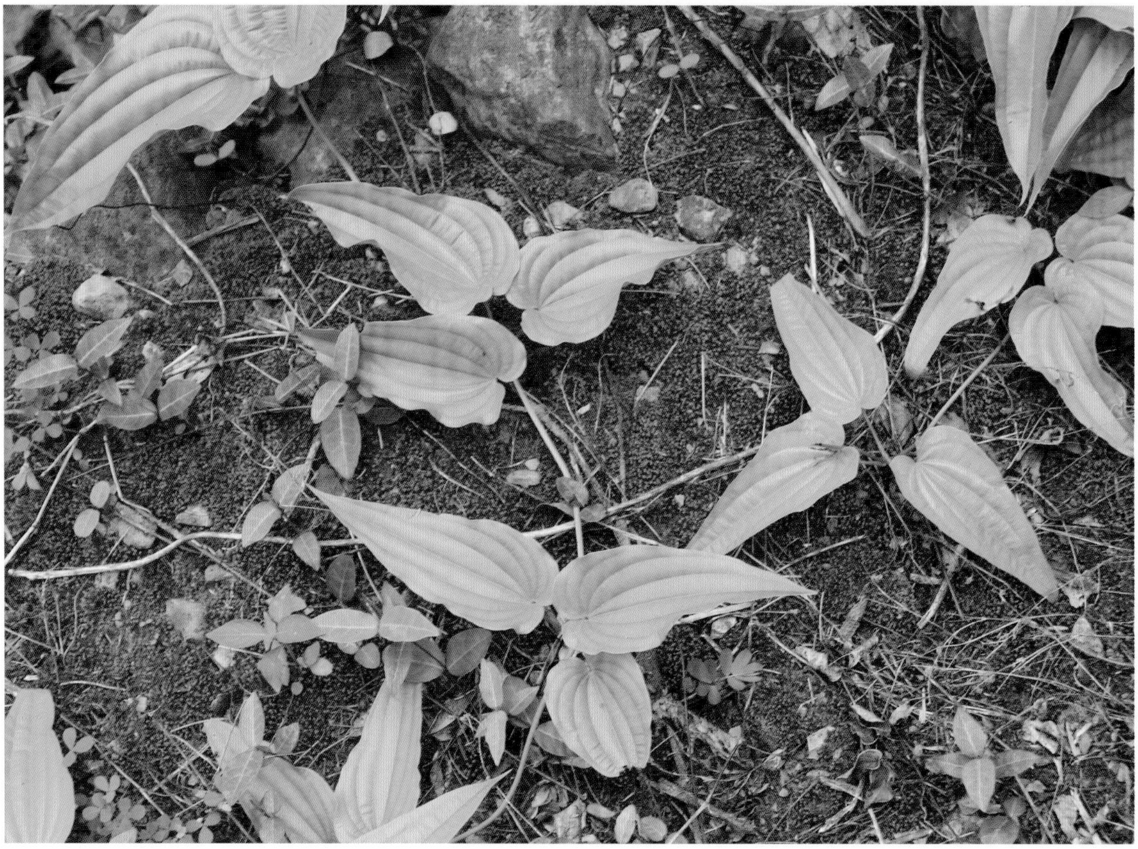

蔓生百部

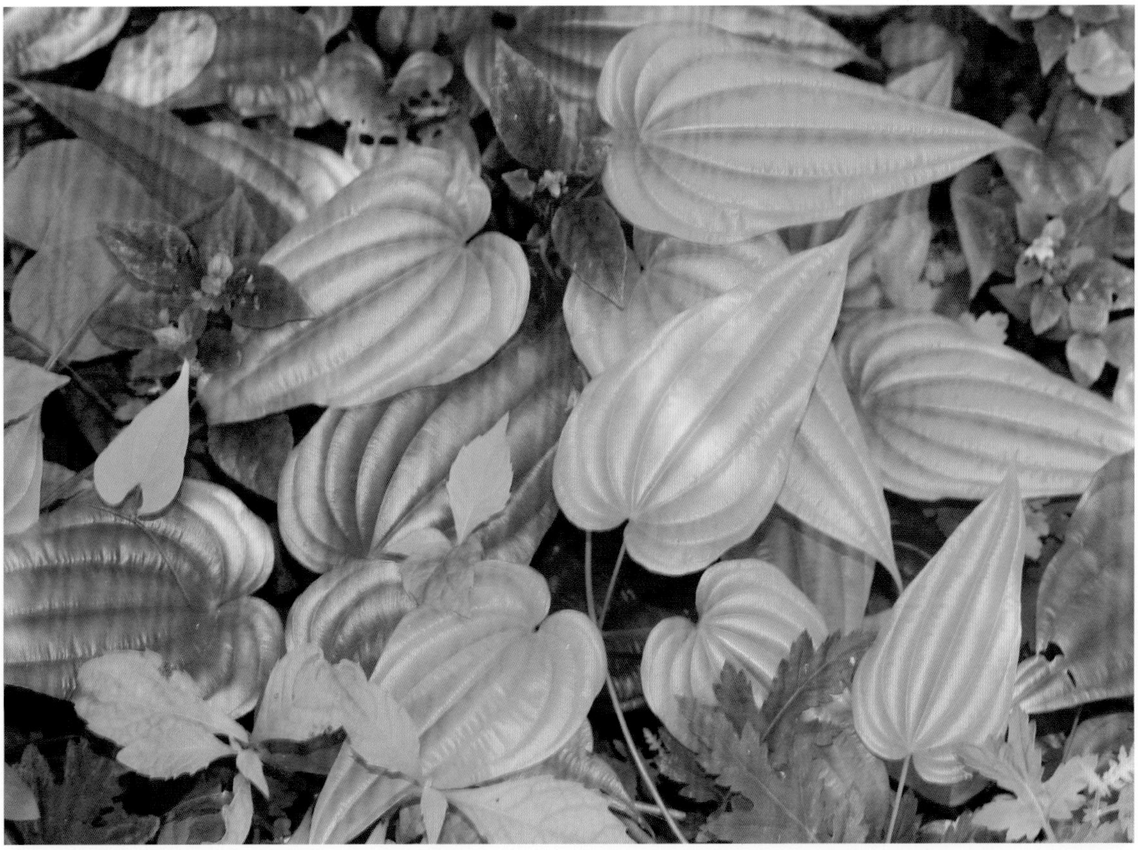

蔓生百部

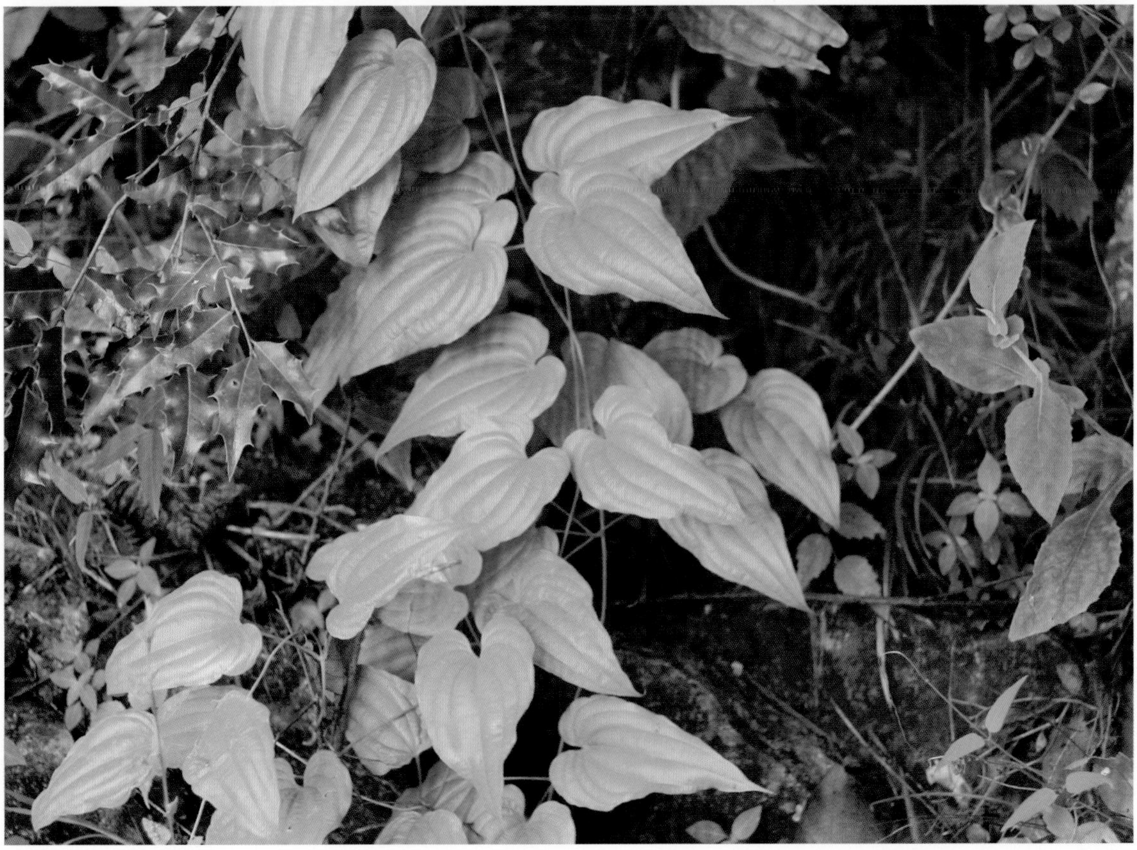

蔓生百部

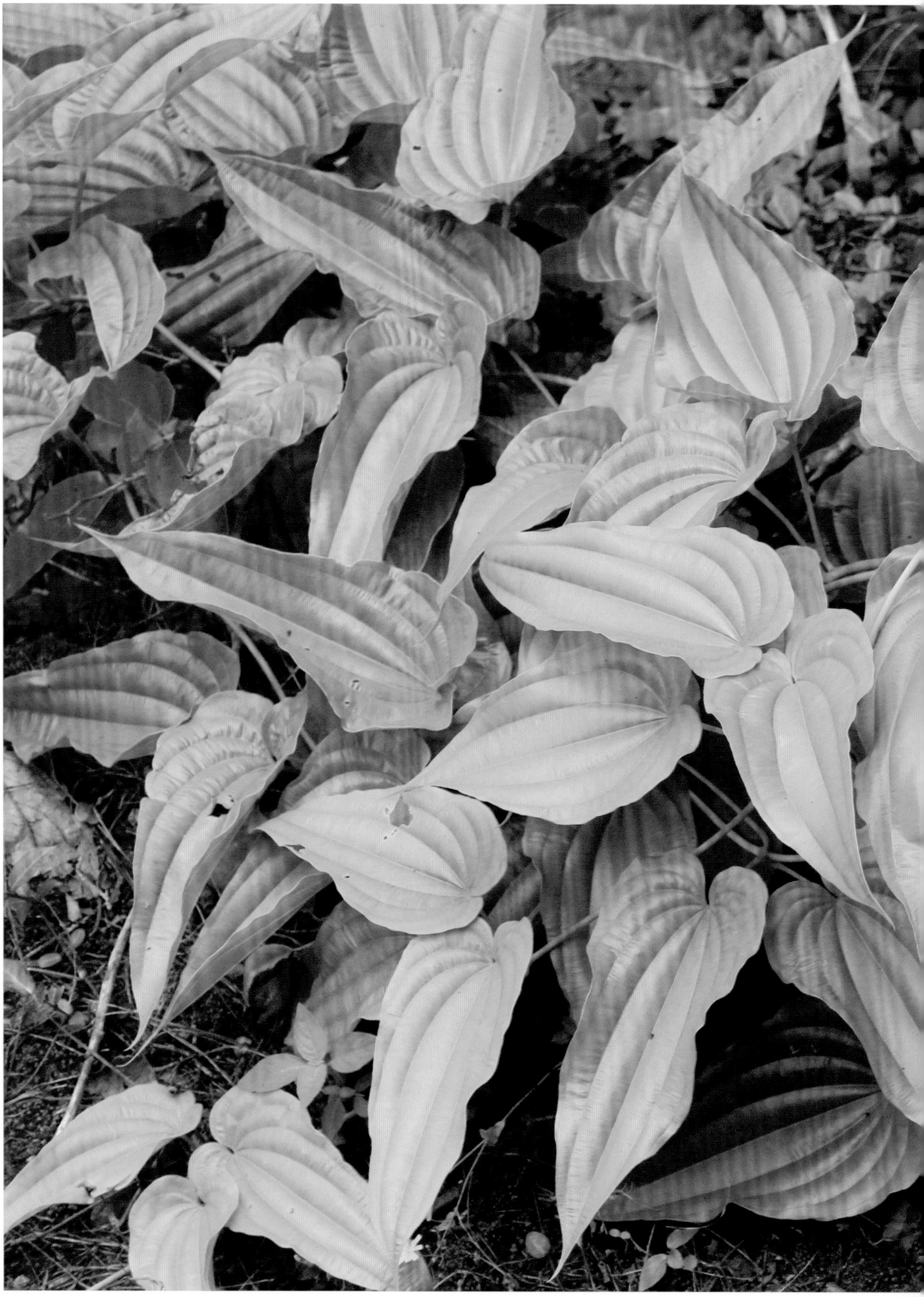

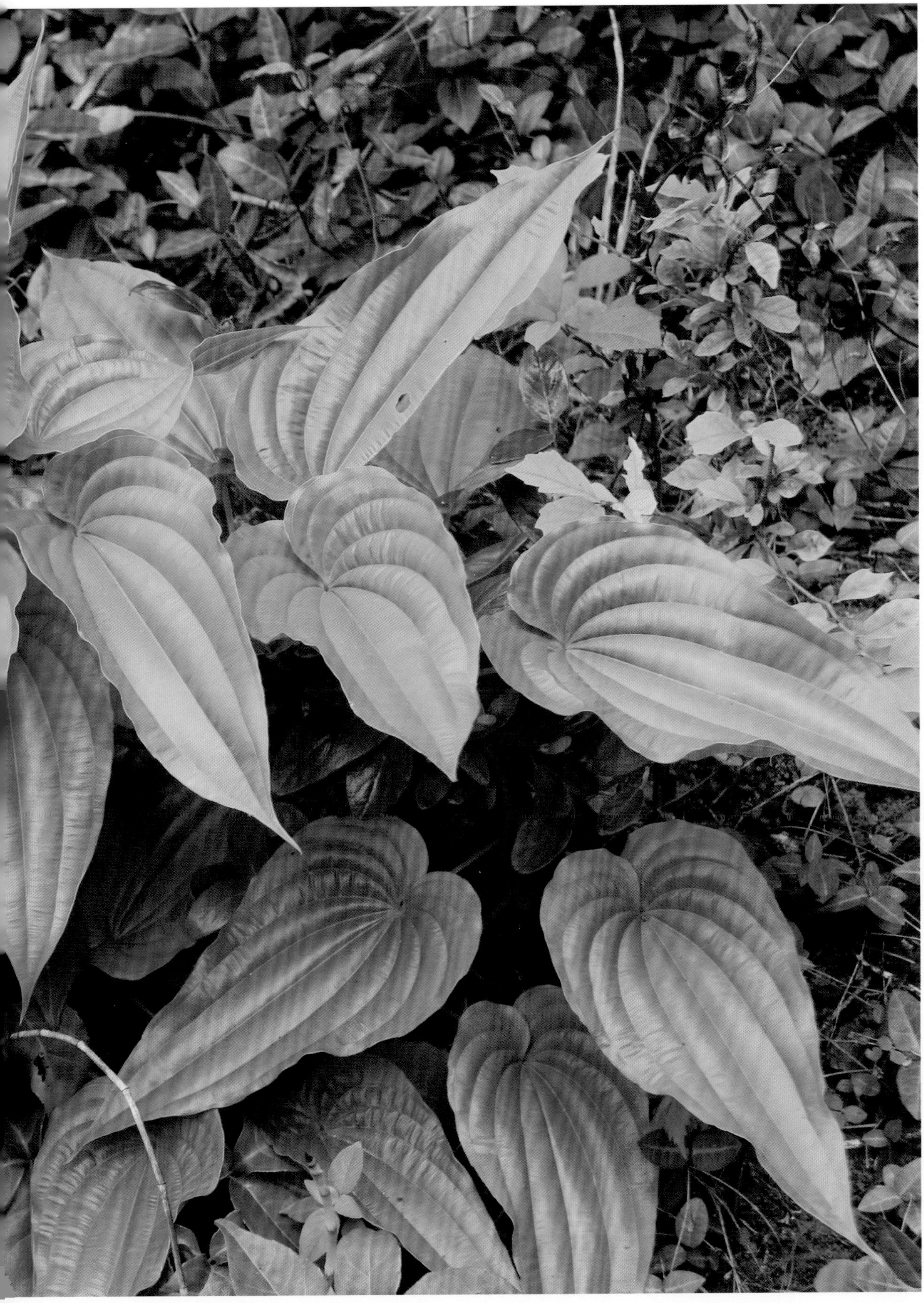

蔓生百部

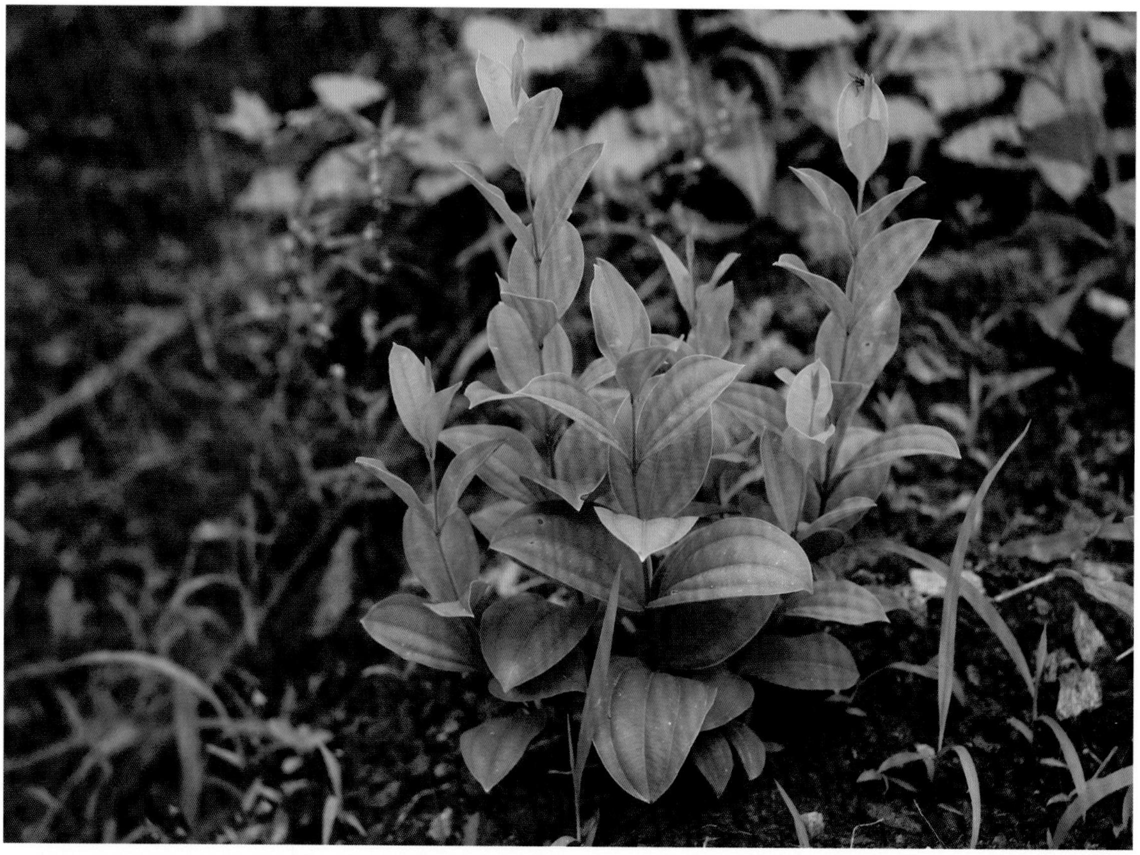

对叶百部

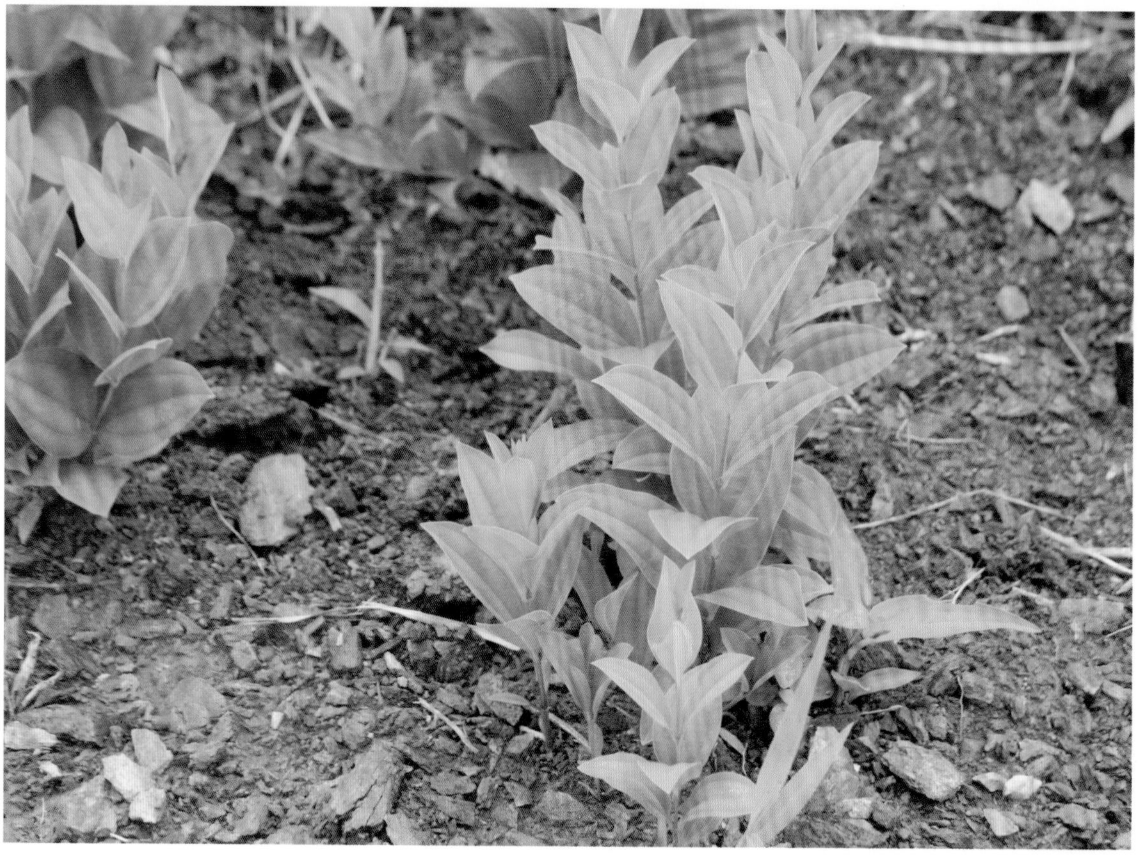

对叶百部

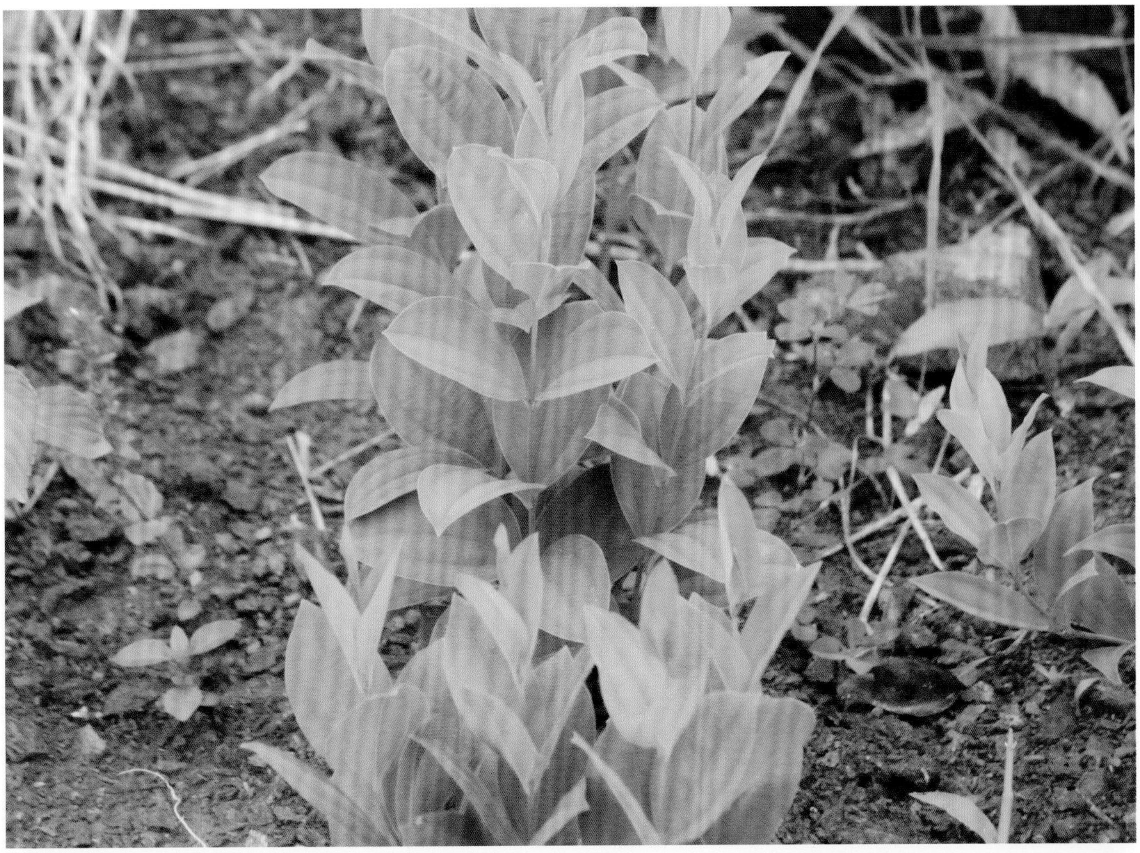

对叶百部

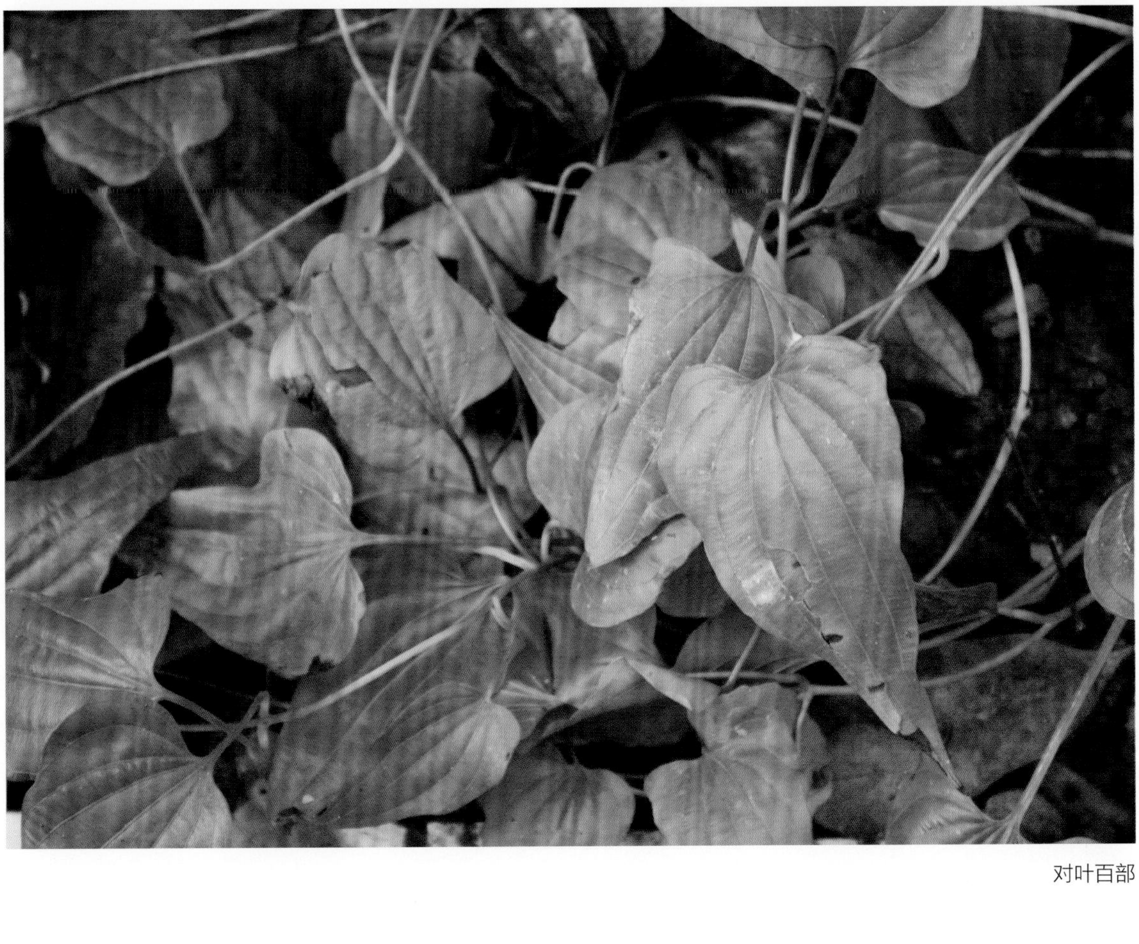

对叶百部

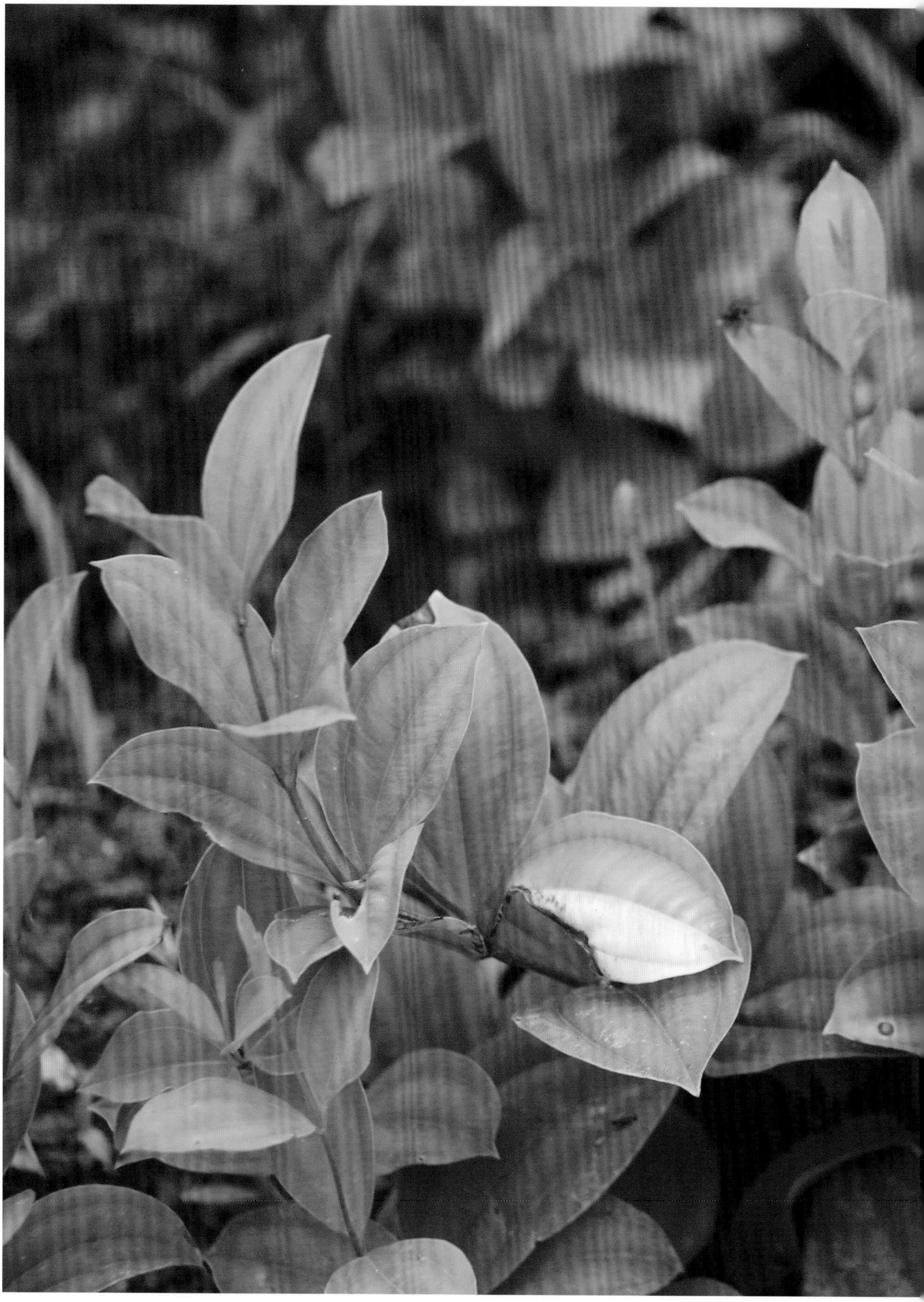

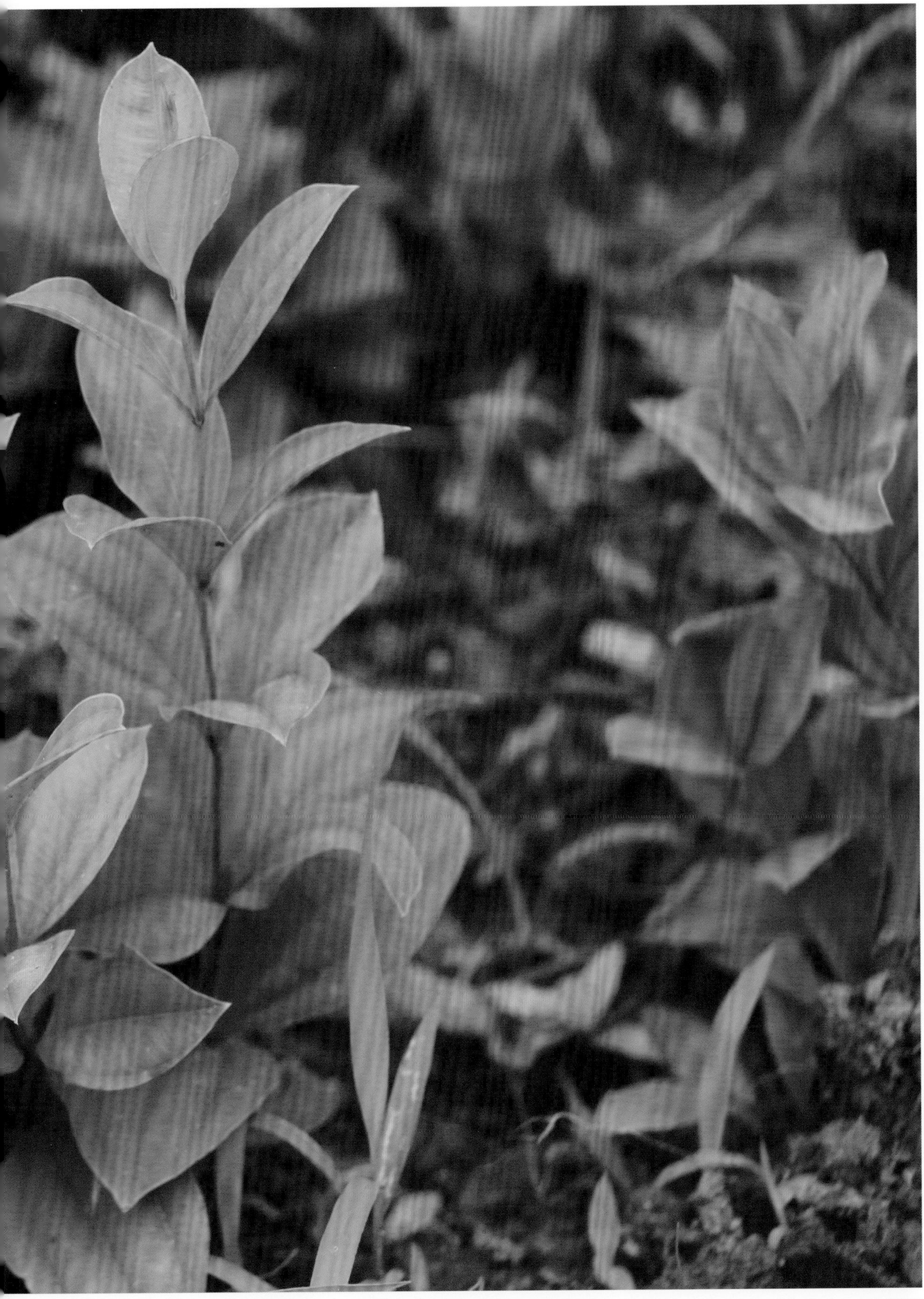

对叶百部

生境分布

生长于阳坡灌木林下或竹林下。分布于安徽、江苏、湖北、浙江、山东等省区。

采收加工

春、秋二季采挖，除去须根，洗净，置沸水中略烫或蒸至无白心，取出，晒干，切厚片生用，或蜜炙用。

药材鉴别

1. 直立百部 呈纺锤形，上端较细长，皱缩弯曲，长 5 ~ 12 cm，直径 0.5 ~ 1 cm。表面黄白色或淡棕黄色，有不规则深纵沟，间或有横皱纹。质脆，易折断，断面平坦，角质样，淡黄棕色或黄白色，皮部较宽，中柱扁缩。气微，味甘、苦。

2. 蔓生百部 两端稍狭细，表面多不规则皱褶及横皱纹。

3. 对叶百部 呈长纺锤形或长条形，长 8 ~ 24 cm，直径 0.8 ~ 2 cm。表面浅黄棕色至灰棕色，具浅纵皱纹或不规则纵槽。质坚实，断面黄白色至暗棕色，中柱较大。髓部类白色。

功效主治

润肺下气止咳，杀虫灭虱。主治新久咳嗽，肺痨咳嗽，顿咳；外用于头虱，体虱，蛲虫病，阴痒。蜜百部润肺止咳，主治阴虚劳嗽。

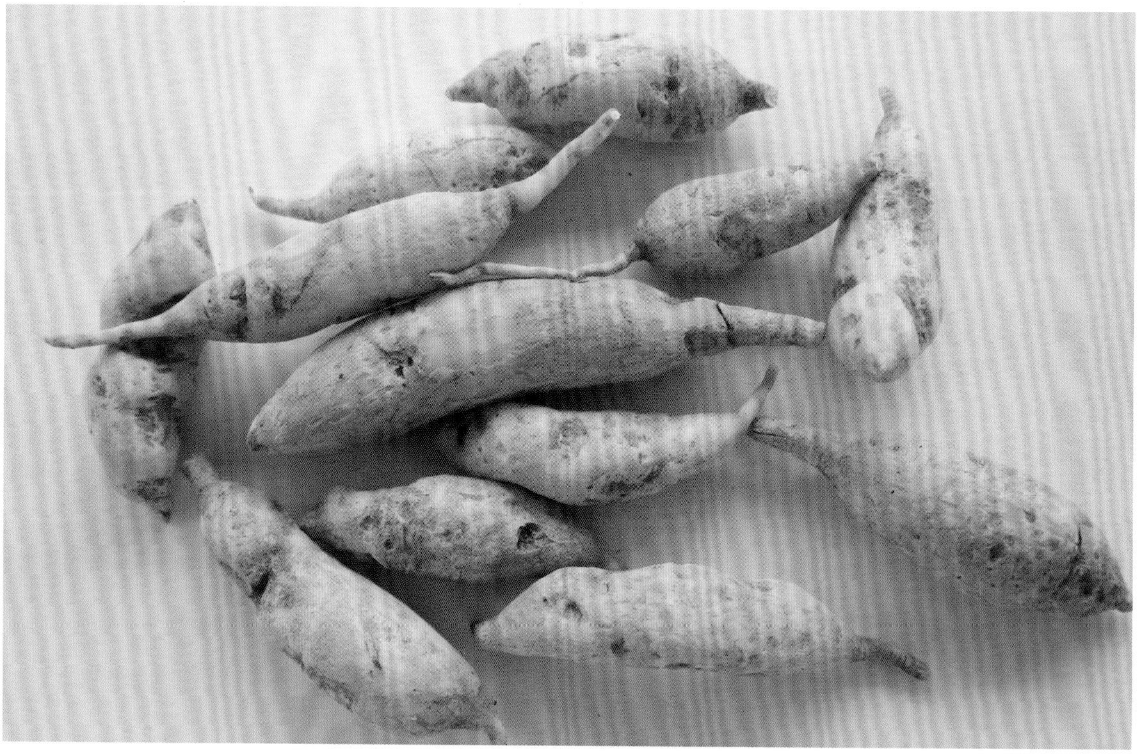

蔓生百部药材

蔓生百部药材

对叶百部药材

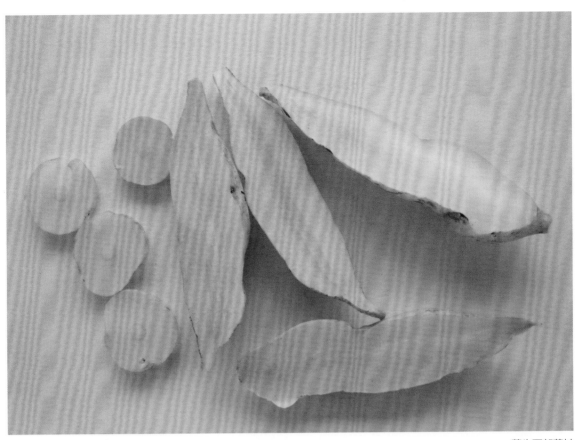

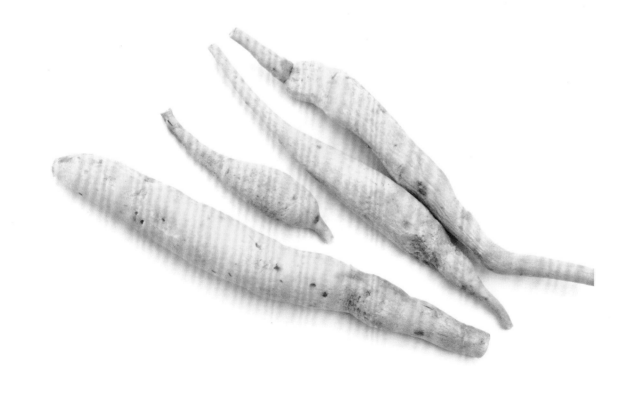

对叶百部药材

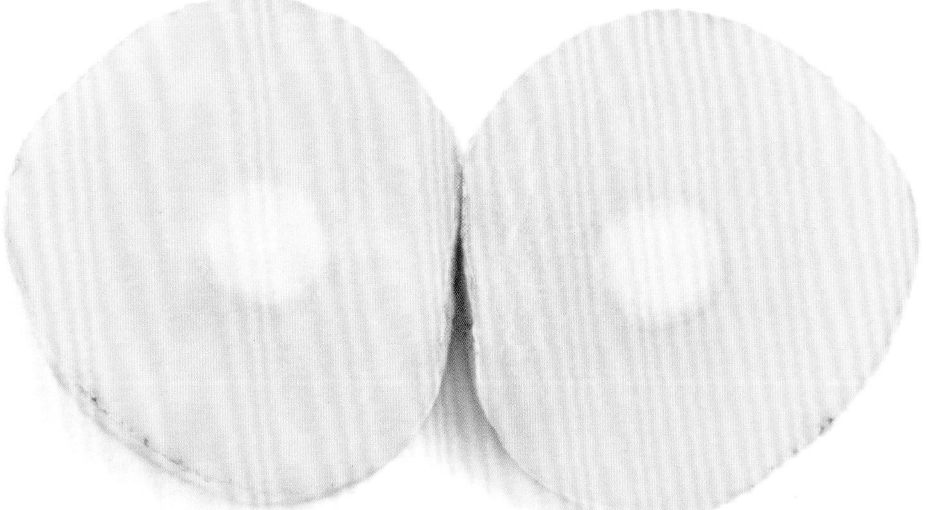

对叶百部药材

用法用量

内服：3 ~ 9 g，煎服。外用：适量，水煎或酒浸。久咳虚嗽宜蜜炙用。

民族药方

1．湿疹 百部 30 g，蛇床子、地肤子、白矾各 20 g，白酒 800 ml。将上药用布包好，放入酒中浸泡 3 日后，用药酒擦患处，每日 2 ~ 3 次。

2．支气管炎 百部 10 g，枇杷叶、桔梗各 15 g，川贝母、瓜蒌子、橘红各 10 g。水煎服，每日 1 剂。

3．疮疖 百部 10 g，连翘 20 g，花椒 6 g，冰片 5 g。研成细末，用适量香油调匀，外涂搽患处，每日 3 次。

4．股癣 百部、大风子、当归各 15 g，木鳖子、狼毒各 9 g，黄柏 12 g，雄黄 5 g。将上药研为细末，用麻油调成糊状，涂搽患处，每日 3 次。

5．鹅掌风 百部、当归、川芎、红花各 20 g，白鲜皮、蛇床子、苦参各 40 g。将上药放入锅中，煎取药液，熏洗患处，每日 1 剂。

6．变应性接触性皮炎 百部、何首乌、生地黄、当归、赤芍、苦参、蛇床子各 20 g，花椒 10 g。用纱布包好，放入盆内水煎煮 20 分钟，加雄黄、冰片各 3 g，5 分钟后捞出纱布包，熏洗患处 15 ~ 20 分钟，每日 1 剂，每日洗 2 次。

7．荨麻疹 百部、苦参各 20 g，蛇床子 30 g，川椒、艾叶、白矾各 10 g。除白矾外，余药水煎 2 次，混合后将白矾放入烊化，趁热外熏洗患处，每次 20 分钟，每日 1 次，每晚临睡时用药最好。

8．白癜风 百部 15 g，蛇床子 10 g，雄黄、硫黄、熟附子各 6 g。共研细末，以食醋调匀涂搽患处，每日 2 次，连用 2 个月。

9．阴道炎 百部、苦参各 20 g，五倍子、明矾、花椒各 20 g。煎水 1500 ml 左右，先熏后洗。每次 20 分钟，每日 1 剂，早、晚各 1 次，7 日为 1 个疗程。

10．皮肤瘙痒症 百部 30 g。用 75% 乙醇溶液 100 ml 浸泡，7 日后去渣备用，外涂患处。

11．百日咳 百部 250 g，蜂蜜适量。百部研细末，加炼蜜制丸，梧桐子大，开水送服，1 岁以下每次 3 ~ 5 丸，2 ~ 4 岁 10 ~ 15 丸，5 ~ 8 岁 20 ~ 30 丸，每日 3 次。

12．肺痨咳嗽 百部 500 g。加水 4000 ml 煎膏，每次 1 匙，每日 2 次，连服 15 日。

13．慢性咽喉炎 百部 500 g，蜂蜜适量。将百部加水煎 3 次，取汁浓缩，加蜂蜜收膏，开水送服，每次 1 汤匙，每日 2 ~ 3 次。

14．慢性支气管炎 百部 20 g。煎水 2 次到 60 ml，每次 20 ml，每日 3 次。

15．酒渣鼻 百部 50 g，95% 乙醇溶液 100 ml。将百部瓶装，加乙醇溶液浸泡 10 日，每日用棉签蘸搽患处 3 次，连续使用 1 个月以上。

16．头虱，体虱，阴虱 百部 100 g，75% 乙醇溶液 500 ml。百部入乙醇瓶中浸泡 10 日，外用涂擦。

使用注意

易伤胃滑肠，脾虚便溏者慎服。本品且有小毒，服用过量，可引起呼吸中枢麻痹。

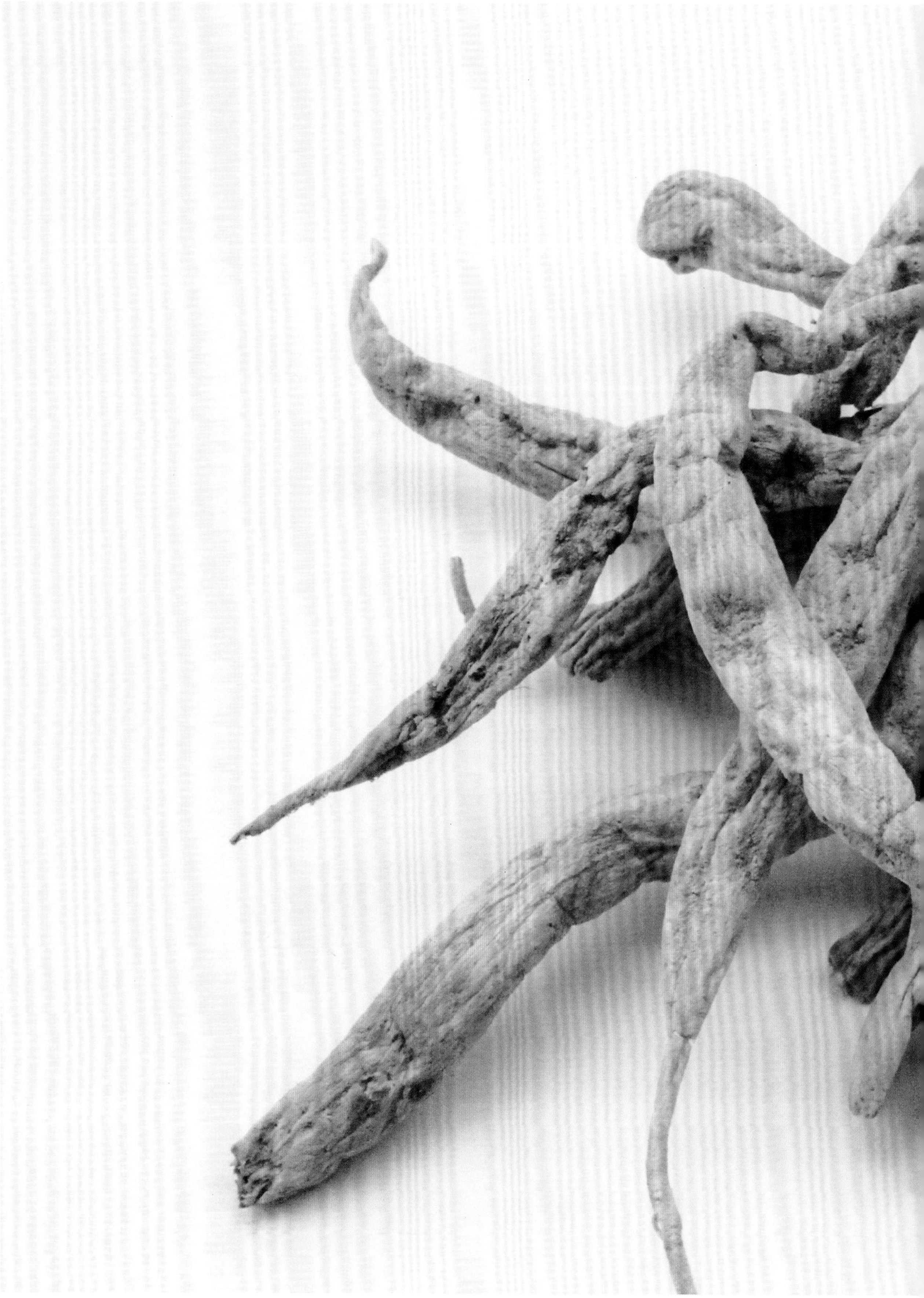

百部

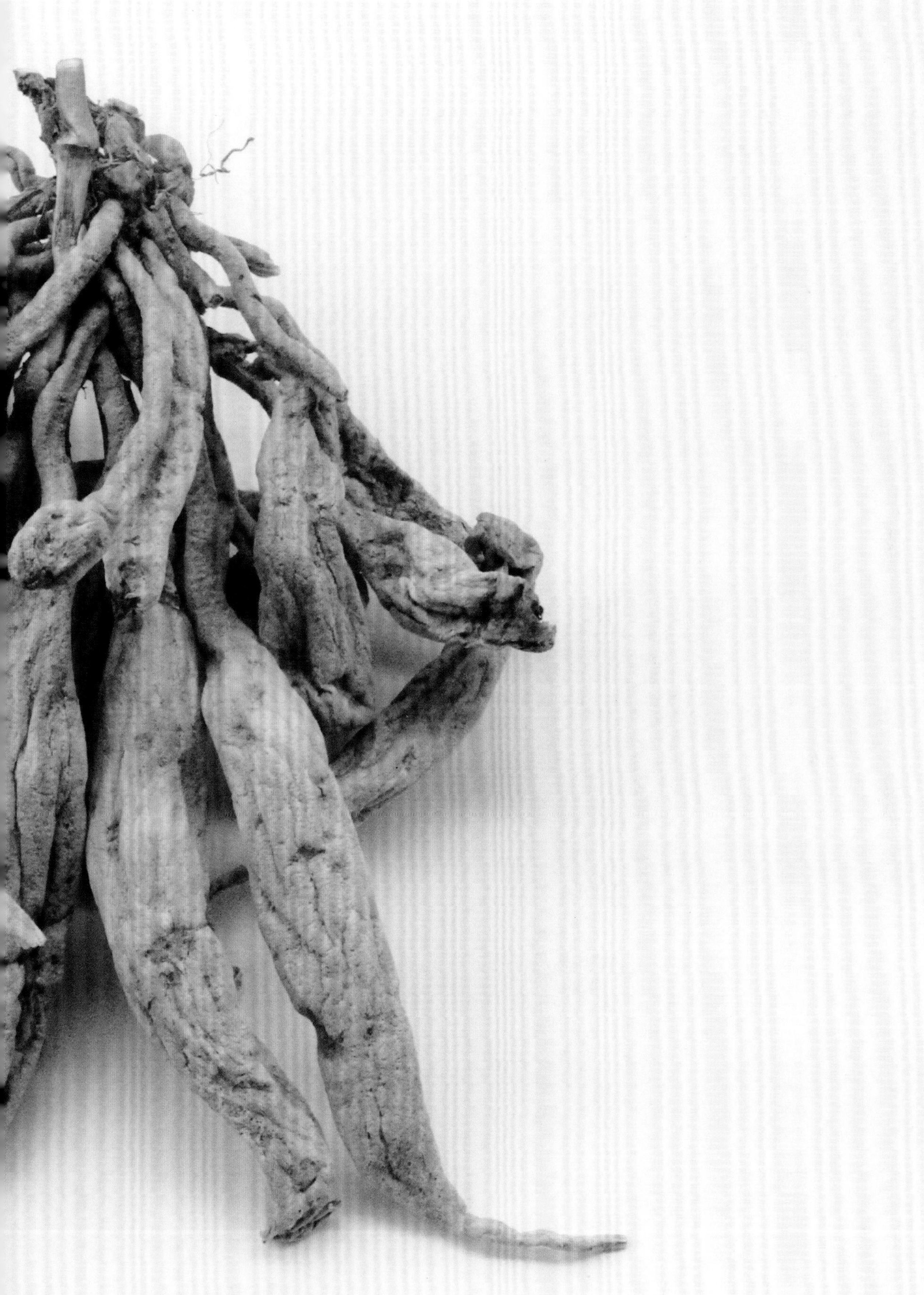

百部药材

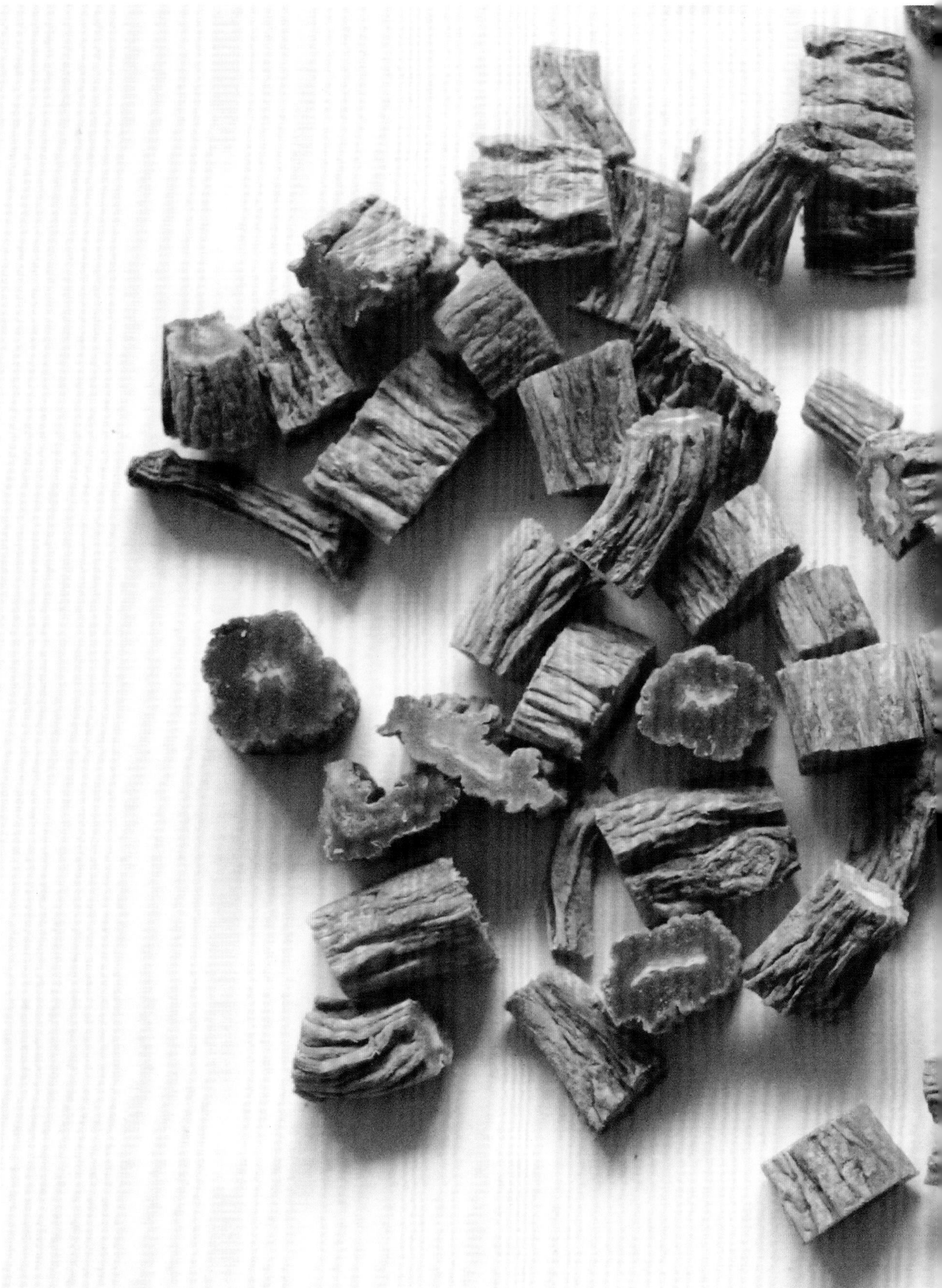

百部

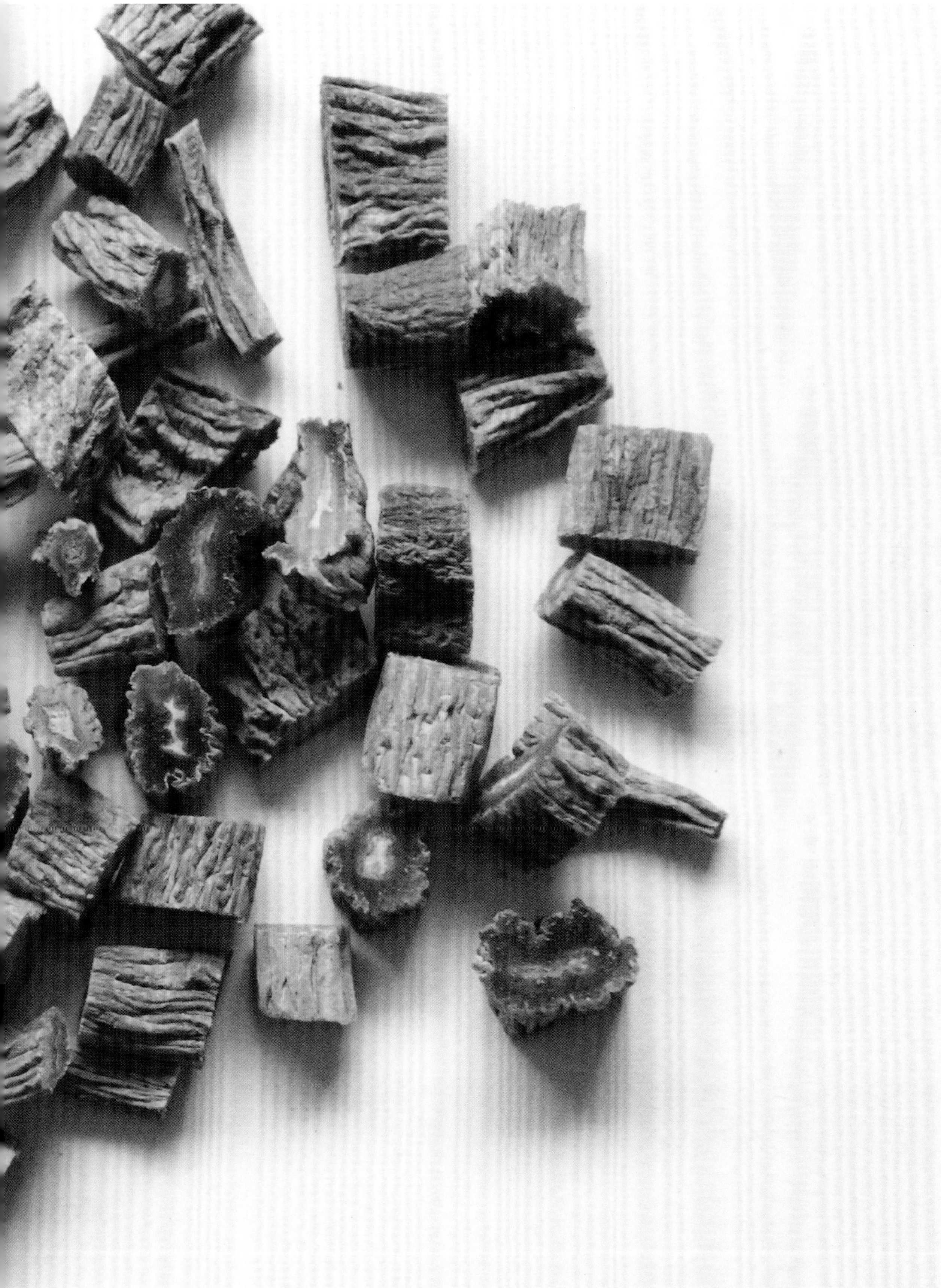

百部饮片

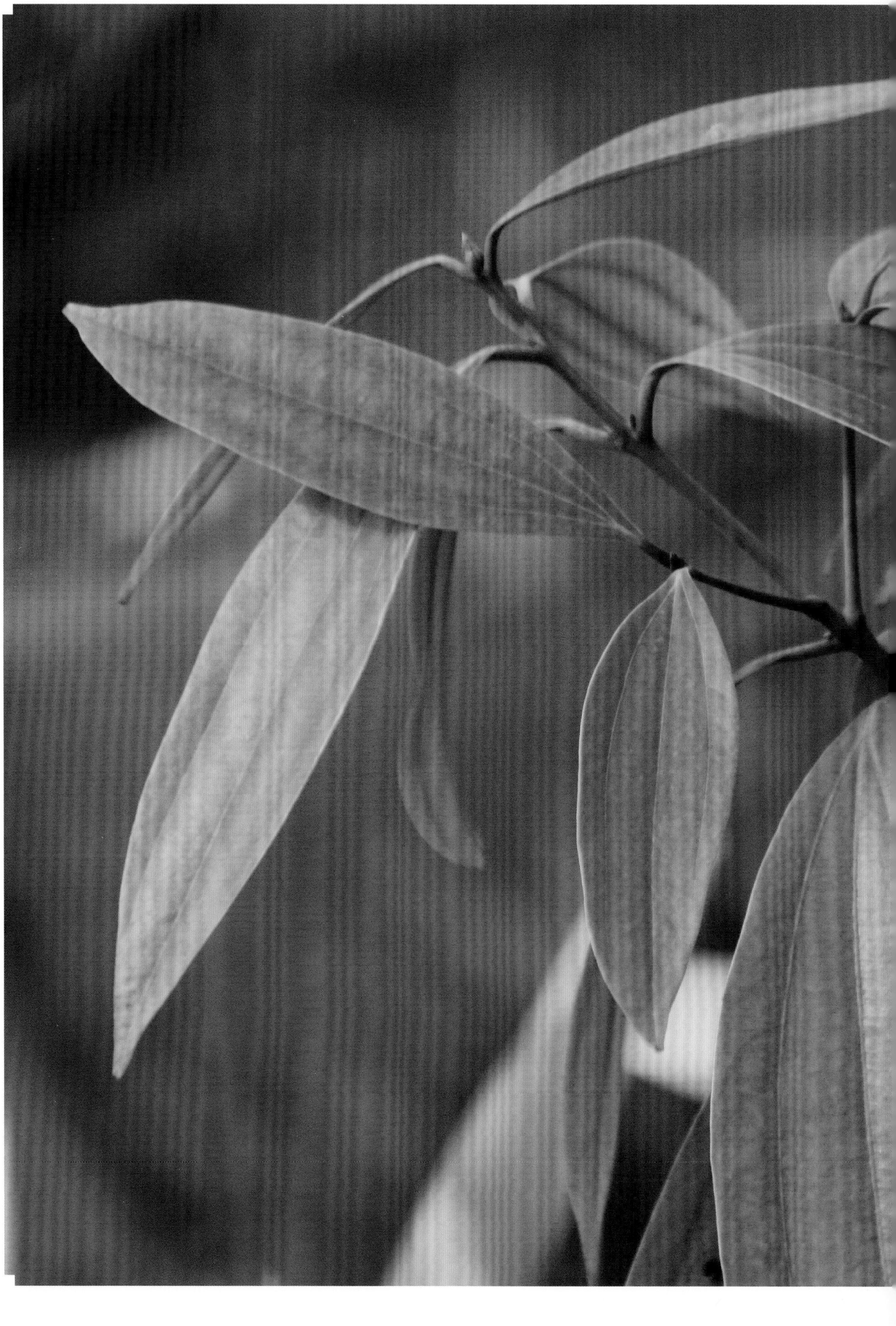

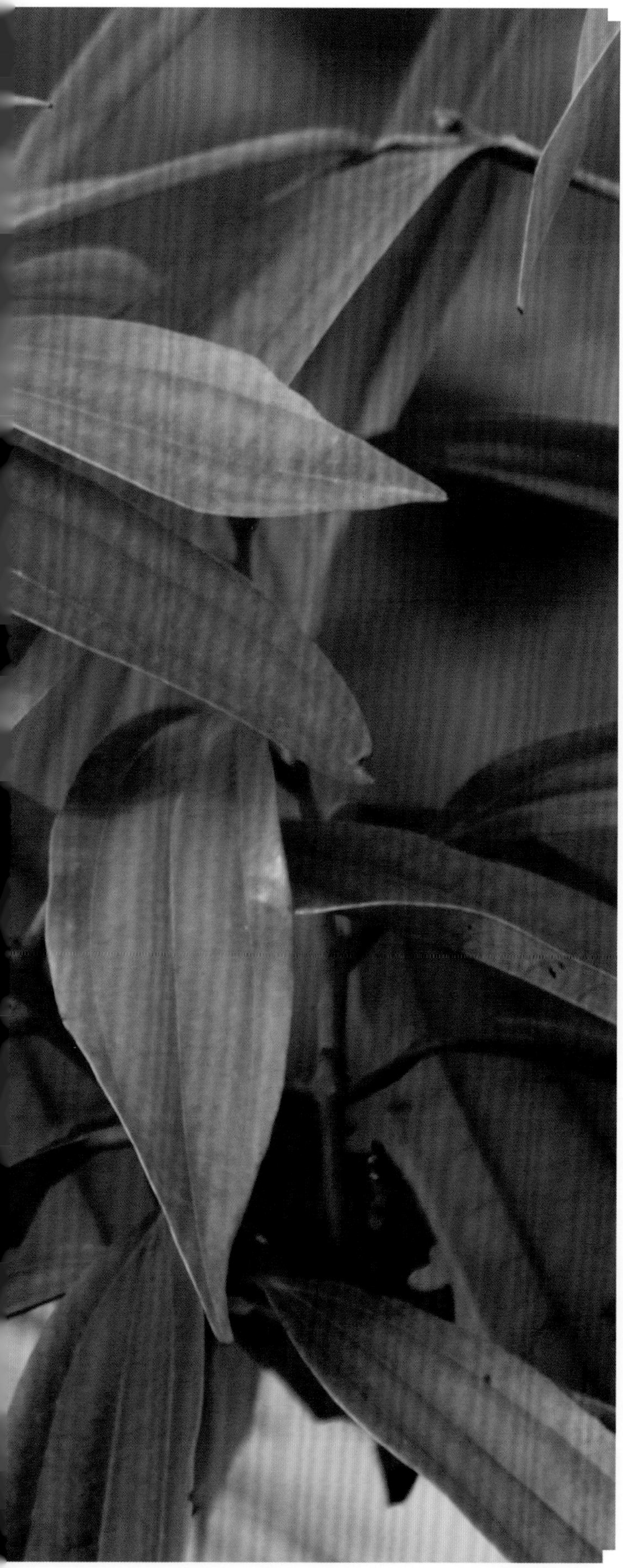

肉桂

【壮药名】能桂。

【别　名】桂皮、官桂、菌桂、牡桂、大桂、筒桂、辣桂、玉桂。

【来　源】本品为樟科植物肉桂 *Cinnamomum cassia* Presl 的干燥树皮。

【性味归经】辛、甘，热。归脾、肝、肾、心经。

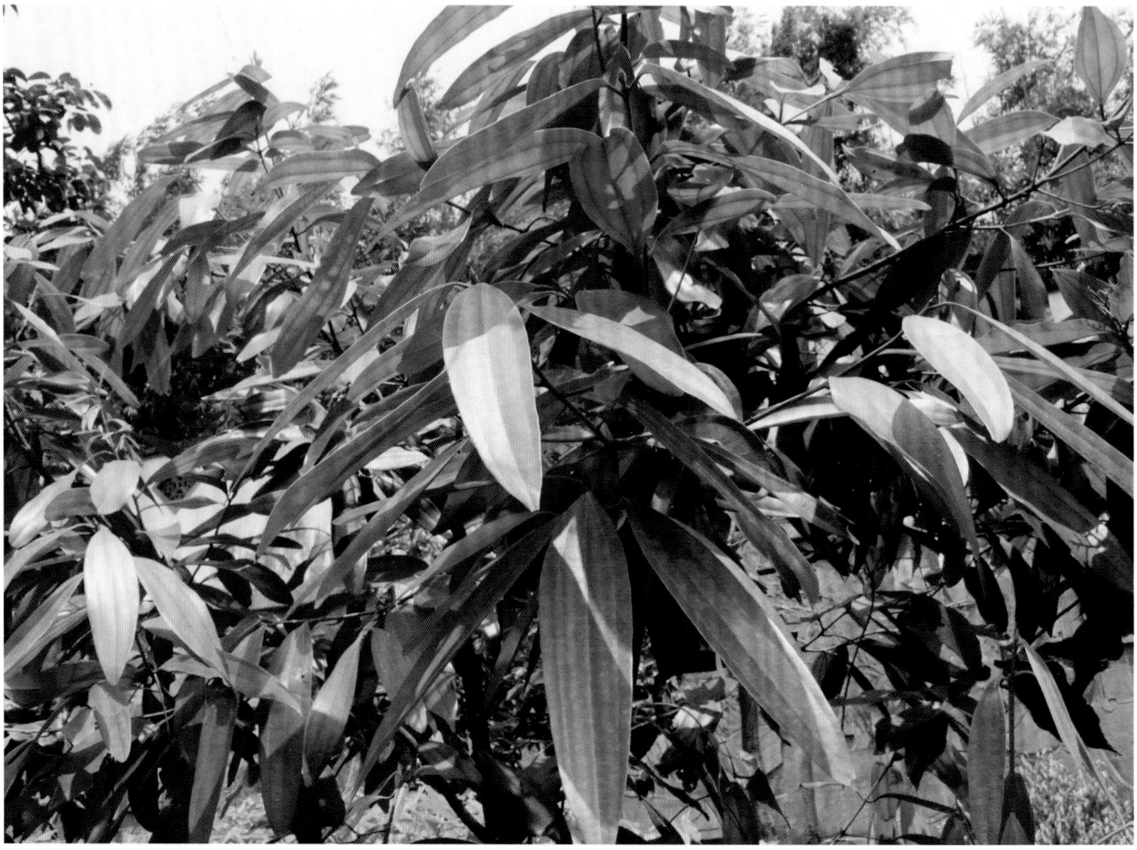

肉桂

识别特征

常绿乔木，树皮灰褐色，幼枝多有 4 棱。叶互生，叶片革质，长椭圆形或近披针形，先端尖，基部钝，全缘，3 出脉于背面明显隆起。圆锥花序腋生或近顶生，花小白色，花被 6 片，能育雄蕊 9，子房上位，胚珠 1 枚。浆果椭圆形，长 1 cm，黑紫色，基部有浅杯状宿存花被。花期 6—8 月，果期 10—12 月。

生境分布

多为栽培。分布于广东、海南、云南等省区。

采收加工

多于秋季剥取，刮去栓皮，阴干。

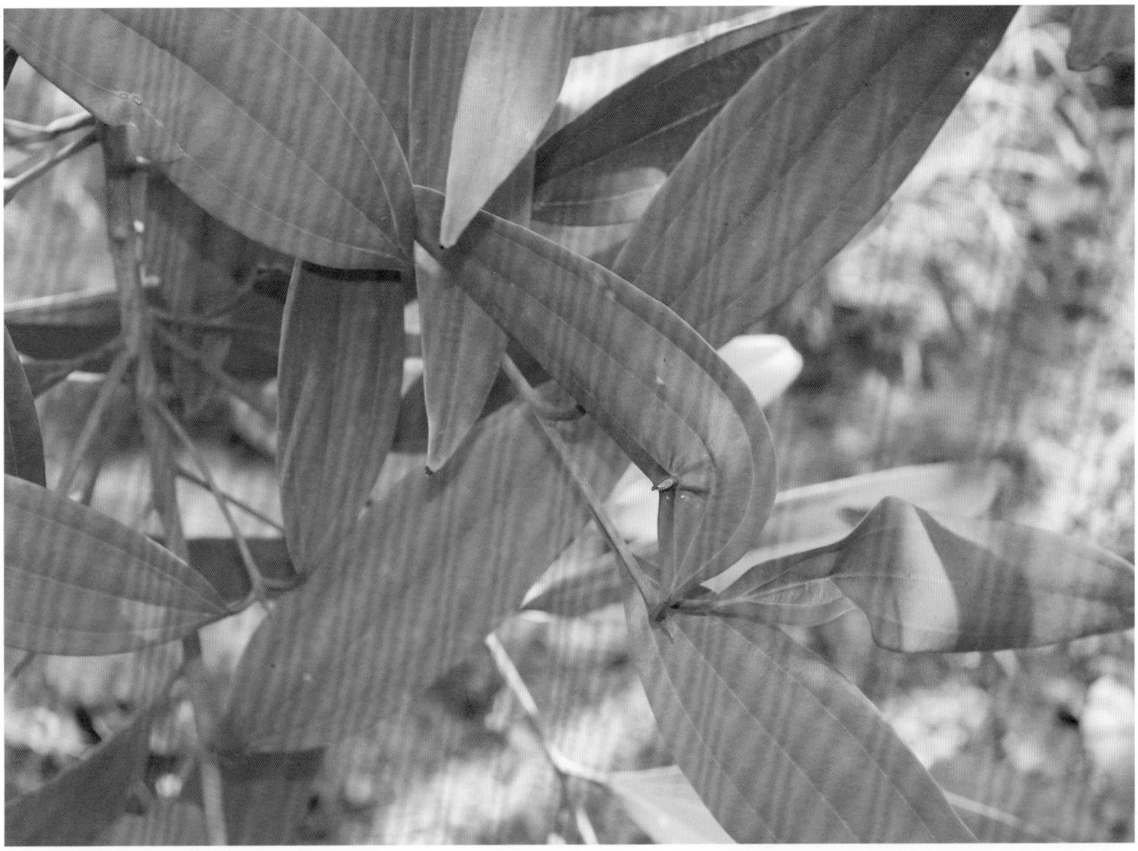

肉桂

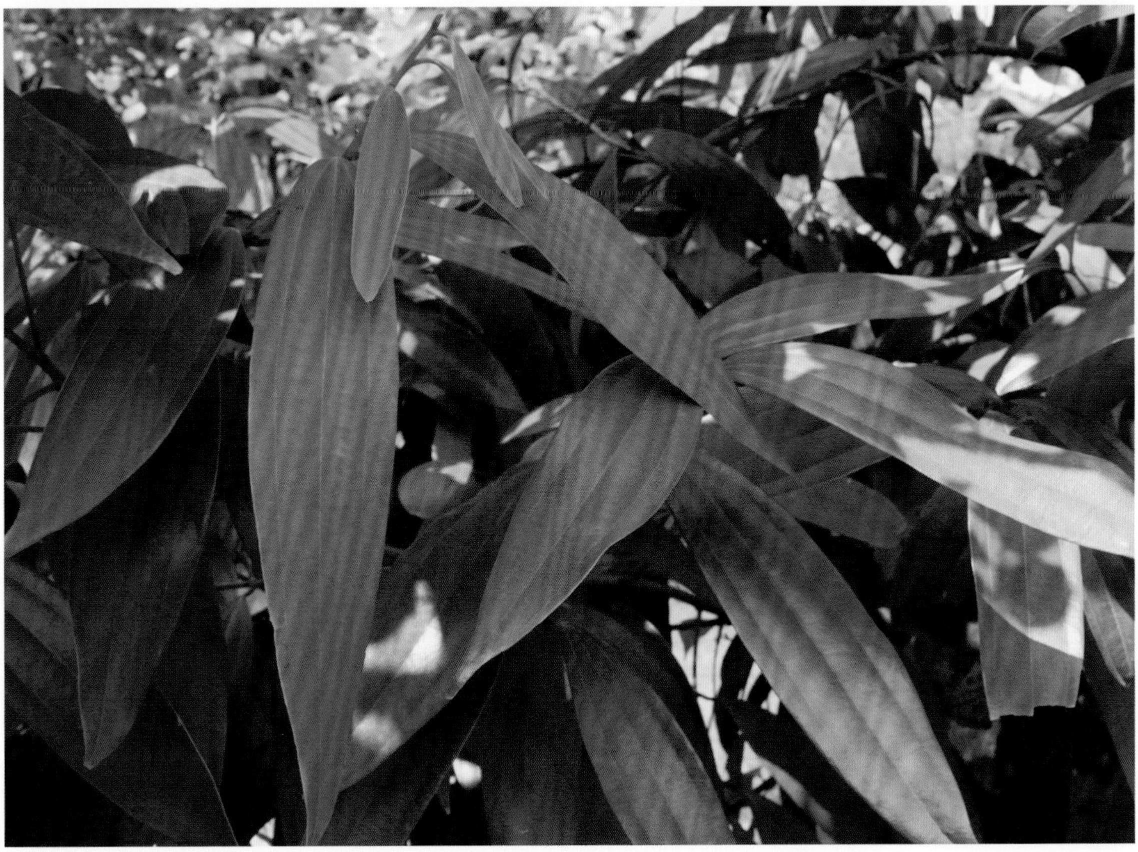

肉桂

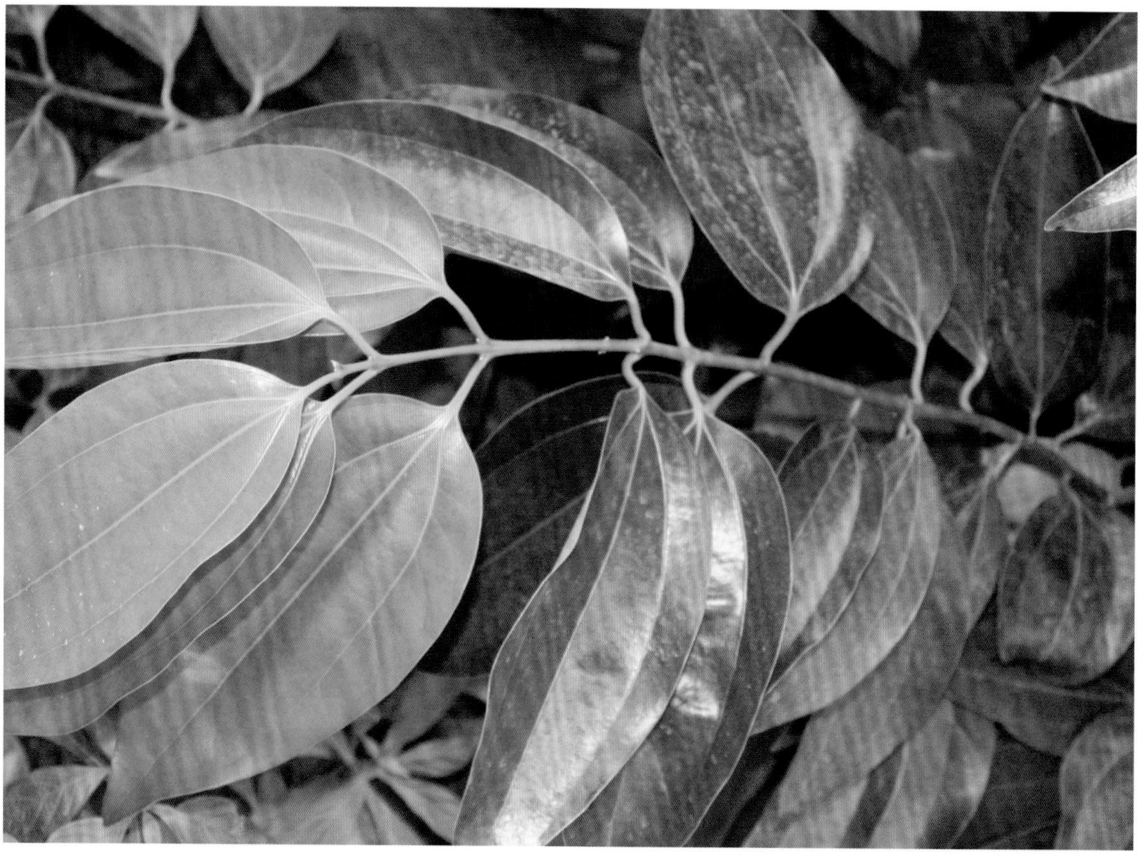

肉桂

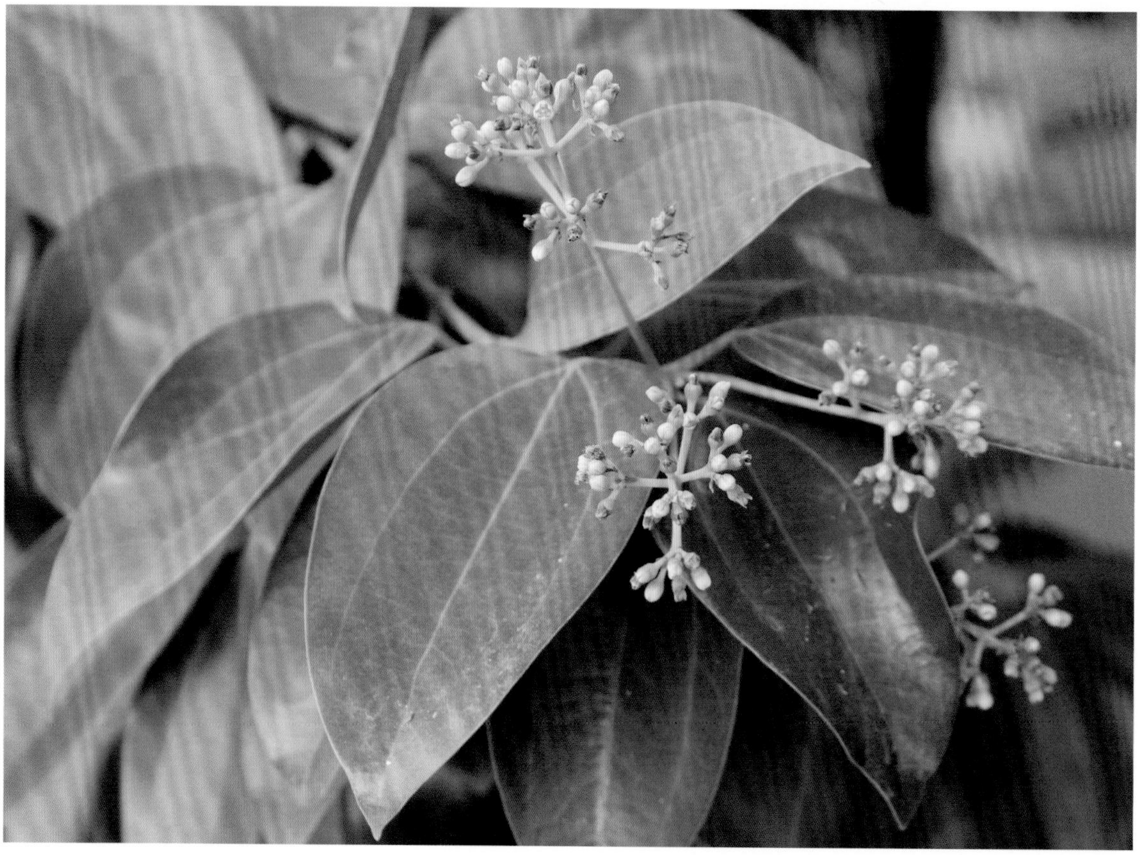

肉桂

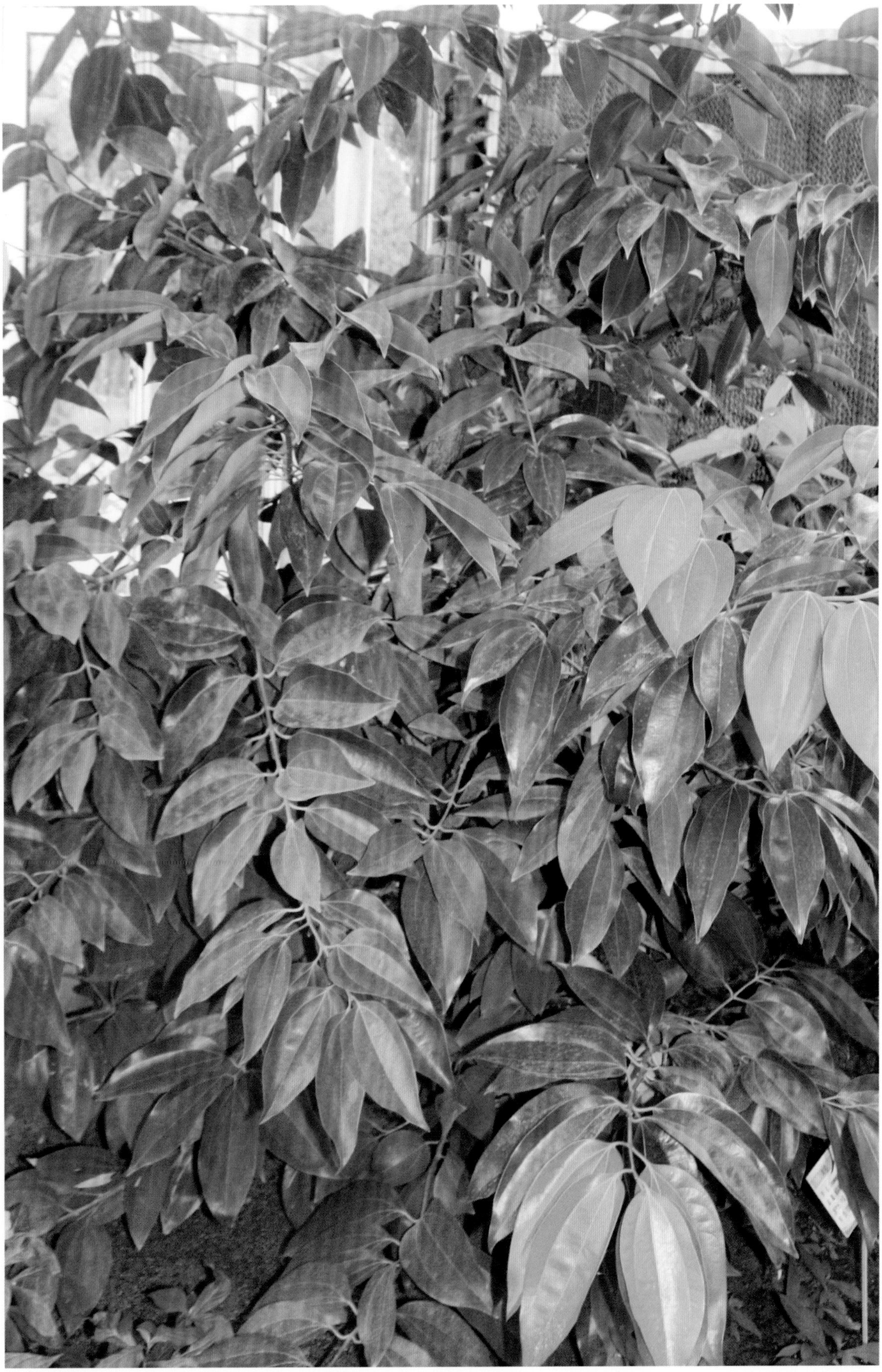

肉桂

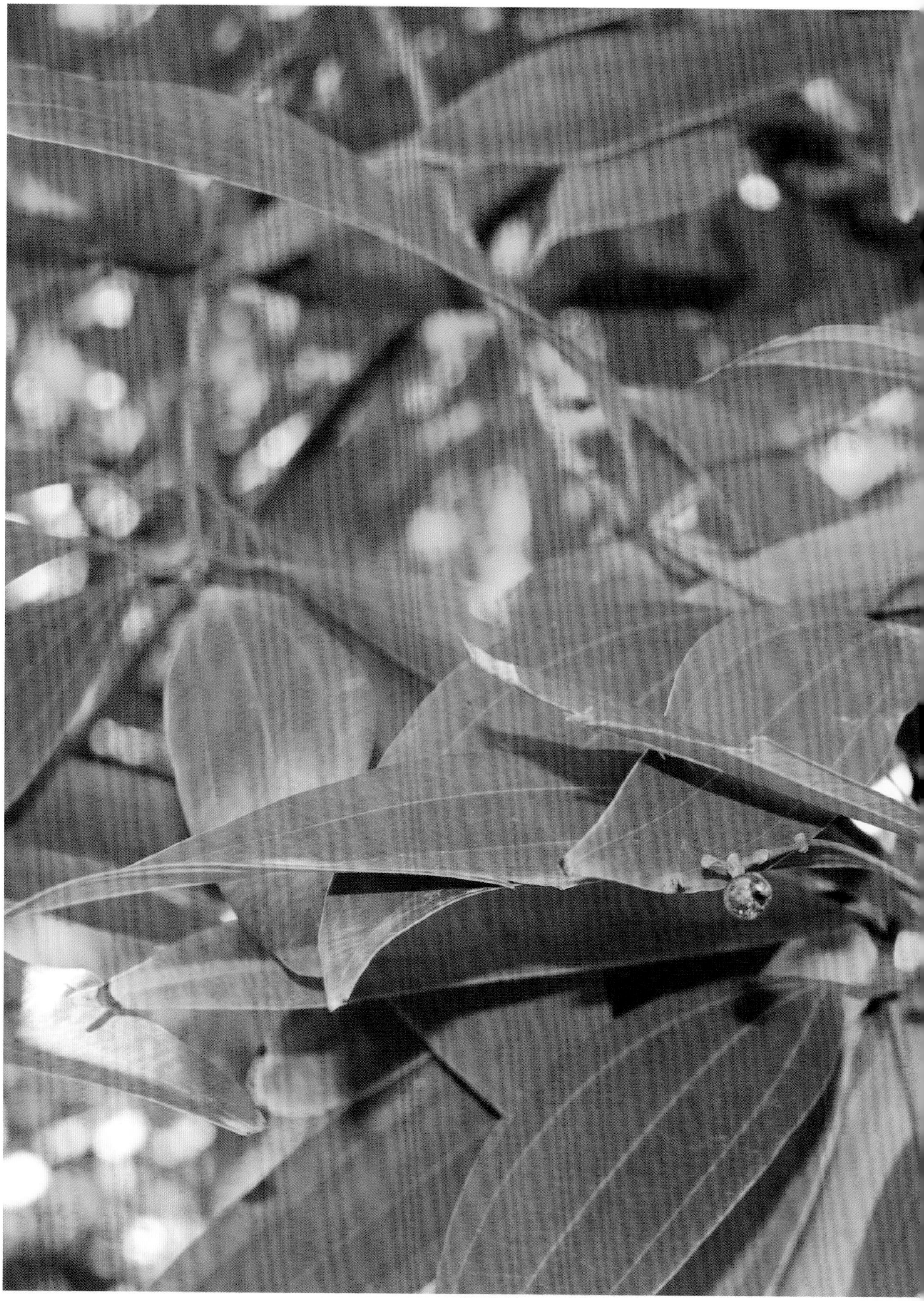

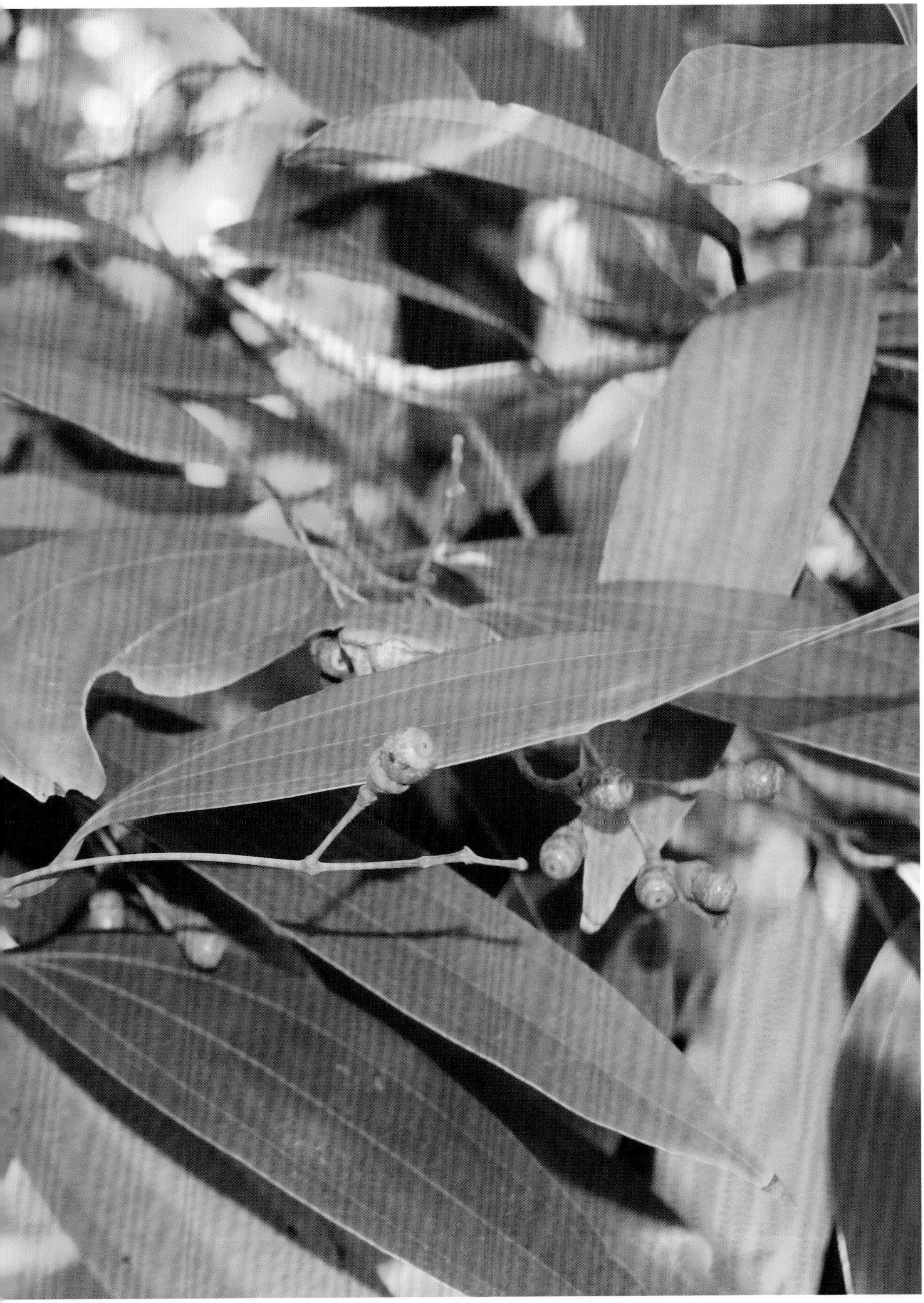

肉桂

药材鉴别

本品为不规则的碎块。外表面棕色至红棕色或带灰褐色，粗糙，有细皱纹，可见横向突起的皮孔，有的可见灰白色的斑纹；内表面红棕色，具细纵皱纹，划之显油痕。质硬而脆，易折断，断面不平坦，外层棕色而较粗糙，内层红棕色而油润，两层间可见 1 条黄棕色的线纹。

功效主治

补火助阳，引火归原，散寒止痛，活血通经。主治阳痿，宫冷，腰膝冷痛，肾虚作喘，阳虚眩晕，目赤咽痛，心腹冷痛，虚寒吐泻，寒疝，奔豚，经闭，痛经。

用法用量

内服：2 ~ 5 g，煎服，宜后下；研末冲服，每次 1 ~ 2 g。

民族药方

1．面赤口烂，腰痛足冷 肉桂、细辛各 3 g，玄参、熟地黄、知母各 15 g。水煎服。

2．支气管哮喘 肉桂粉 1 g。加入无水乙醇 10 ml，静置 10 小时后取上清液 0.15 ~ 0.3 ml，加 2%普鲁卡因溶液至 2 ml 混匀，注入两侧肺俞穴，每穴 0.1 ml。此法对心脏功能代偿不全及高衰竭患者忌用。

3．老年性支气管肺炎（阳虚型） 肉桂 9 g。捣冲，分 3 次服，症状减轻后改为 6 g，服 3 剂。再每日用肾气丸 18 g，连续调理 1 周。

4．肾阳虚腰痛 肉桂粉 5 g。1 次服用，每日 2 次，3 周为 1 个疗程。

5．小儿流涎 肉桂 10 g（1 次量）。研成细末，醋调至糊饼状，每晚临睡前贴敷于双侧涌泉穴，胶布固定，次日晨取下。

6．神经性皮炎 肉桂 200 g。研细末，装瓶备用。用时根据病损大小，取药粉适量用好醋调成糊状，涂敷病损处，2 h 后糊干即除掉。若未愈，隔 1 周后如法再涂 1 次。

7．铜绿假单胞菌感染 将 0.5%肉桂油置于消毒容器内，消毒纱布浸药液敷创面或塞入创口及瘘管内，每日 1 次，也可用喷雾器喷洒创面，每日 3 次。

8．胃腹冷痛，虚寒泄泻 肉桂 2.5 ~ 5 g。研细末，温开水送服。

使用注意

阴虚火旺、里有实热、血热妄行者及孕妇忌用。畏赤石脂。

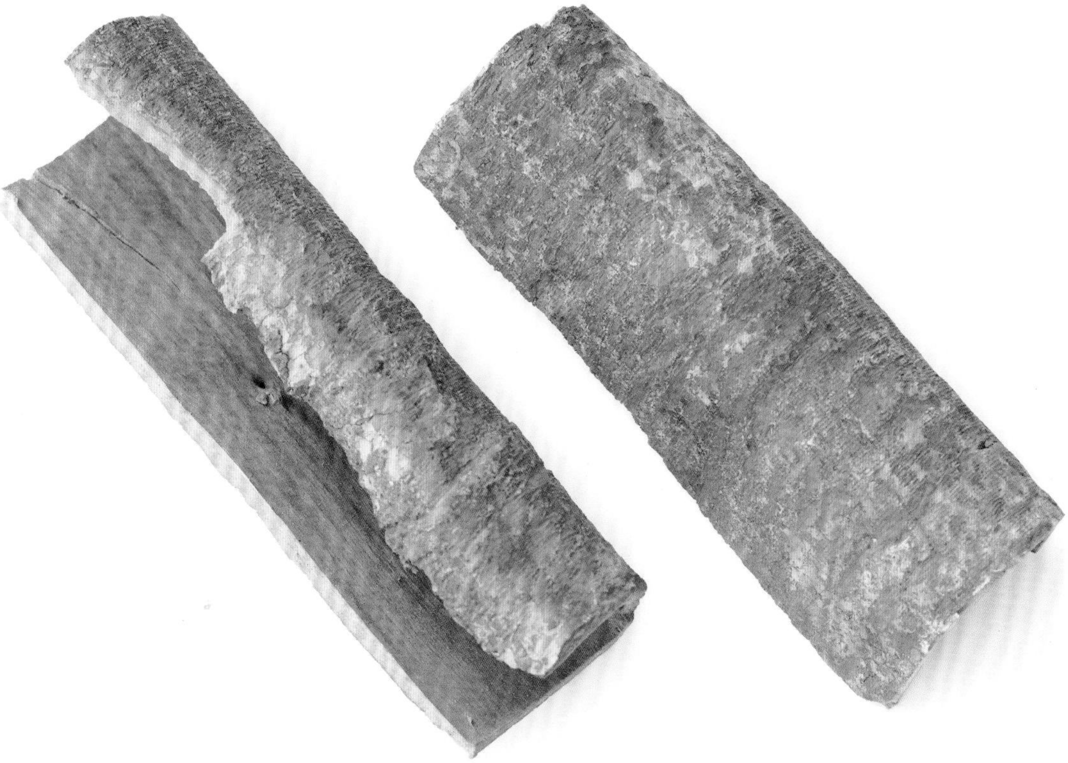

肉桂药材

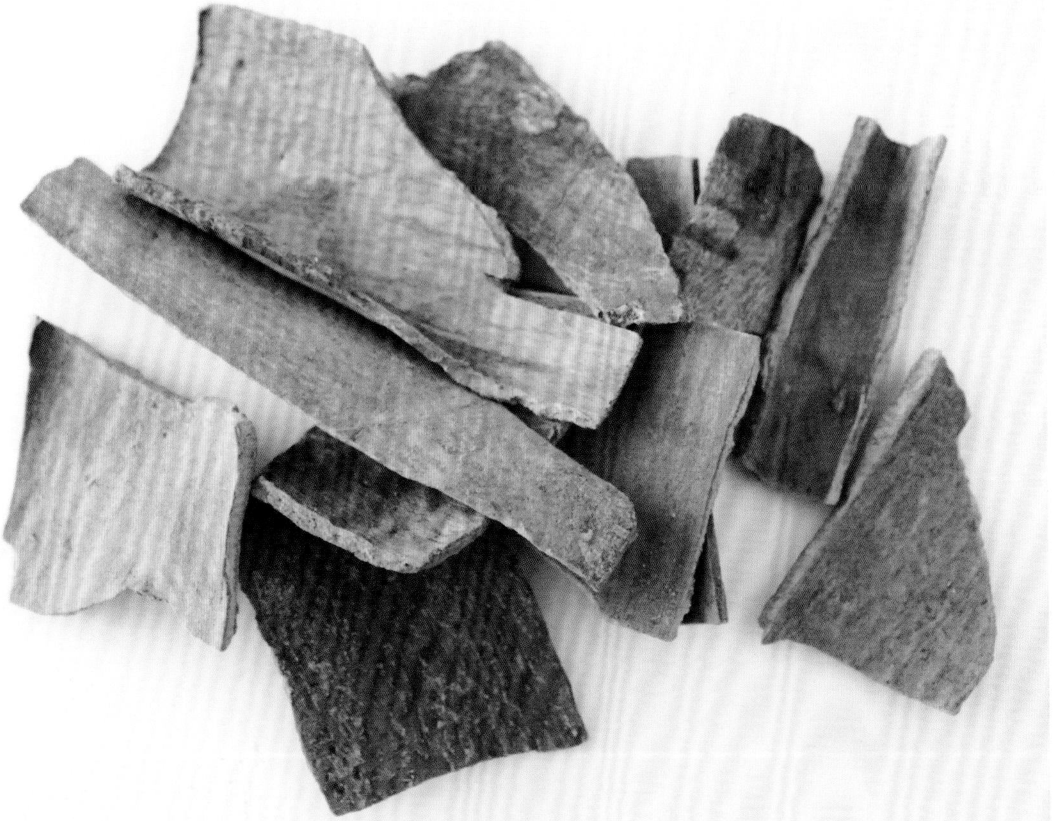

肉桂药材

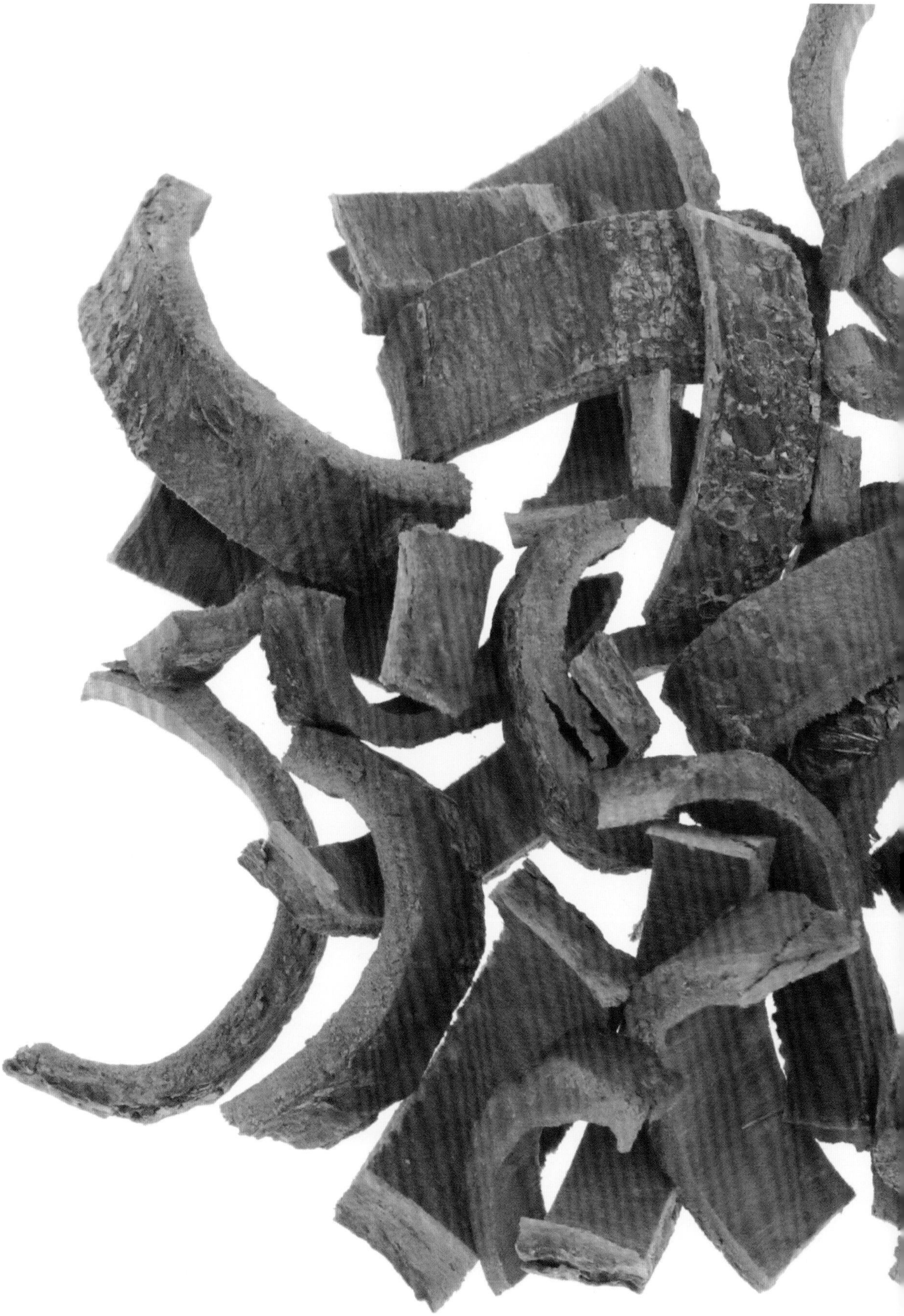

肉桂

肉桂饮片

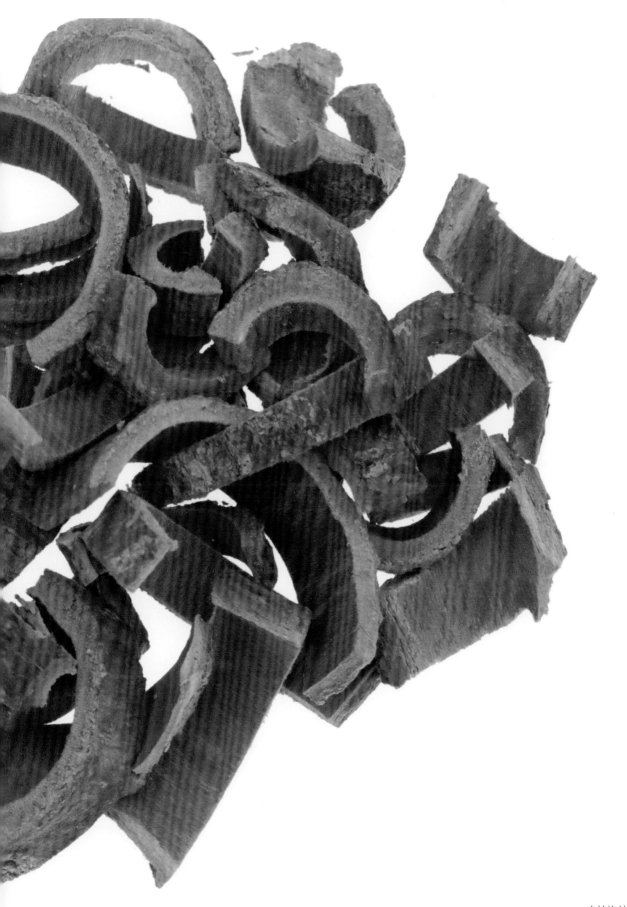

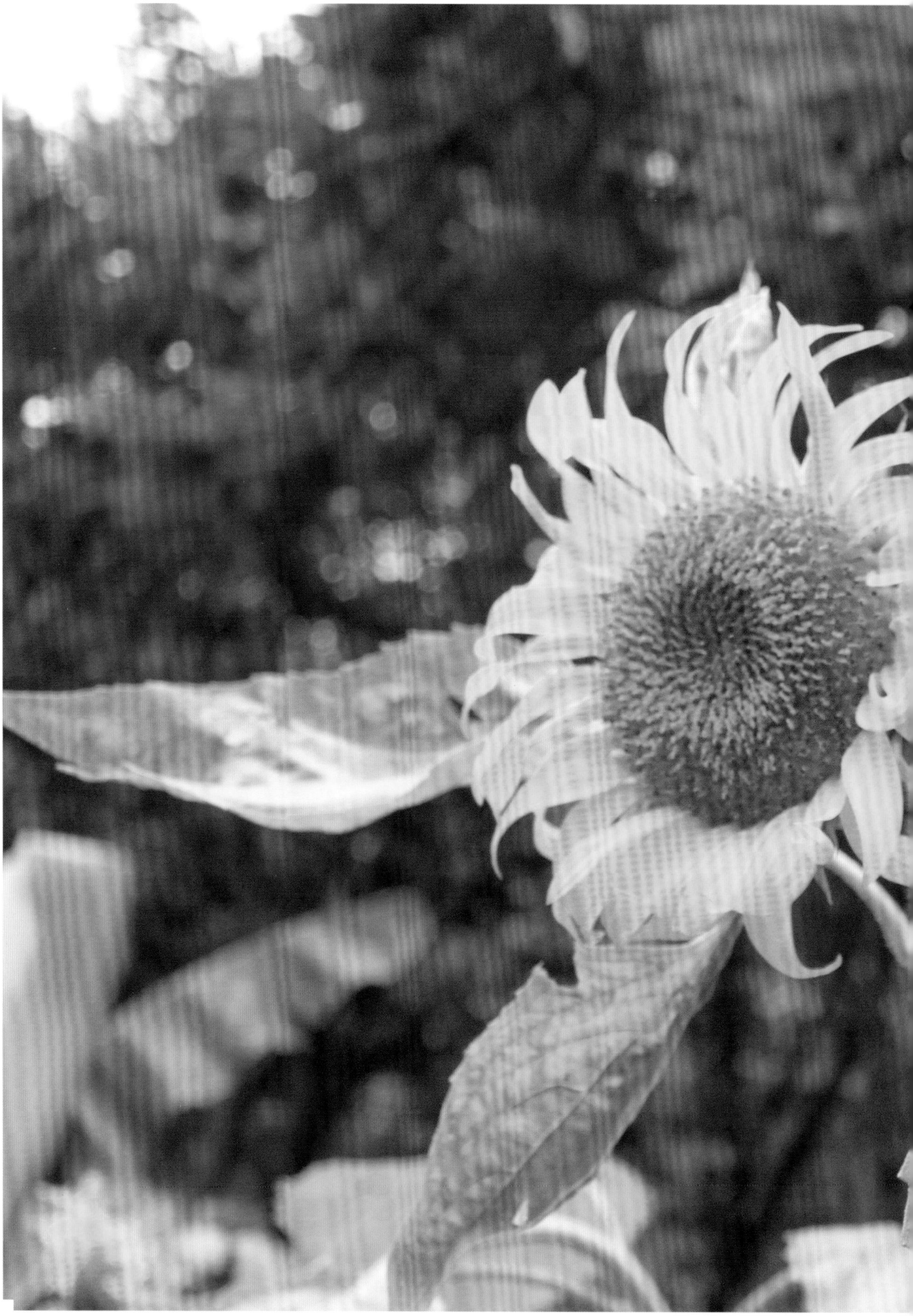

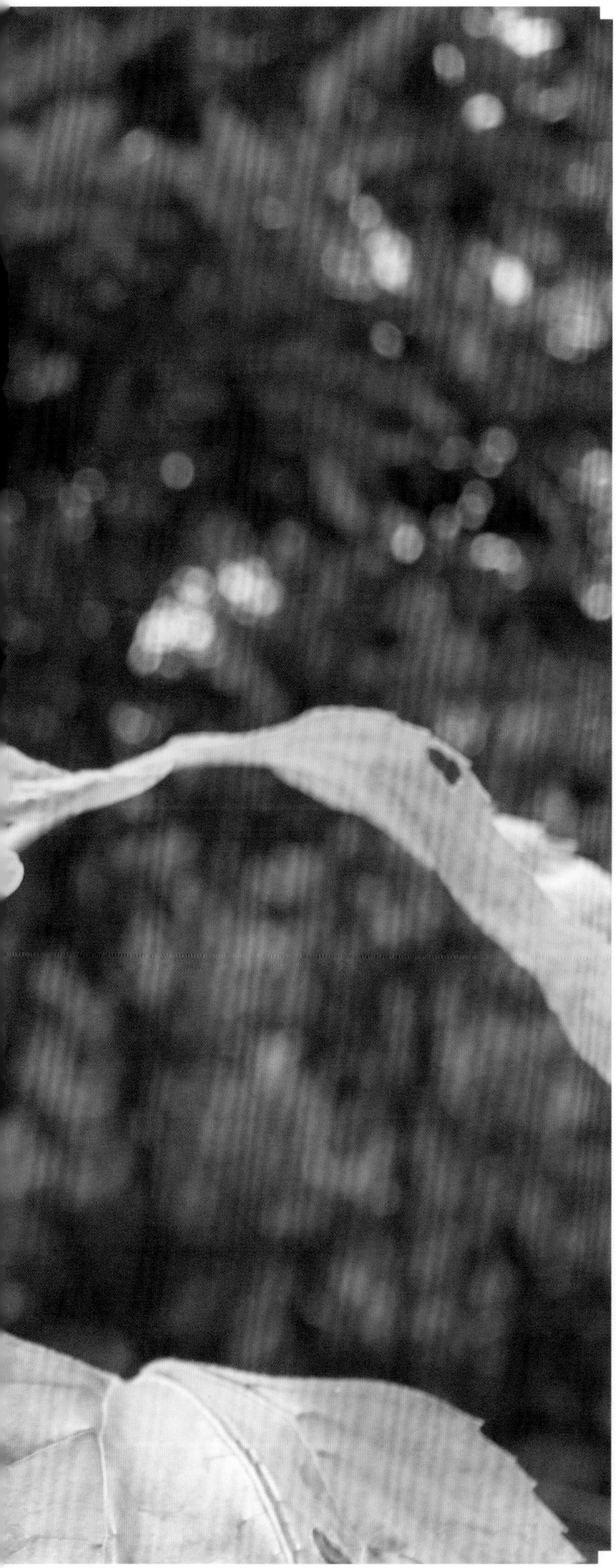

向日葵

【壮 药 名】棵等日。

【别 名】葵花、西番菊、迎阳花、向阳花、望日葵、朝阳花。

【来 源】本品为菊科植物向日葵 *Helianthus annuus L.* 的花盘、种子和根。

【性味归经】味甘，气香，性凉。归肺、胃、肝、膀胱经。

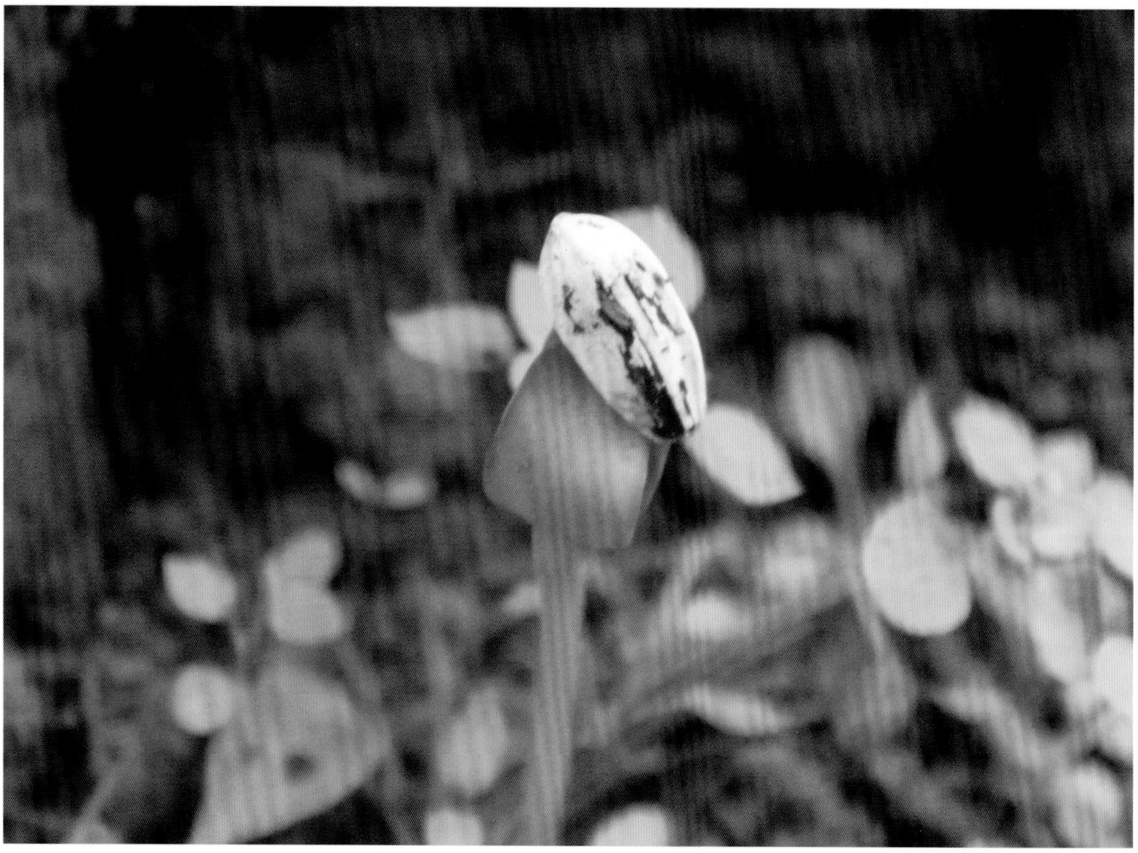

向日葵

识别特征

一年生高大草本。茎直立，高 1 ~ 4 m，粗壮，被白色粗硬毛，不分枝或有时上部分枝。叶互生，有长柄；叶片心状卵圆形或卵圆形，长 10 ~ 30 cm，宽 8 ~ 25 cm，先端急尖或渐尖，两面被短糙毛。头状花序大，直径 10 ~ 30 cm，单生长于茎、枝端，常下倾；总苞片多层，膜质，覆瓦状排列，卵形至卵状披针形，顶端尾状渐尖，被长硬毛或纤毛；花托平或稍凸，有半膜质托片；舌状花多数，黄色，舌片开展，长圆状卵形或长圆形，不结实；管状花极多，棕色或紫色，结实。瘦果倒卵形或卵状长圆形，稍扁压，长 10 ~ 15 mm，有细肋，常被白色短柔毛，上端有 2 膜片状早落的冠毛。花、果期 7—9 月。

生境分布

生长于路边、田野、沙漠边缘和草地。全国各地均有栽培。

采收加工

果实成熟时，取种子、花盘和根晒干备用。

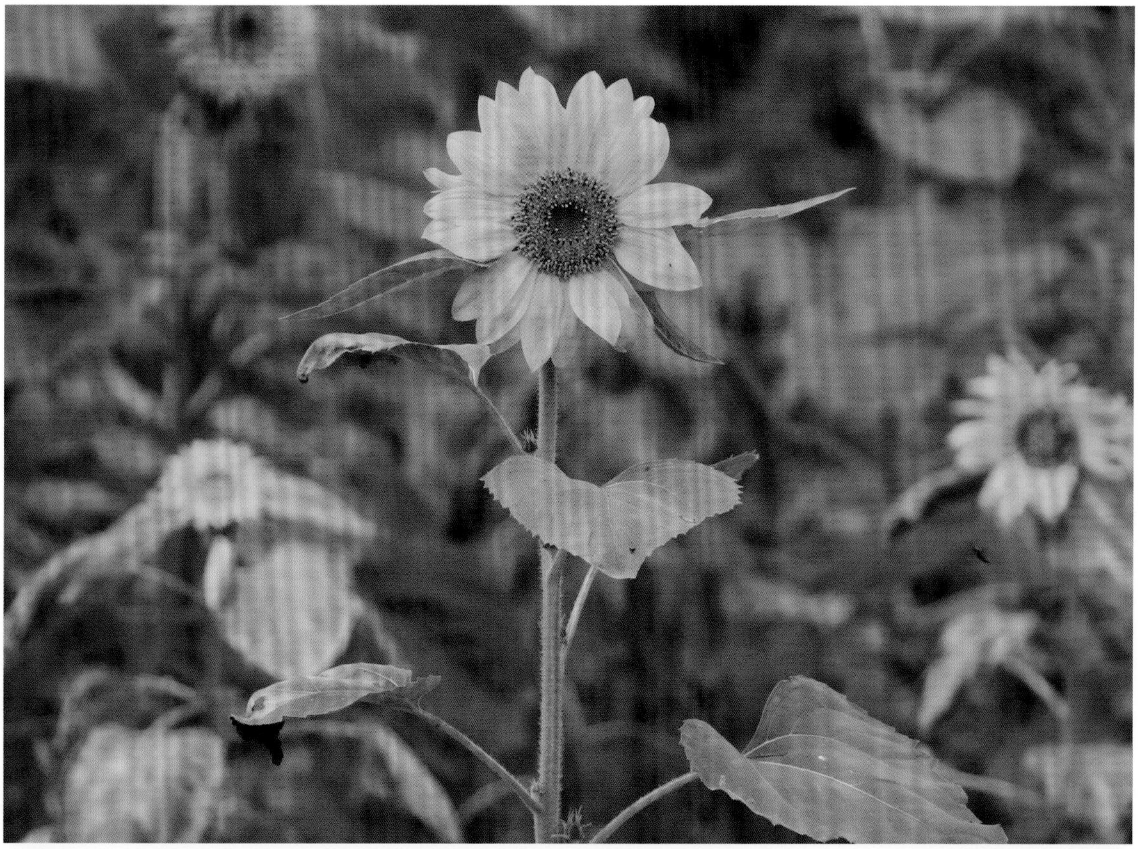

向日葵

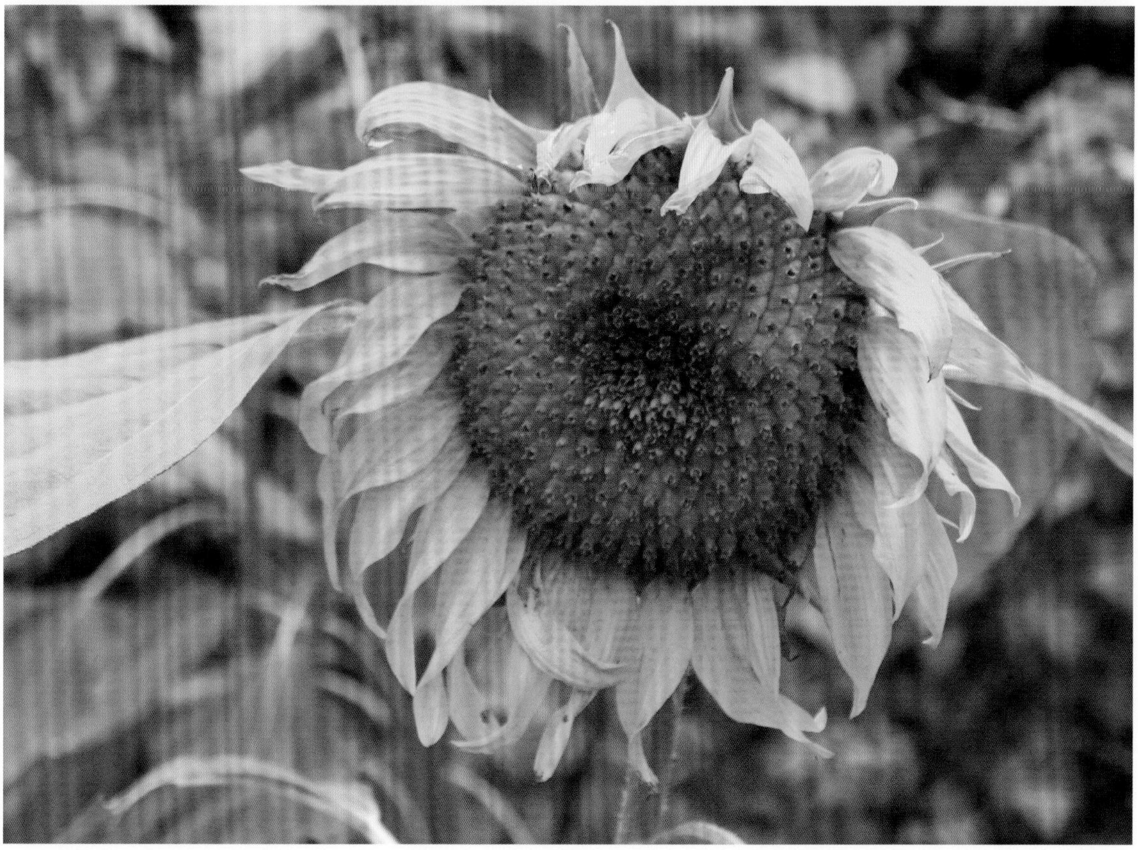

向日葵

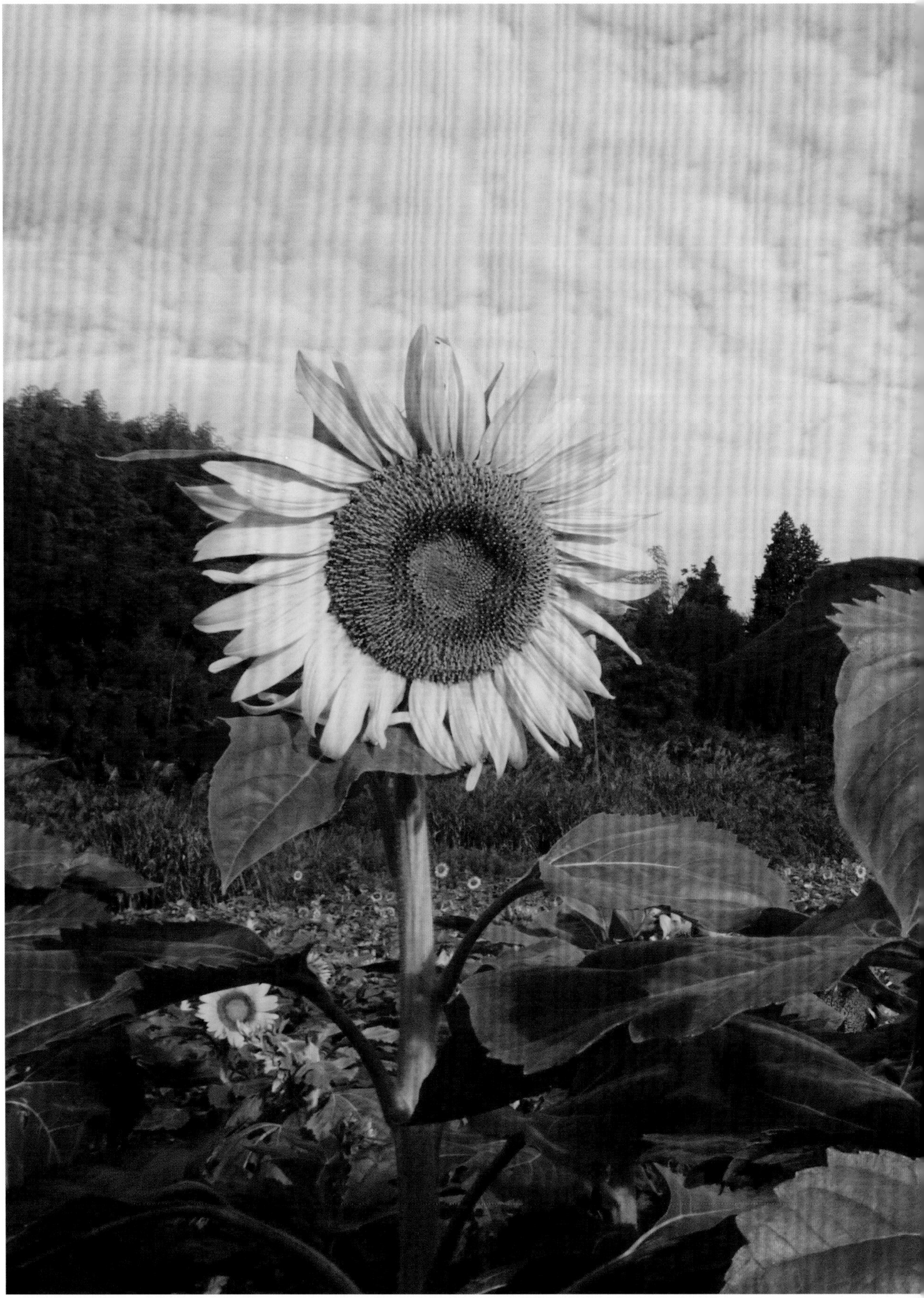

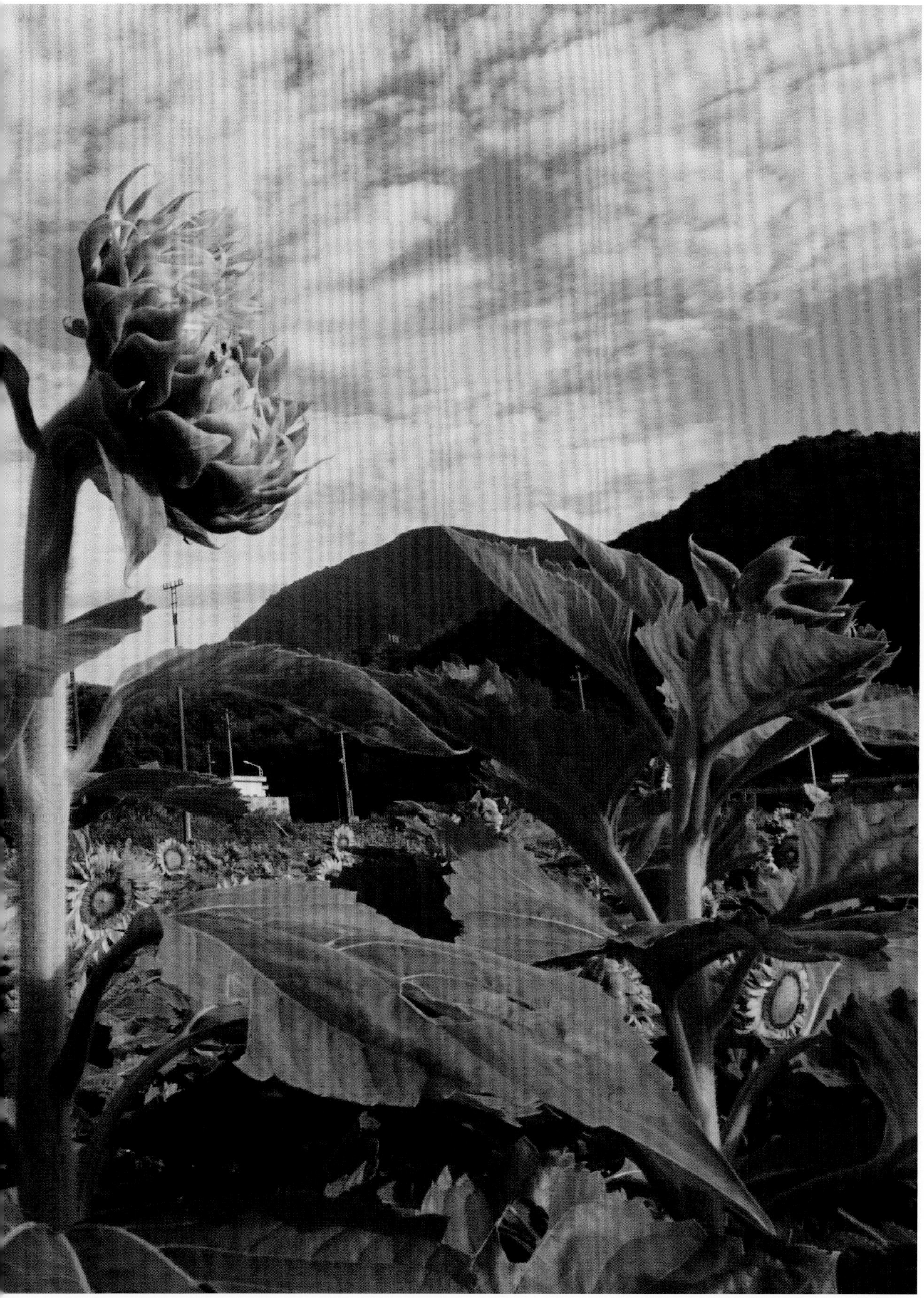

向日葵

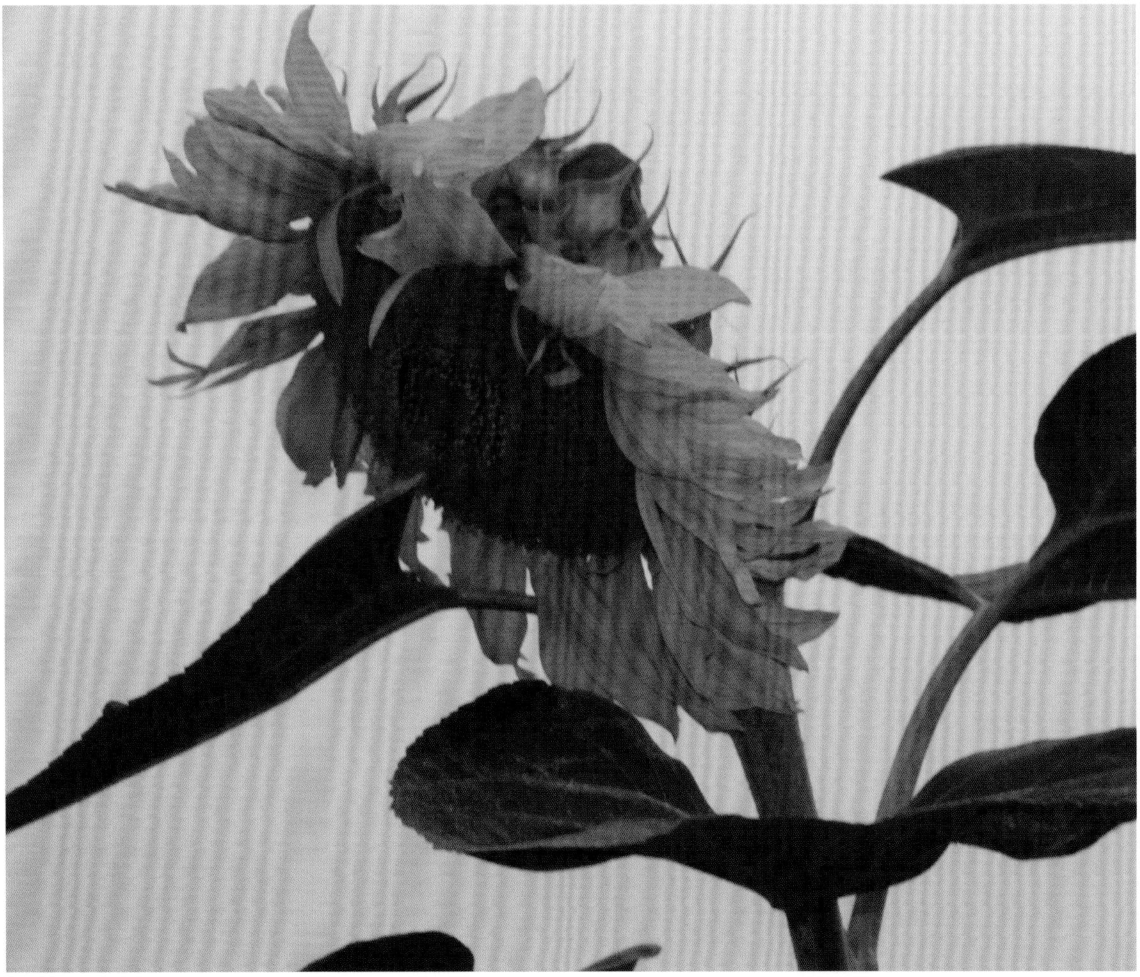

向日葵

药材鉴别

本品为头状花序，生长在茎的顶端，俗称花盘。其形状有凸起、平展和凹下 3 种类型。花盘上有两种花，即舌状花和管状花。颜色和大小因品种而异，有橙黄、淡黄和紫红色。

功效主治

花盘：除风止痛，补肝肾。主治头痛，失眠，高血压，耳鸣耳聋，头昏目眩。种子：祛风，镇静，健胃。主治不思饮食，腹痛腹泻，赤白下痢，麻疹透发不畅，头痛眩晕，失眠。根：清热，利尿，止咳平喘。主治带下量多，小便热涩疼痛，风热感冒，咳嗽。

用法用量

内服：种子 10 ~ 30 g，花盘 15 ~ 30 g，根茎 15 ~ 30 g，煎汤。

民族药方

1. 头痛，失眠 向日葵花盘 30 g，或根茎 20 g。加冰糖适量，煎汤服。

2. 高血压 向日葵花盘、玉米须各 30 g。水煎服。或向日葵根 30 g。水煎服。

3. 不思饮食，腹痛腹泻，赤白下痢，麻疹透发不畅 向日葵种子 30 g。水煎服。

4. 头痛眩晕，失眠 向日葵种子 30 g。水煎服。

5. 带下量多，小便热涩疼痛 向日葵根茎适量。炒炭研细，温开水送服，每次 5 ~ 10 g。

6. 风热感冒，咳嗽 向日葵根 30 g。水煎服。

使用注意

不宜过量服用，孕妇慎用。

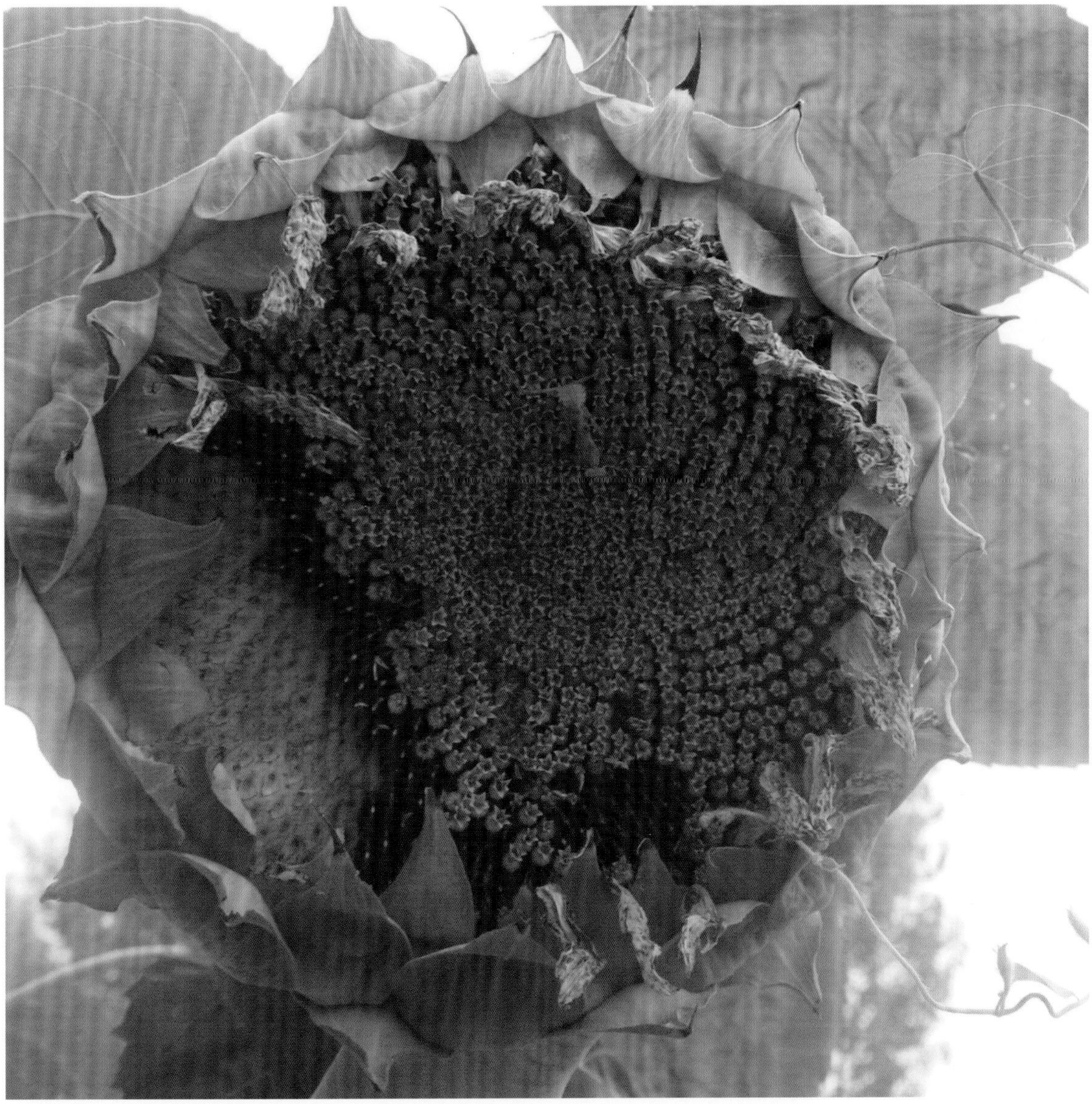

向日葵

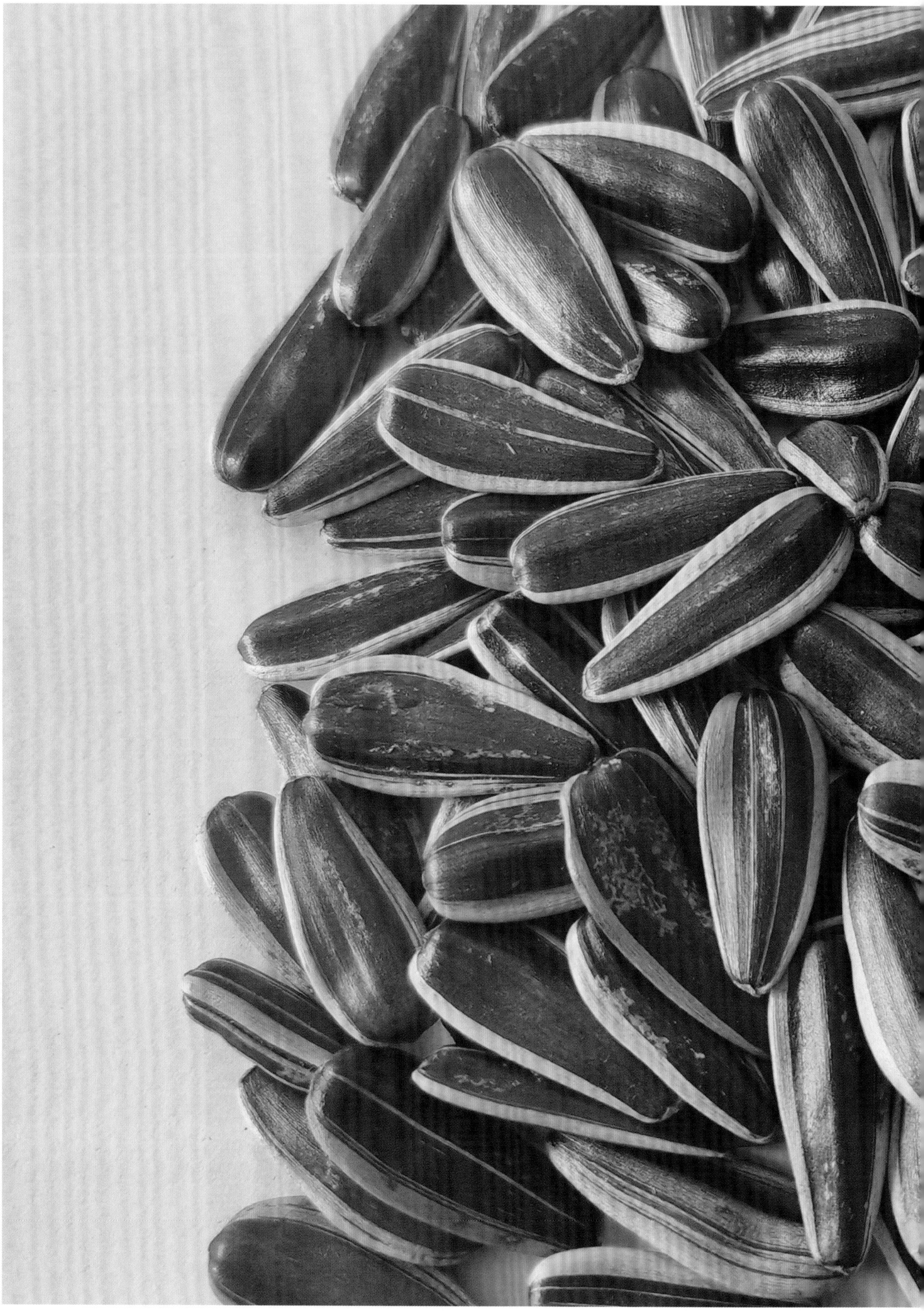

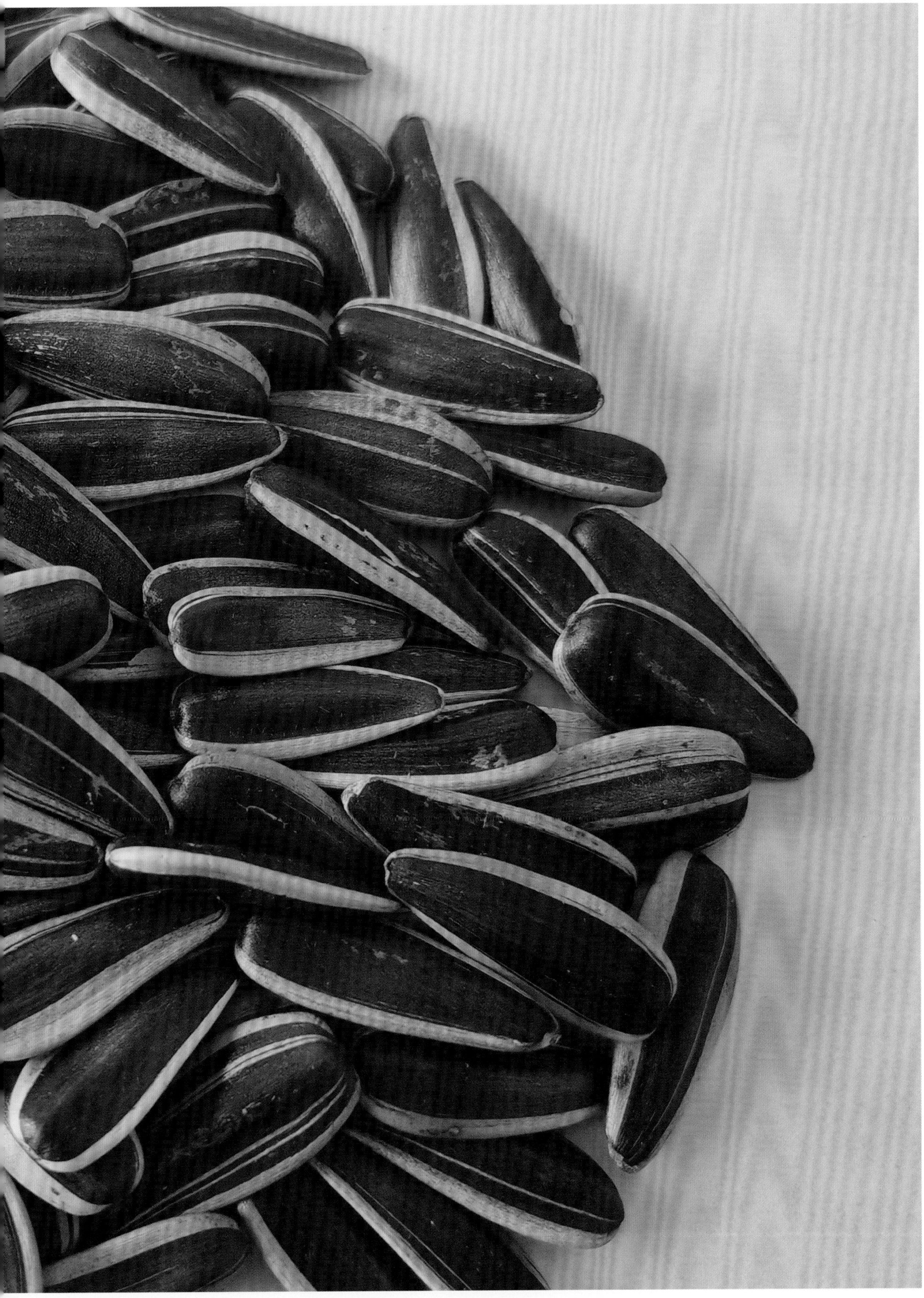

向日葵药材

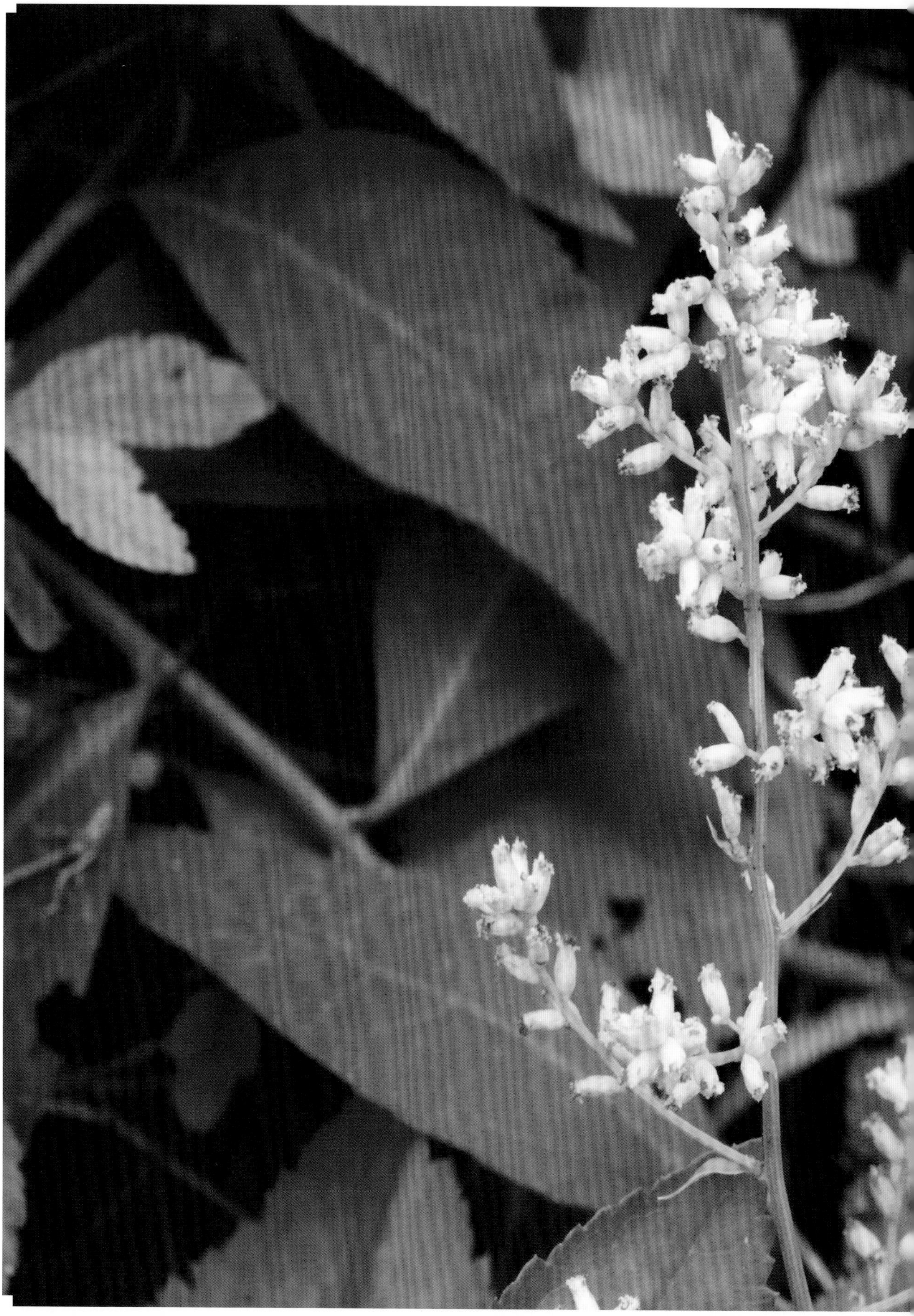

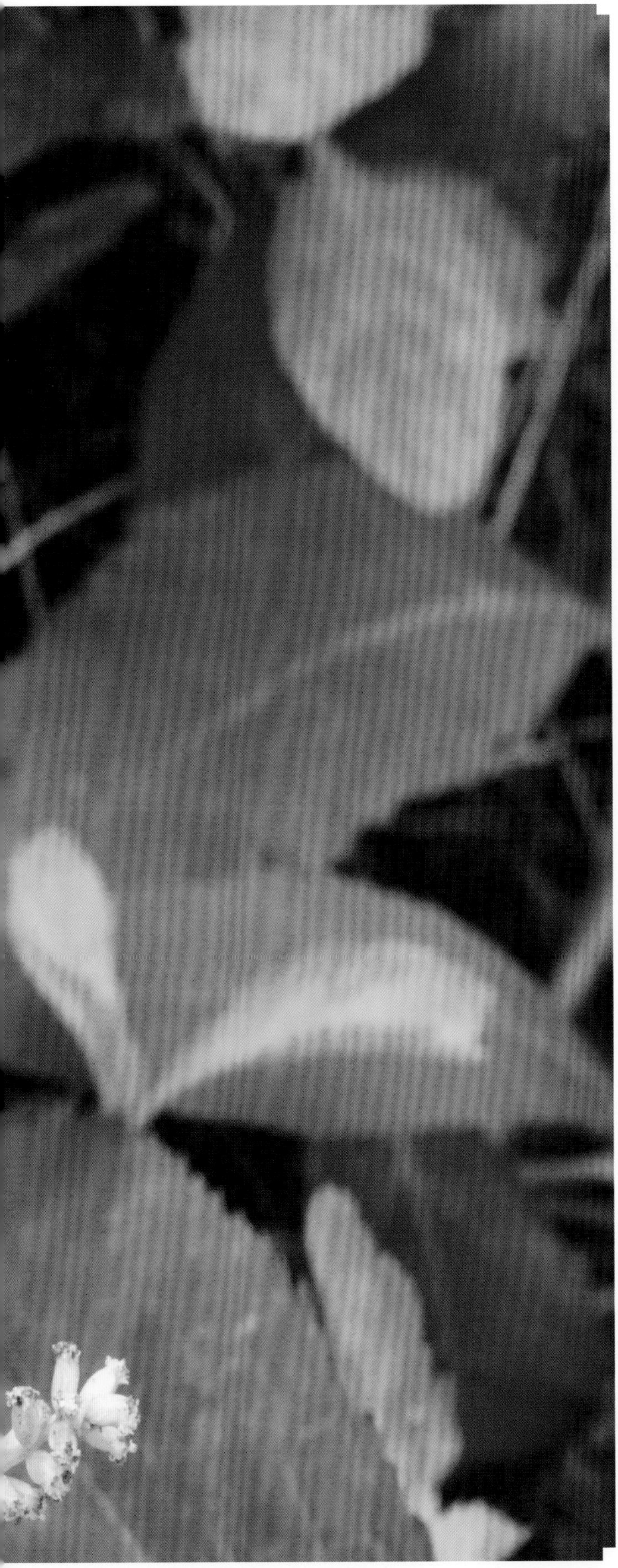

刘寄奴

【壮药名】埃丁聘。

【别　名】金寄奴、乌藤菜、六月雪、白花尾、细白花草、九牛草、苦连婆。

【来源产地】本品为菊科植物奇蒿 *Artemisia anomala* S. Moore 的全草。

【性味归经】味苦，温。归心、肝、脾经。

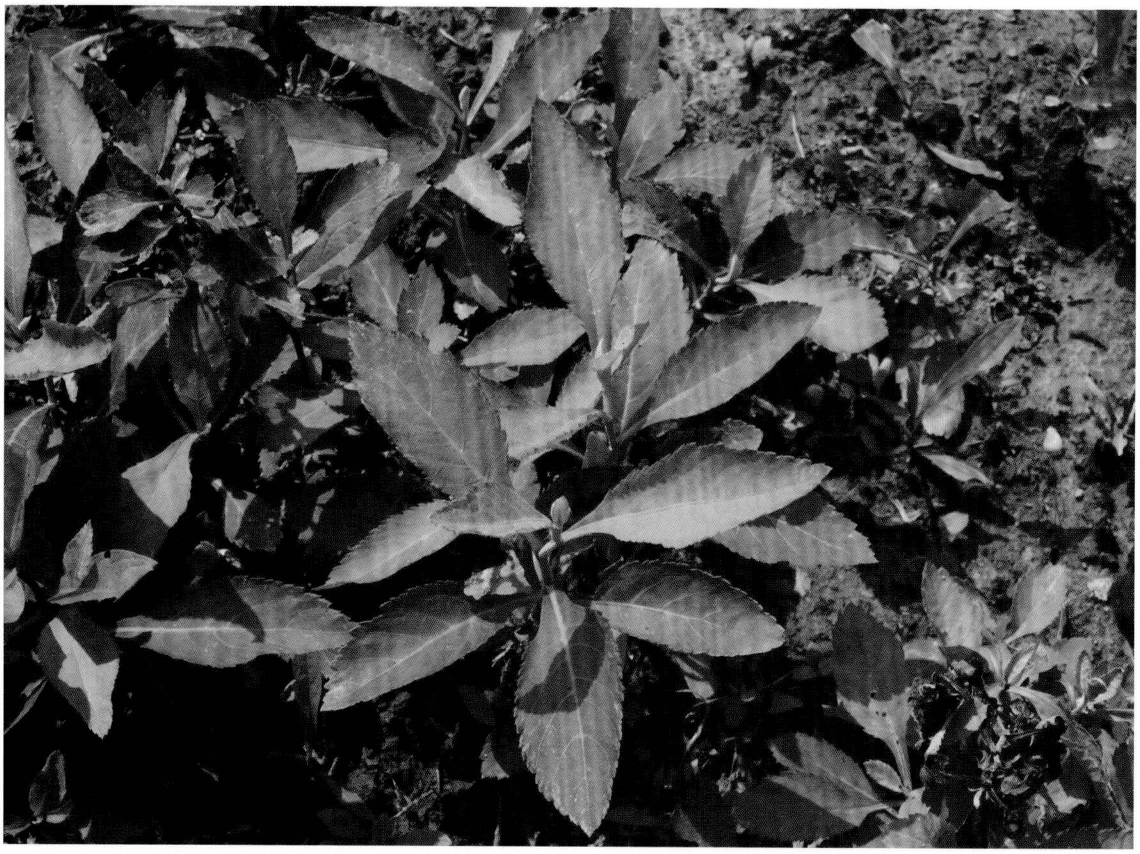

奇蒿

识别特征

多年生直立草本，高 60 ~ 100 cm。茎有明显纵肋，被细毛。叶互生，长椭圆形或披针形，长 6 ~ 9 cm，宽 2 ~ 4 cm，先端渐尖，基部狭窄成短柄，边缘具锐尖锯齿，上面绿色，下面灰绿色，有蛛丝毛，中脉显着；上部叶小，披针形，长约 1.5 cm；下部叶花后雕落。头状花序，钟状，长约 3 mm，密集成穗状圆锥花丛；总苞片 4 轮，淡黄色，无毛，覆瓦状排列；外层花雌性，管状，雌蕊 1；中央花两性，管状，先端 5 裂，雄蕊 5，聚药，花药先端有三角状附属物，基部有尾，雌蕊 1，柱头 2 裂，呈画笔状。瘦果矩圆形。花期 7—9 月，果期 8—10 月。

生境分布

生长于林缘、灌丛中、河岸旁、山坡、树林下。分布于江苏、浙江、江西、湖南、湖北、云南、四川、贵州、福建、广东、广西等省区。主要分布于江苏、浙江、江西等省区。

采收加工

8 月开花时，连根拔起，晒干，除去根及泥土，打成捆。

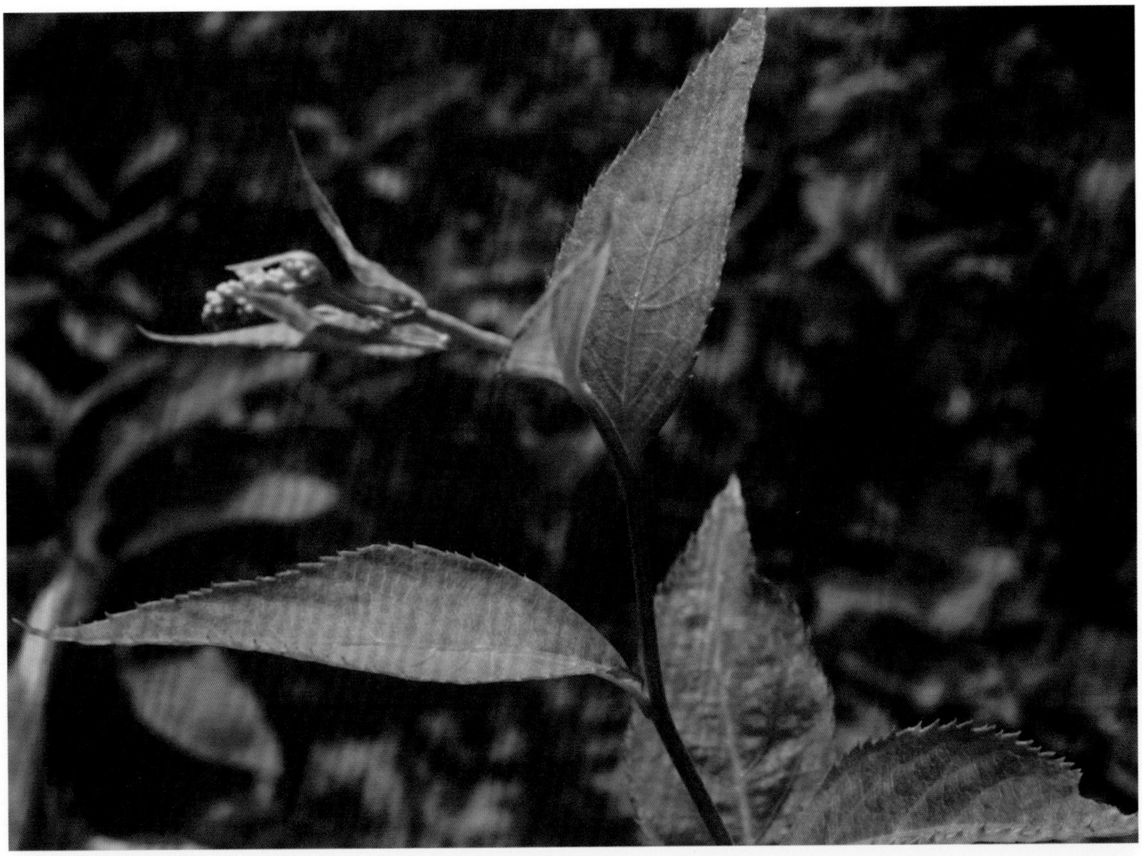

奇蒿

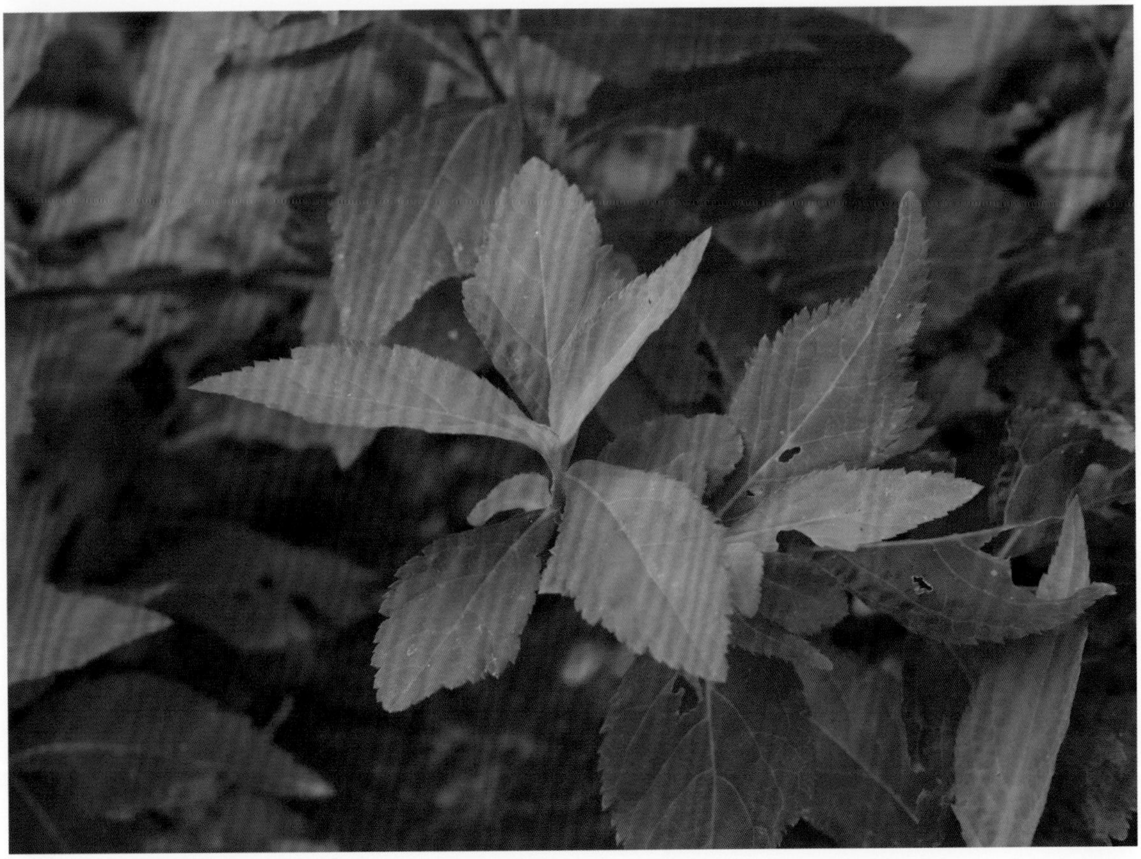

奇蒿

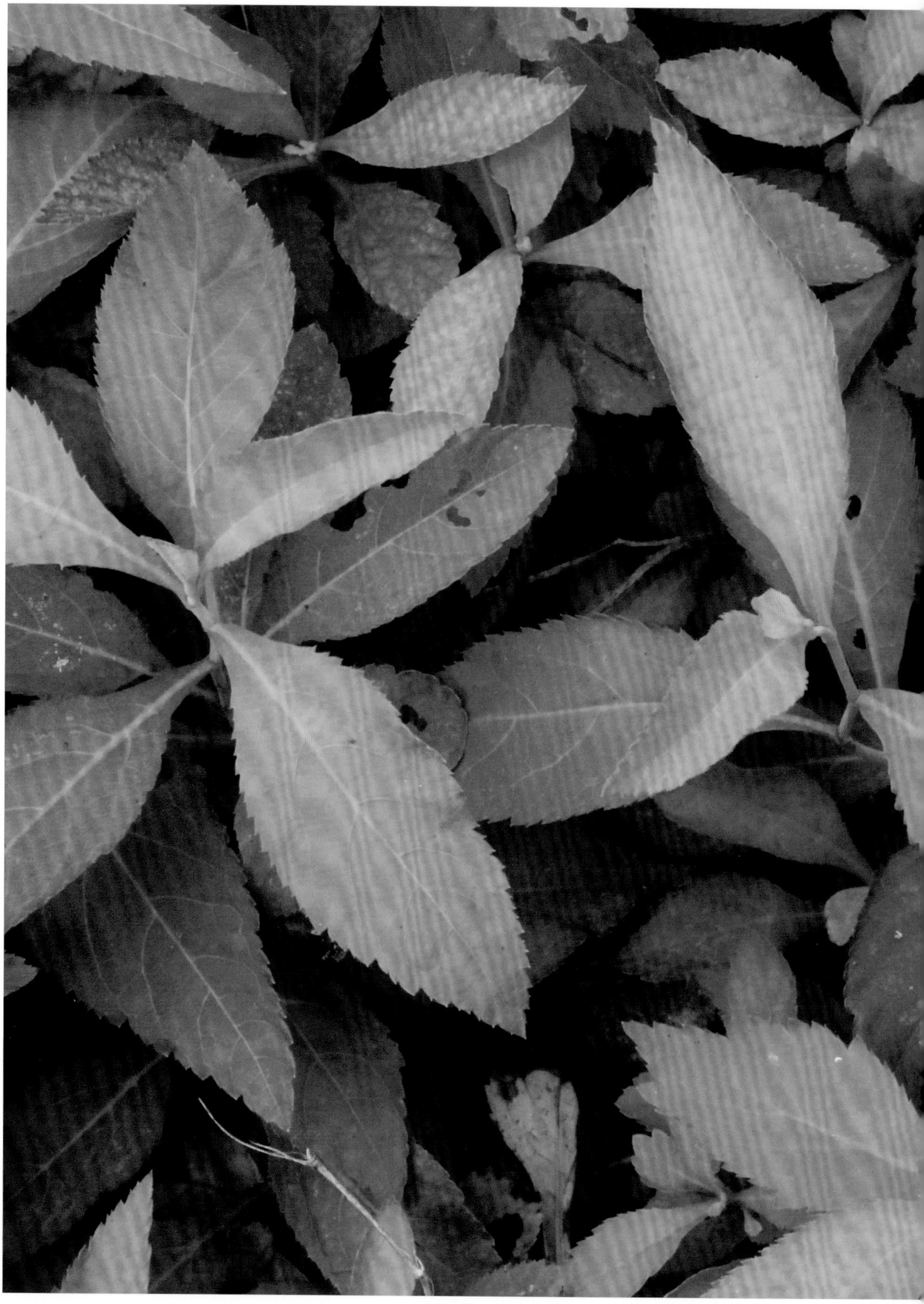

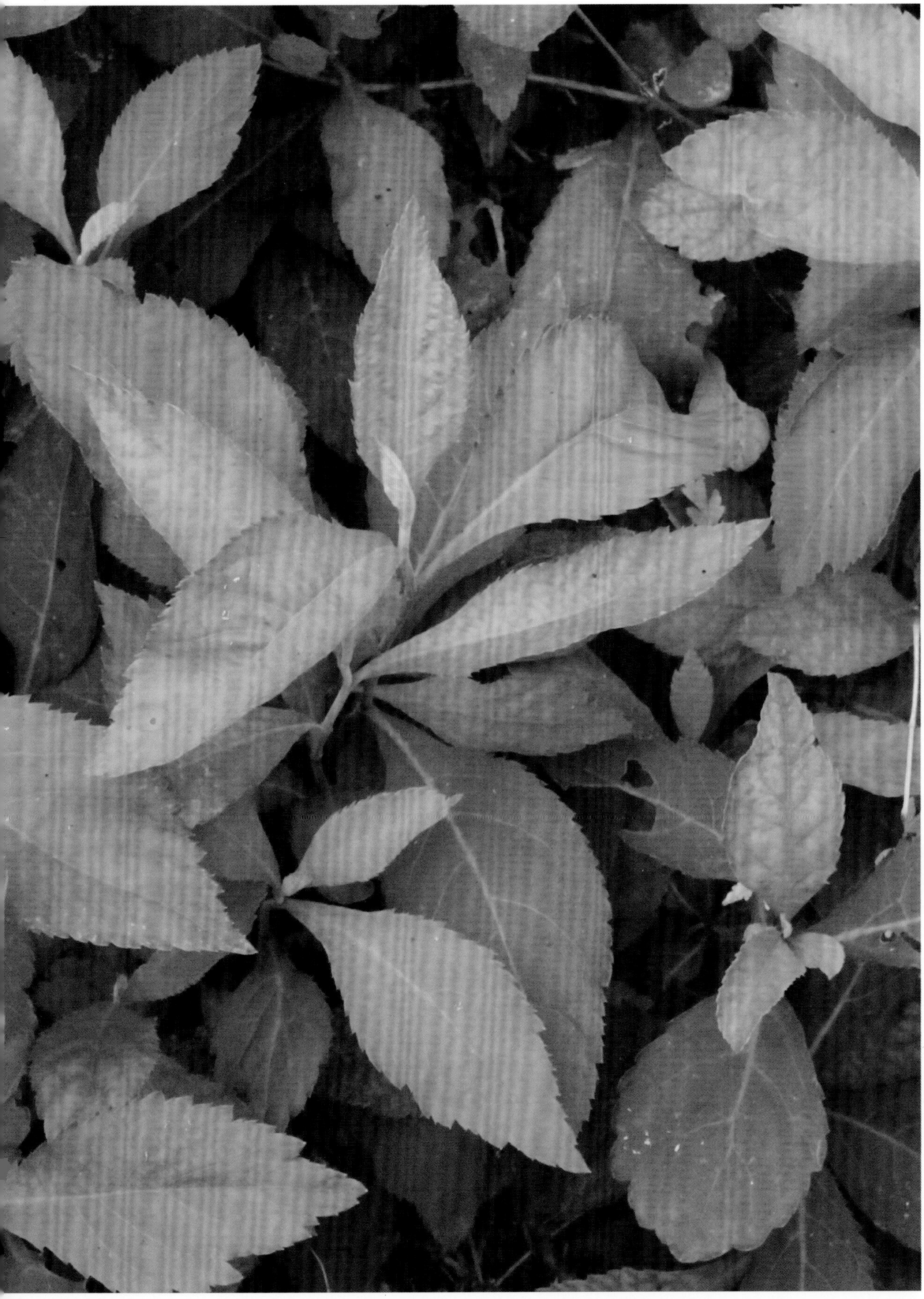

奇蒿

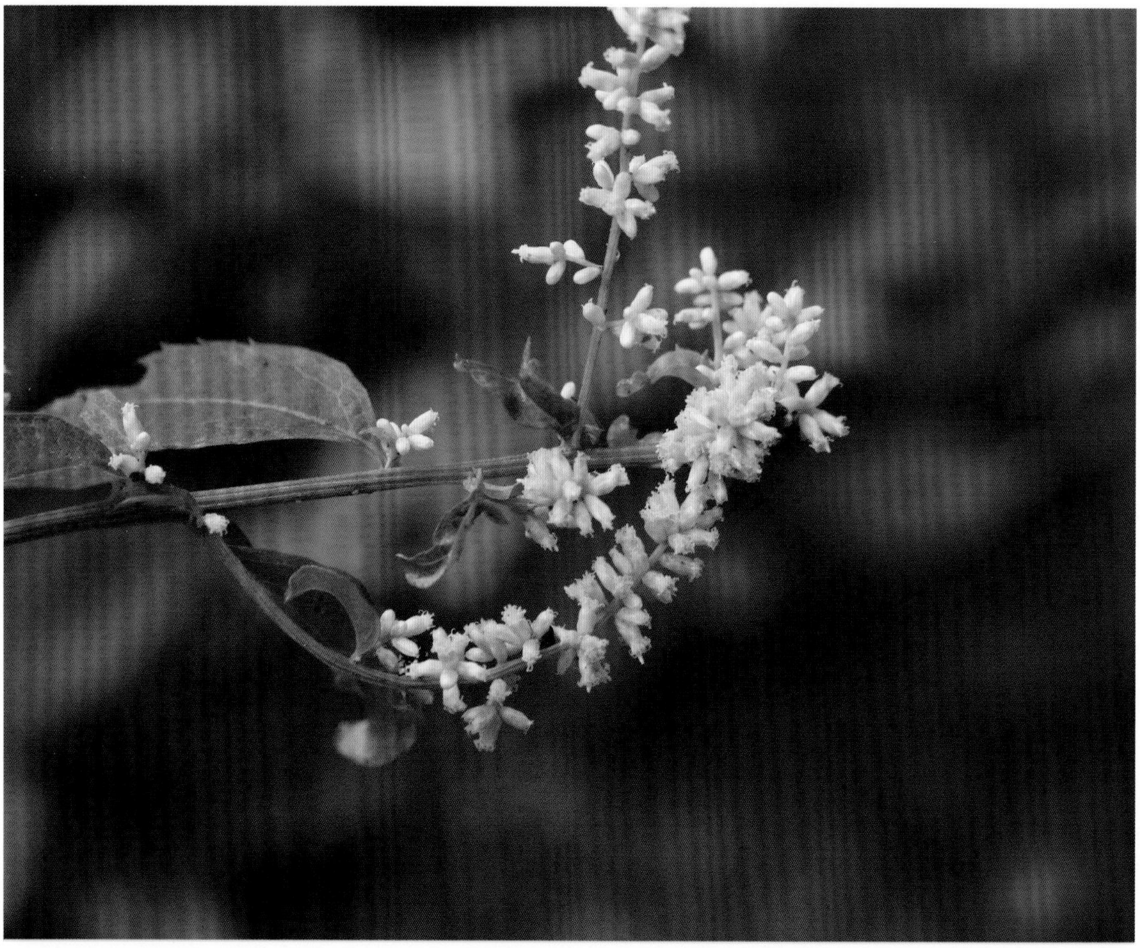

奇蒿

药材鉴别

本品干全草茎长 60 ~ 90 cm，通常已弯曲，直径 0.2 ~ 0.4 cm，表面棕黄色至棕褐色，常披白色毛茸。茎质坚而硬，折断面呈纤维状，黄白色，中间白色而疏松。叶互生，通常干枯皱缩或脱落，表面暗绿色，背面灰绿色密披白毛，质脆易破碎或脱落。枝梢带花穗，枯黄色。气芳香，味淡。以身干、叶绿、花穗黄而多、无霉斑及杂质者为佳。

功效主治

破瘀通经，止血消肿，消食化积。主治经闭，痛经，产后瘀滞腹痛，恶露不尽，癥瘕，跌打损伤，金疮出血，风湿痹痛，便血，尿血，痈疮肿毒，烫伤，食积腹痛，泄泻痢疾。

用法用量

内服：3 ~ 10 g，煎服。外用：适量，研末撒或调敷。

民族药方

1. **慢性肝炎** 刘寄奴、地耳草各 15 g。水煎服。
2. **跌打内伤** 鲜刘寄奴、鲜韭菜各 60 g。水煎服。
3. **外伤出血** 刘寄奴、菊三七各等份。共研细粉，调敷患处。
4. **黄疸** 刘寄奴 15 g，茵陈 10 g。水煎服。
5. **小儿丹毒** 鲜刘寄奴适量，糯米（水浸泡过 15 分钟）少量。共捣烂敷患处。
6. **白带** 刘寄奴 15 g，白背叶根 30 g。水煎服。
7. **闭经，产后瘀血腹痛** 刘寄奴、当归各 15 g，延胡索 10 g。水煎服。
8. **月经不调，经闭，跌打瘀肿，胃肠胀气** 刘寄奴 30 g。水煎服。
9. **烫伤，火伤** 刘寄奴适量。捣烂敷患处。

使用注意

气血虚弱、脾虚作泄者忌服，孕妇慎用。

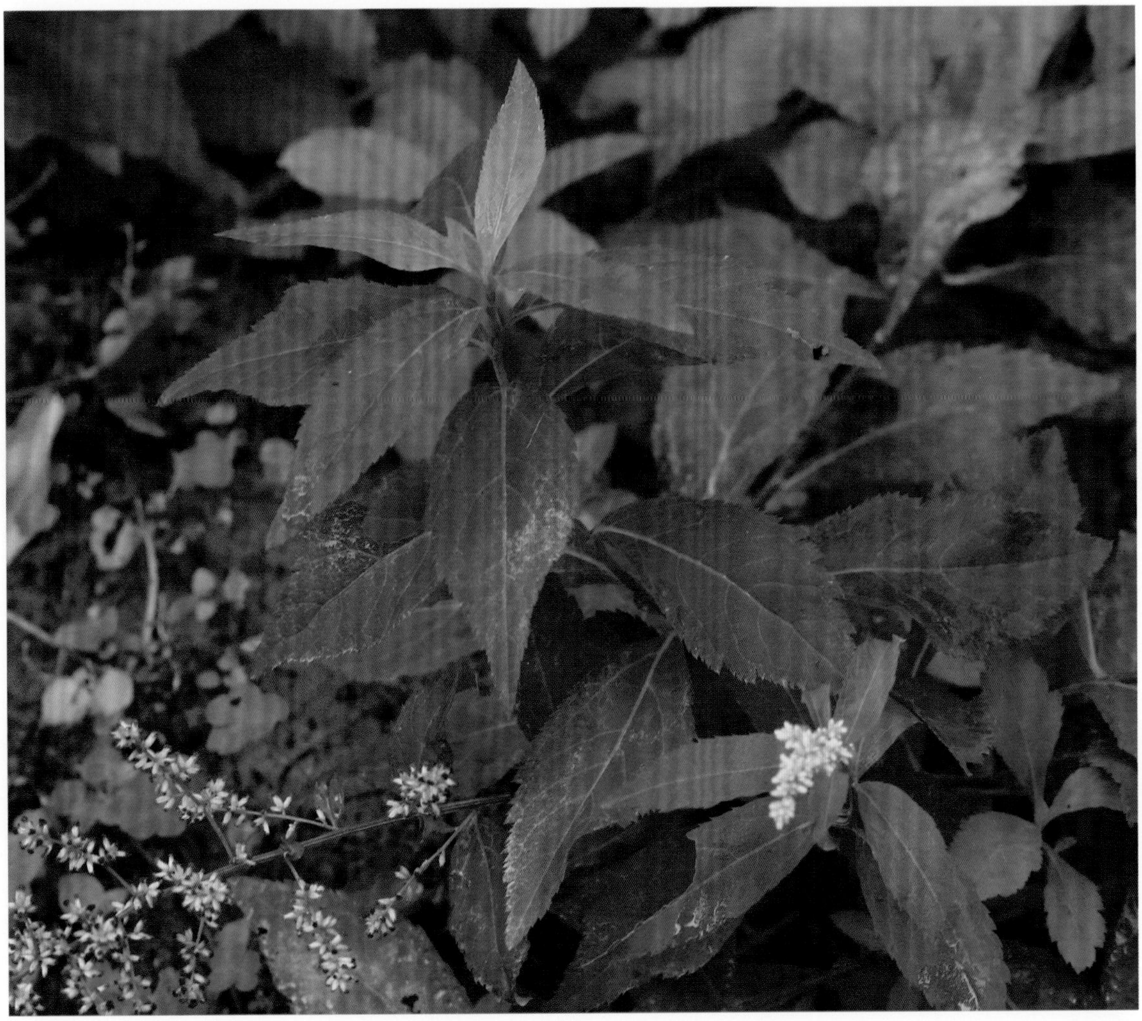

奇蒿

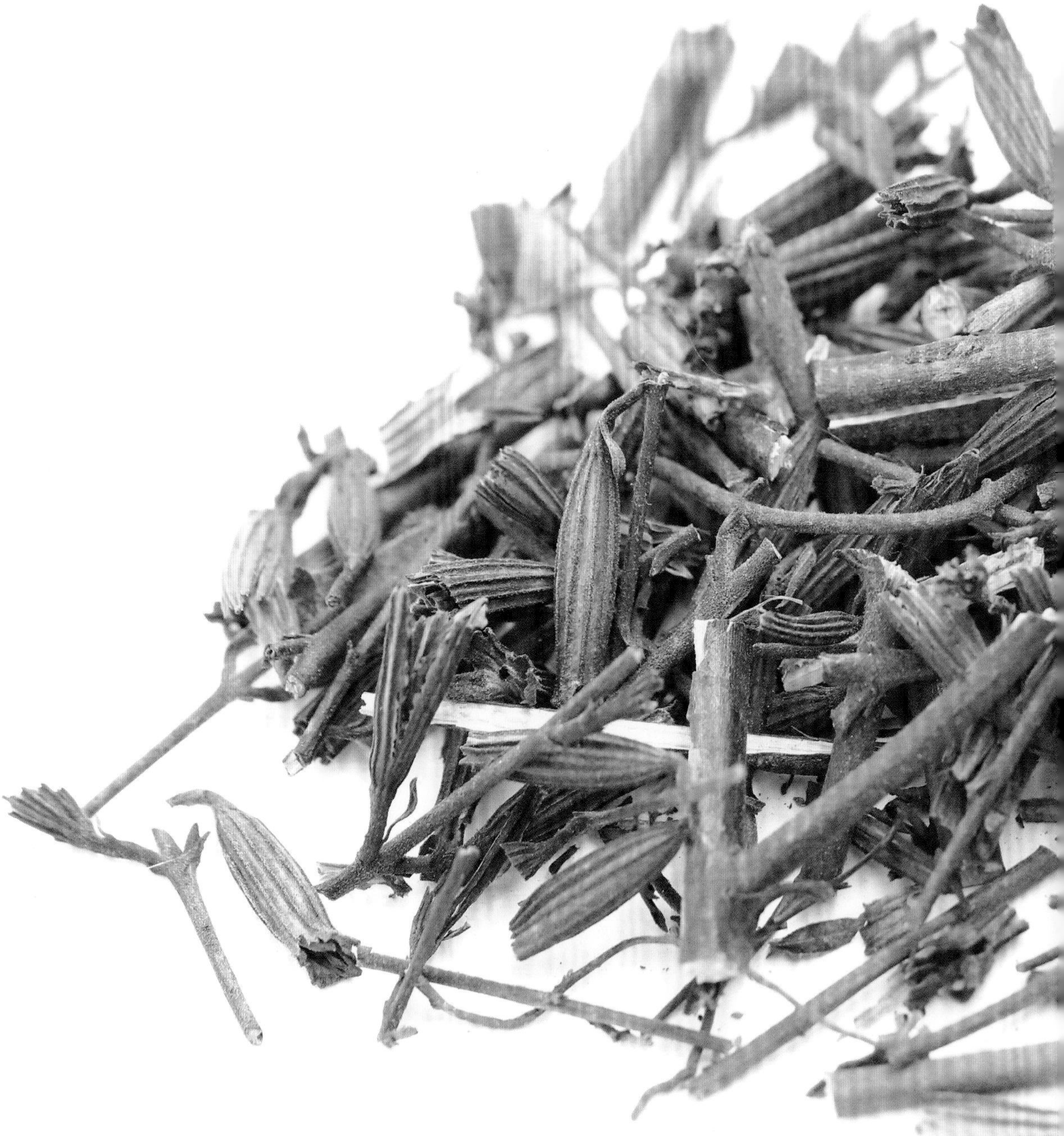

刘寄奴

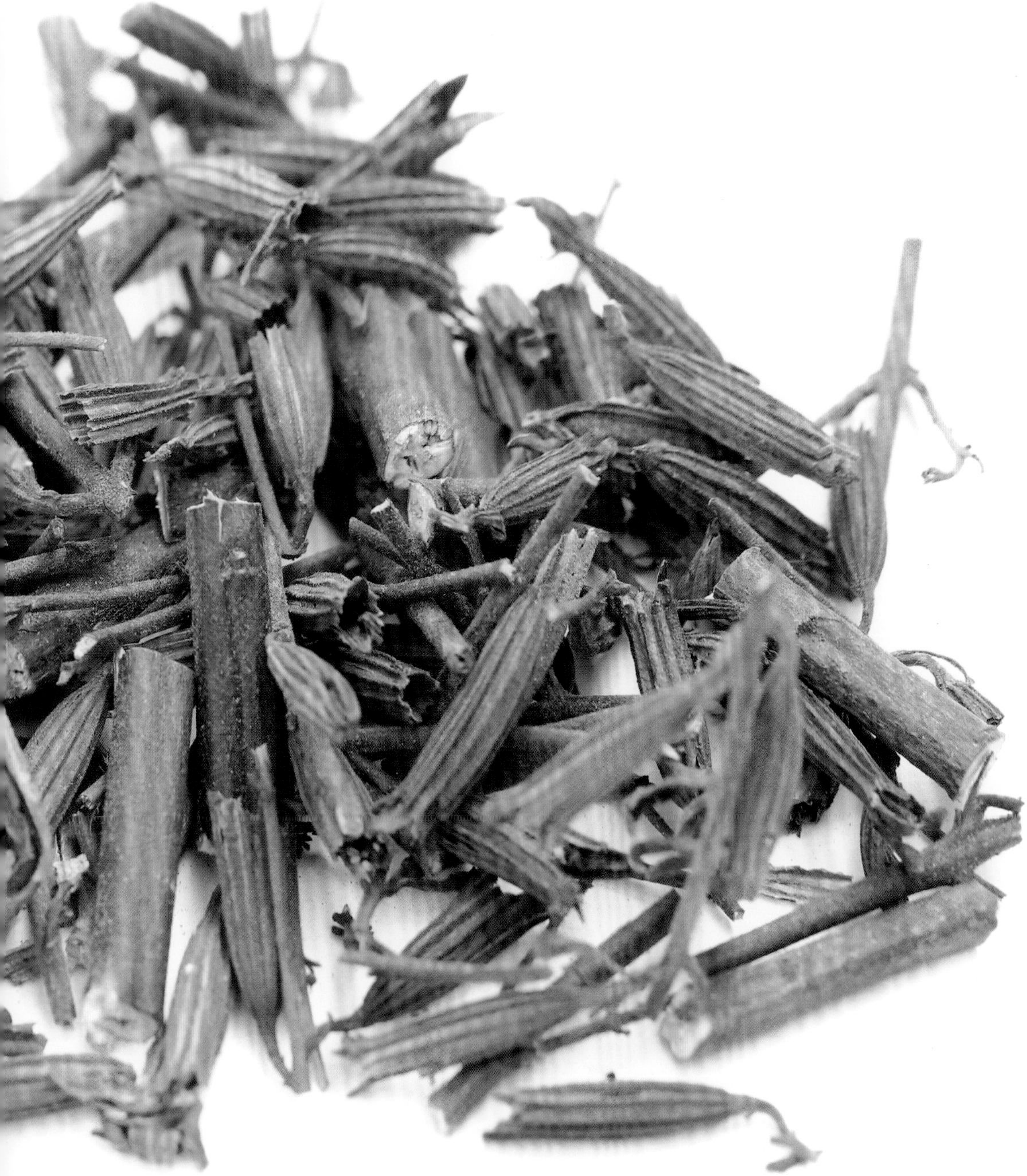

刘寄奴饮片

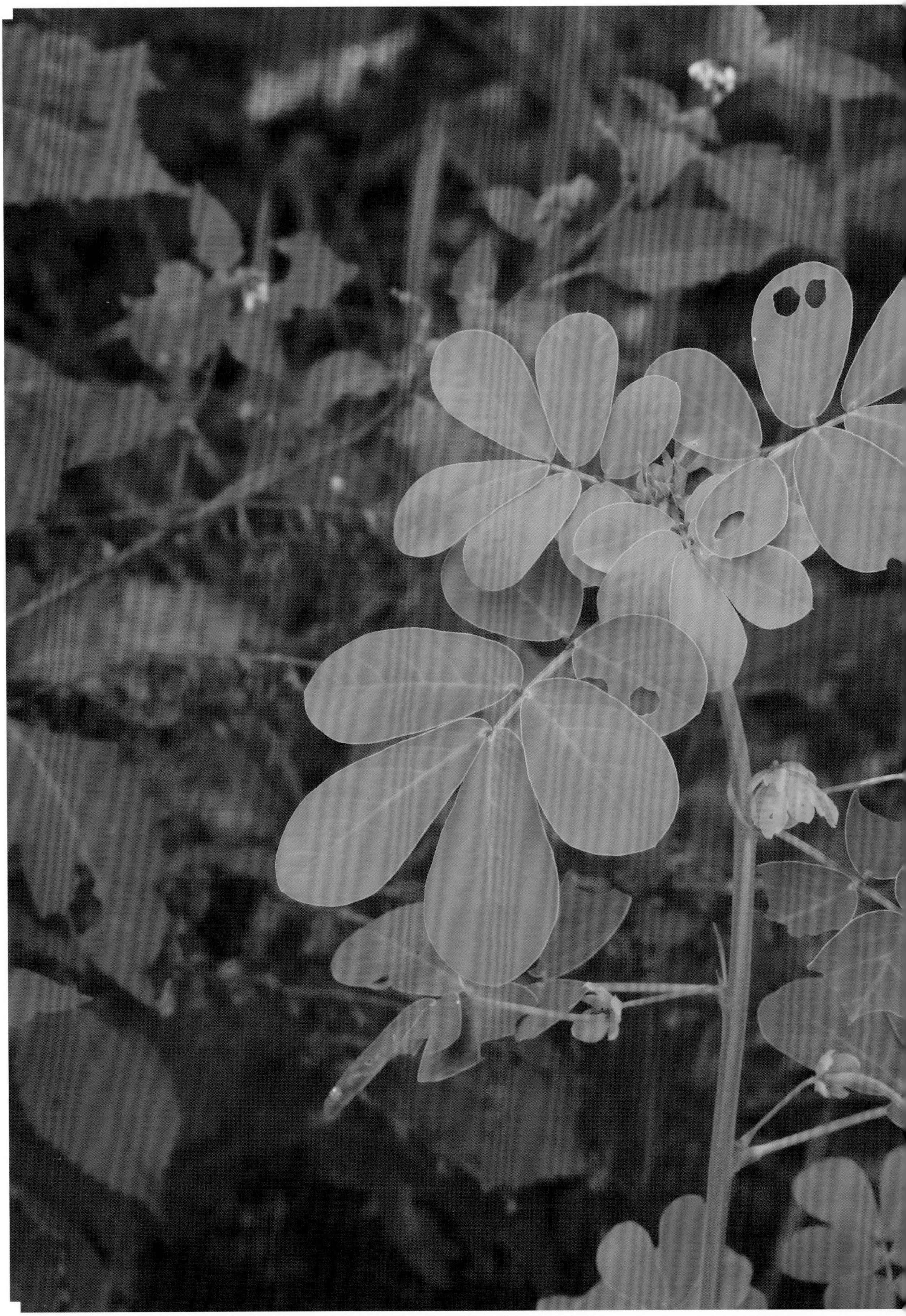

决明子

【壮药名】些羊灭。

【别　名】草决明、生决明、马蹄决明、钝叶决明、假绿豆、羊角豆、野青豆。

【来　源】本品为豆科植物钝叶决明 *Cassia obtusifolia* L. 或决明（小决明）*Cassia tora* L. 的干燥成熟种子。

【性味归经】甘、苦、咸，微寒。归肝、肾、大肠经。

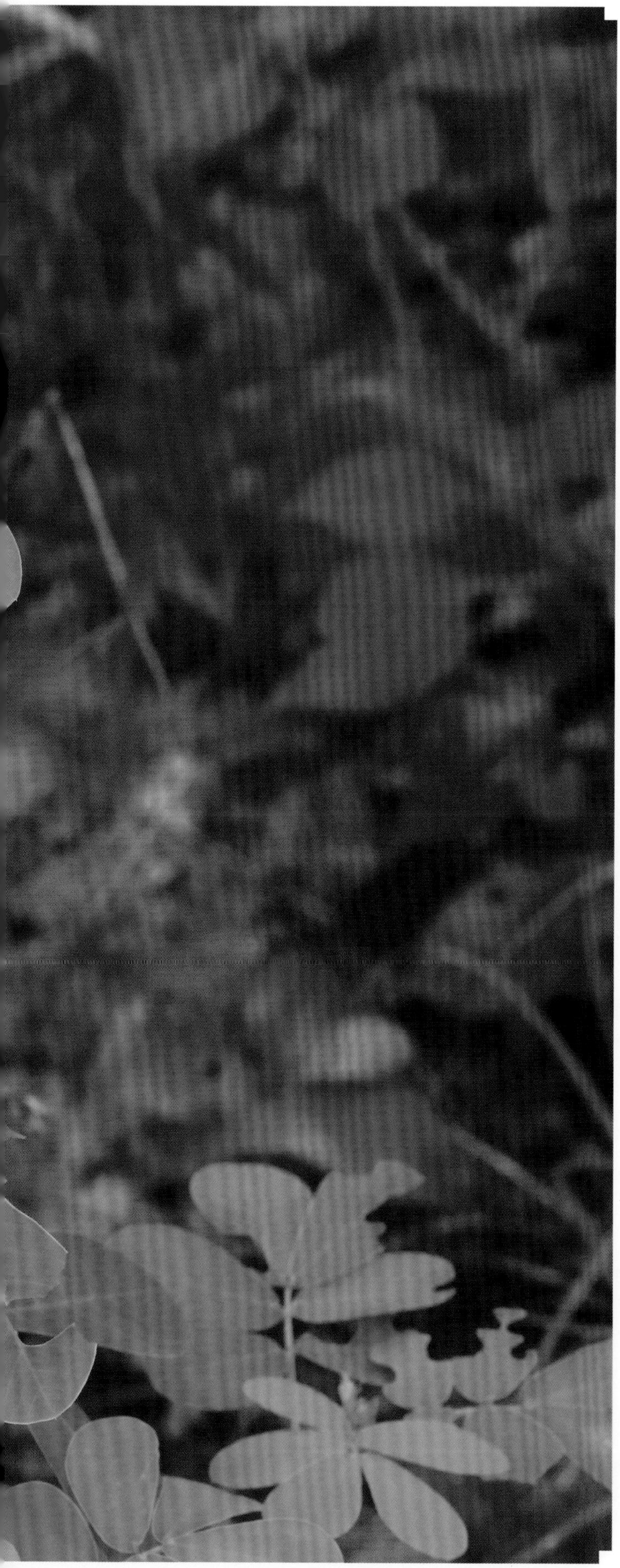

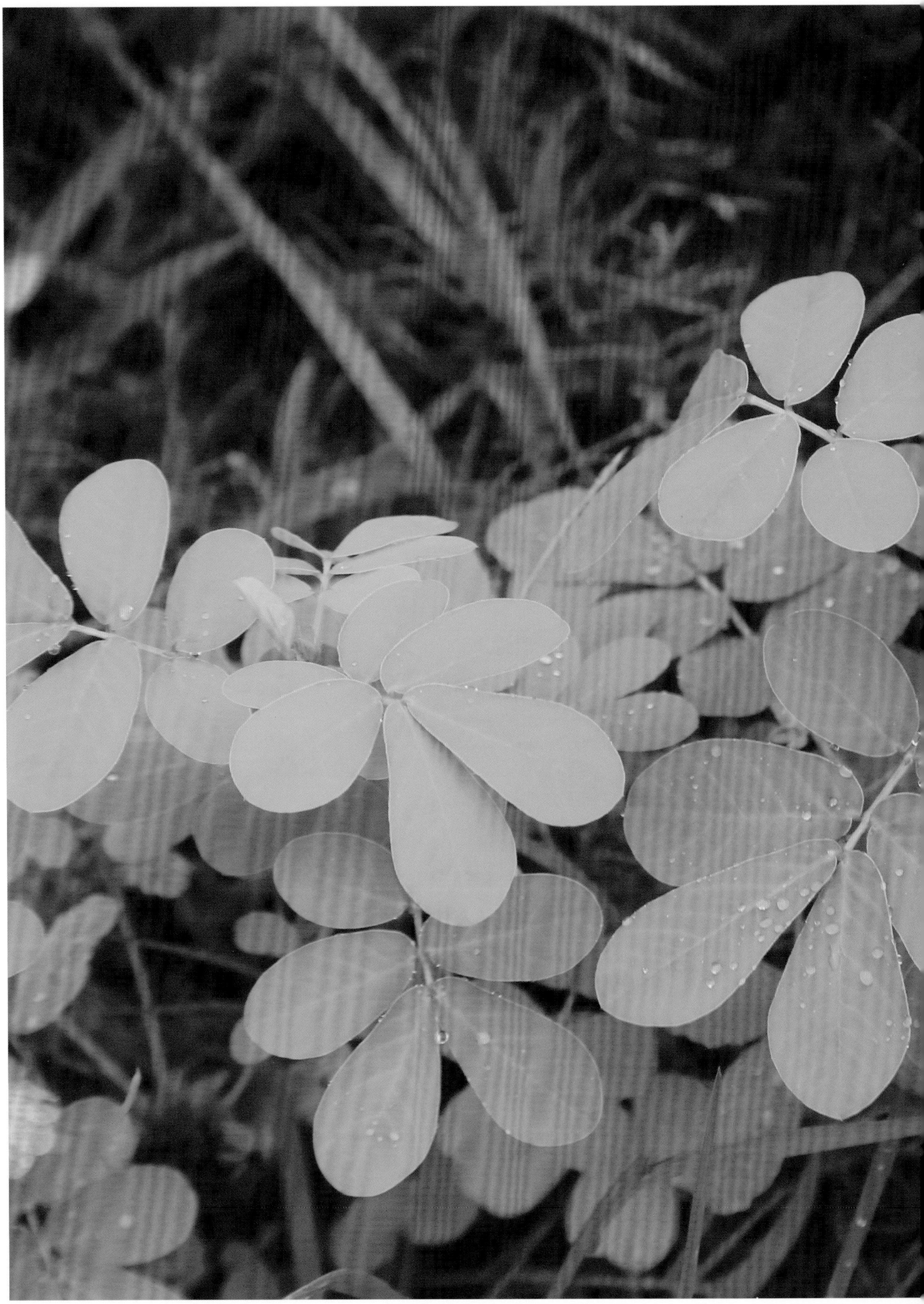

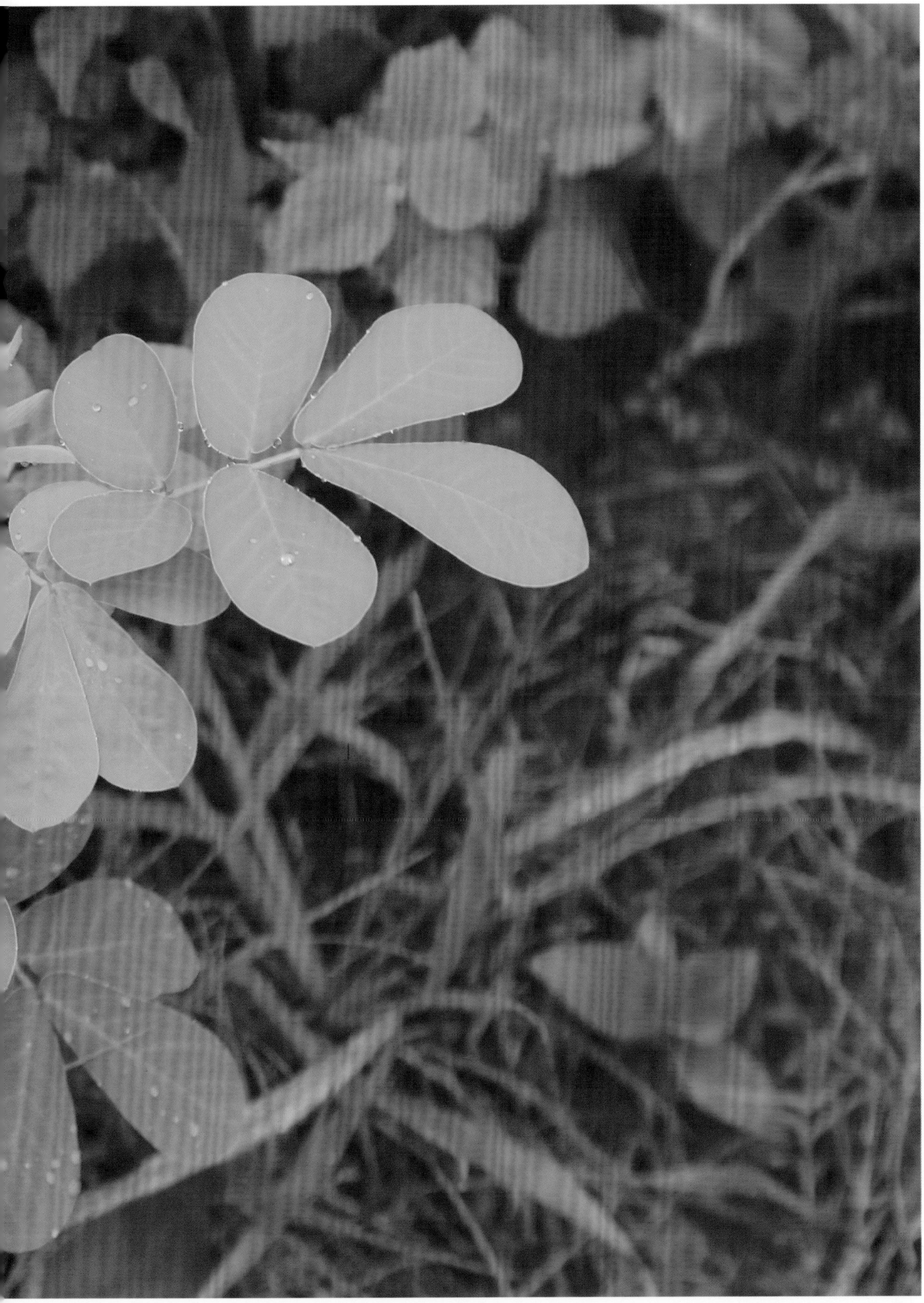

决明

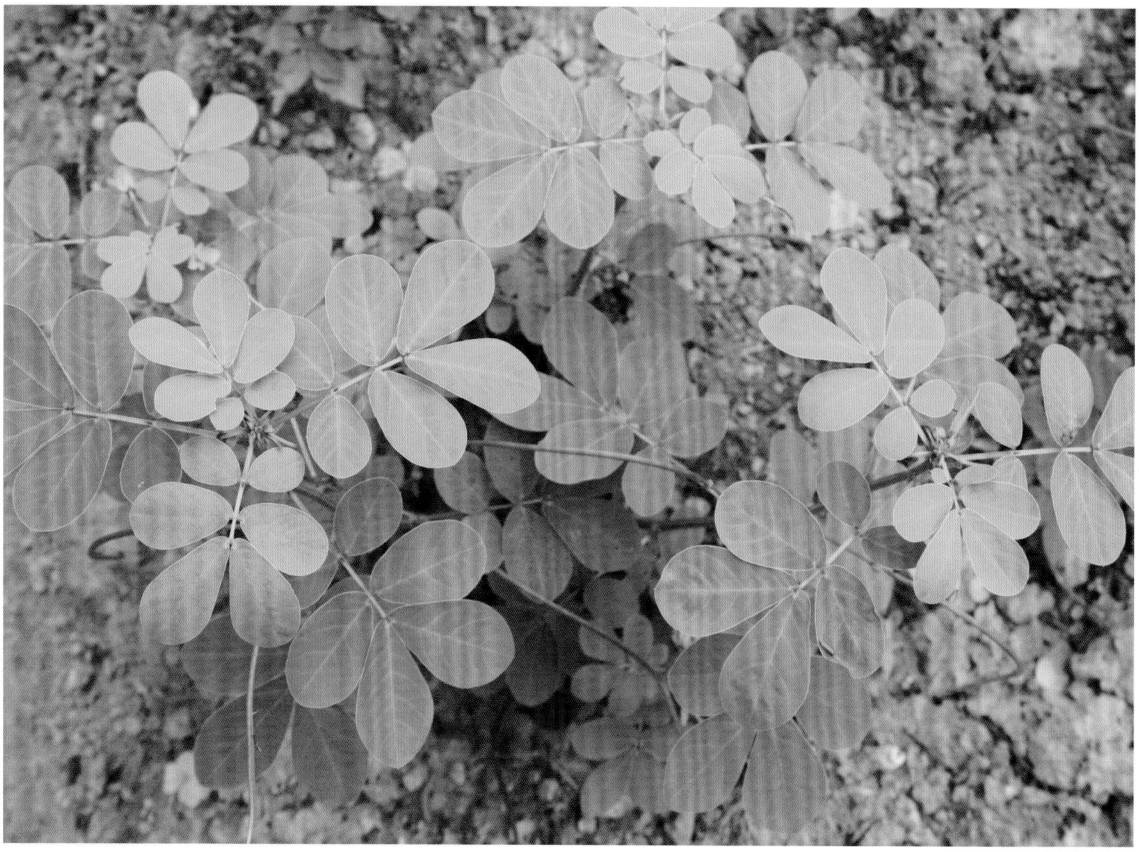

决明

识别特征

1. 钝叶决明 一年生半灌木状草本，高 0.5 ~ 2 m，上部分枝多。叶互生，羽状复叶，叶柄长 2 ~ 5 cm；小叶 3 对，叶片倒卵形或倒卵状长圆形，长 2 ~ 6 cm，宽 1.5 ~ 3.5 cm，先端圆形，基部楔形，稍偏斜，下面及边缘有柔毛，最下 1 对小叶间有 1 条形腺体，或下面 2 对小叶间各有一腺体。花成对腋生，最上部的聚生，总花梗极短；小花梗长 1 ~ 2 cm；萼片 5，倒卵形；花冠黄色，花瓣 5，倒卵形，长 12 ~ 15 mm，基部有爪；雄蕊 10，能育雄蕊 7，3 个较大的花药先端急狭成瓶颈状；子房细长，花柱弯曲。荚果细长，近四棱形，长 15 ~ 20 cm，宽 3 ~ 4 mm，果柄长 2 ~ 4 cm。种子多数，菱柱形或菱形略扁，淡褐色，光亮，两侧各有 1 条线形斜凹纹。花期 6—8 月，果期 8—10 月。

2. 决明（小决明） 一年生半灌木状草本，高 1 ~ 2 m。叶互生，羽状复叶，叶柄无腺体，在叶轴上两小叶之间有棒状的腺体 1 个；小叶 3 对，膜质；小叶柄长 1.5 ~ 2 mm；托叶线形，被柔毛，早落；叶片倒卵形或倒卵状长椭圆形，长 2 ~ 6 cm，宽 1.5 ~ 2.5 cm，先端圆钝而有小尖头，基部渐狭，偏斜，上面被稀疏柔毛，下面被柔毛。花通常 2 朵生于叶腋；总花梗长 6 ~ 10 mm，花梗长 1 ~ 1.5 cm；萼片 5，稍不等大，卵形或卵状长圆形，膜质，外面被柔毛，长约 8 mm；花黄色，花瓣 5，下面 2 片略长，长 12 ~ 15 mm，宽 5 ~ 7 mm；雄蕊 10，能育雄蕊 7；子房线状，无柄，被白色细毛，花柱内弯。果纤细，近扁，呈弓形弯曲，长 15 ~ 24 cm，直径 4 ~ 6 mm，被疏柔毛。种子多数，菱形，灰绿色，有光泽。花期 6—8 月，果期 9—10 月。

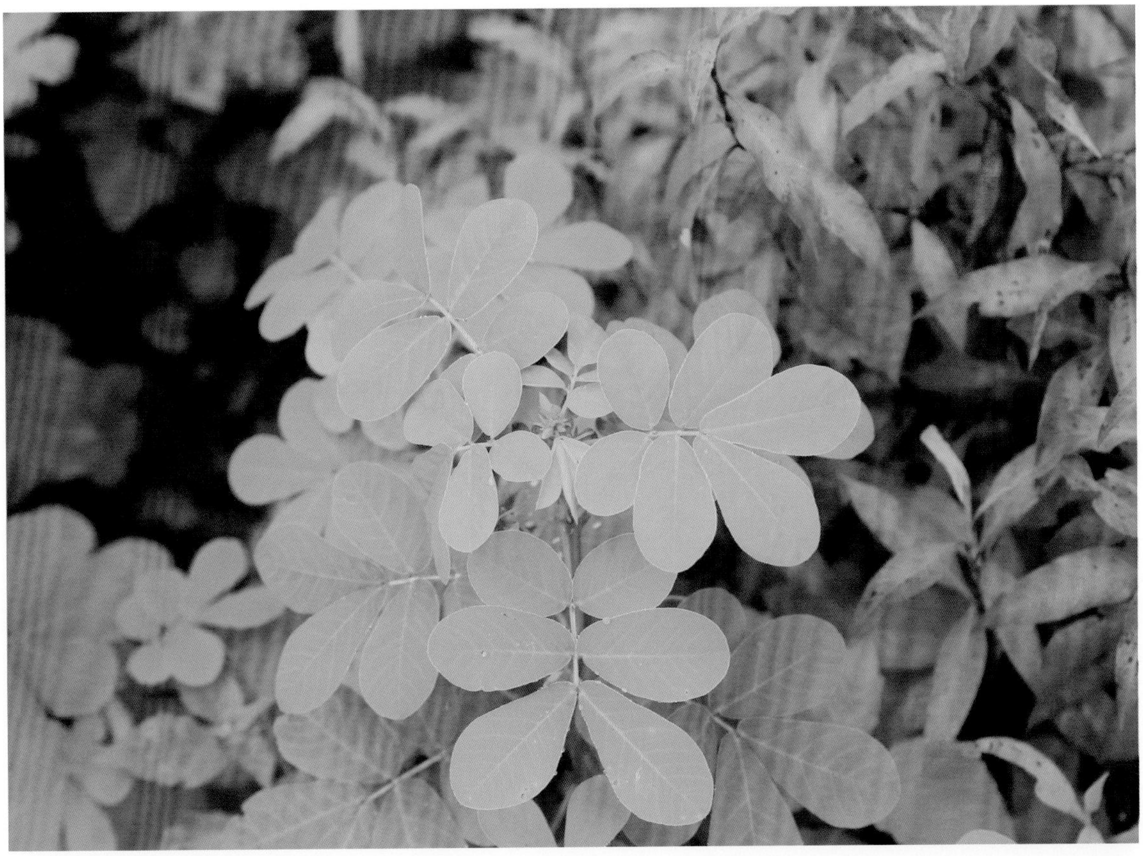

决明

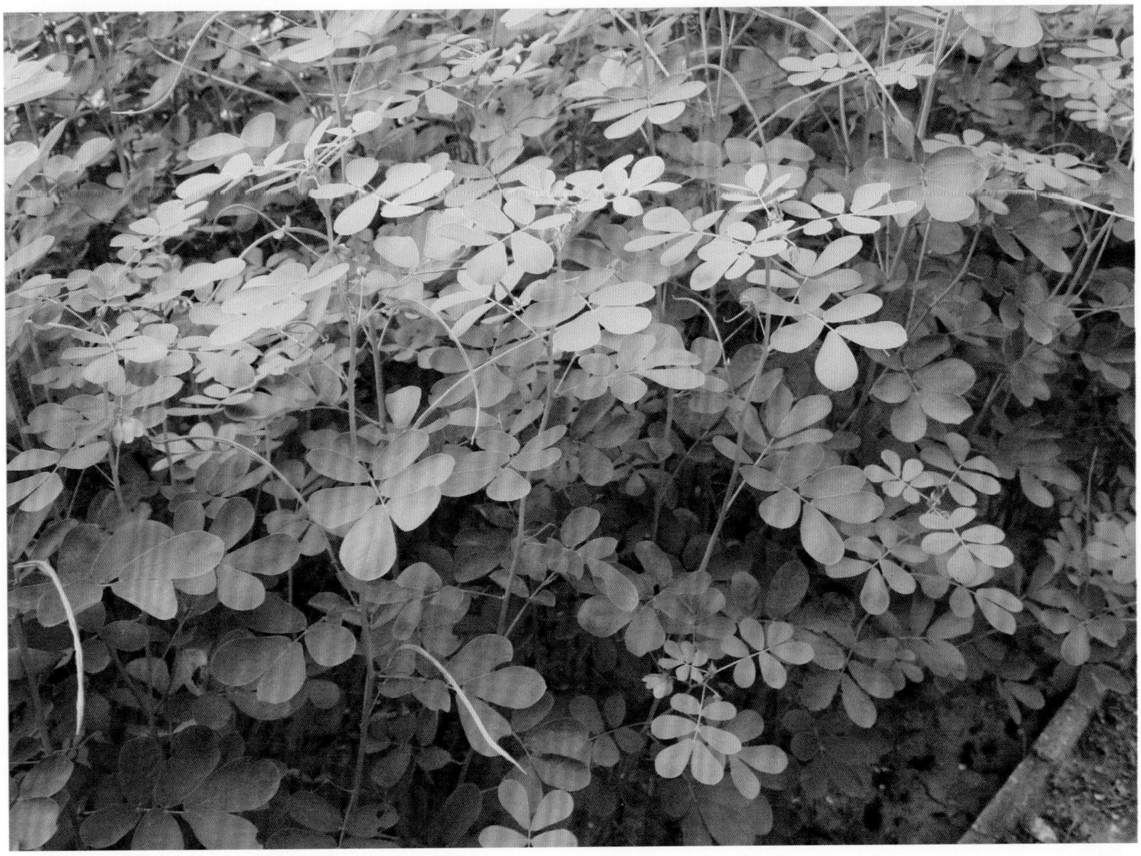

决明

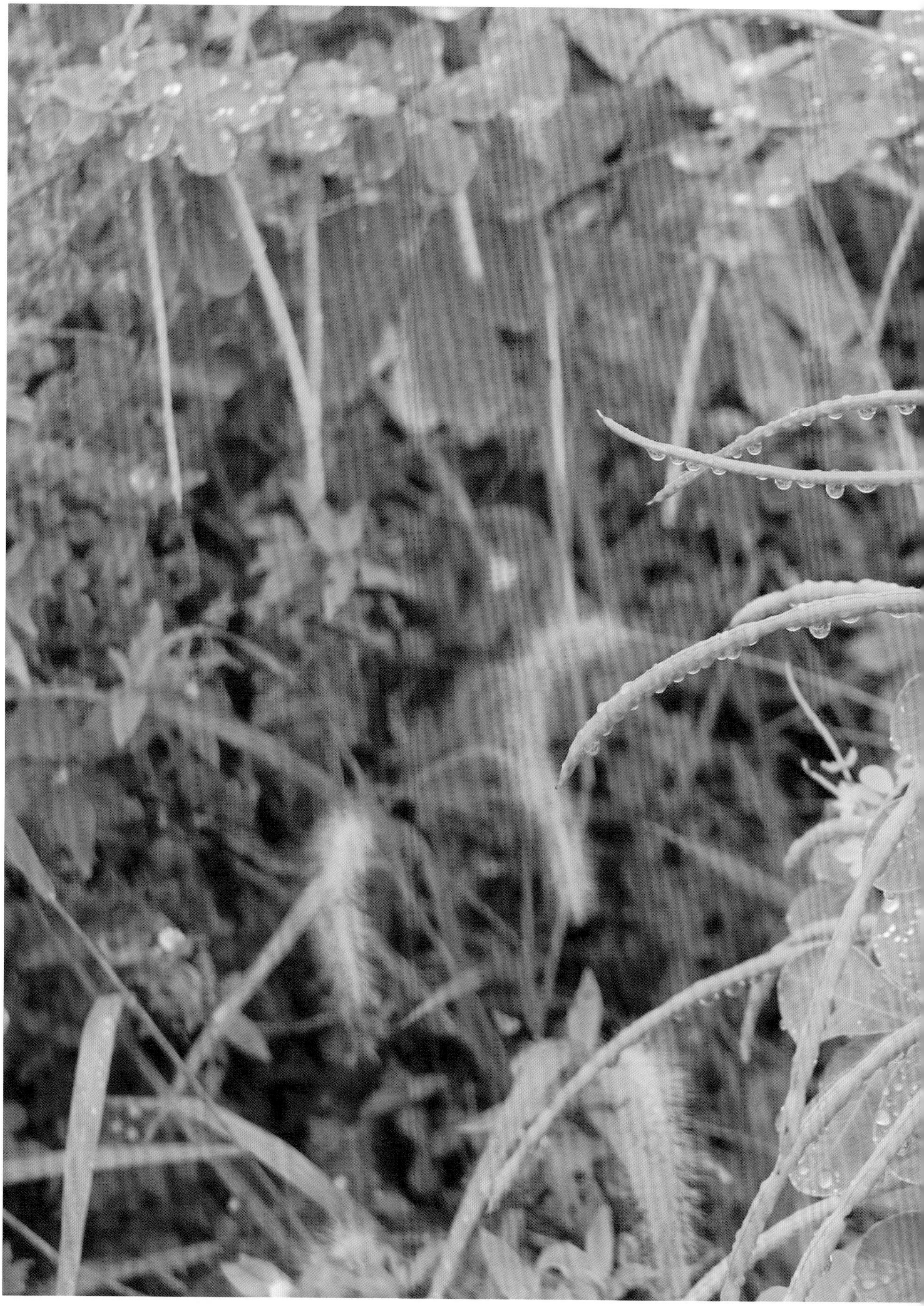

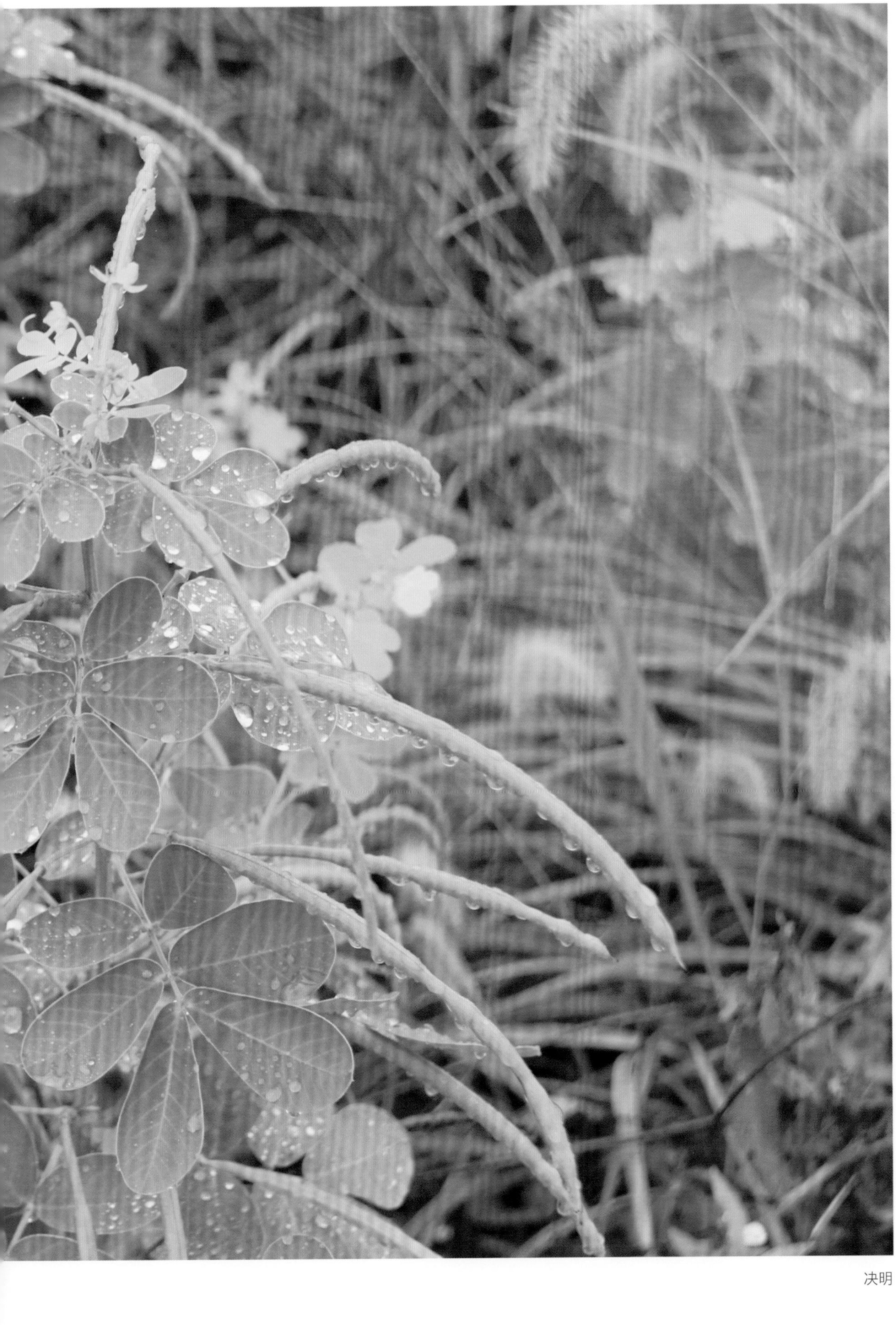

决明

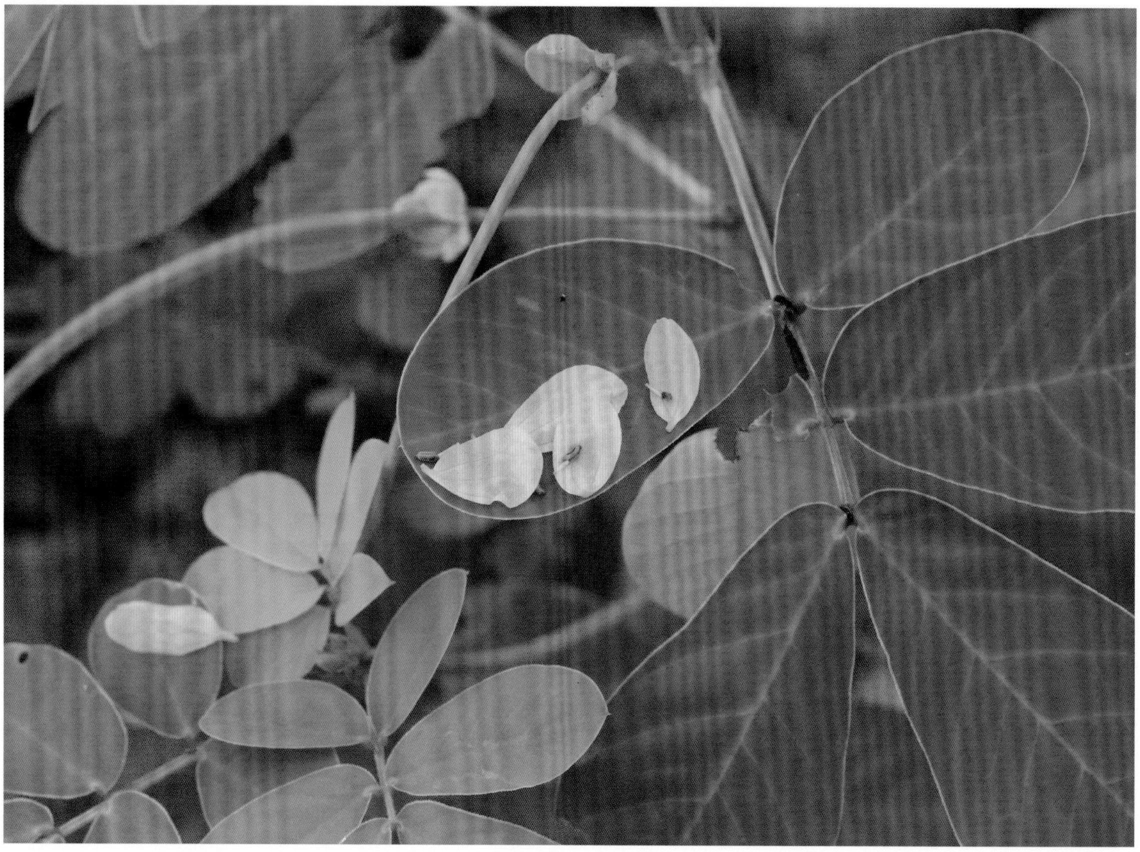

决明

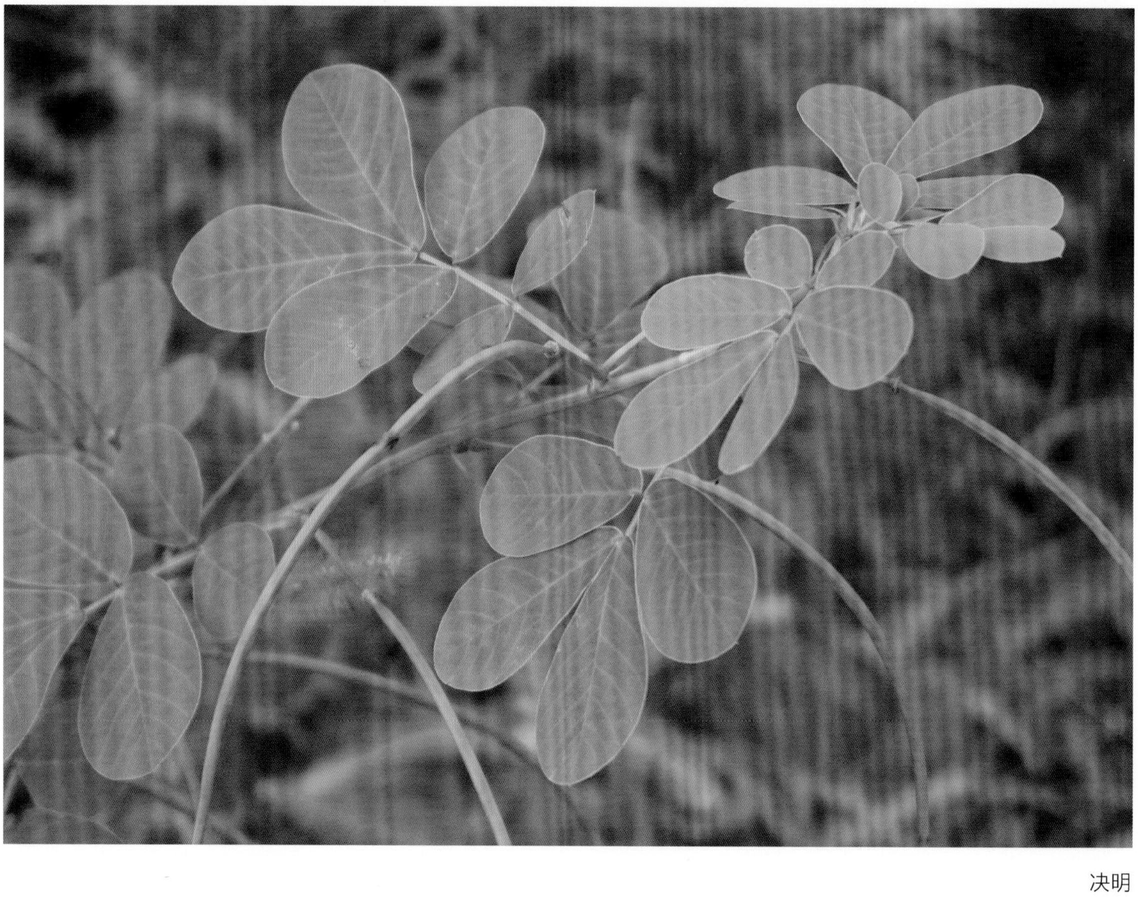

决明

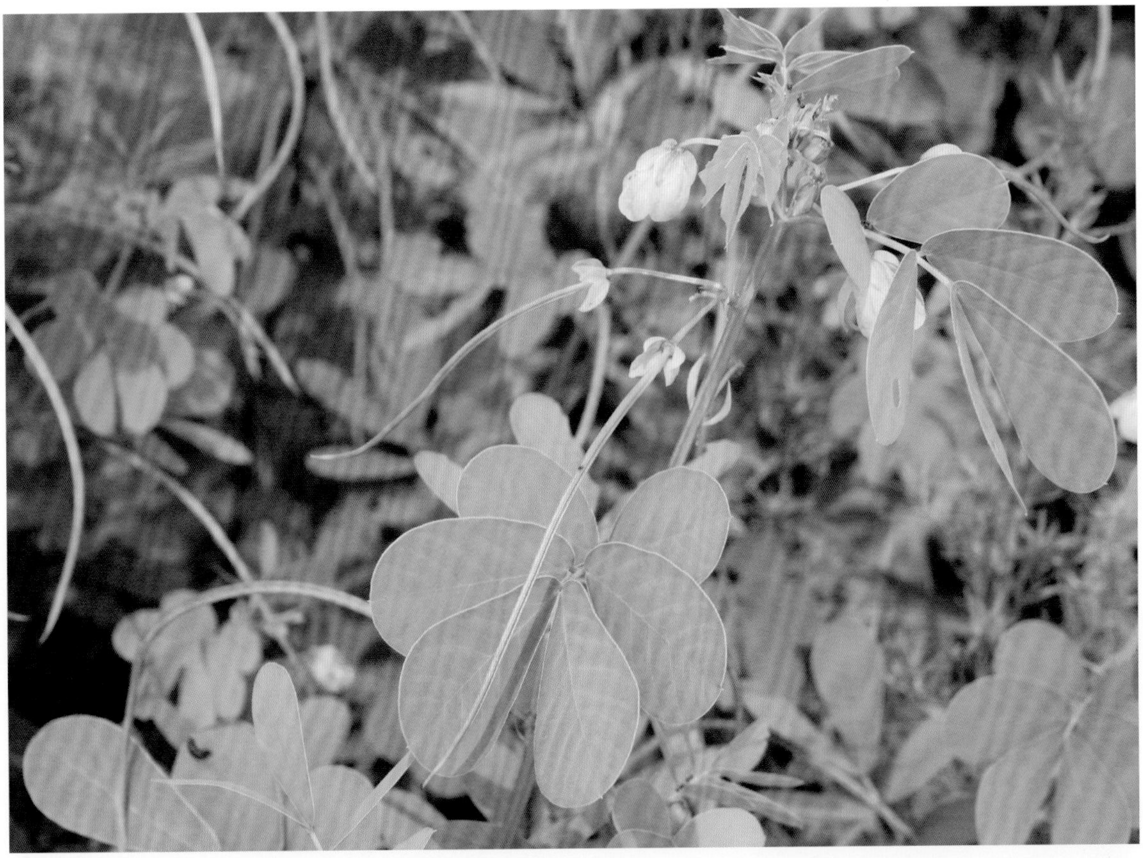
决明

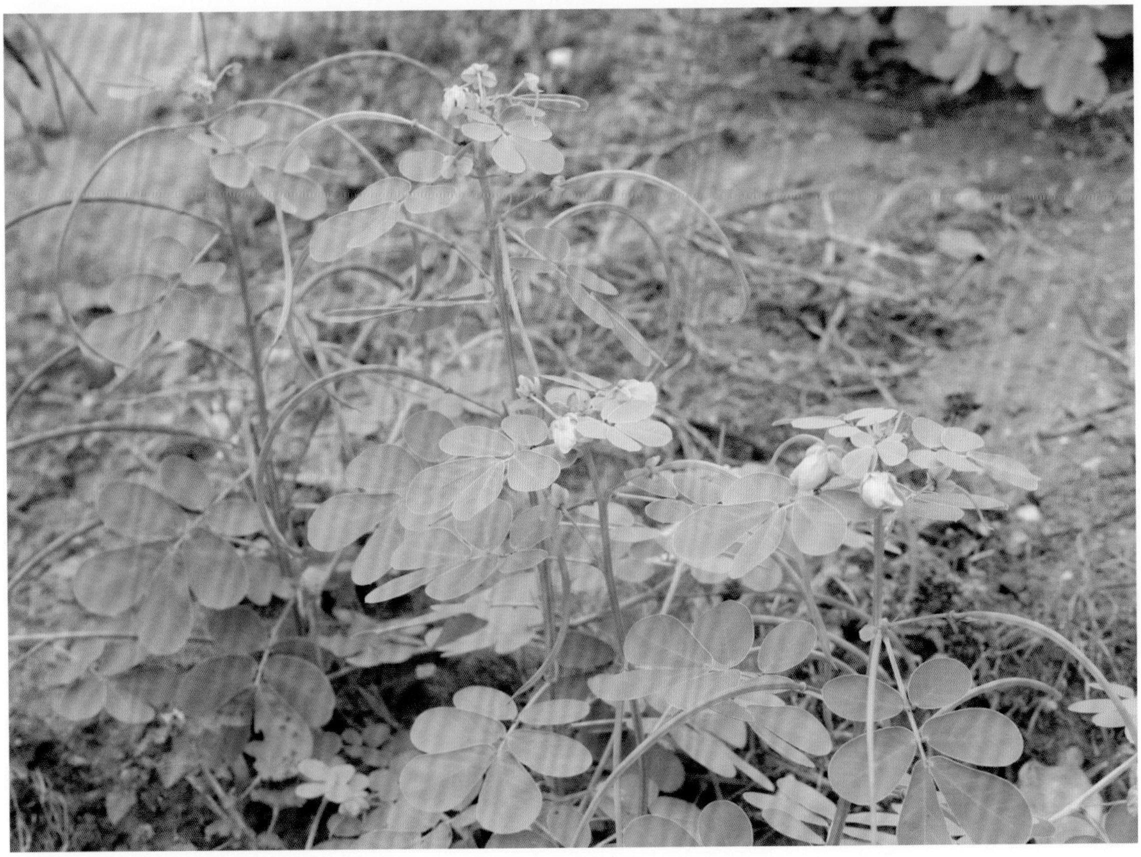
决明

生境分布

生长于村边、路旁和旷野等处。分布于安徽、四川、浙江、广东、广西等省区，南北各地均有栽培。

采收加工

秋季果实成熟后，将全株割下或摘下果荚晒干，打出种子，扬净荚壳及杂质，再晒干。

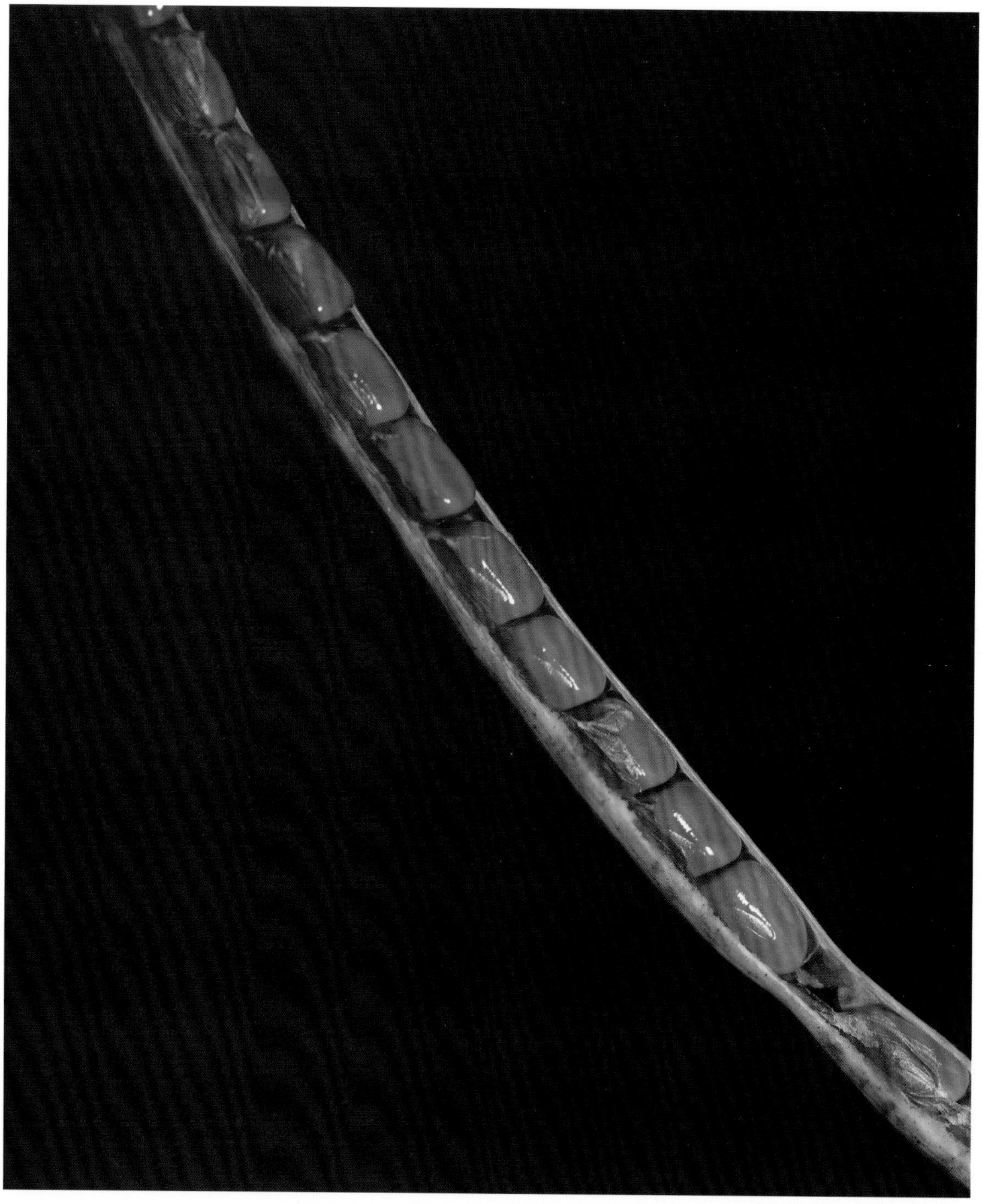

决明

药材鉴别

1. 钝叶决明　本品呈四棱形短圆柱形，一端钝圆，另一端倾斜并有尖头，长 4 ~ 6 mm，宽 2 ~ 3 mm。表面棕绿色或暗棕色，平滑，有光泽，背腹面各有 1 条凸起的棱线，棱线两侧各有 1 条从脐点向合点斜向的浅棕色线形凹纹。质坚硬。横切面种皮薄；胚乳灰白色，半透明；胚黄色，两片子叶重叠呈 S 状折曲。完整种子气微，破碎后有微弱豆腥气；味微苦，稍带黏性。

2. 决明（小决明）　本品短圆柱形，长 3 ~ 5 mm，宽 2 ~ 2.5 mm。棱线两侧各有 1 条宽广的浅黄棕色带。以籽粒饱满，色绿棕者为佳。

功效主治

祛风清热，解毒利湿。主治风热感冒，流行性感冒，急性结膜炎，湿热黄疸，急、慢性肾炎，带下，瘰疬，疮痈疖肿，乳腺炎。

用法用量

内服：10 ~ 15 g，煎服。

民族药方

1. 急性结膜炎　决明子、菊花、蝉蜕、青葙子各 15 g。水煎服。

2. 夜盲　决明子、枸杞子各 9 g，猪肝适量。煎水，食肝服汤。

3. 雀目　决明子 100 g，地肤子 50 g。上药捣细罗为散，每于食后，以清粥饮调。

4. 习惯性便秘　决明子、郁李仁各 18 g。沸水冲泡代茶。

5. 外感风寒头痛　决明子 50 g。用火炒后研成细粉，然后用凉开水调和，涂在头部两侧太阳穴处。

6. 口腔炎　决明子 20 g。煎汤至剩一半的量，待冷却后，用来漱口。

7. 妊娠期高血压疾病　决明子、夏枯草、白糖各 15 g，菊花 10 g。煎水取汁，加入白糖，煮沸即可，随量饮用。

8. 肝郁气滞型脂肪肝　决明子 20 g，陈皮 10 g。切碎，放入砂锅，加水浓煎 2 次，每次 20 分钟，过滤，合并 2 次滤汁，再用小火煨煮至 300 ml 即成，代茶饮，可连续冲泡 3 ~ 5 次，当日饮完。

9. 热结肠燥型肛裂　决明子 30 g，黄连 3 g，绿茶 2 g。放入大号杯中，用沸水冲泡，加盖闷 10 分钟即成，代茶频饮，可冲泡 3 ~ 5 次，当日饮完。

10. 肥胖症　决明子、泽泻各 12 g，番泻叶 1.5 g。煎水取药汁，每日 1 剂，分 2 次服。

使用注意

气虚便溏者慎用。

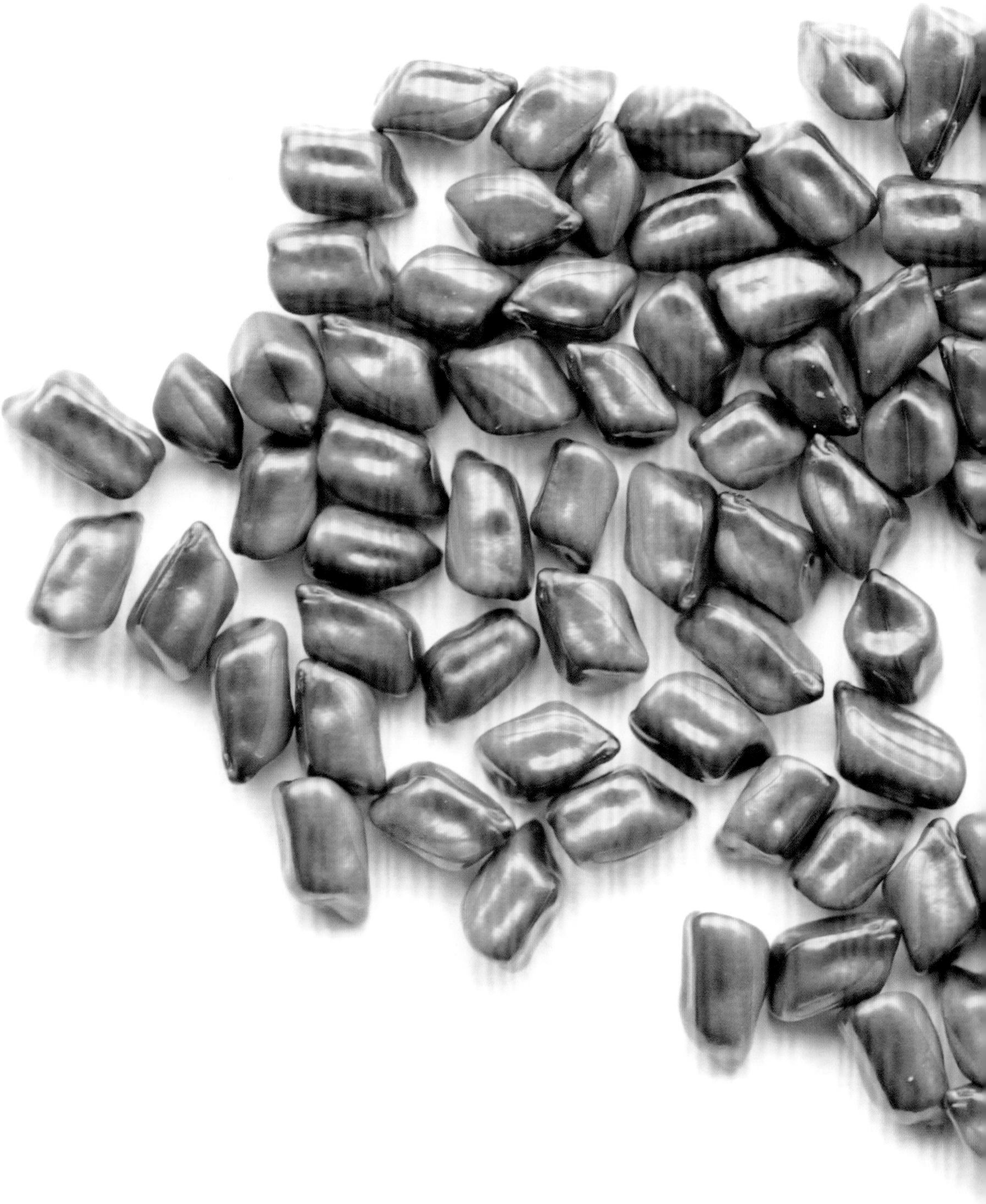

决明子

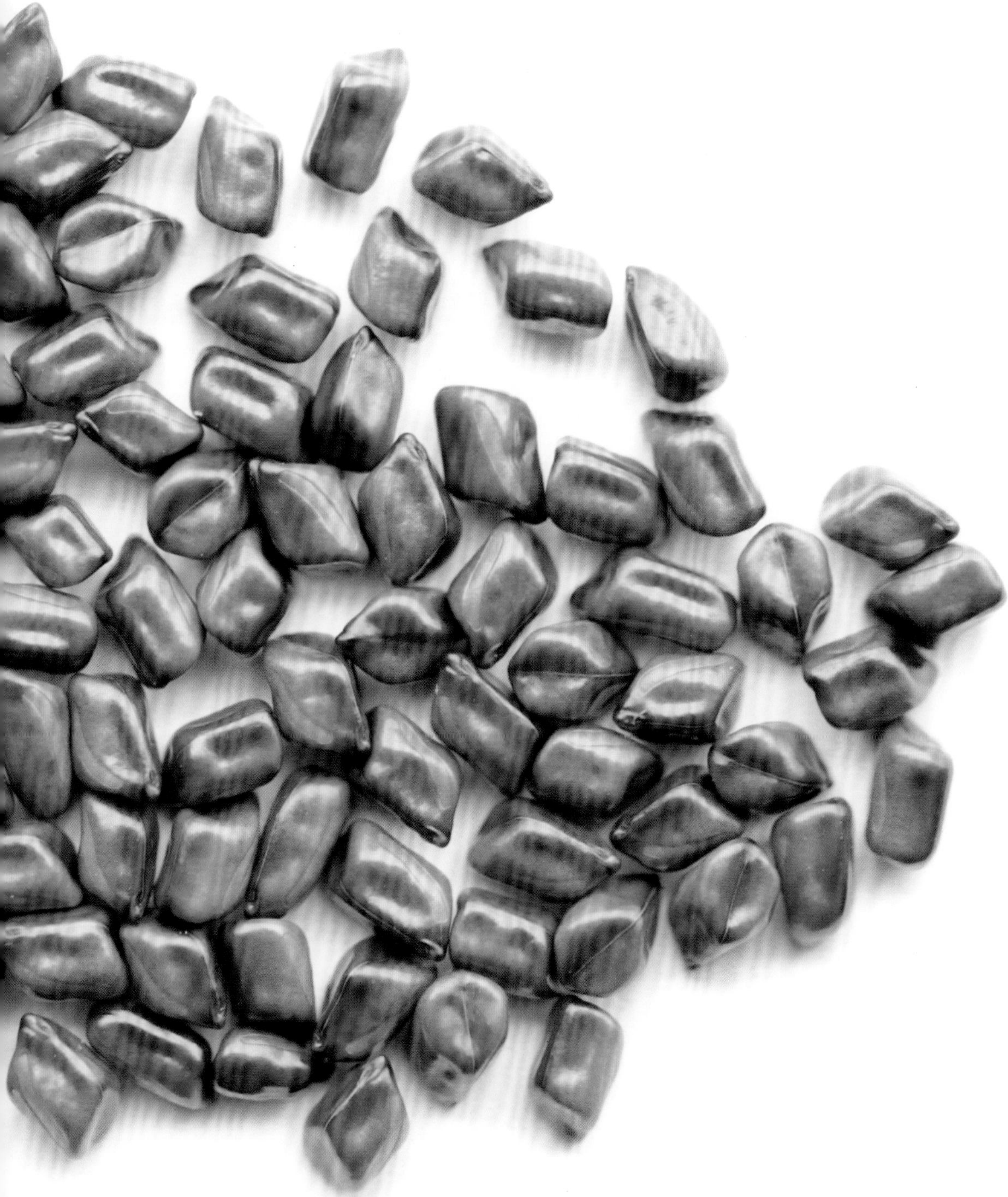

决明子饮片

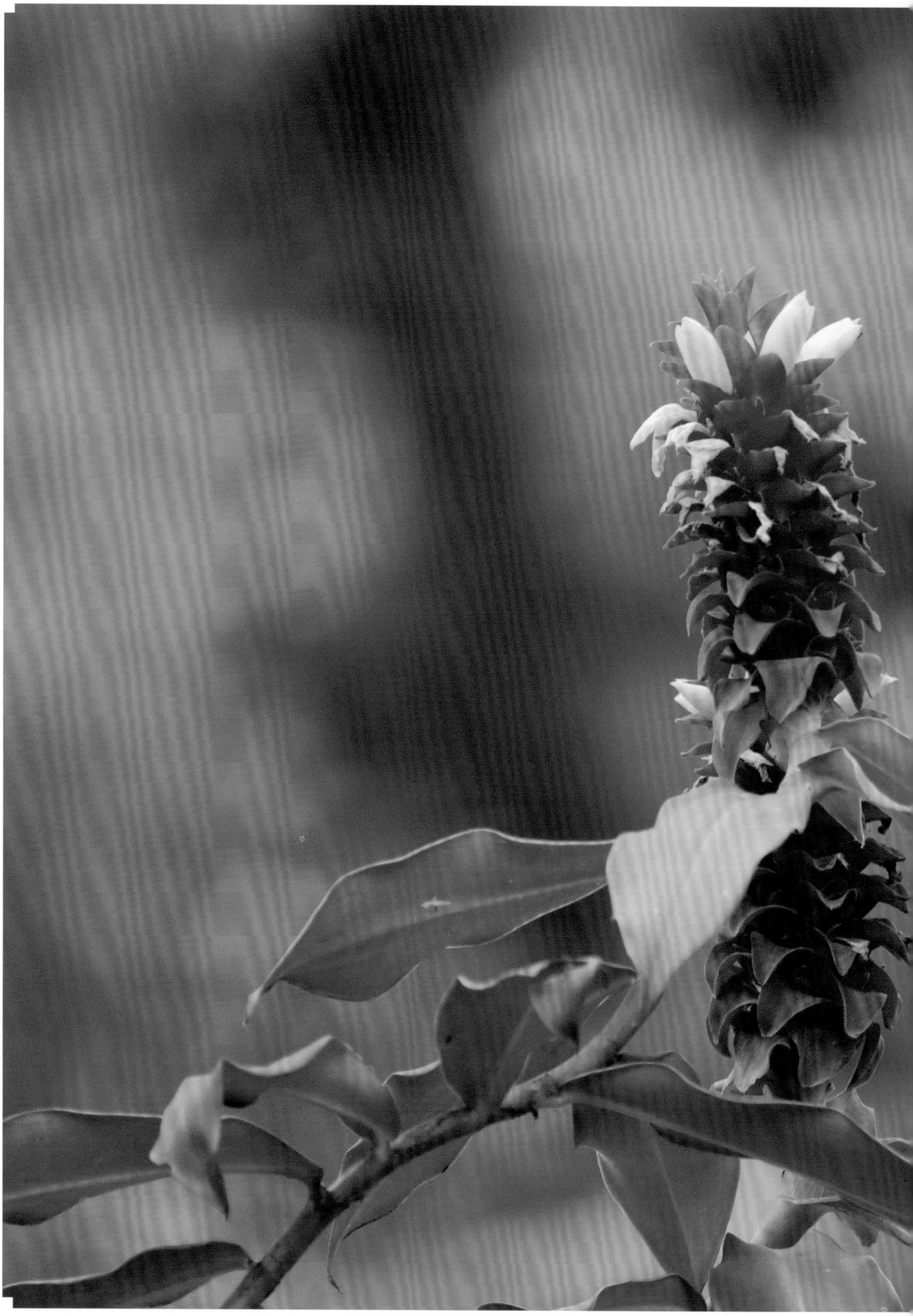

闭鞘姜

【壮 药 名】 兴呕。

【别　　名】 贺干恩、樟柳头、白石笋、山冬笋、水蕉花、象甘蔗、广东商陆。

【来　　源】 本品为姜科植物闭鞘姜 *Costus speciosus*（Koen.）Smith 的根茎。

【性味归经】 味微涩，性平。小毒。归肝、膀胱、肾、大肠经。

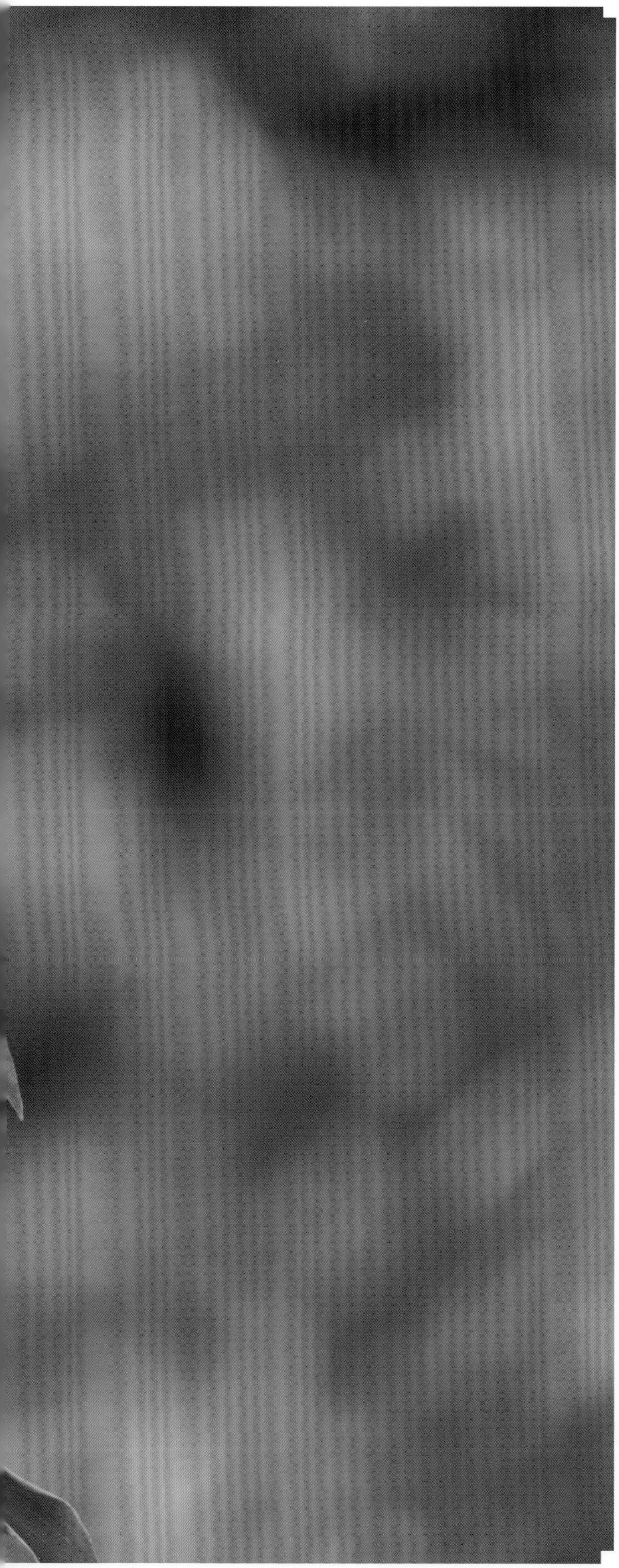

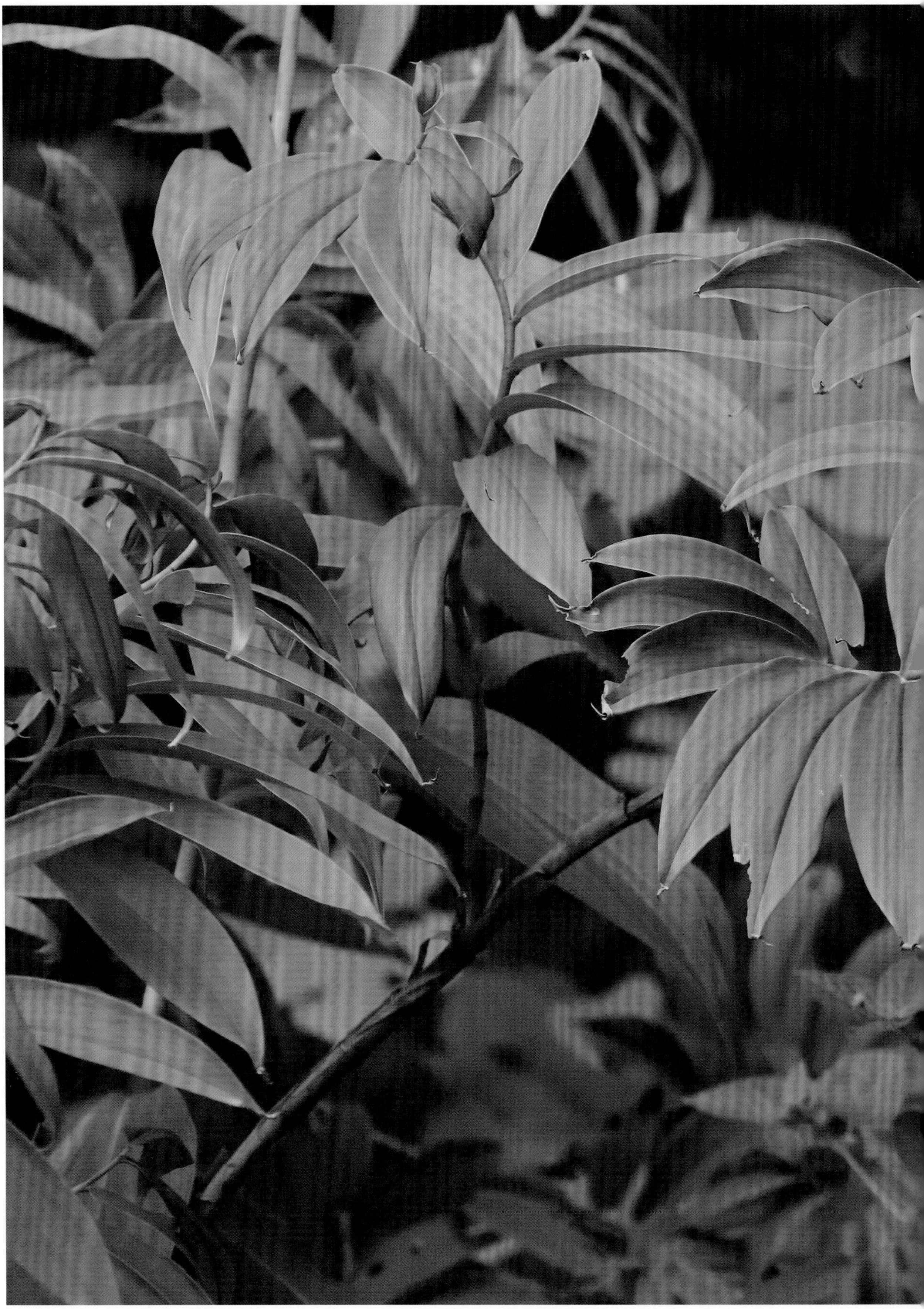

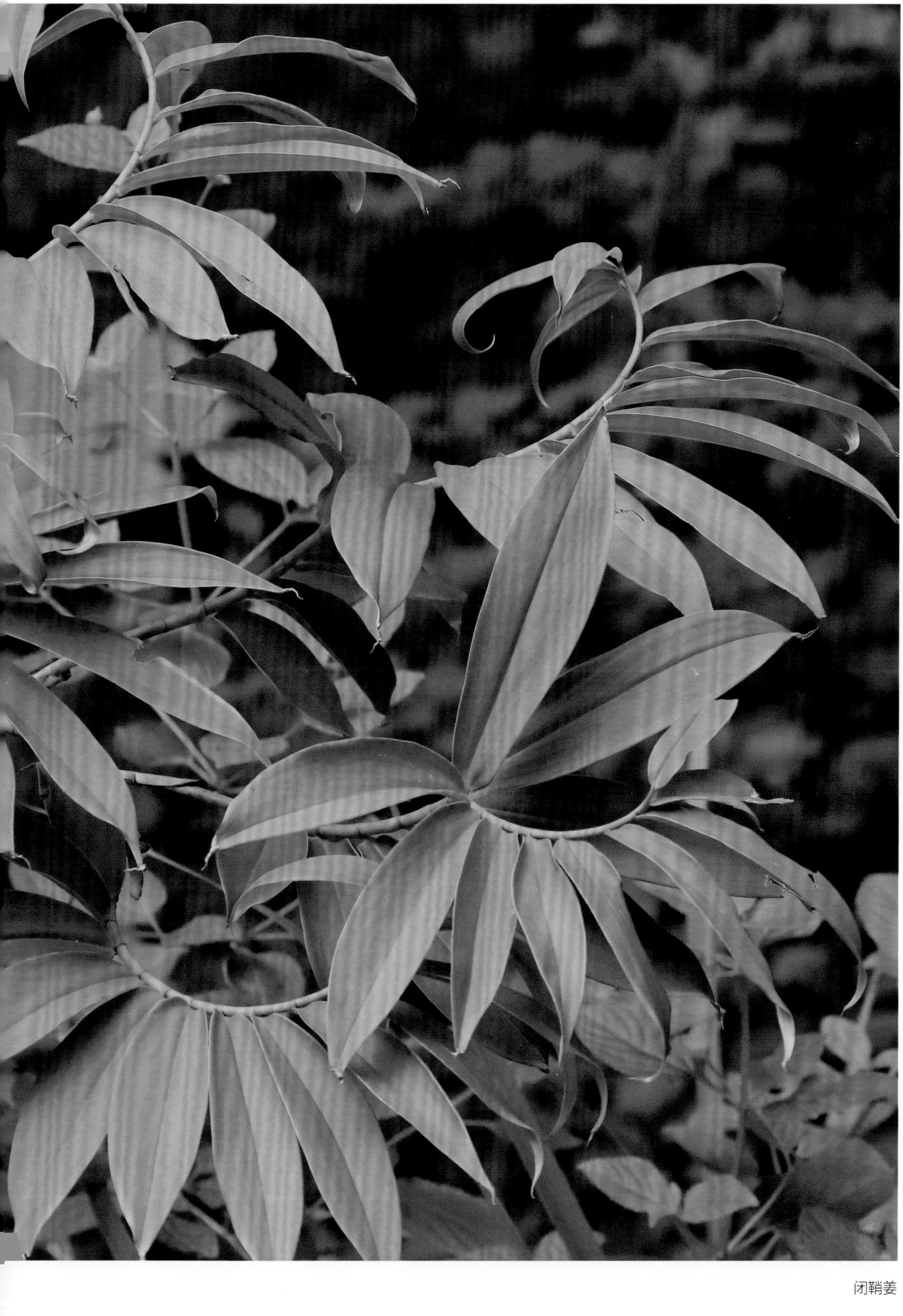

闭鞘姜

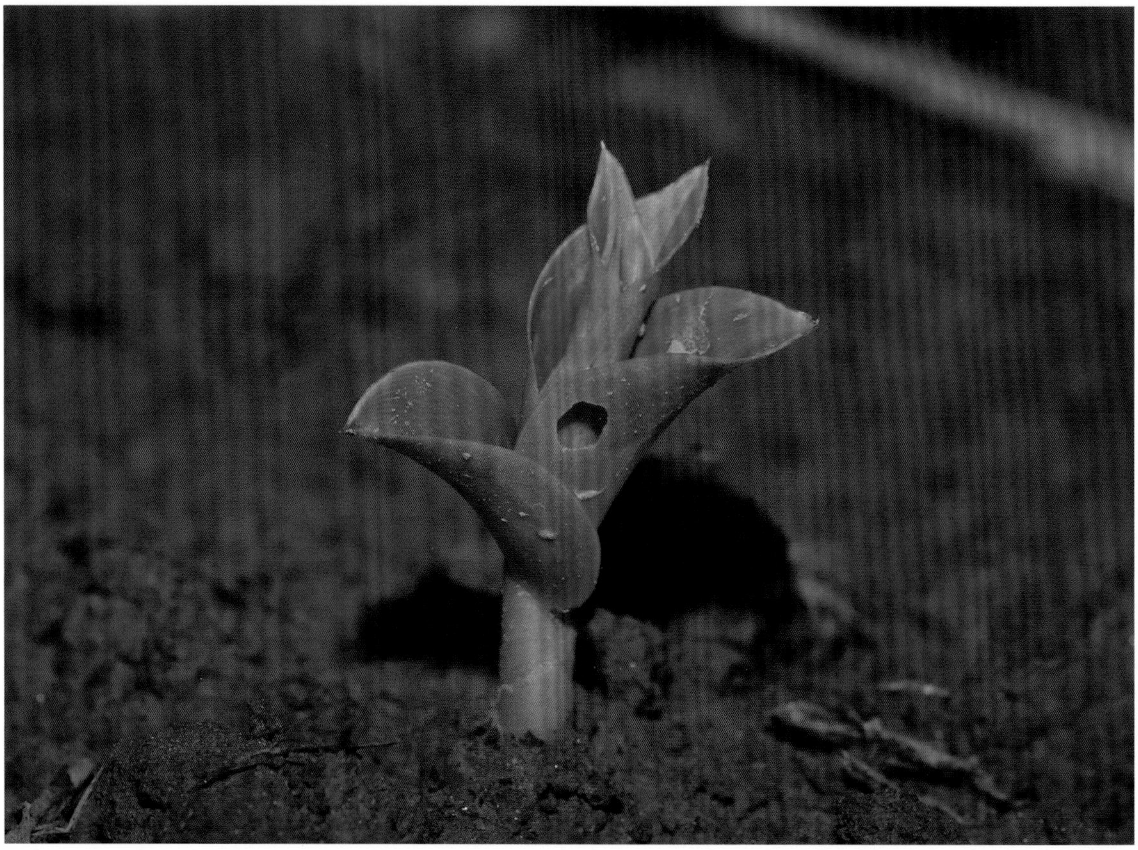

闭鞘姜

识别特征

高大草本，高 1 ~ 3m。根茎块状，横生，茎基部近木质，通常上部有分枝。单叶，螺旋状排列，长圆形至披针形，长 15 ~ 20cm，宽 6 ~ 7cm，先端渐尖或尾尖，基部圆，全缘，直立平行的羽状脉由中央斜出，下面密被绢毛；叶鞘阔而封闭。穗状花序，无柄；苞片覆瓦状排列，卵形，红色，长约 2cm，具增厚而略尖锐的刺状渐尖，每 1 苞片内有花 1 朵，其侧有 1 小苞片，长 1.2 ~ 1.5cm；花萼管状，长 1.8 ~ 2cm，红色，先端 3 裂；花冠管短而大，裂片椭圆形或卵形，长 2.5cm，白色或带红色，唇瓣卵形，白色，中部橙黄色，长宽 4 ~ 8cm，先端具裂片及皱状波；雄蕊 1，花瓣状，药室线形，长约 9mm，平行；子房 2 ~ 3 室，胚珠多数。蒴果球形，稍木质，长 1.3cm，红色。种子黑色，光亮，长约 3mm。花期 7—9 月，果期 9—11 月。

生境分布

生长于山谷林下潮湿地或溪边灌木单丛中。分布于广东、广西、云南等省区。

采收加工

鲜用，随用随采。根茎挖出后，去须根、茎叶，洗净泥沙即可。

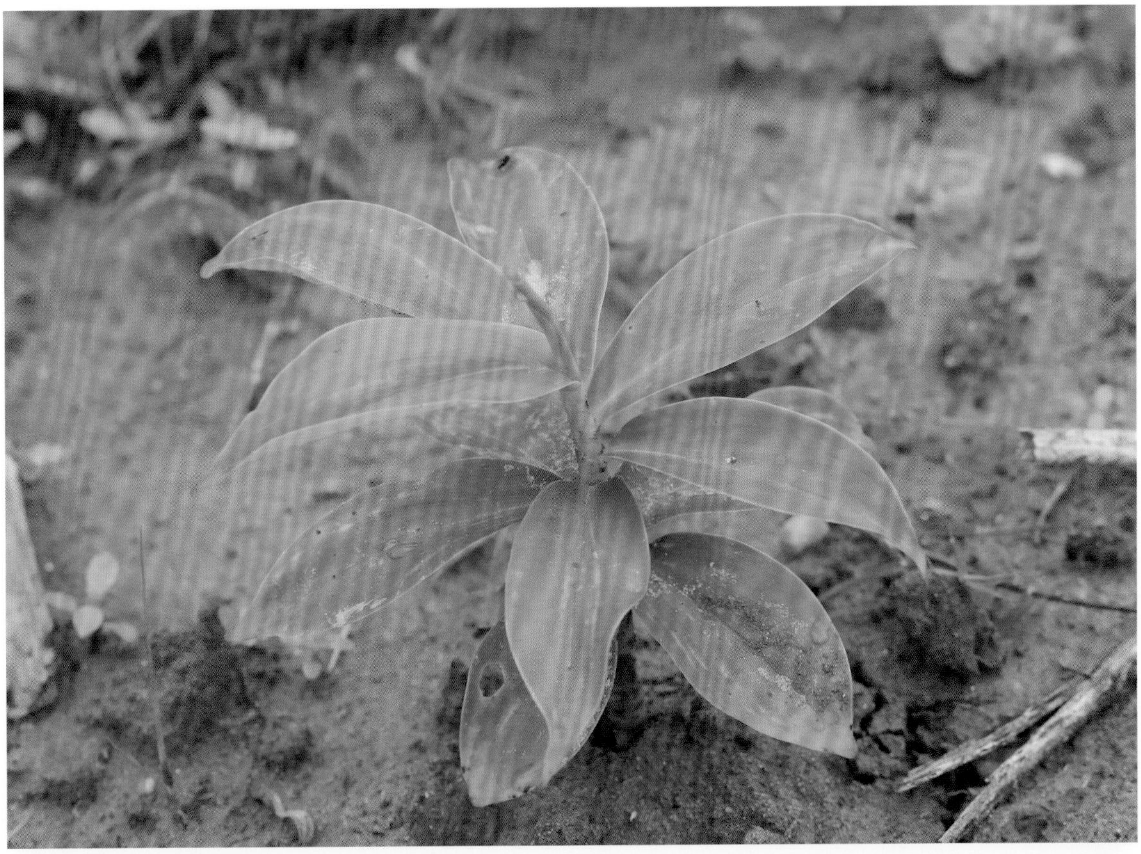

闭鞘姜

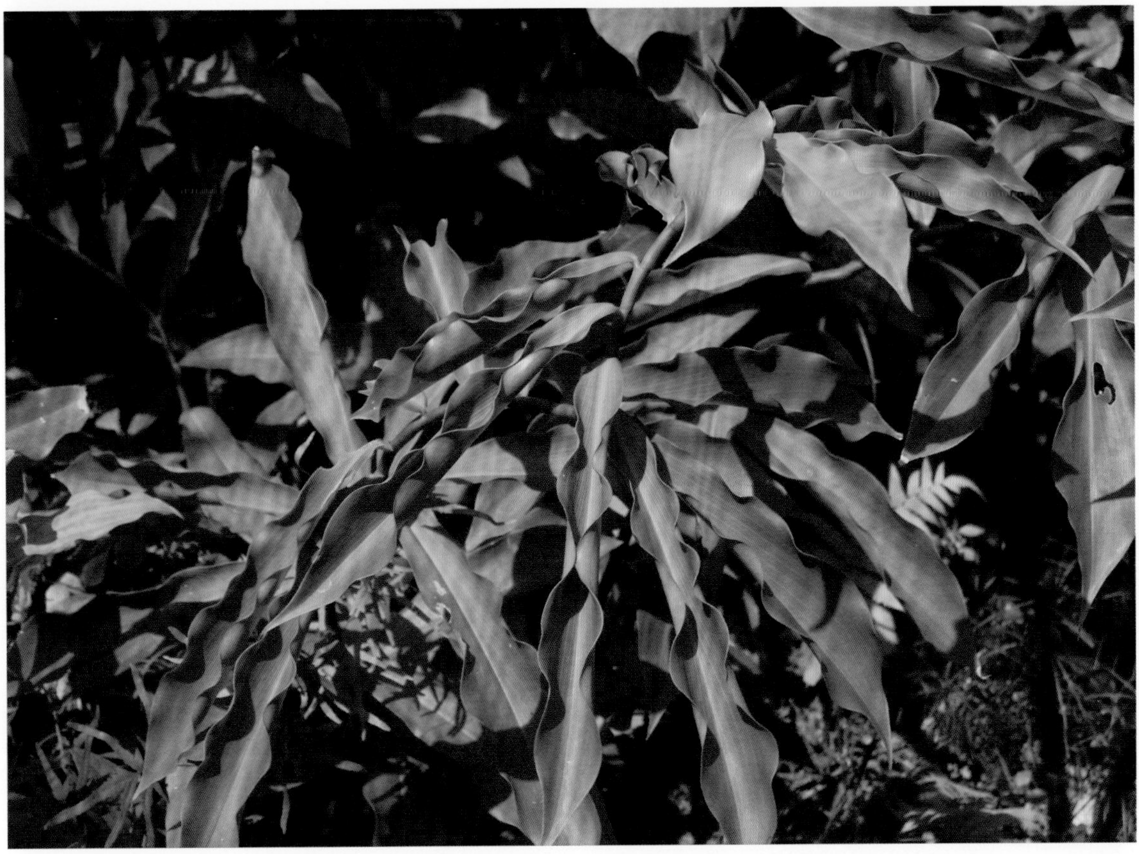

闭鞘姜

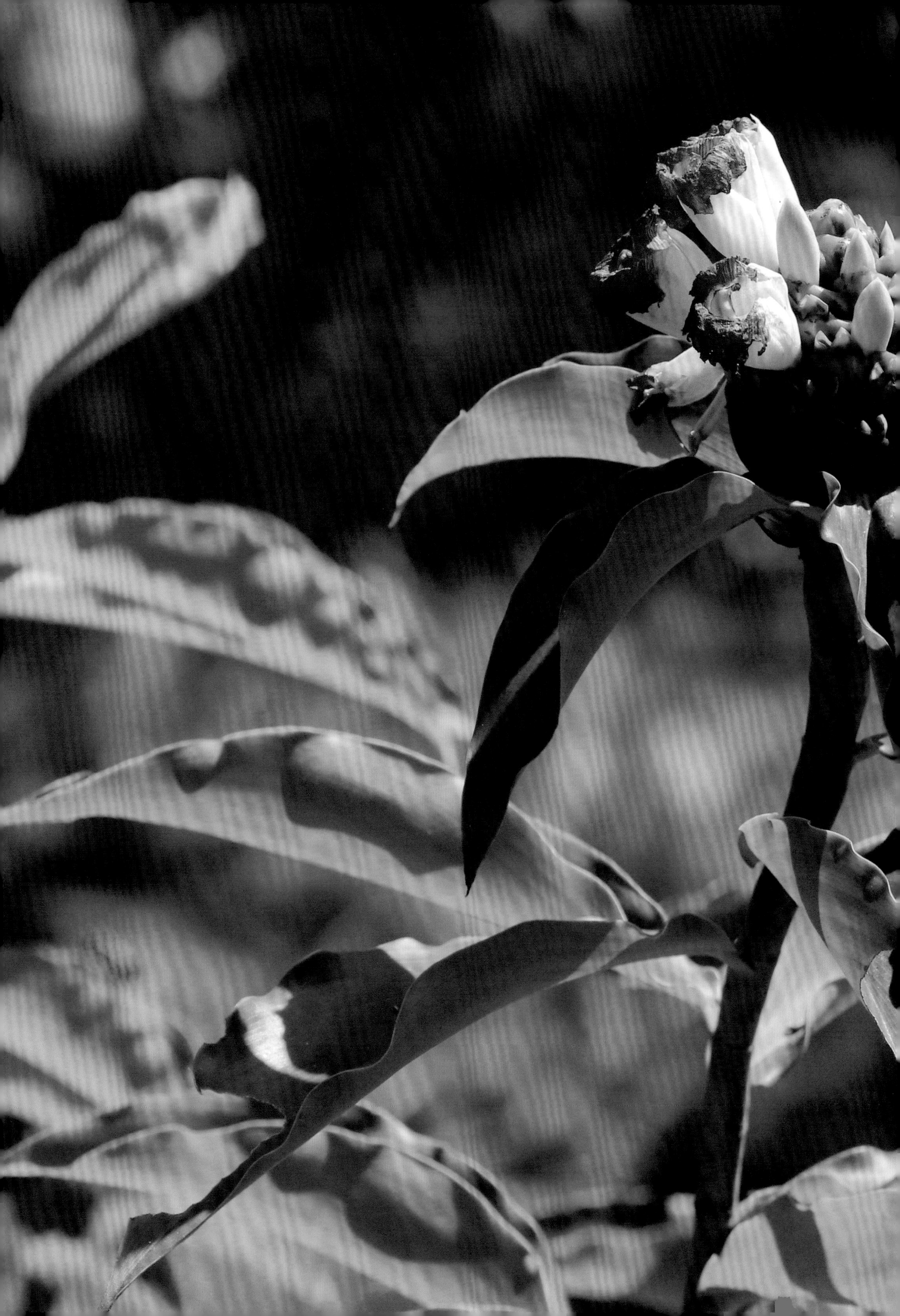

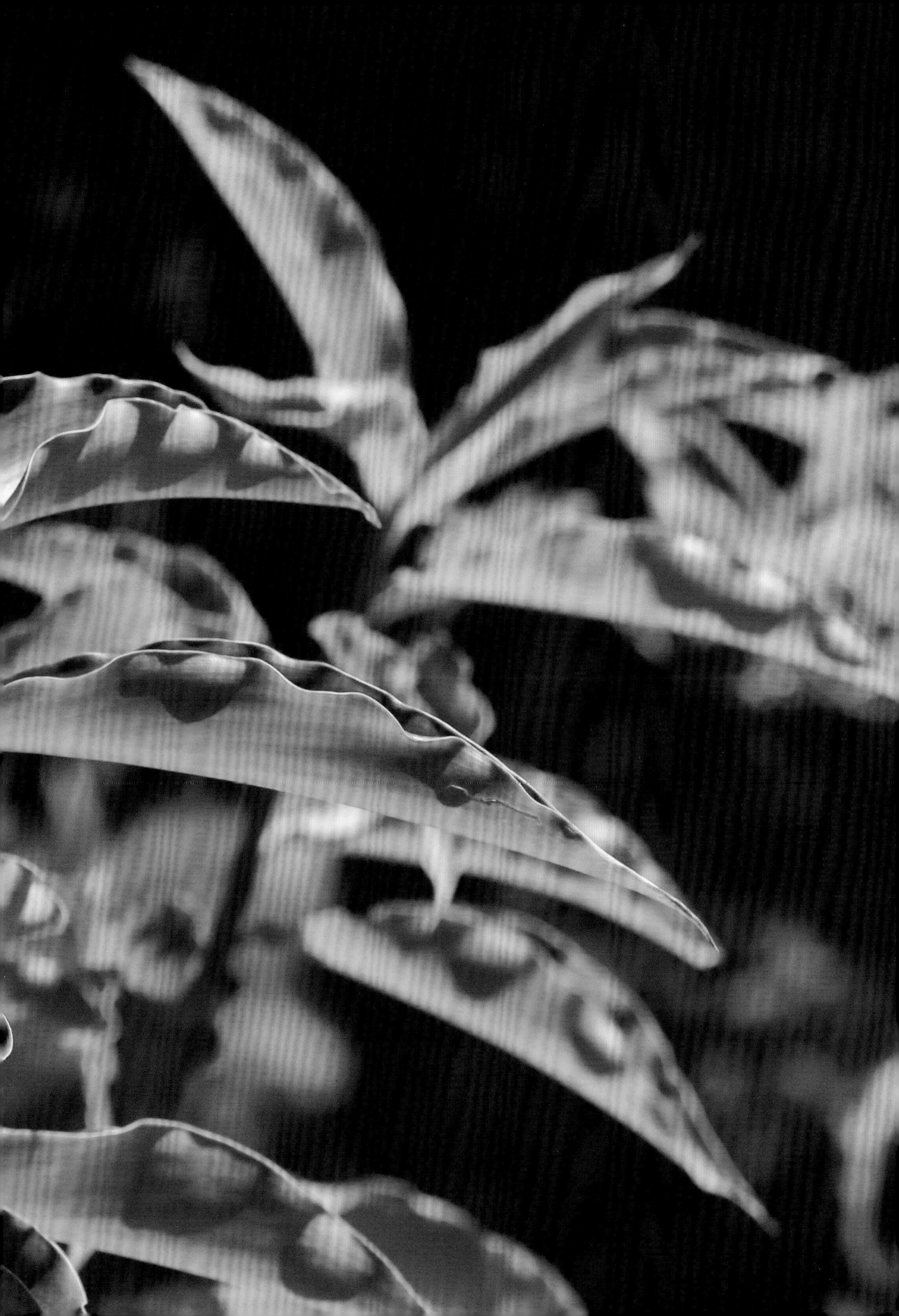

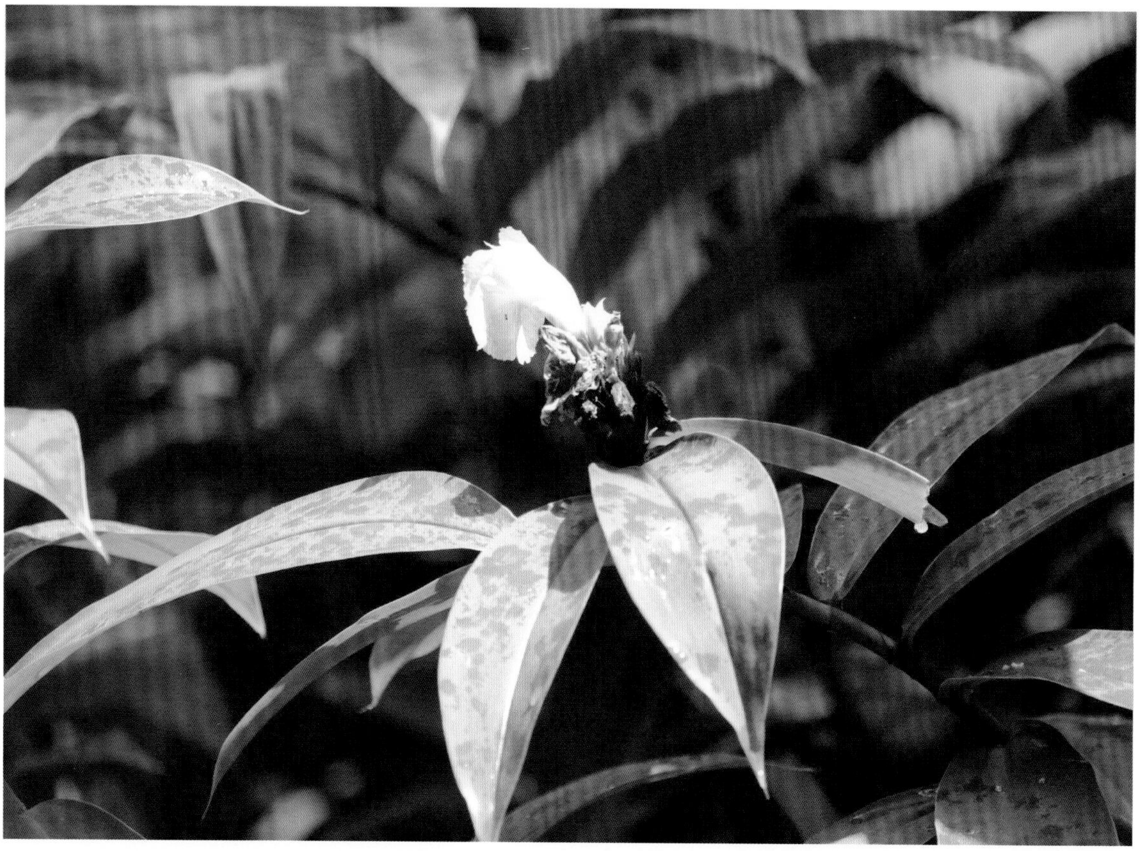

闭鞘姜

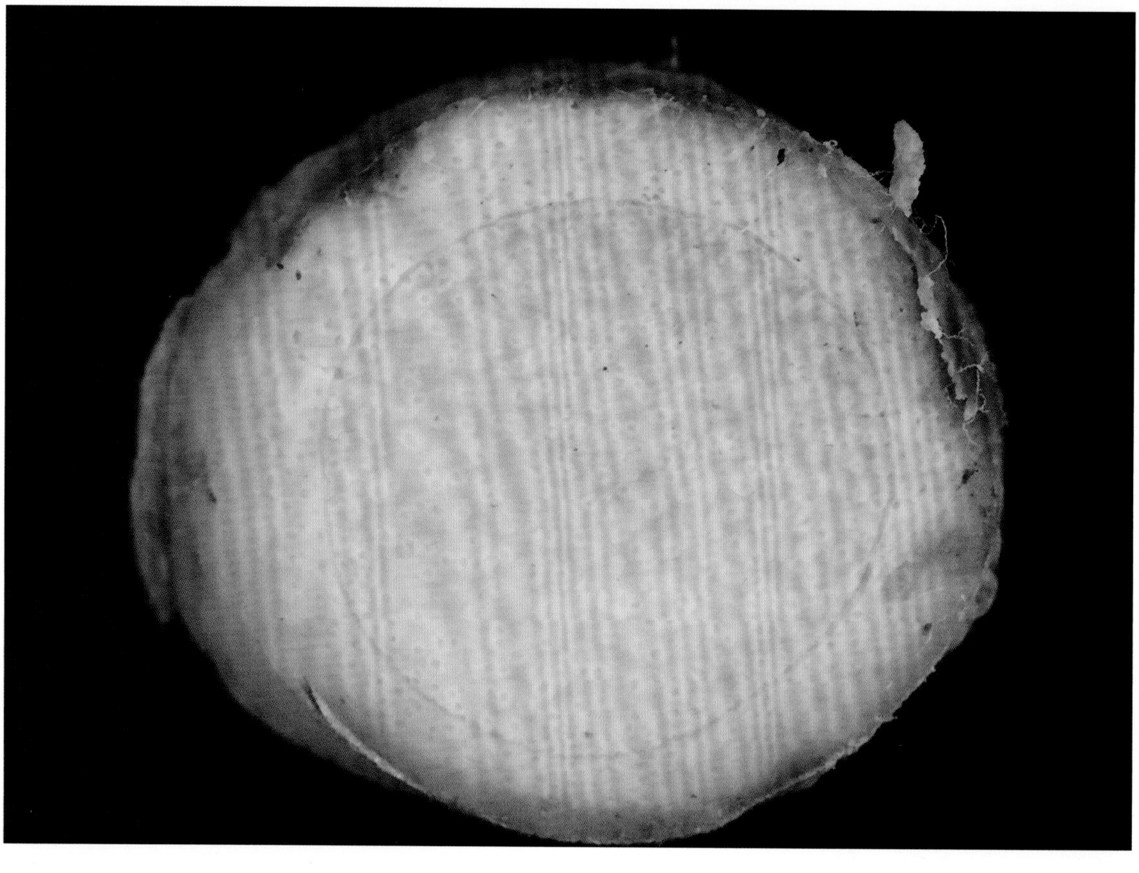

闭鞘姜

药材鉴别

本品根茎呈指状分枝，表面浅黄棕色，具明显的环节，节间有鳞片样叶柄残基，有的有根和干瘪的须根。商品多为纵切、斜切或横切片，长 4 ~ 7 cm，直径 2 ~ 5 cm，厚 2 ~ 3 mm，外皮棕褐色，具纵皱，有须根及圆点状的根痕和环节，切面淡灰黄色，粗糙，有深棕黄色环及点状突起的维管束。气微，味淡、微苦。

功效主治

清火解毒，除风，消肿止痛。主治咽喉肿痛，腮腺、颌下淋巴结肿痛，风湿热痹证，肢体关节红肿热痛，屈伸不利，耳痛流脓血，风寒湿痹证，肢体关节酸痛，屈伸不利。

用法用量

内服：鲜品3 ~ 5滴，捣汁；干品，15 ~ 30 g。外用：鲜品适量，捣敷；或压汁滴耳。

民族药方

1．咽喉肿痛 闭鞘姜鲜品适量。捣烂，压汁，冷开水兑服，每次 3 ~ 5 滴。

2．腮腺、颌下淋巴结肿痛，风湿热痹证，肢体关节红肿热痛，屈伸不利 闭鞘姜、酸角树叶鲜品各适量。捣烂，包敷患处。

3．耳痛流脓血 闭鞘姜鲜品适量。捣烂，压汁，滴耳。

4．风寒湿痹证，肢体关节酸痛，屈伸不利 闭鞘姜、姜黄、紫色姜、莪术、生姜鲜品各适量。捣细，加五宝药散，炒热，包敷患处。

使用注意

孕妇及体虚者忌服。

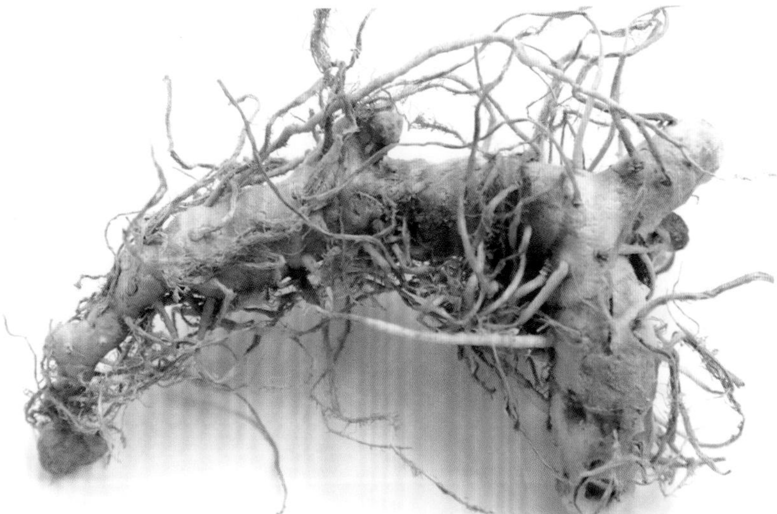

闭鞘姜药材

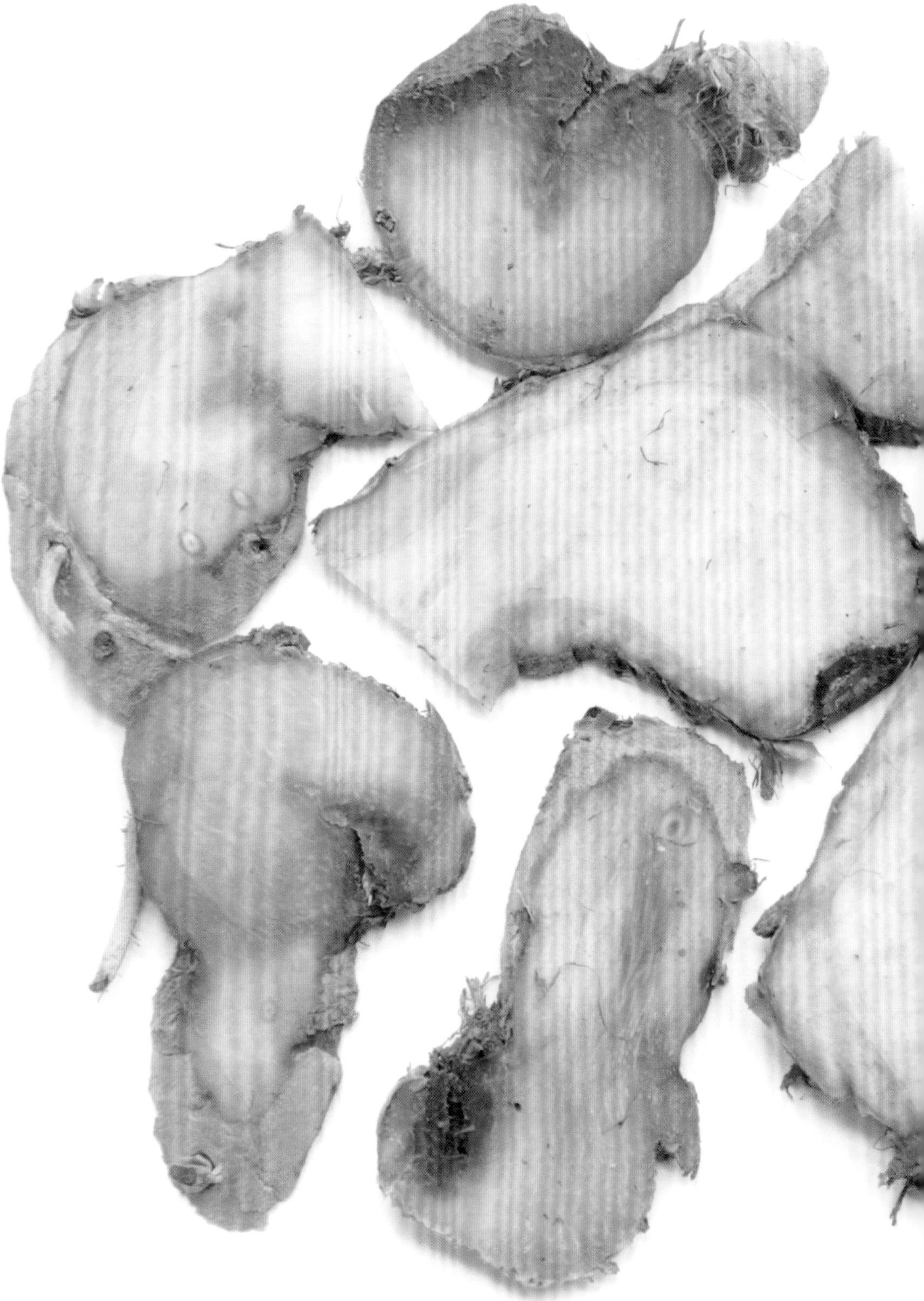

闭鞘姜

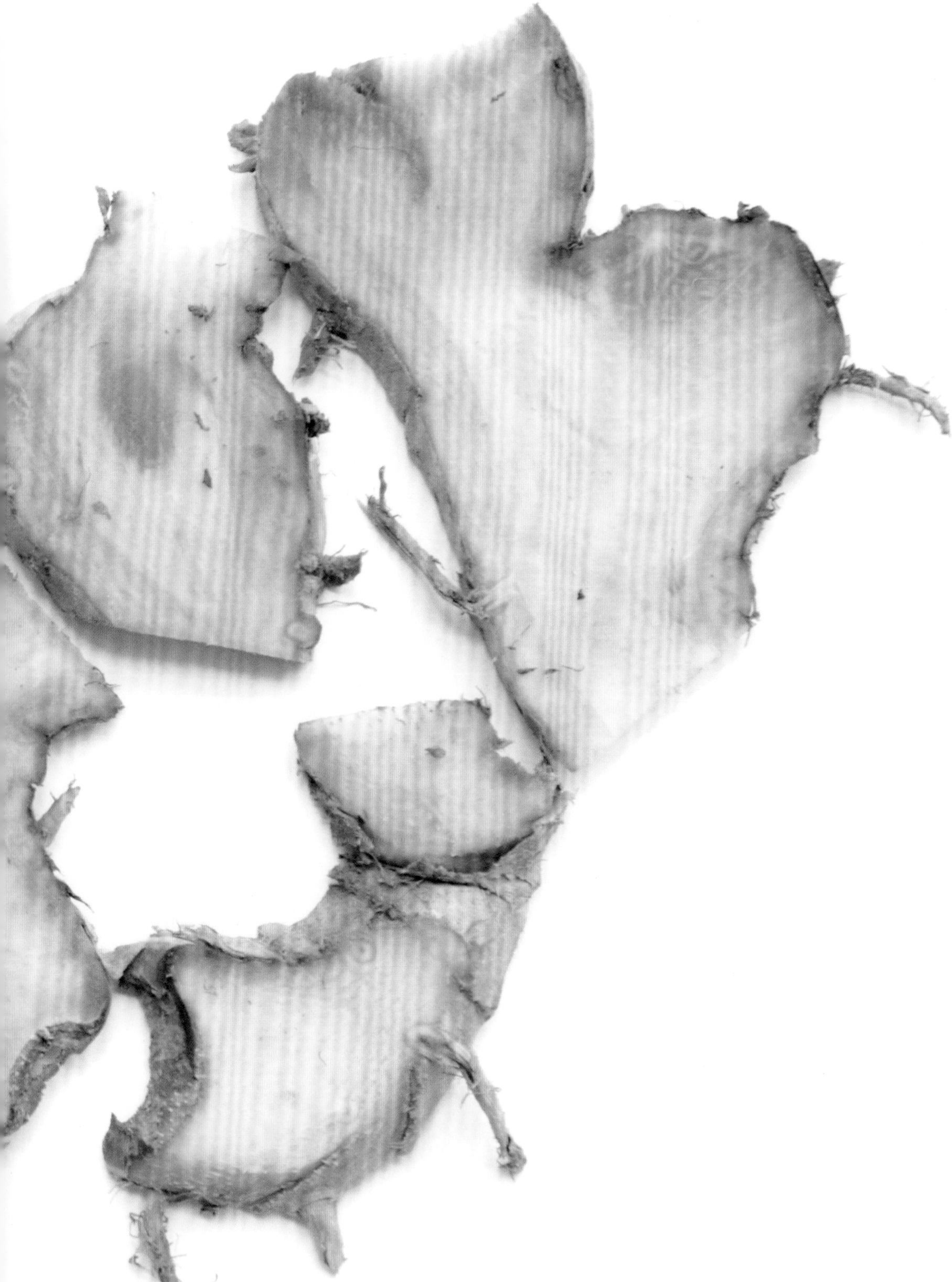

闭鞘姜饮片

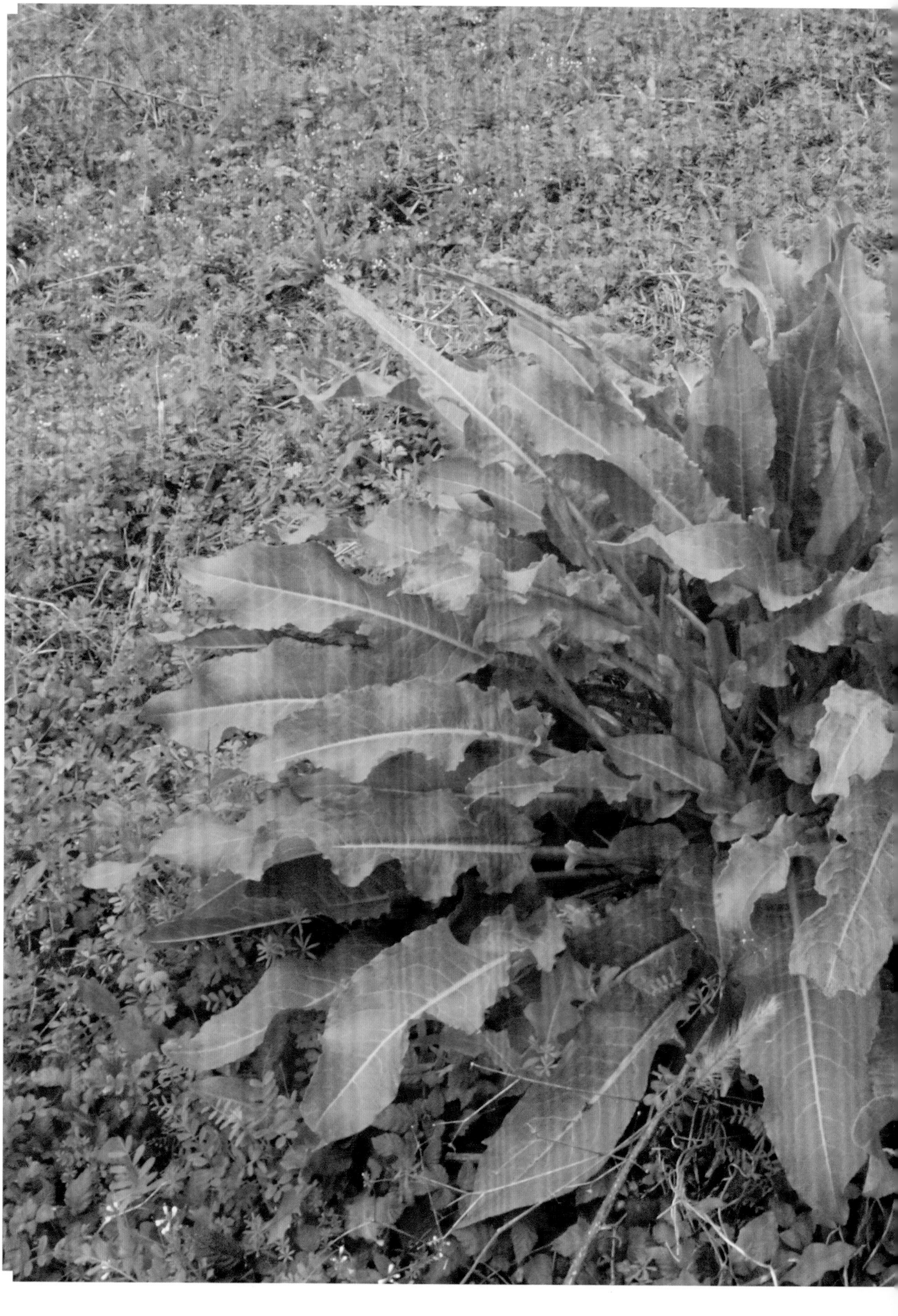

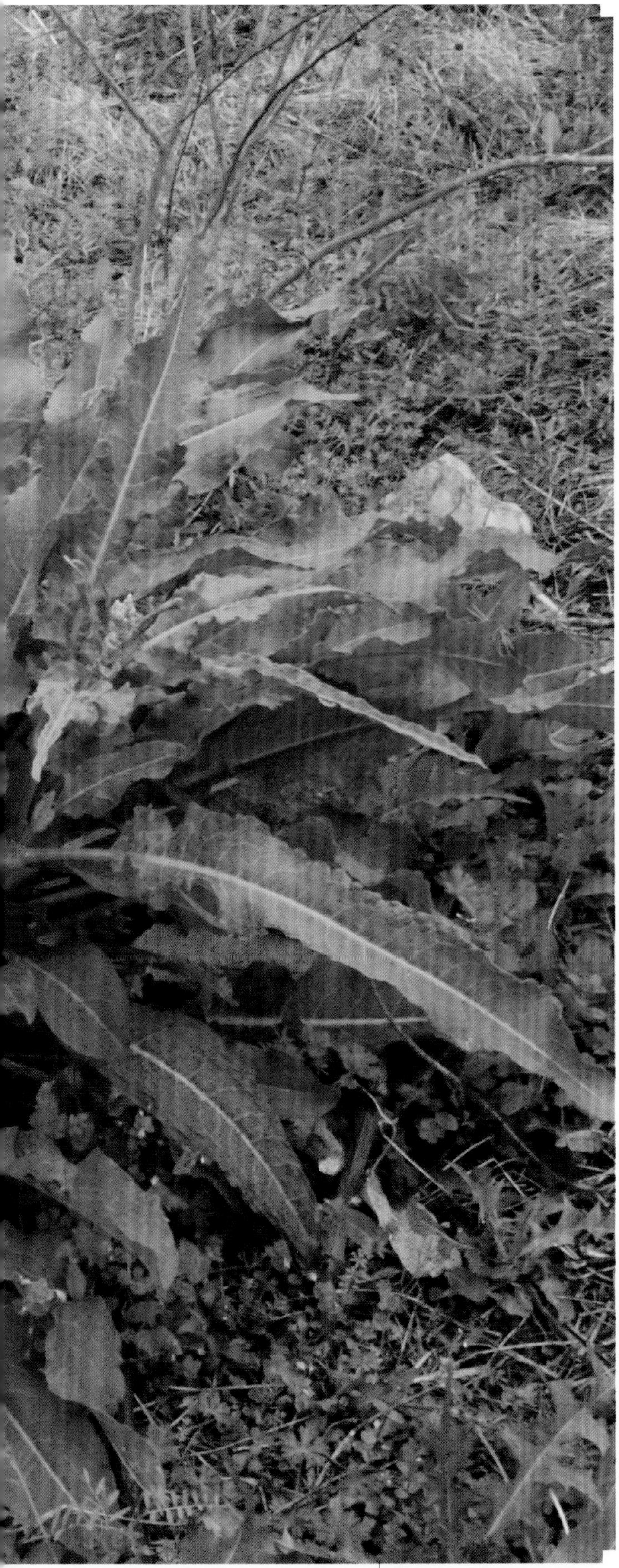

羊蹄

【壮药名】腿别。

【别　名】羊蹄根、土大黄、羊舌头、羊耳朵、牛儿黄草、尼泊尔酸模、牛儿大黄。

【来　源】本品为蓼科植物羊蹄 *Rumex japonicus* Houtt. 或尼泊尔羊蹄 *Rumex nepalensis* Spreng 的干燥全草或根。

【性味归经】味苦、涩，寒。归心、肝、大肠经。

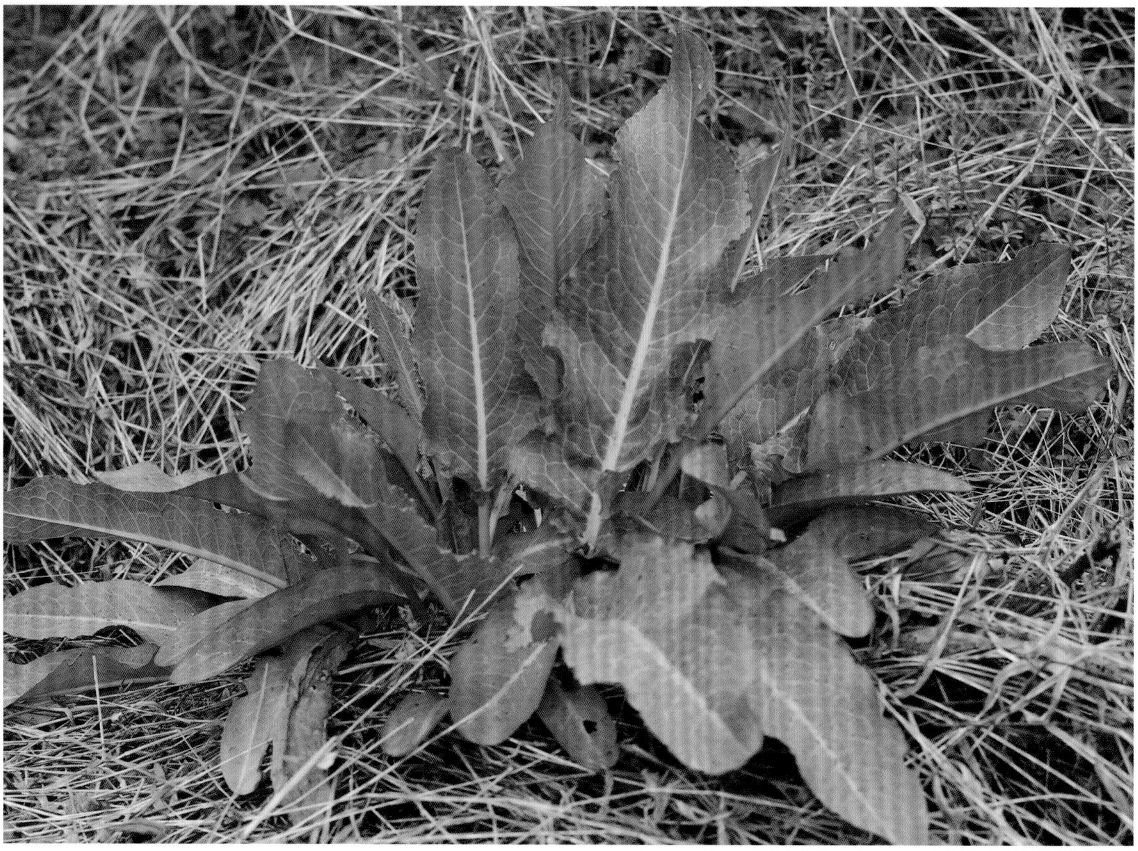

羊蹄

识别特征

1. 羊蹄 多年生草本，根粗大黄色，茎直立，高达 1 m。根生叶丛生，有长柄，叶片呈椭圆形，长 10 ~ 25 cm，宽 4 ~ 10 cm，先端钝，基部圆或带楔形，边缘呈波状；茎生叶较小，有短柄。总状花序顶生，每节花簇略下垂；花被 6，淡绿色，外轮 3 片展开，内轮 3 片成果被；果被广卵形，有明显的网纹，背面各具一卵形疣状突起，其表有细网纹，边缘具不整齐的微齿；雄蕊 6，成 3 对；子房具棱，1 室，1 胚珠，花柱 3，柱头细裂。瘦果三角形，先端尖，角棱锐利，长约 2 mm，褐色，光亮。有 3 片增大的果被包覆。花期 4 月，果熟期 5 月。

2. 尼泊尔羊蹄 多年生草本，根粗大。茎圆形，有浅棱，高 0.7 ~ 1.5 m，直立。单叶五生，叶柄细；茎生叶长椭圆形、卵状长椭圆形至三角状卵形，长 20 ~ 40 cm，宽 3 ~ 5 cm，或更大，先端短尖，基部心脏形或圆形，边缘具不整齐之波状起伏，上部偶有杂于花序中的少数叶。总状花序，花簇之间有距离，花梗中部有明显的关节；花被 6，内轮 3 枚扩大为果被，卵圆形，网脉突出而明显，中央有长椭圆形的疣状突起，边缘有针状齿，每侧约 10 枚，齿端成钩状；雄蕊 6；子房三棱形，花柱 3，柱头流苏状。瘦果三角形，有光泽。花期 5 月。

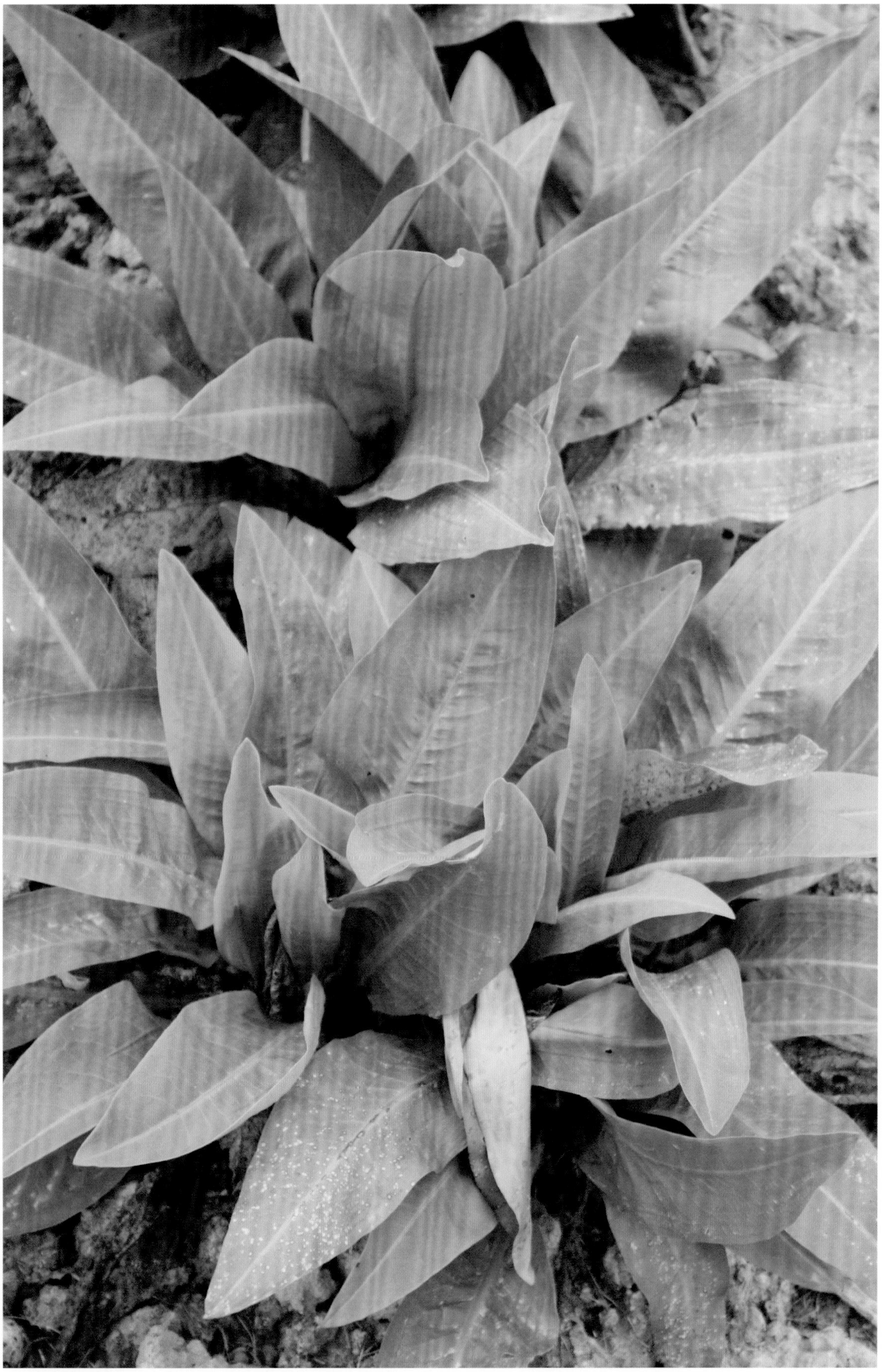

羊蹄

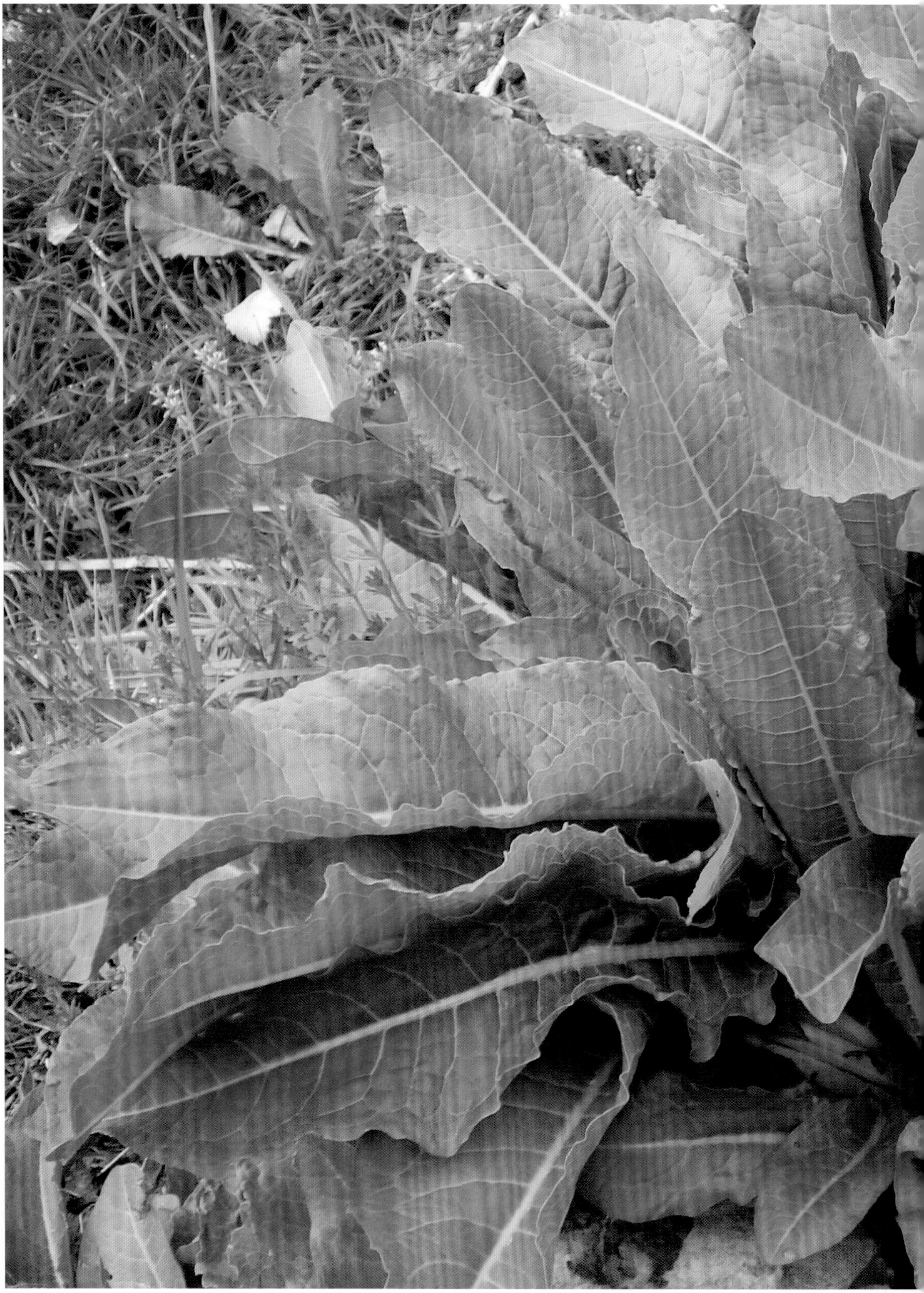

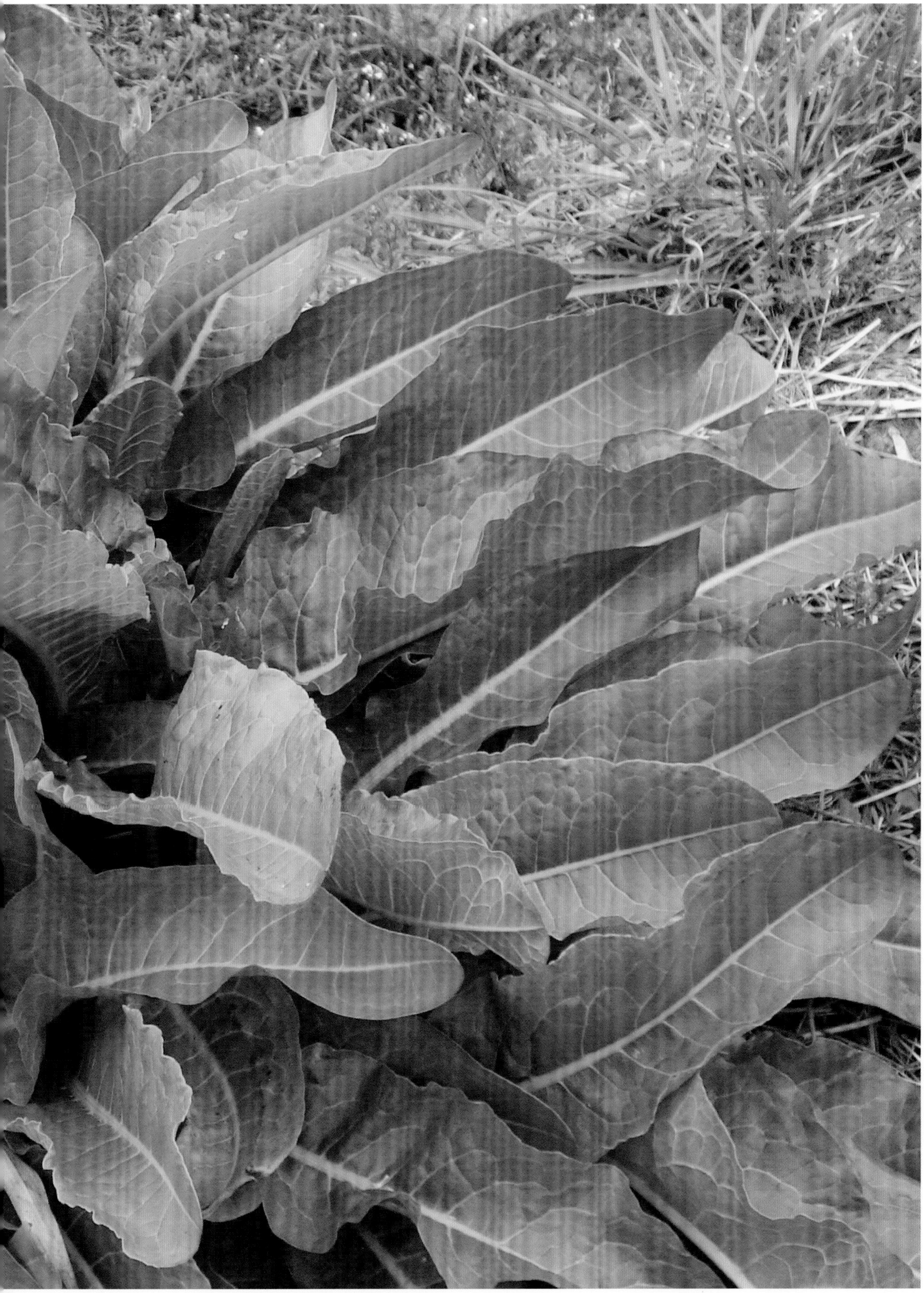

羊蹄

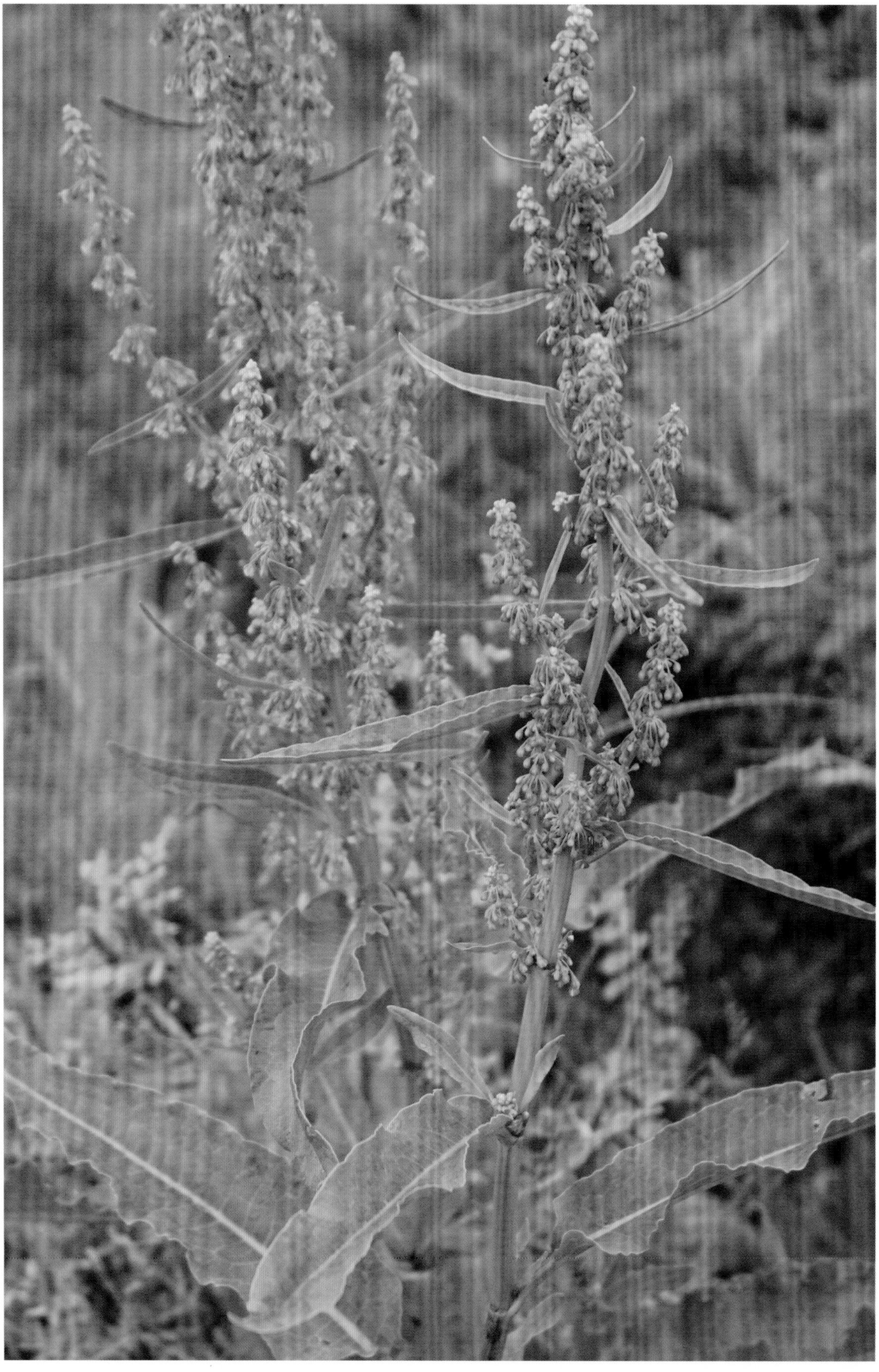

羊蹄

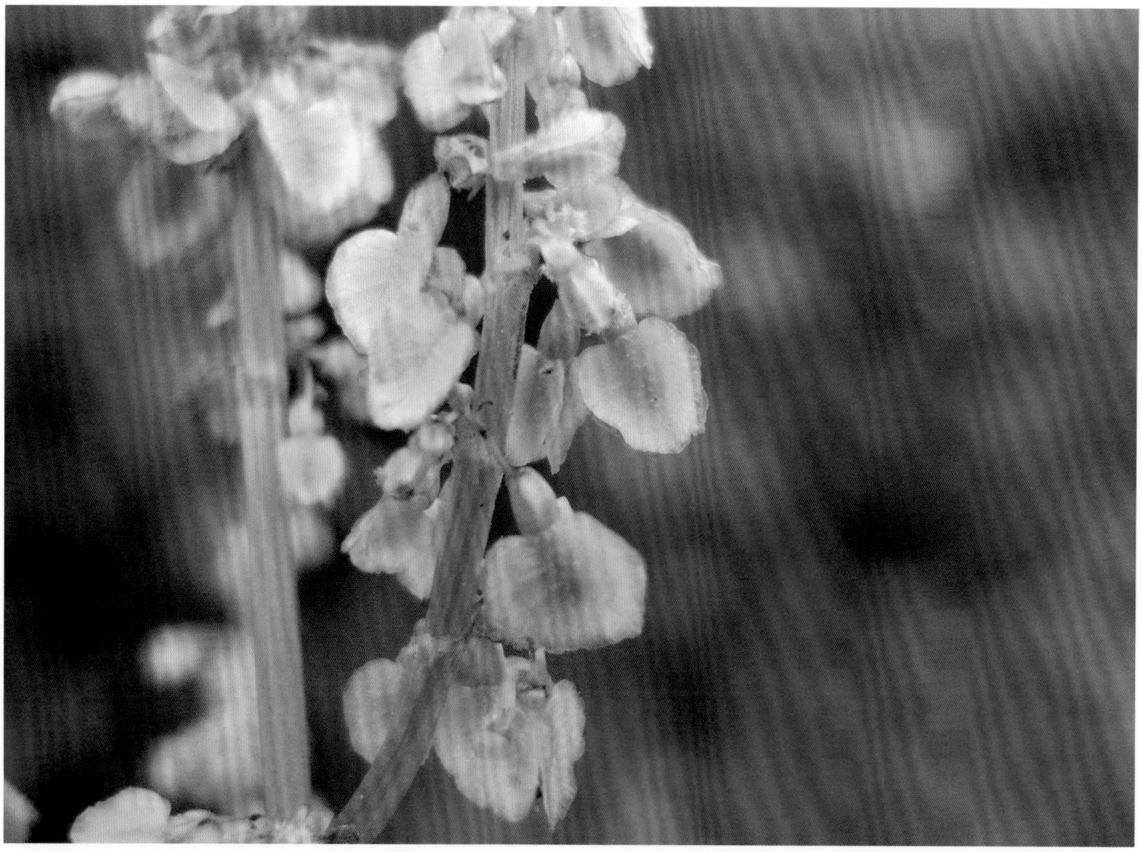

羊蹄

生境分布

生长于低山温暖地区的路旁及沟边。分布于我国中部及西南部。

采收加工

春、秋二季挖根，洗净，切片，晒干。全草全年可采，或秋季采割，晒干。

药材鉴别

1. 羊蹄 根类圆锥形，长 6 ~ 18 cm，直径 0.8 ~ 1.8 cm。根头部有残留茎基及支根痕。根表面棕灰色，具纵皱纹及横向突起的皮孔样疤痕。质硬易折断，断面灰黄色颗粒状。气特殊，味微苦涩。

2. 尼泊尔酸模 根类圆锥形，下部有分枝，长约 13 cm，直径达 2.5 cm。根头部具残留茎基及支根痕，周围具少量干枯的棕色叶基纤维，其下有密集横纹。根表面黄灰色，多纵沟及横长皮孔样疤痕。质硬易折断，折断面淡棕色。气微，味苦涩。

功效主治

清热解毒，止血，通便，杀虫。主治鼻出血，功能失调性子宫出血，血小板减少性紫癜，慢性肝炎，肛门周围炎，大便秘结；外用治外痔，急性乳腺炎，黄水疮，疖肿，皮癣。

用法用量

内服：9 ~ 15 g，煎汤；捣汁或熬膏。外用：适量，捣敷，磨汁涂；或煎水洗。

民族药方

1. 吐血，咯血，鼻衄，便血 鲜羊蹄根 15 ~ 30 g。水煎服。

2. 赤白浊 羊蹄根 9 ~ 15 g。水煎服。

3. 湿热黄疸 羊蹄根、五加皮各 15 g。水煎服。

4. 便秘发热 鲜羊蹄根 15 ~ 30 g。水煎服。

5. 崩漏 羊蹄根 30 g。水煎服，每日 3 次。

6. 跌打损伤 鲜羊蹄根适量。捣烂，用酒炒热，敷患处。

7. 结肠（便闭） 羊蹄根 30 g。加水 1 大碗，煎至六成，温服。

8. 喉痹 羊蹄根适量。在陈醋中研成泥，先以布把喉外擦红，再把药涂上。

9. 顽癣 羊蹄根适量。绞出汁，加轻粉少许，调成膏涂癣上，连用 3 ~ 5 次。

10. 跌打损伤 鲜羊蹄根适量，酒适量。将鲜根切碎捣烂，加酒炒热，敷患处。

11. 湿癣（痒不可忍，出黄水，愈后易复发） 羊蹄根适量。捣烂，和醋调匀涂搽，10 分钟后用冷水洗去，每日 1 次。

12. 功能失调性子宫出血 尼泊尔羊蹄干品 30 g。水煎服，每日 3 次。或尼泊尔羊蹄粉 3 g。开水冲服，每日 3 ~ 4 次。

13. 头部脂溢性皮炎（头部瘙痒，脱白屑） 鲜羊蹄根适量，食盐少许。将鲜药洗净，捣烂，加盐少许拌匀，挤出自然汁，涂患处，每日数次。

使用注意

脾胃虚寒，泄泻不食者禁用。

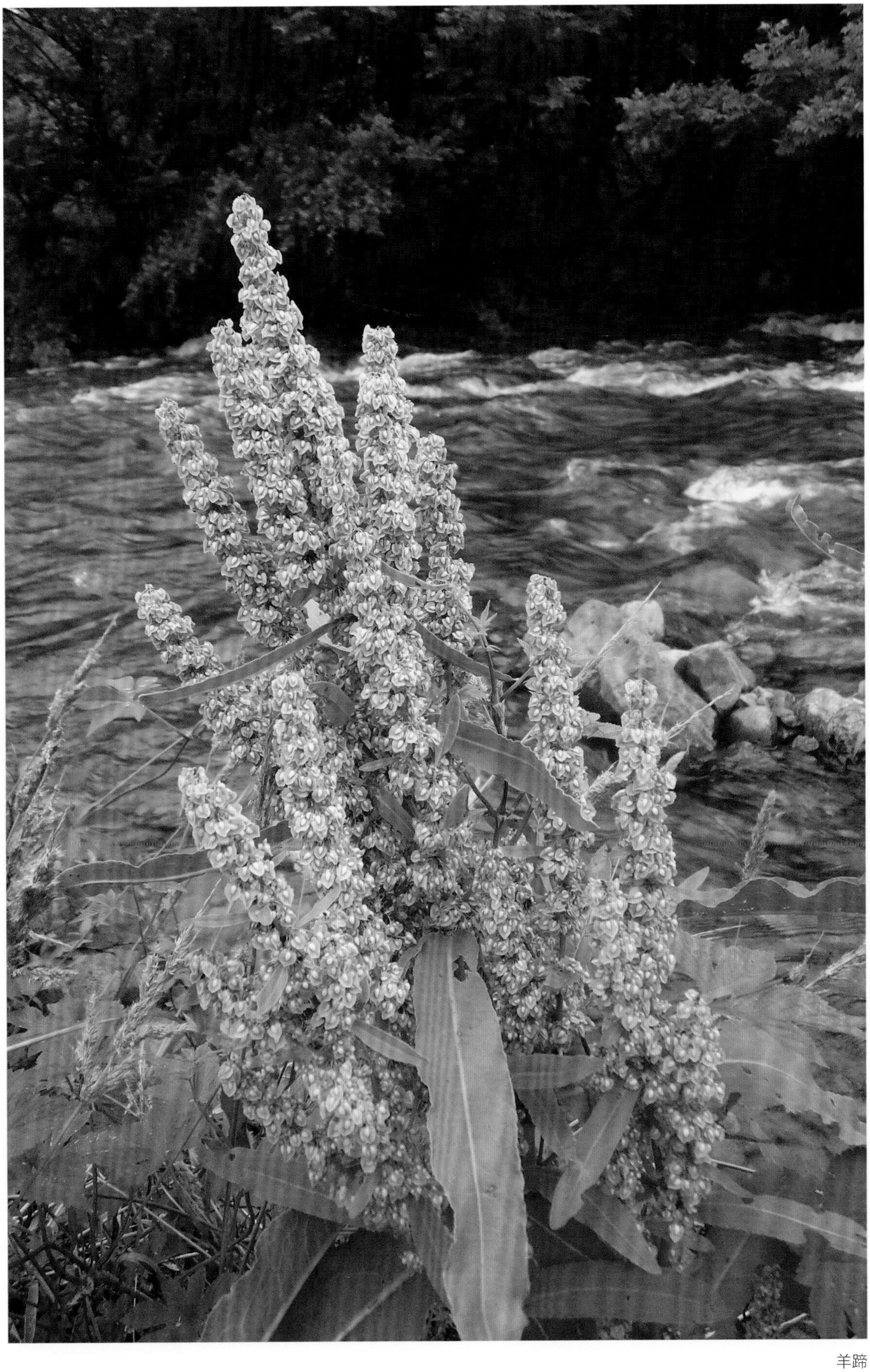

羊蹄

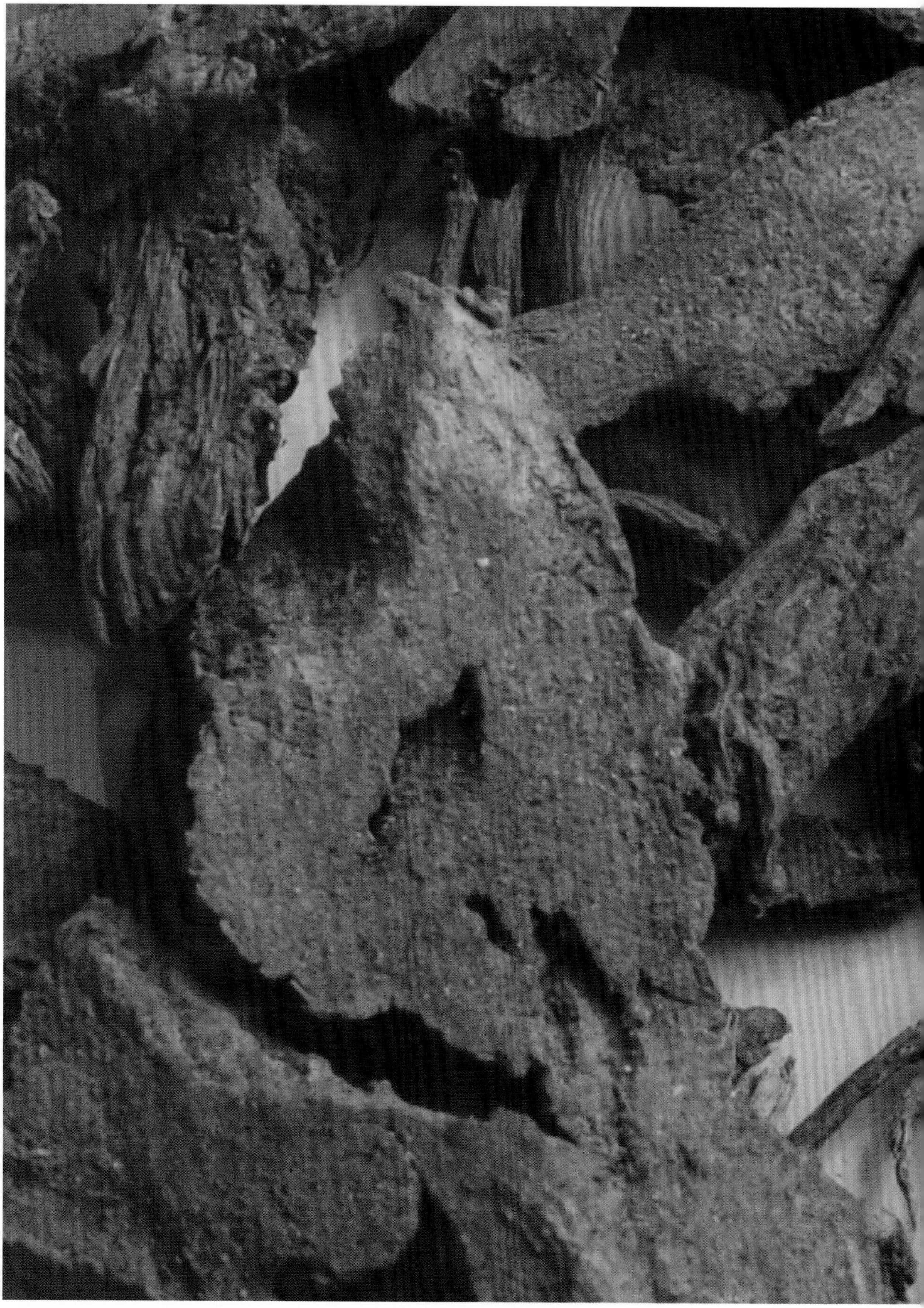

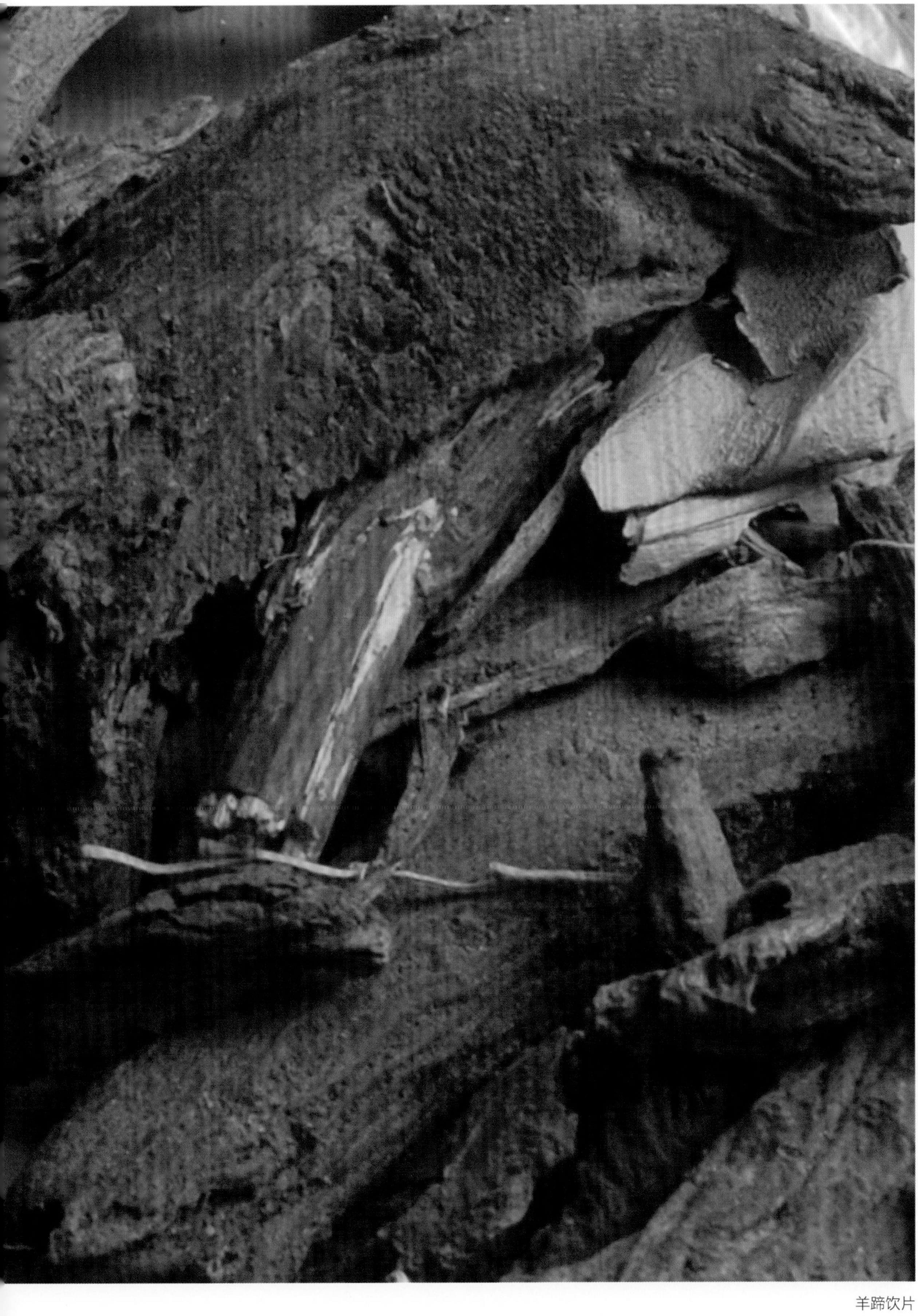

羊蹄饮片

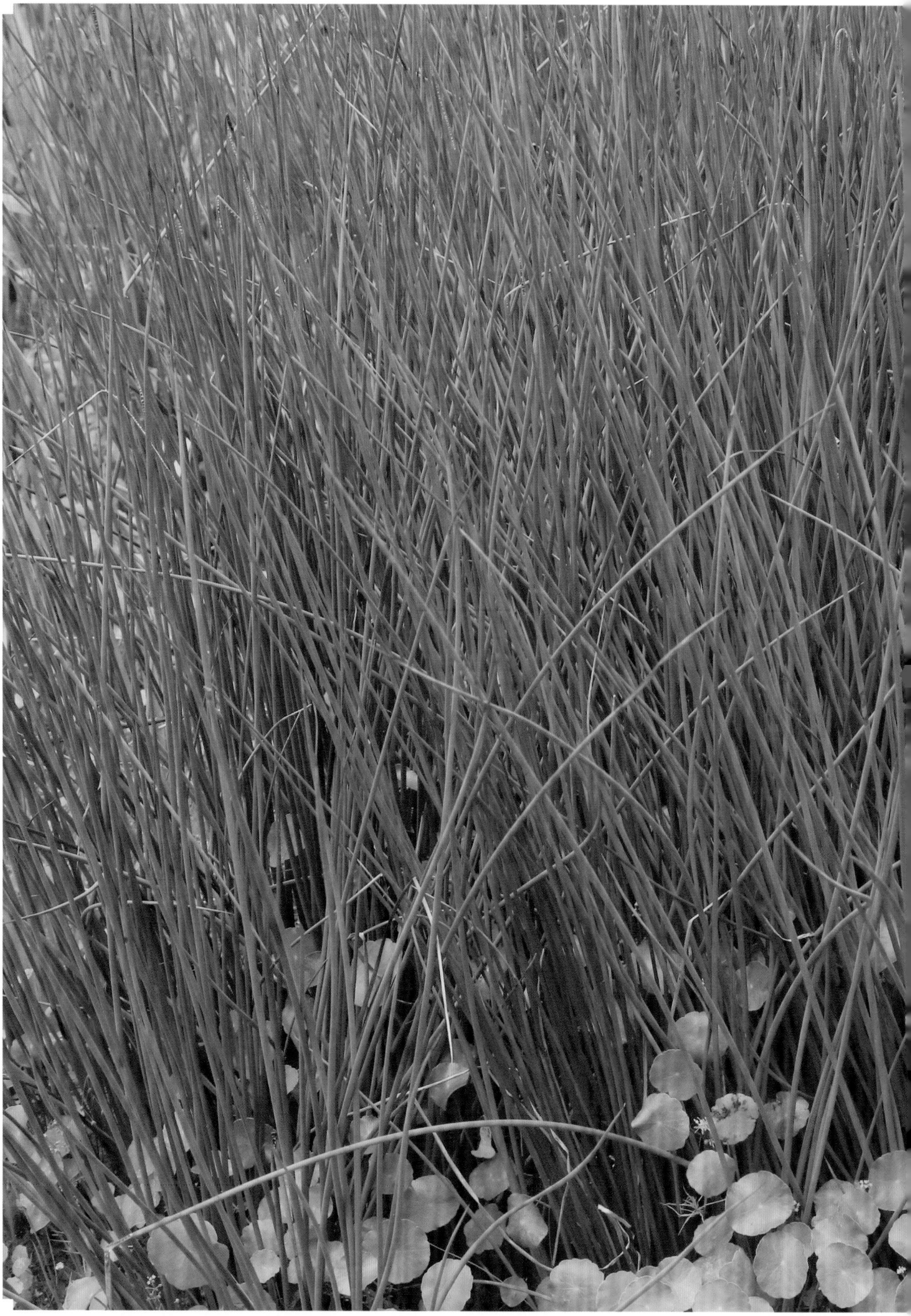

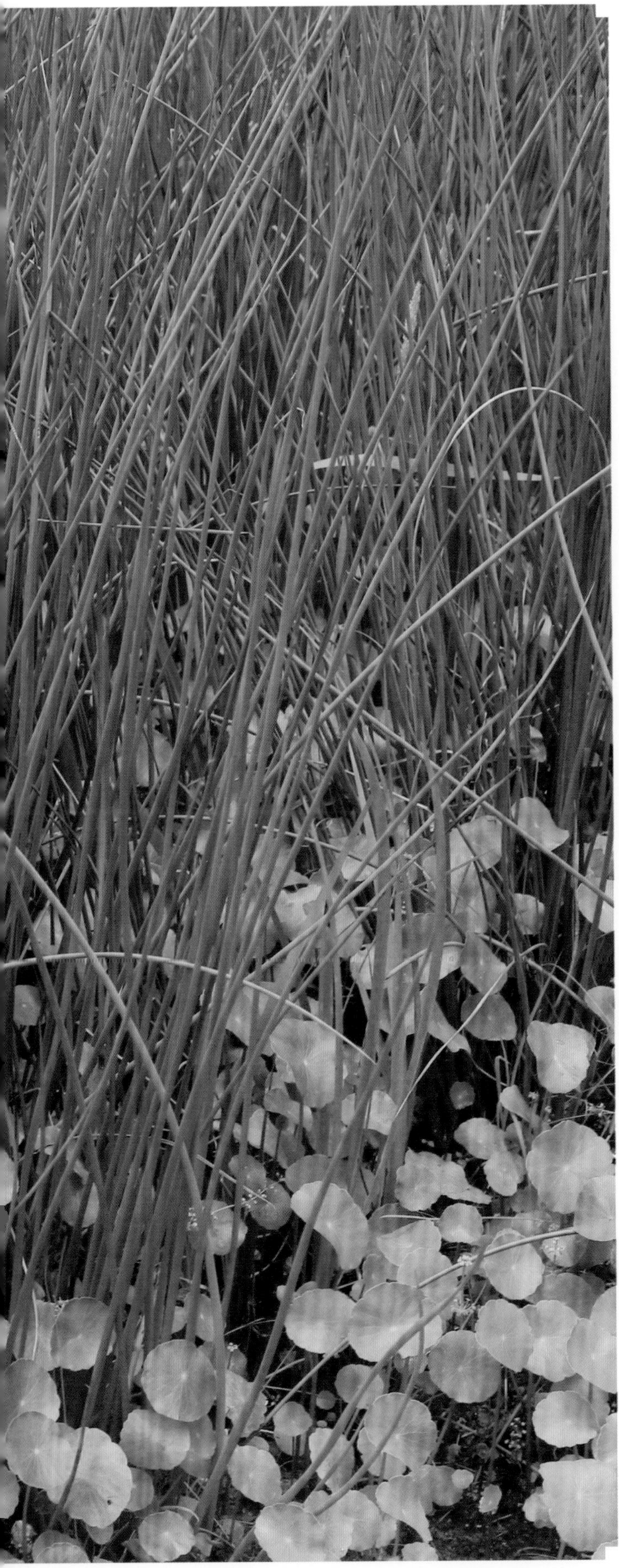

灯心草

【壮药名】哈扪灯。

【别　名】灯心、灯草、虎须草、碧玉草、水灯心、铁灯心、虎酒草、曲屎草。

【来　源】本品为灯心草科植物灯心草 *Juncus effusus* L. 的全草或茎髓。

【性味归经】味甘、淡，微寒。归心、肺、小肠经。

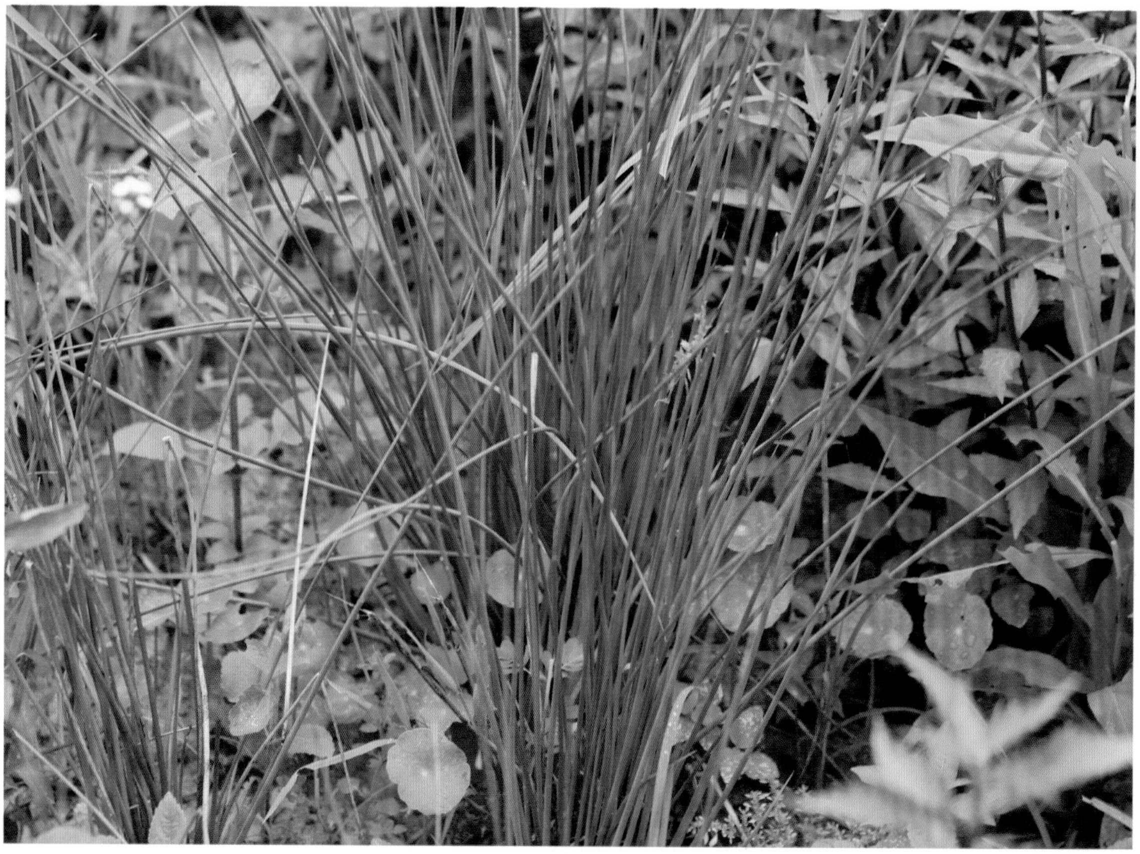

灯心草

识别特征

多年生草本，高 35 ~ 100 cm，根茎横走，具多数须根。茎圆筒状，直径 1 ~ 2 mm，外具明显条纹，淡绿色。无茎生叶，基部具鞘状叶，长者呈淡赤褐色，短者呈褐色或黑褐色，有光泽。复聚伞花序，假侧生，由多数小花密聚成簇；花淡绿色，具短柄；花被 6，2 轮，裂片披针形，长 2 ~ 2.5 mm，背面被柔毛，边缘膜质，纵脉 2 条；雄蕊 3，较花被短；子房 3 室，花柱不明显，柱头 3 枚。蒴果卵状三棱形或椭圆形，长约 2 mm，先端钝，淡黄褐色。种子多数，斜卵形。花期 5—6 月，果期 7—8 月。

生境分布

生长于水旁、田边等潮湿处。全国各地均有分布。

采收加工

全草：秋收采割，晒干。茎髓：秋收采割下茎秆，顺茎划开皮部，剥出髓心，捆把晒干。

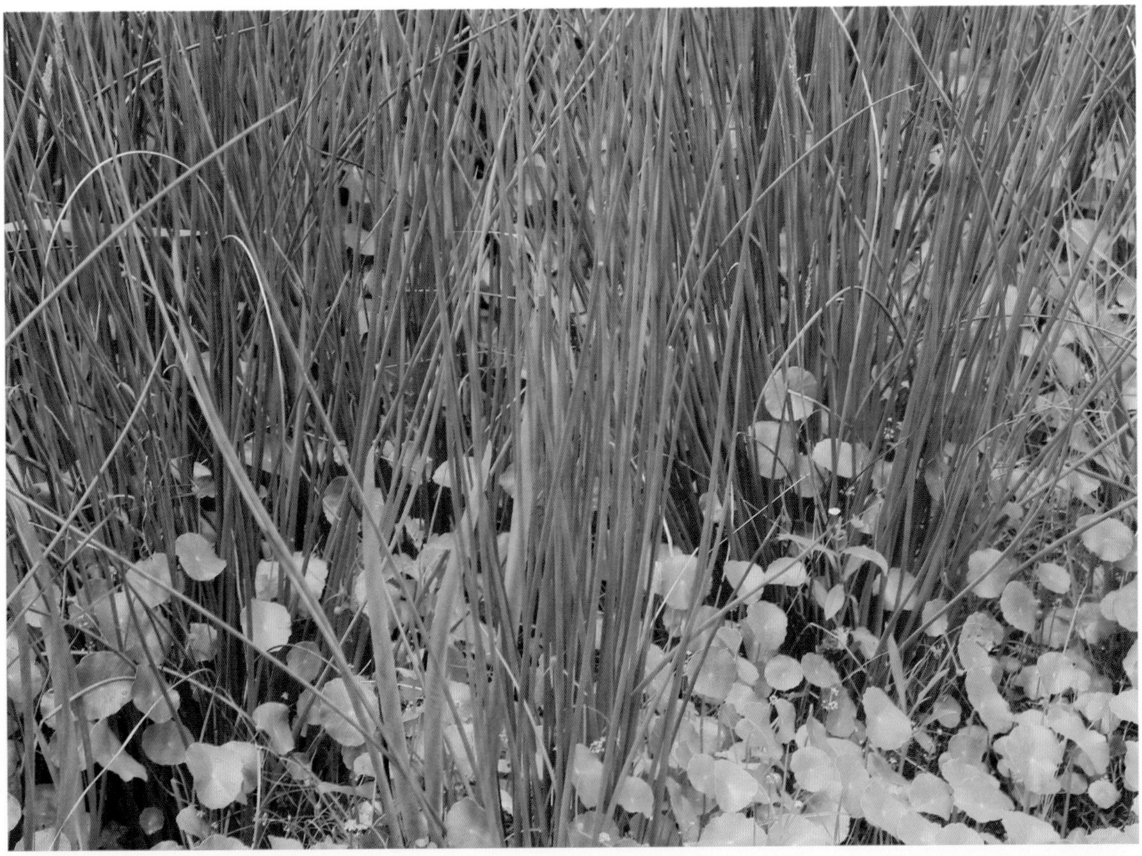

灯心草

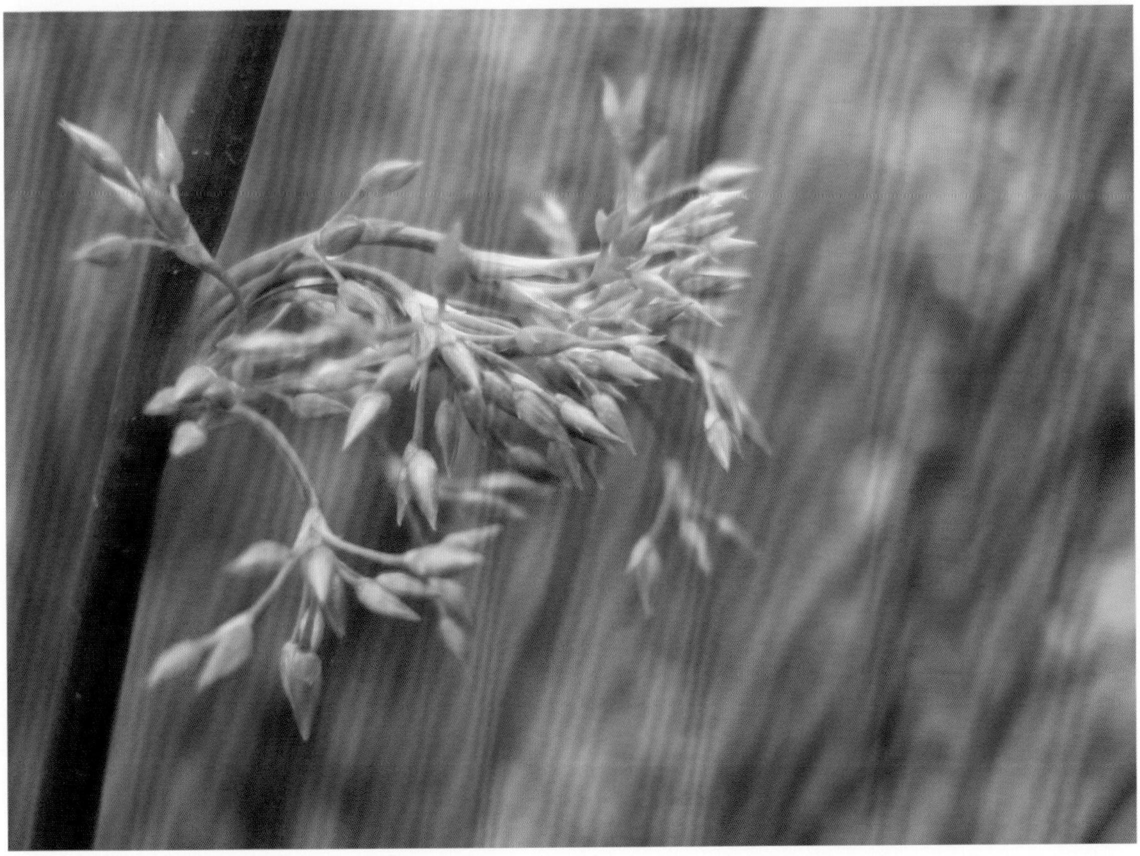

灯心草

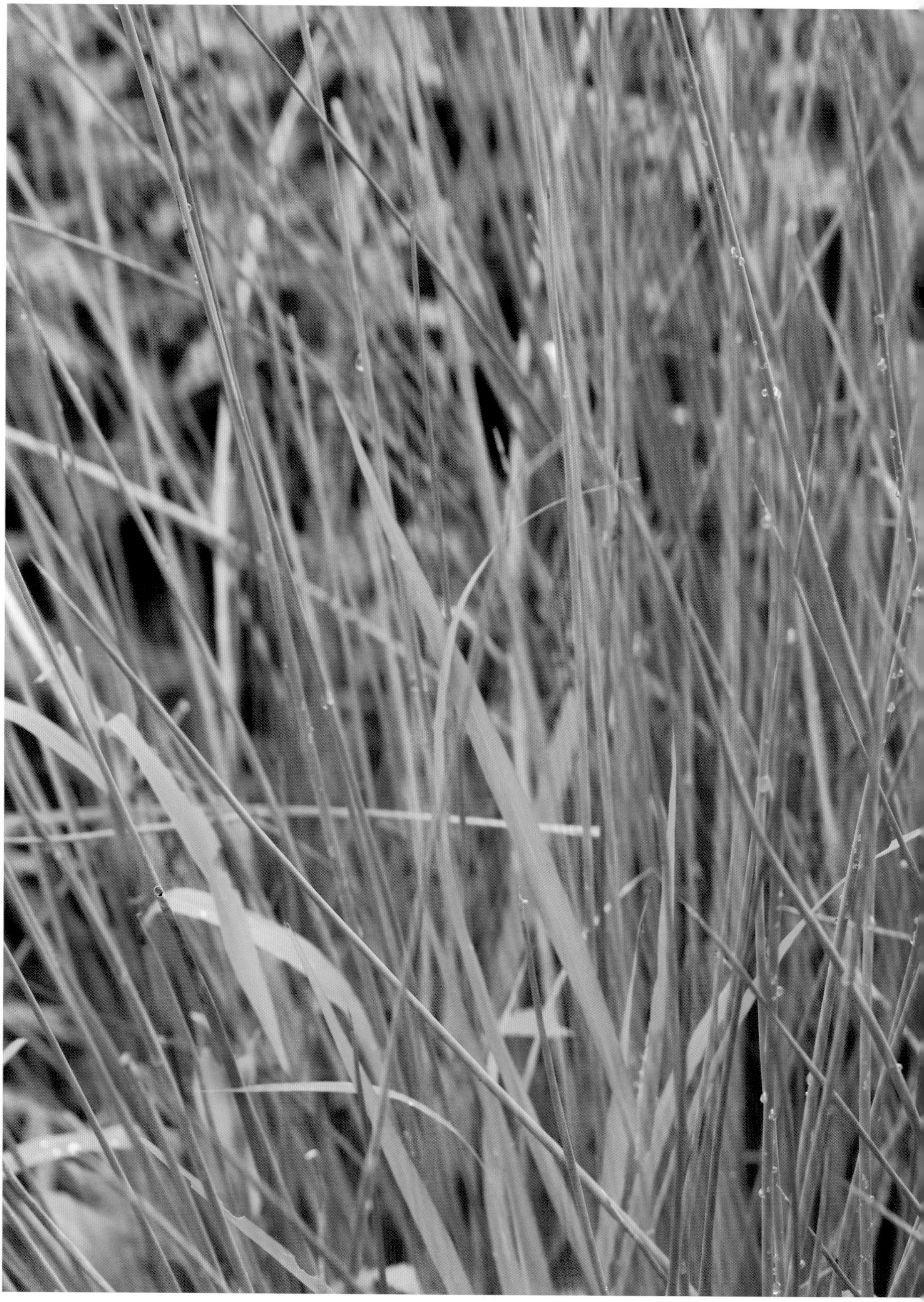

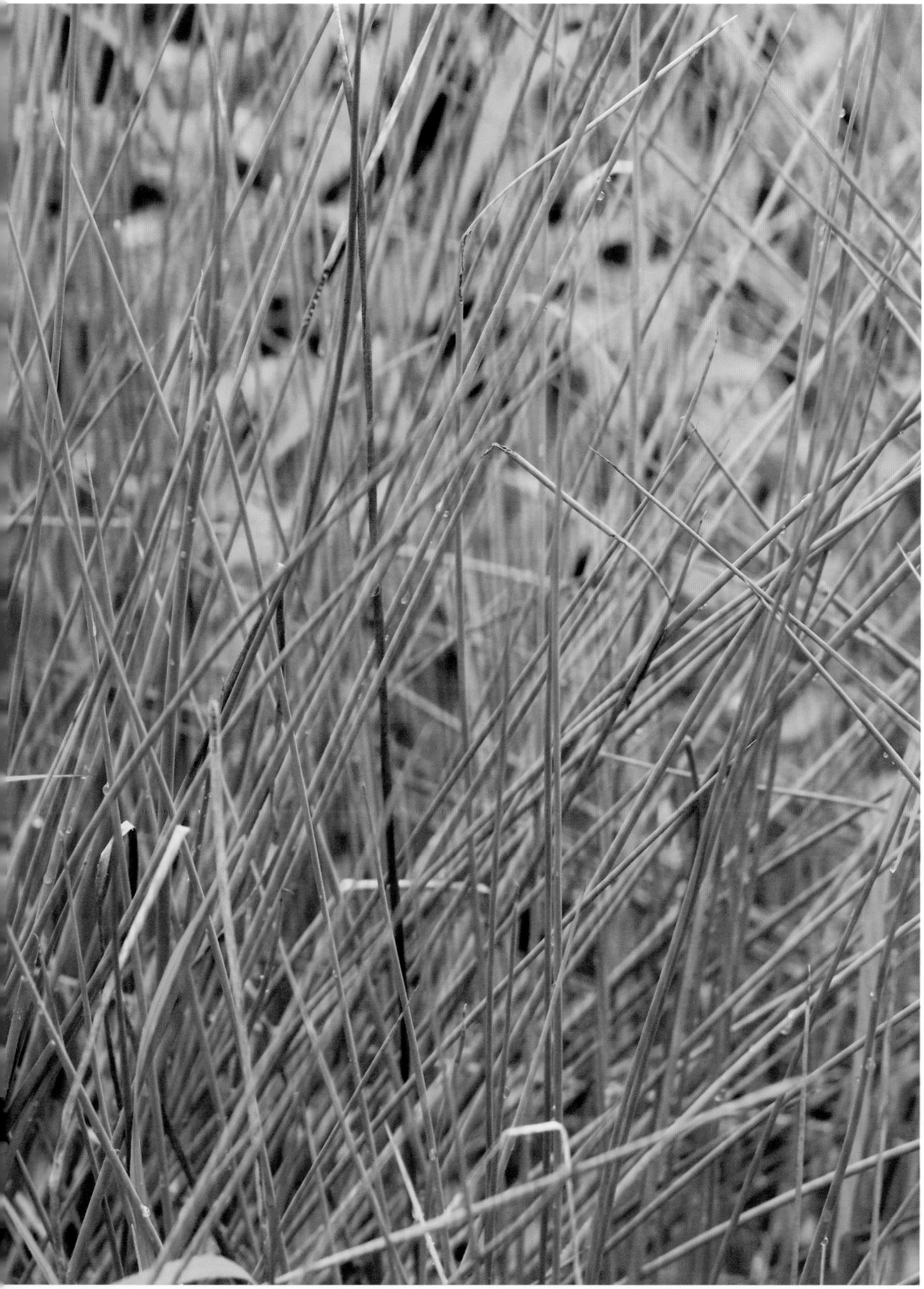

灯心草

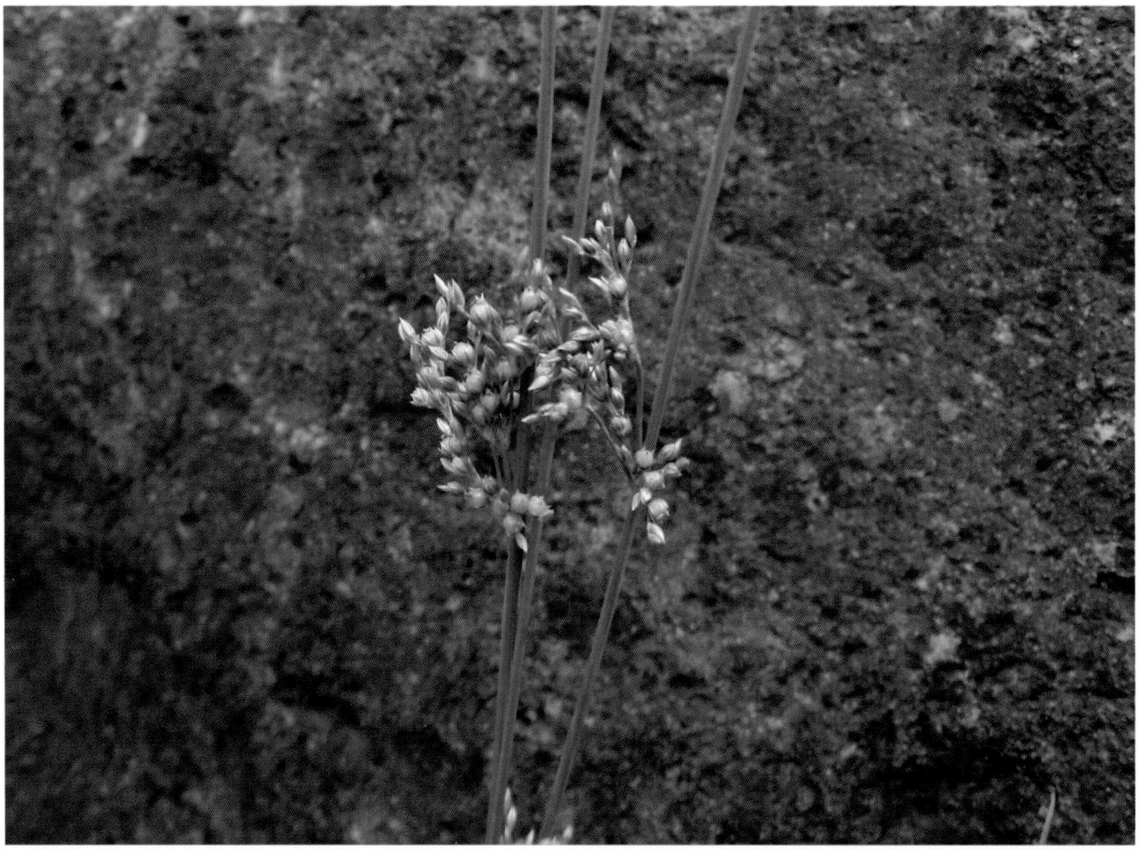

灯心草

药材鉴别

本品呈细圆柱形，长达 90 cm，直径 1 ~ 3 mm，表面白色或淡黄白色。置放大镜下观察，有隆起的细纵纹及海绵样的细小孔隙。质轻，柔软，有弹性，易拉断，断面不平坦，白色。气味不显著。以条长、粗壮、色白、有弹性者为好。

功效主治

利水通淋，清心降火。主治淋病，水肿，小便不利，湿热黄疸，心烦不寐，小儿夜啼，喉痹，口疮，创伤，高热不退。

用法用量

内服：1 ~ 3 g，鲜品 15 ~ 30 g，煎汤；或入丸、散。治心烦不眠，朱砂拌用。外用：适量，煅存性研末撒；或用鲜品捣烂敷，扎把外搽。

民族药方

1．慢性咽炎 灯心草 6 g，麦冬 12 g。水煎服。

2．心烦，失眠，小儿夜啼 灯心草 3 g，淡竹叶 9 g。水煎服。

3．失眠 灯心草适量。煎水代茶饮。

4．小便不利 灯心草、蒲公英各等份。水煎服。

5．急、慢性咽炎，口腔炎 灯心草、麦冬各等份。泡茶饮用。或灯心炭 3 g，冰片 0.3 g。共研细粉，吹入患处。

6．热淋 鲜灯心草、车前草、凤尾草各 30 g。淘米水煎服。

7．小便热痛 灯心草 5 g，车前草、白茅根各 15 g。水煎服。

8．膀胱炎，尿道炎，肾炎性水肿 鲜灯心草 30 ~ 60 g，鲜车前 60 g，薏苡仁、海金沙各 30 g。水煎服。

9．肾炎性水肿 鲜灯心草 30 ~ 60 g，鲜车前草、鲜地胆草各 30 g。水煎服。

10．小儿热惊 灯心草 3 ~ 6 g，车前草 3 株。酌冲开水炖服。

11．伤口流血 灯心草适量。嚼烂敷患处。

12．鼻血不止 灯心草 30 g，丹砂 3 g。共研细末，米汤送服，每次 6 g。

使用注意

下焦虚寒、小便失禁者禁服。

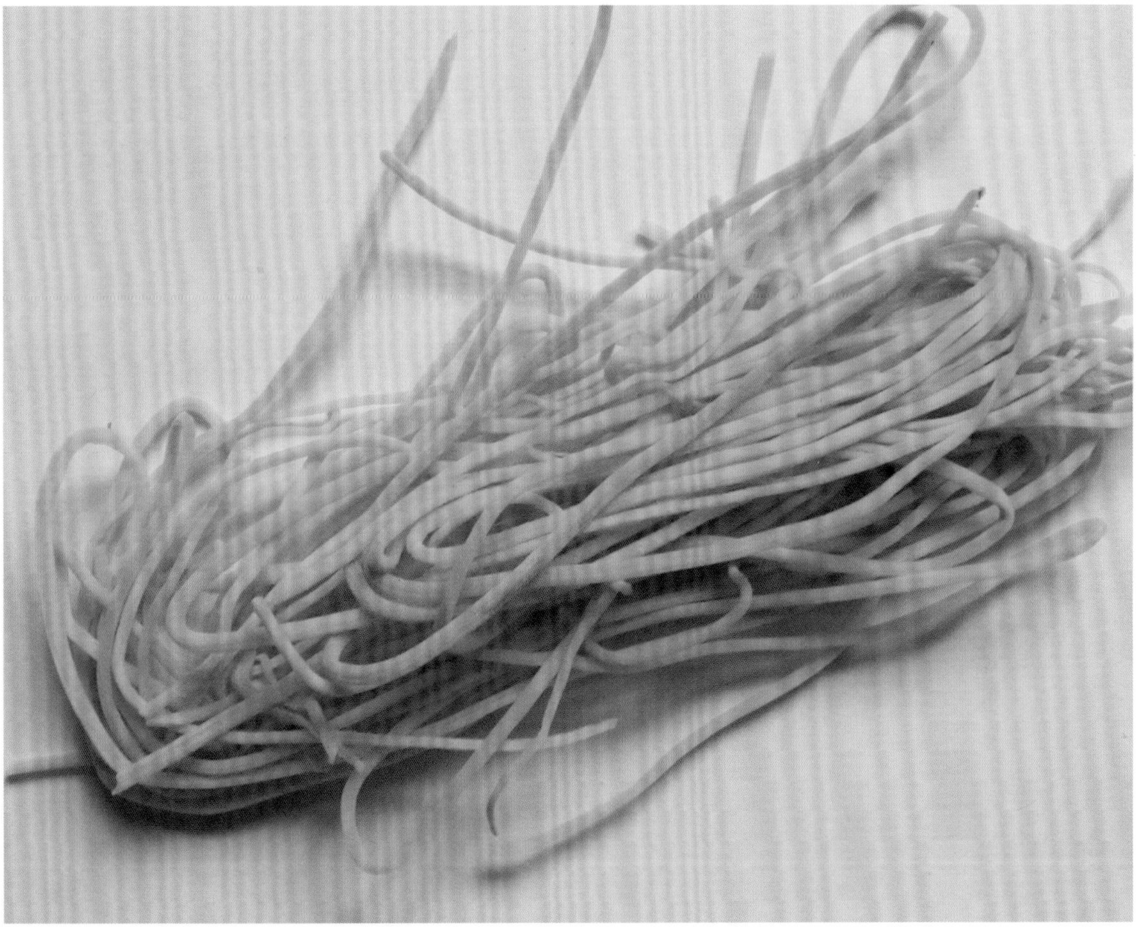

灯心草药材

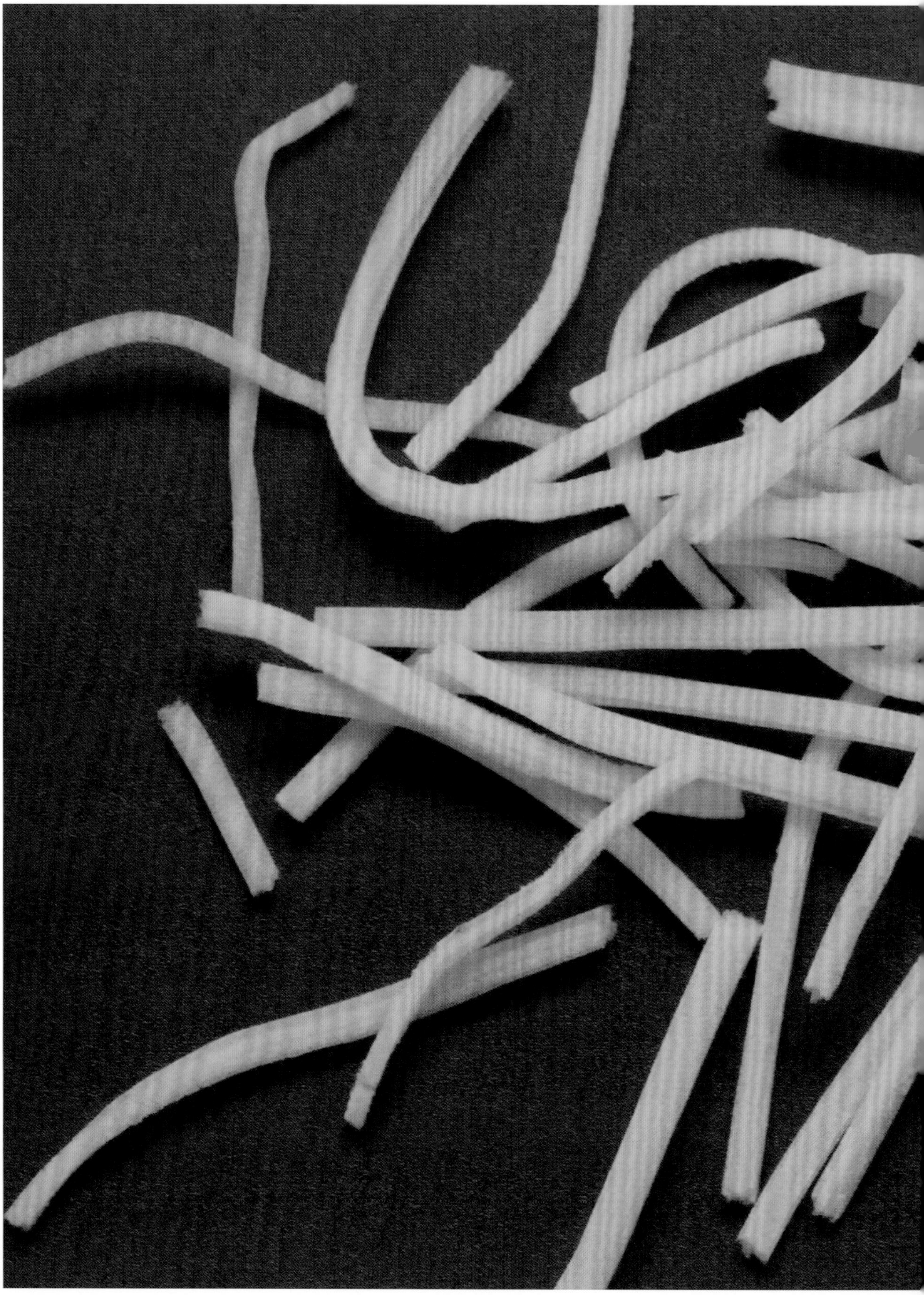

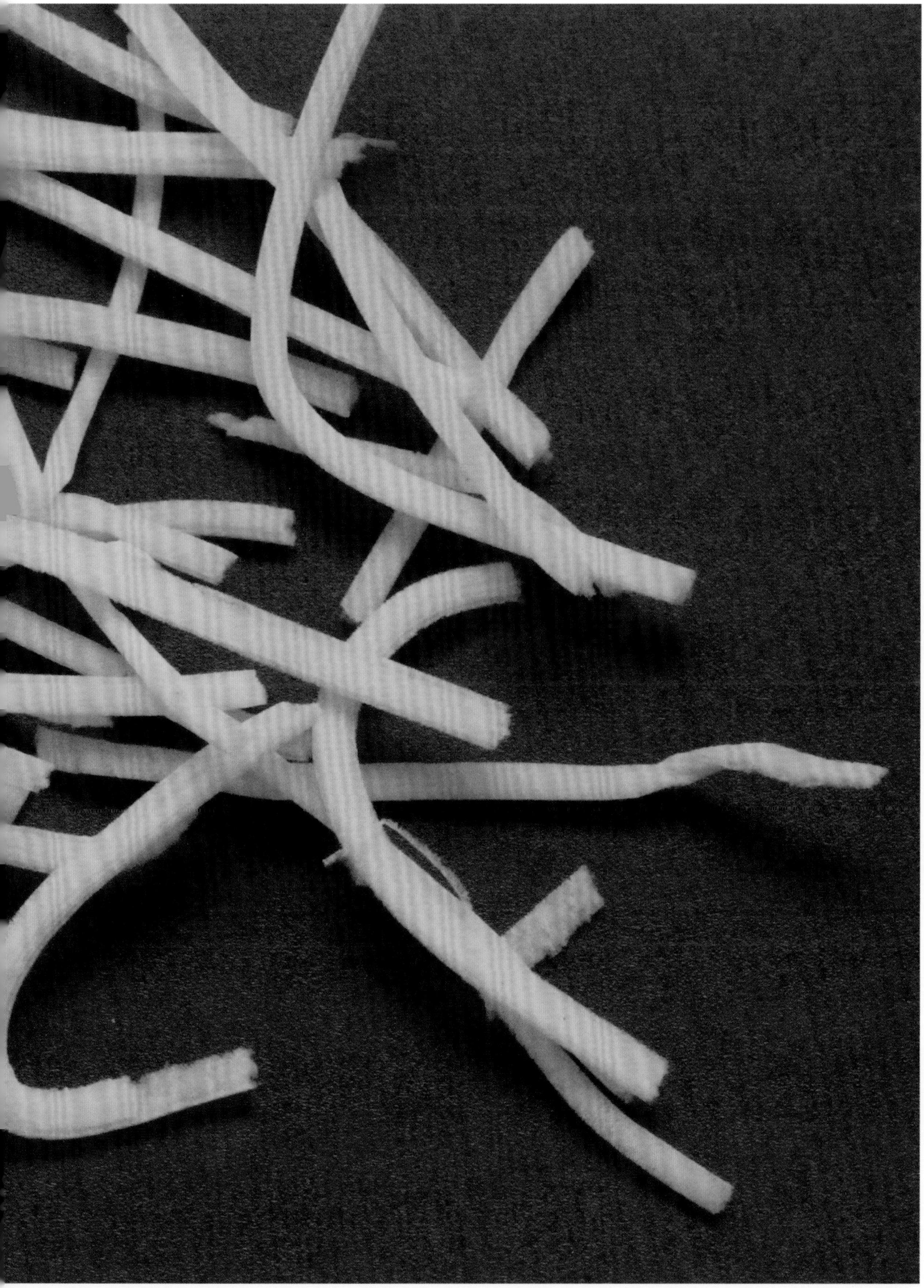

灯心草饮片

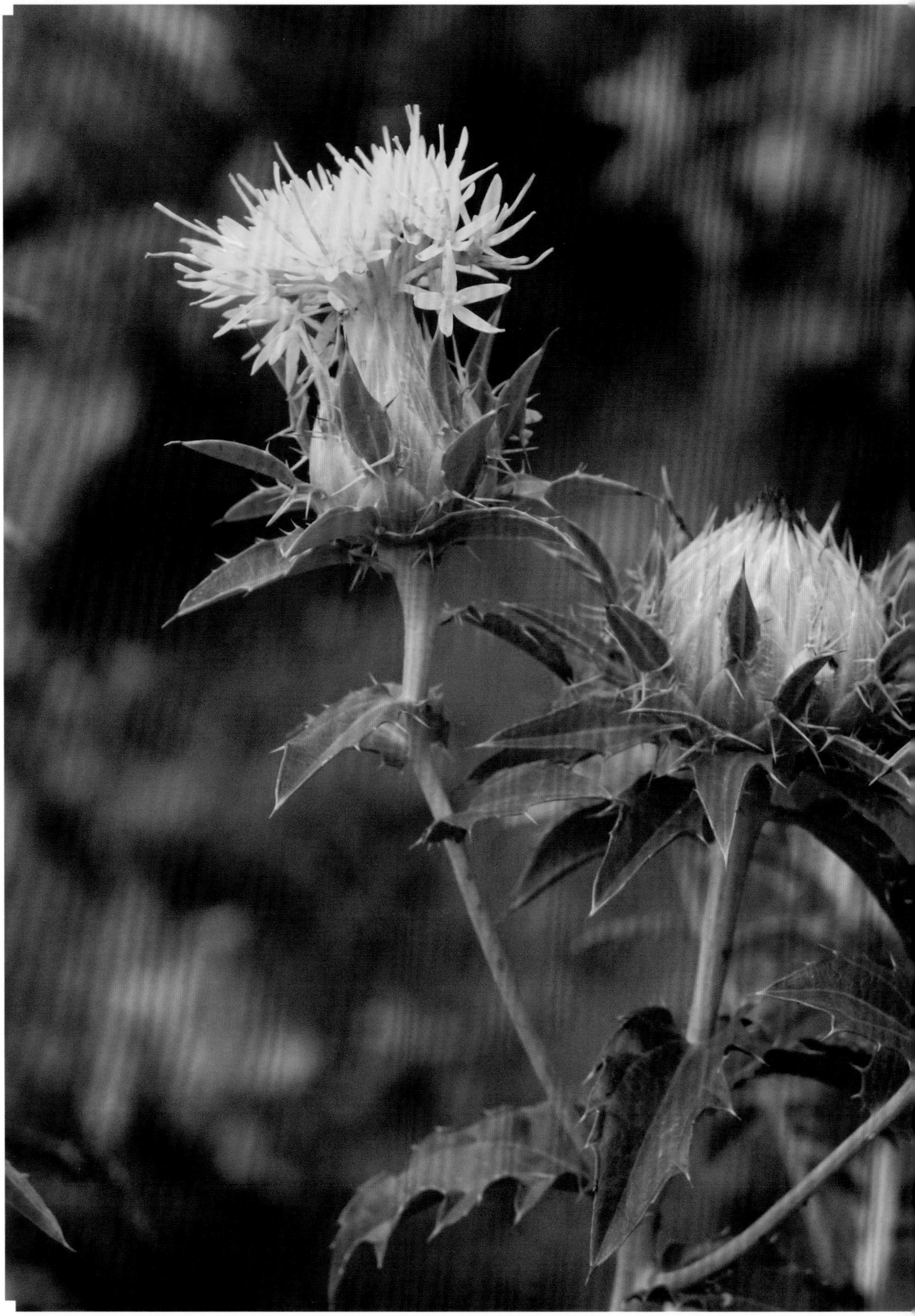

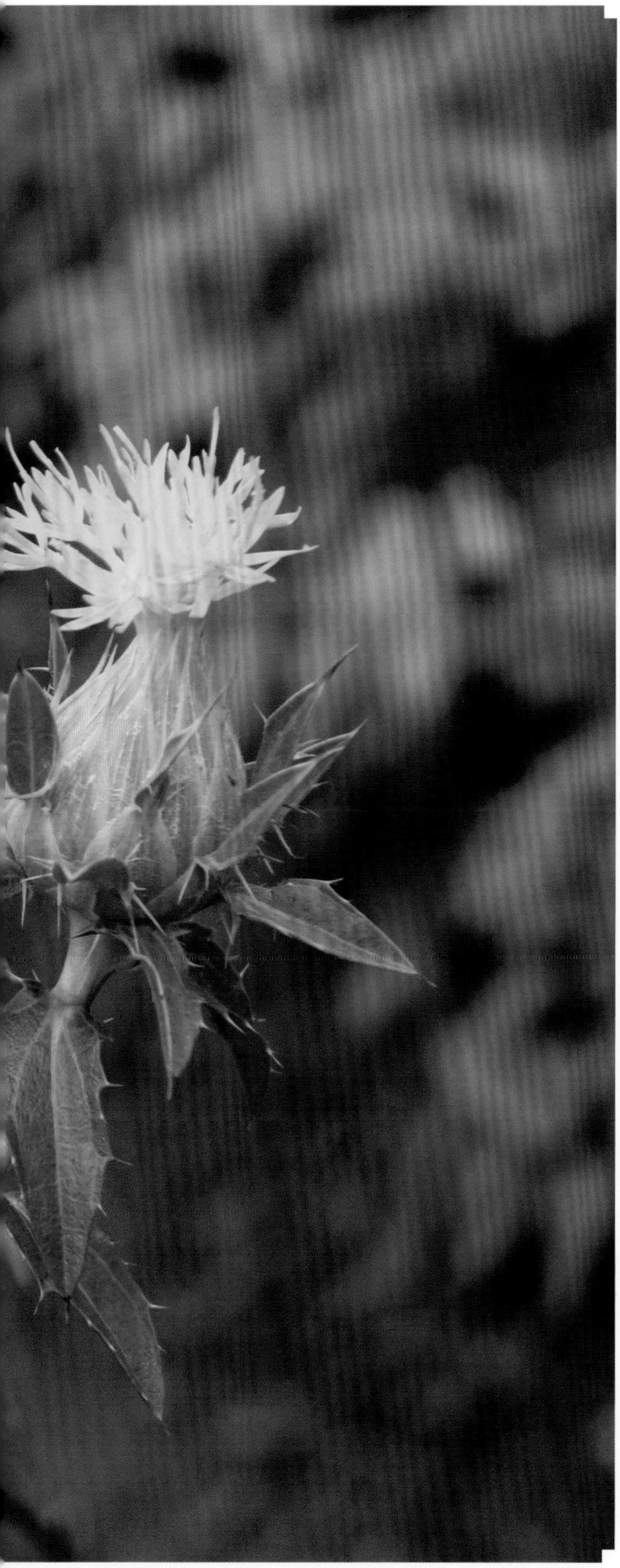

红花

【壮药名】棵棡登。

【别　名】草红花、红蓝花、刺红花、杜红花。

【来　源】本品为菊科植物红花 *Carthamus tinctorius* L. 的干燥花。

【性味归经】味辛，性温。归心、肝经。

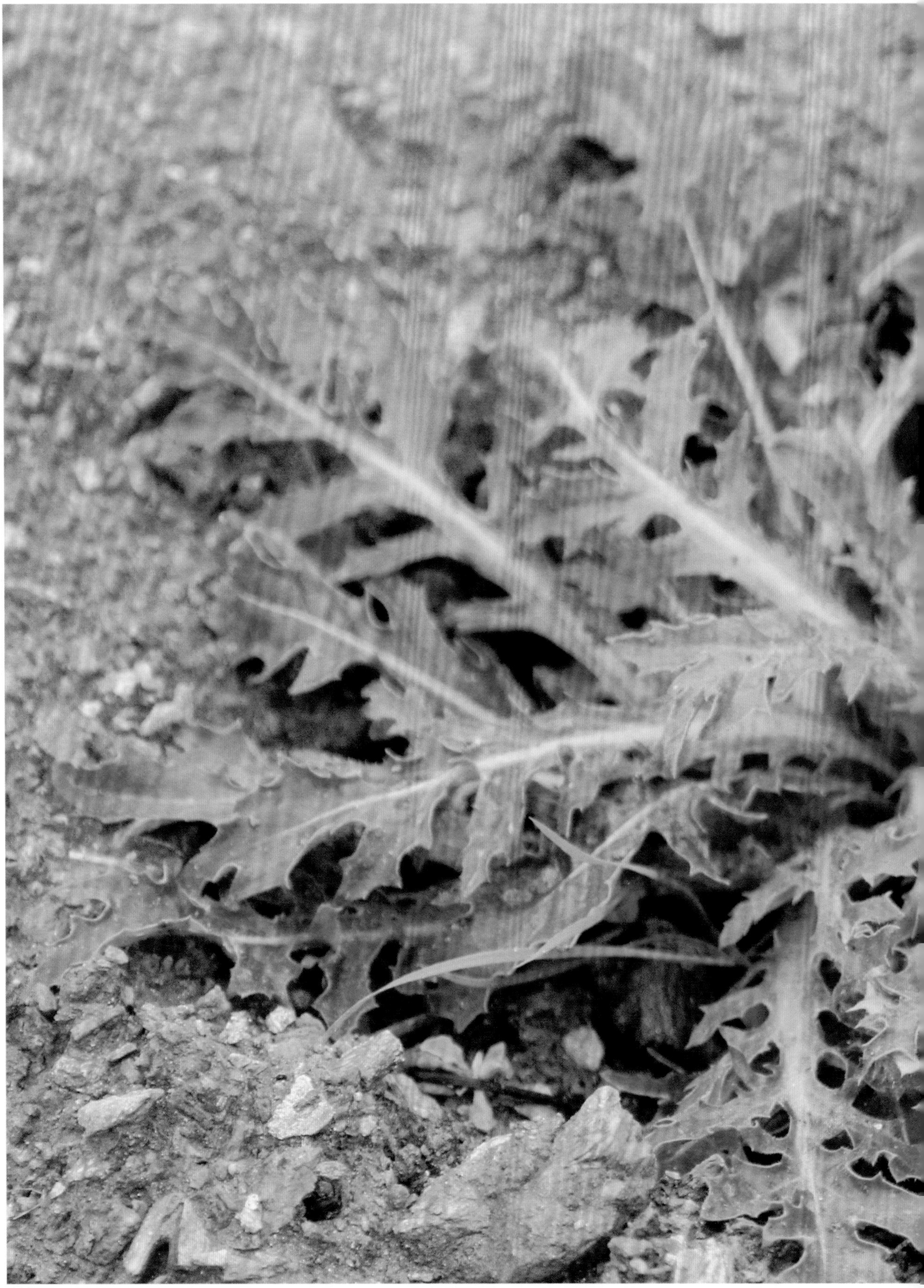

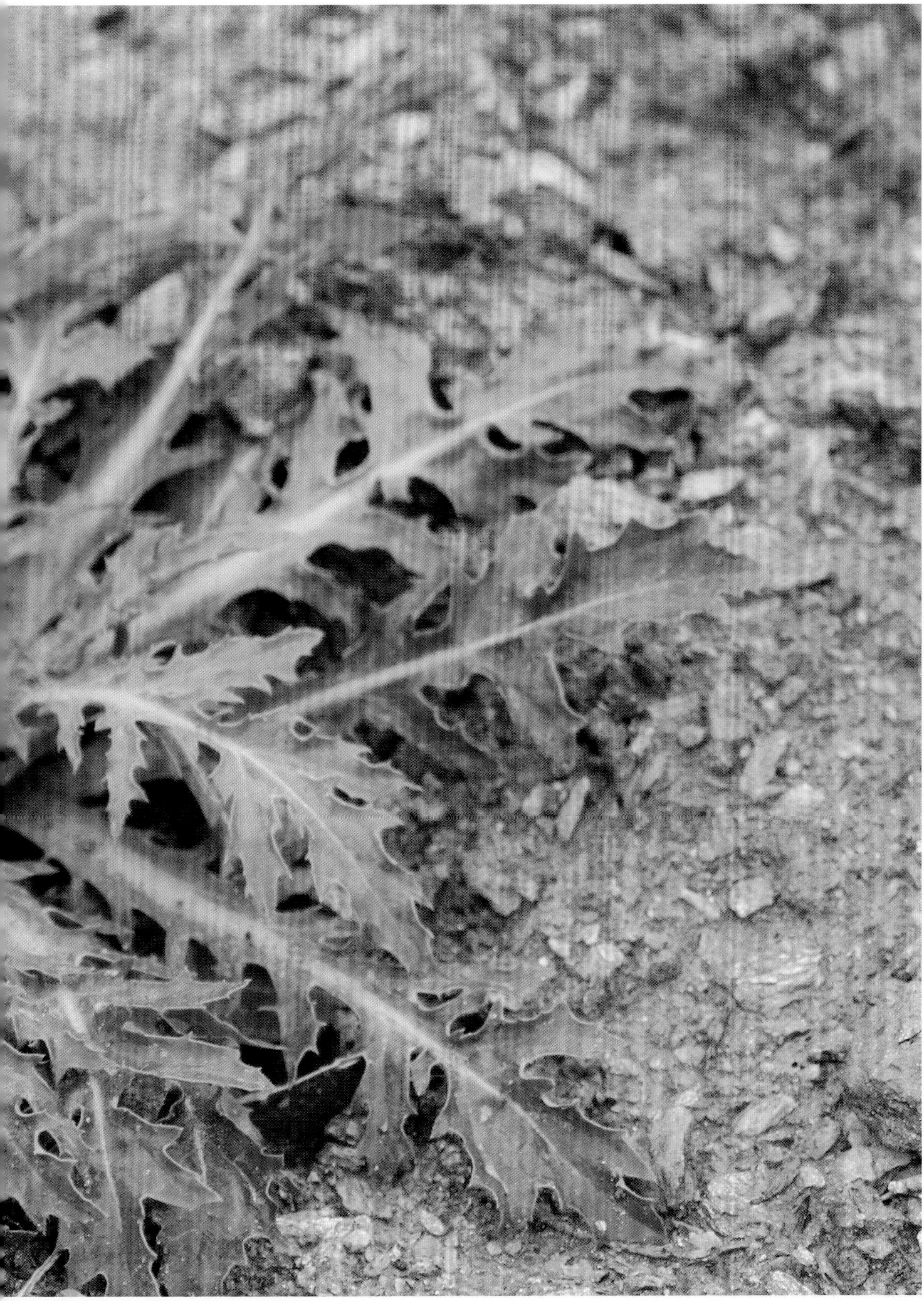

红花

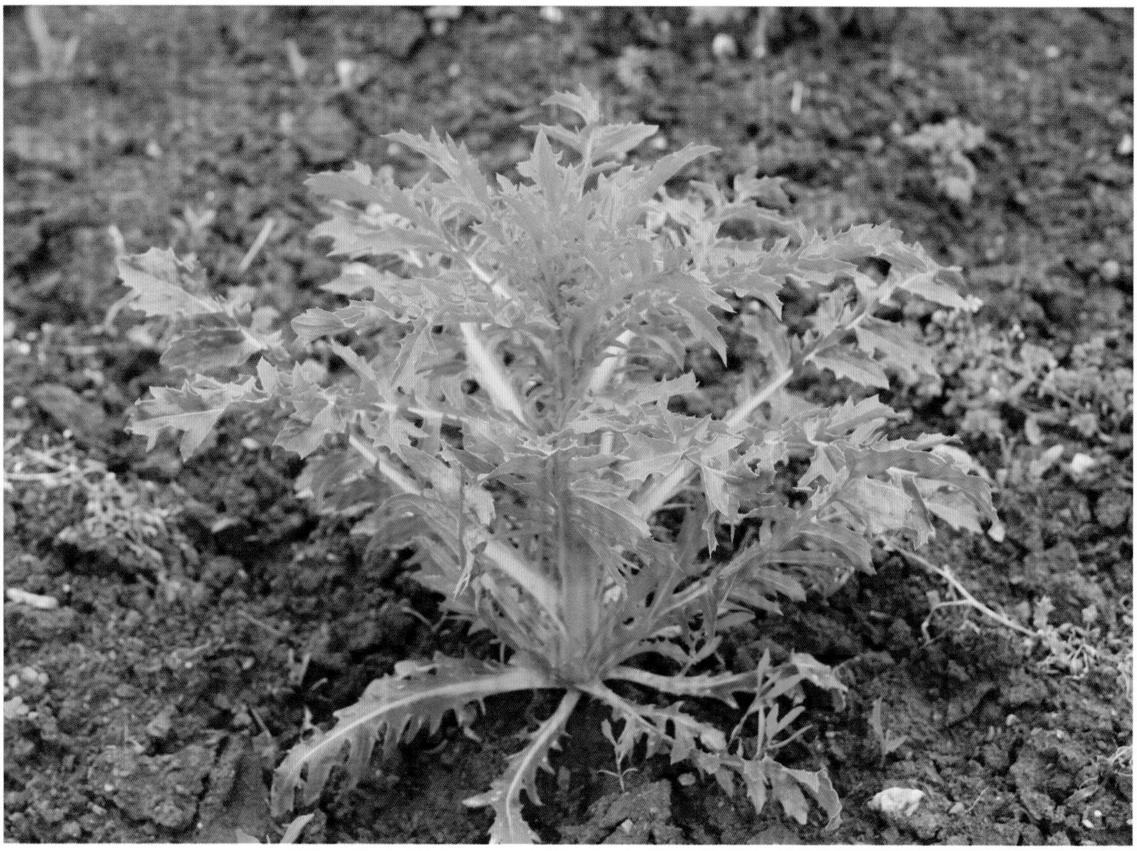

红花

识别特征

一年生或二年生草本，高 30 ~ 90 cm。叶互生，卵形或卵状披针形，长 4 ~ 12 cm，宽 1 ~ 3 cm，先端渐尖，边缘具不规则锯齿，齿端有锐刺；几无柄，微抱茎。头状花序顶生，直径 3 ~ 4 cm，总苞片多层，最外 2 ~ 3 层叶状，边缘具不等长锐齿，内面数层卵形，上部边缘有短刺；全为管状花，两性，花冠初时黄色，渐变为橘红色。瘦果白色，倒卵形，长约 5 mm，具 4 棱，无冠毛。花、果期 5—8 月。

生境分布

生长于向阳、土层深厚、中等肥力、排水良好的沙质壤土上。分布于河南、浙江、四川、江苏、新疆等省区，全国各地多有栽培。

采收加工

夏季花色由黄变红时采摘。多在早晨太阳未出、露水干前采摘管状花，摊晾阴干或弱日光下晒干。

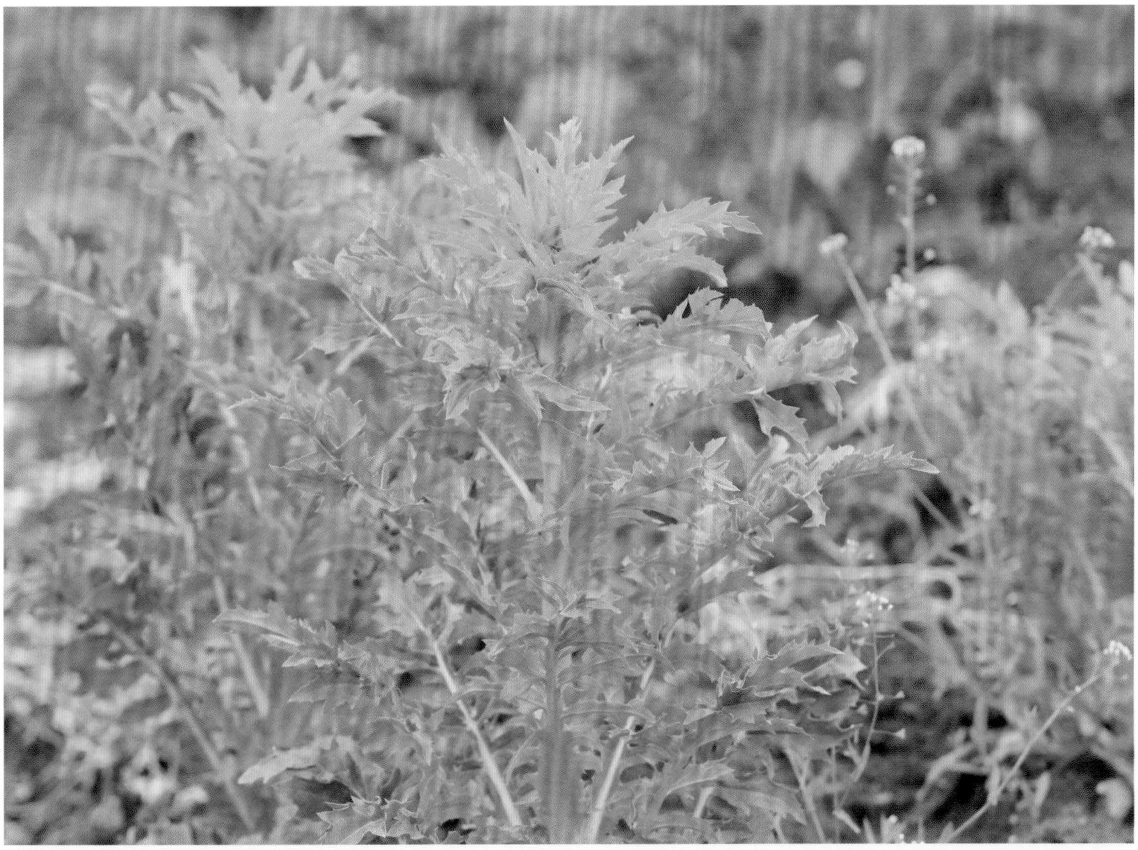

红花

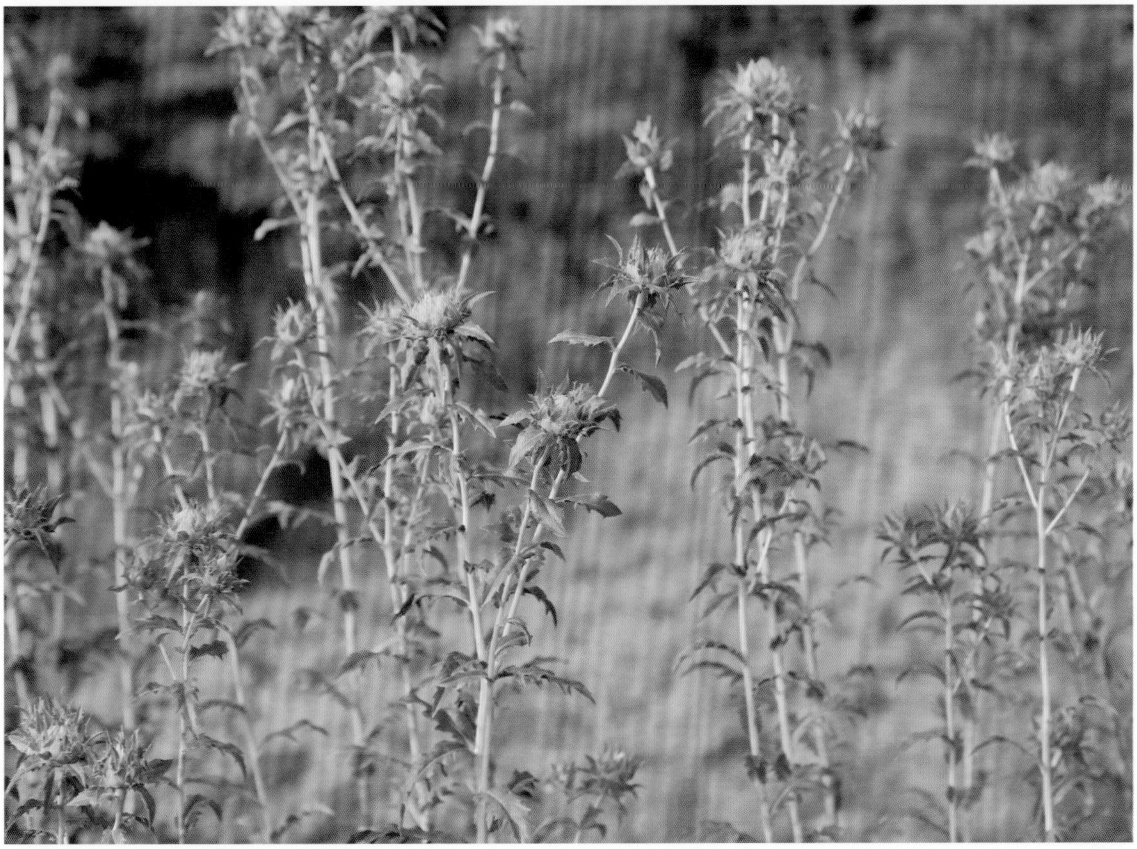

红花

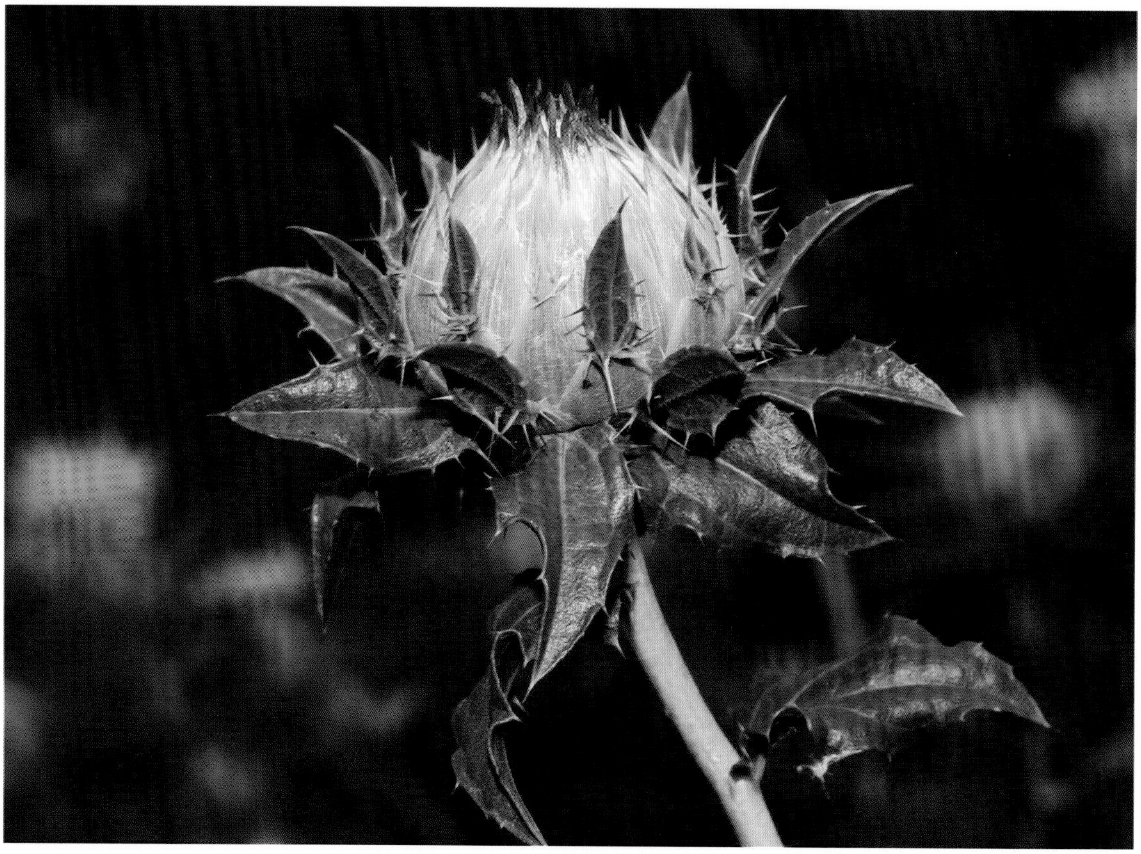

红花

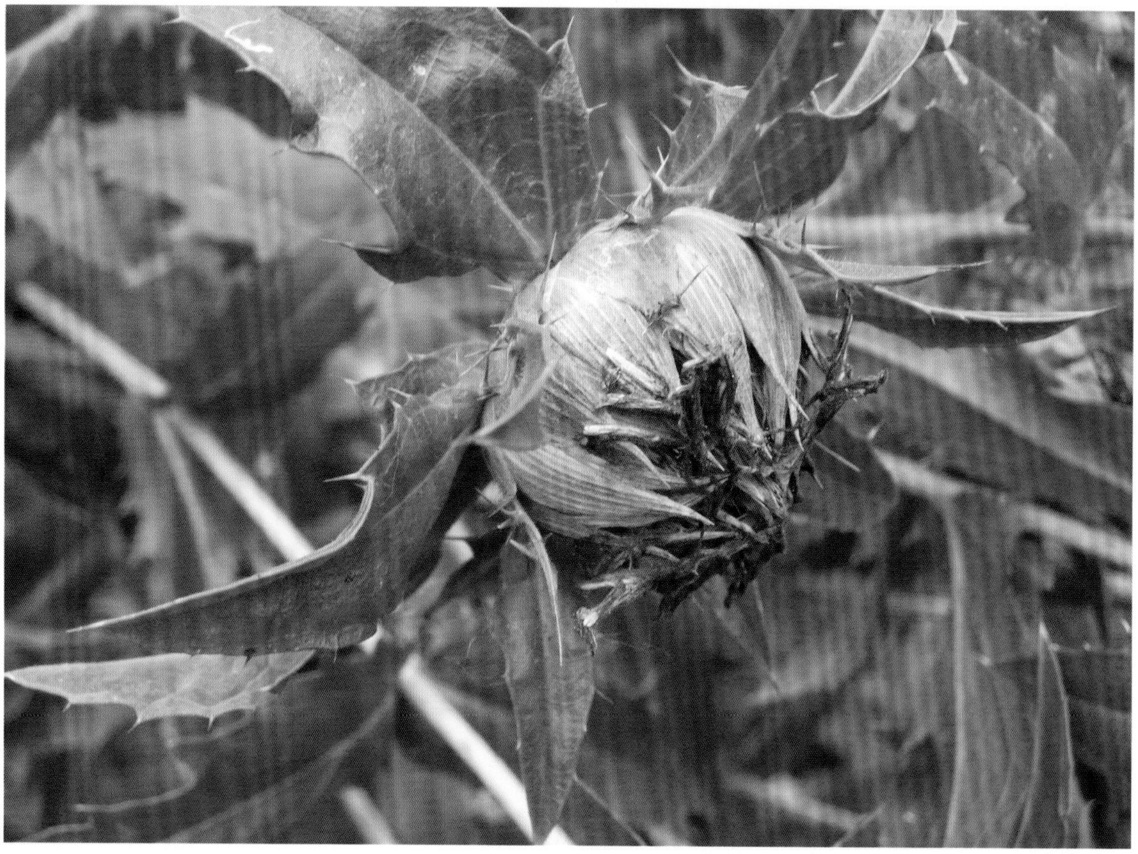

红花

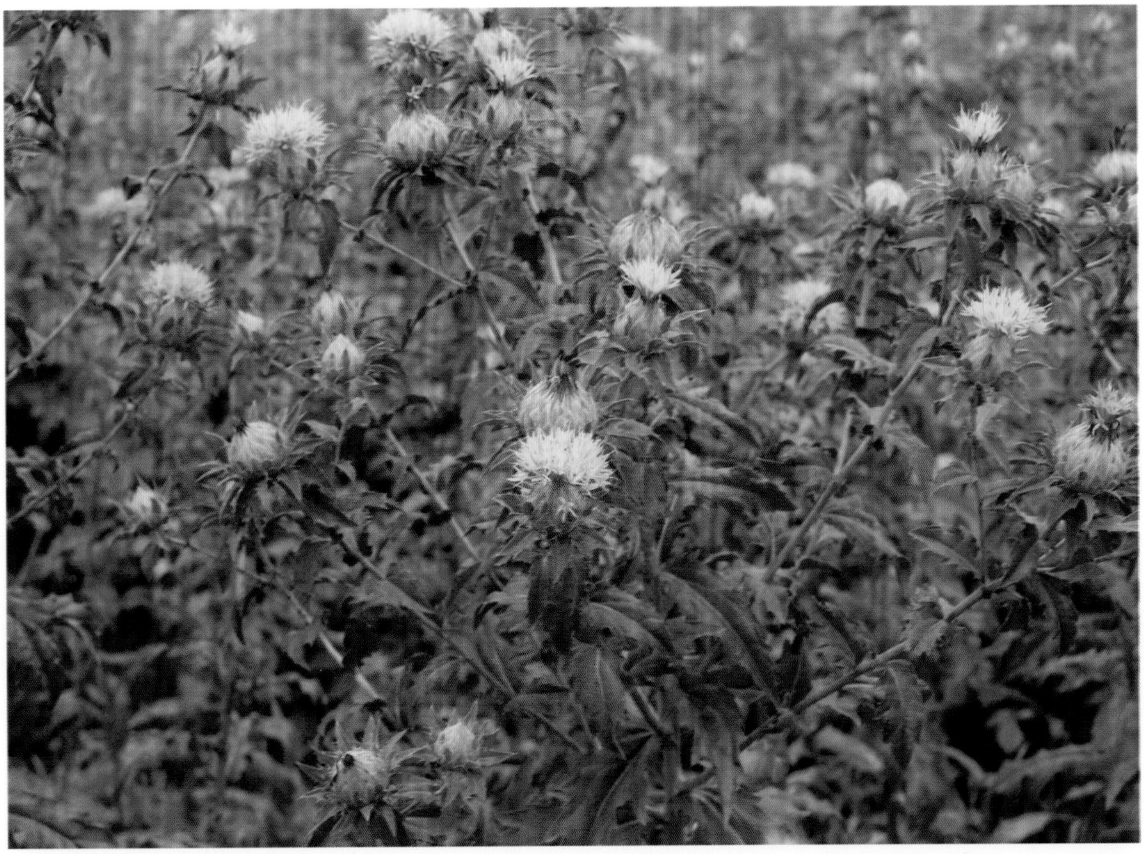

红花

药材鉴别

本品为不带子房的筒状花，长 1 ~ 2 cm，表面红黄色或红色。花冠筒细长，先端 5 裂，裂片呈狭条形，长 5 ~ 8 mm。雄蕊 5，花药聚合成筒状，黄白色。柱头长圆柱形，顶端微分叉。质柔软。气微香，味微苦。以花冠长、色红、鲜艳、质柔软无枝刺者为佳。

功效主治

活血通经，祛瘀止痛。主治经闭，痛经，产后瘀阻腹痛，胸痹心痛，癥瘕积聚，跌打损伤，关节疼痛，中风偏瘫，斑疹。

药理作用

本品水提取物有轻度兴奋心脏、增加冠状动脉流量作用。本品对犬急性心肌缺血有缓解作用，并使心率减慢，心电图 ST 段抬高的幅度显著下降。红花黄素对乌头碱所致心律失常有一定对抗作用，对麻醉动物有不同程度的降压作用，有抑制血小板聚集和增加纤溶作用。本品煎剂对各种动物（已孕及未孕）的子宫均有兴奋作用，甚至引起痉挛，对已孕子宫尤为明显。此外，红花油还有降低血脂作用。

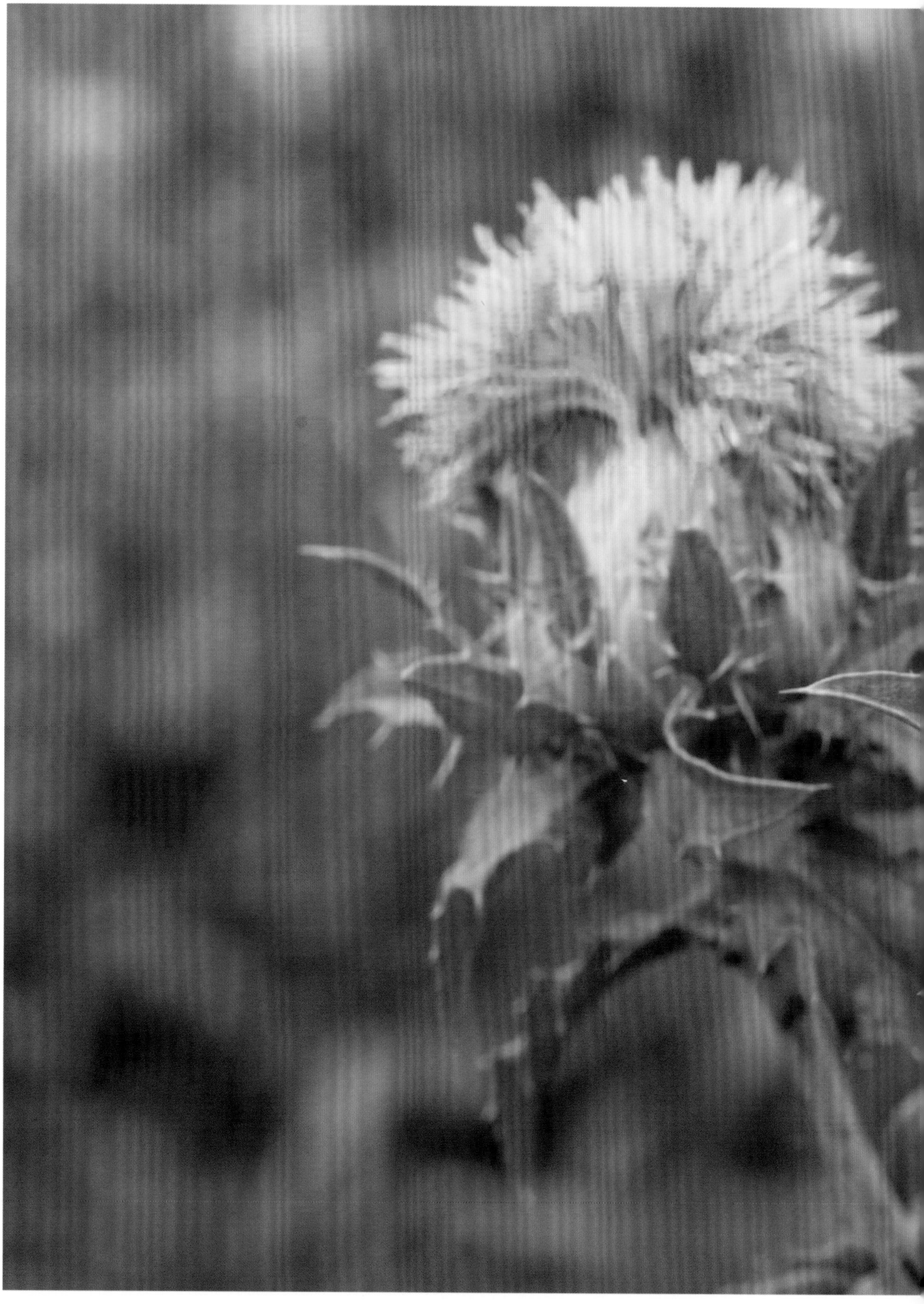

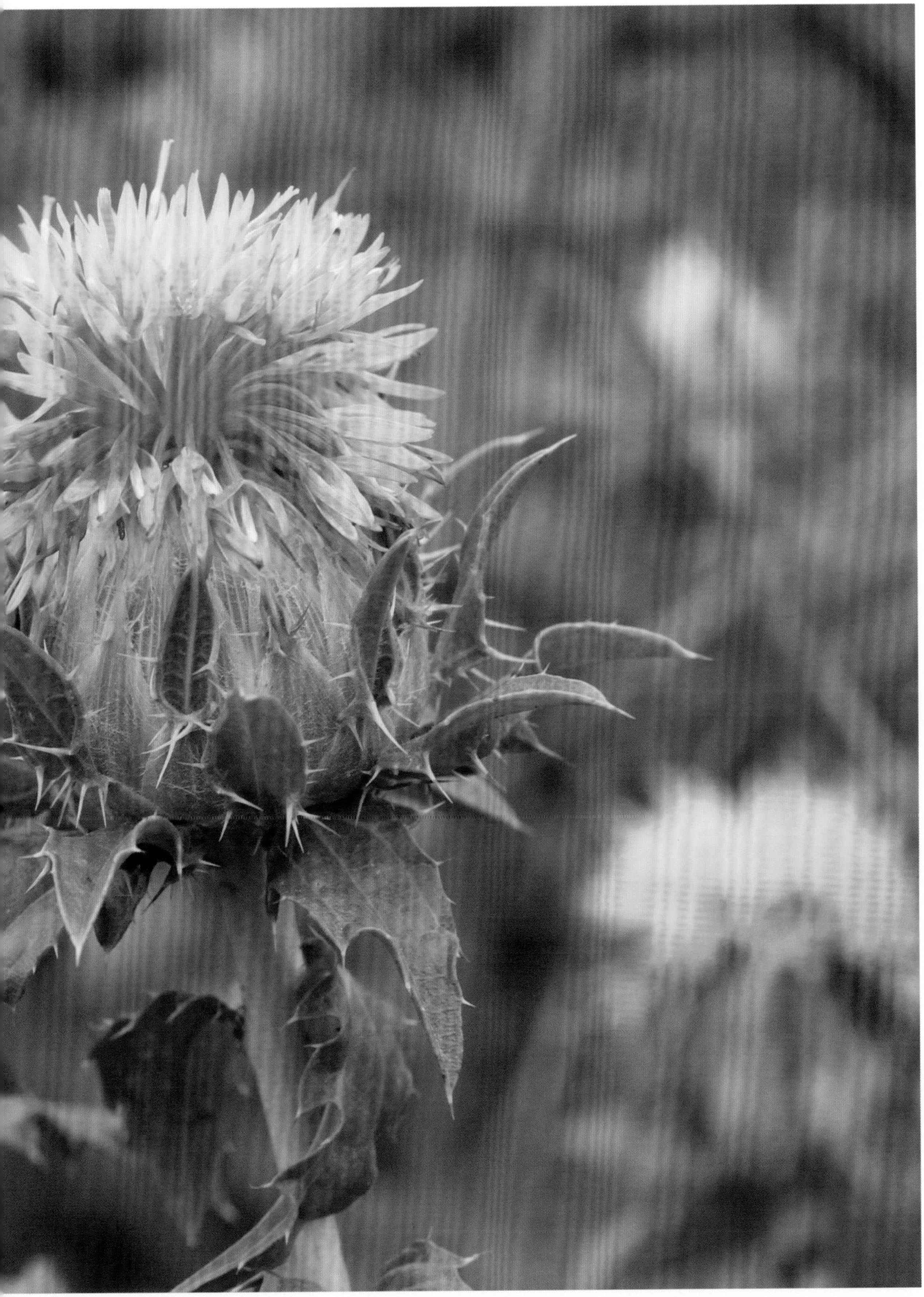

红花

用法用量

内服：3 ~ 9 g，煎服。外用：适量。

民族药方

1．痛经 红花 6 g，鸡血藤 24 g。煎水，调黄酒适量服。

2．关节炎肿痛 红花适量。炒后研末，加入等量的地瓜粉，盐水或烧酒调敷患处。

3．产后腹痛 红花、川芎、炙甘草、炮姜各 10 g，桃仁、蒲黄（包煎）各 15 g，五灵脂（包煎）20 g。水煎服。

4．喉痛，音哑 红花、枳壳、柴胡各 5 g，桃仁、桔梗、甘草、赤芍各 10 g，生地黄 20 g，当归、玄参各 15 g。水煎服。

5．冻疮 红花 10 g，川椒、苍术、侧柏叶各 20 g。泡酒，用药酒擦手足。

6．肝郁气滞型脂肪肝 红花、青皮各 10 g。将青皮、红花去杂质，洗净，青皮晾干后切成丝，与红花同入砂锅，加水浸泡 30 分钟，煎煮 30 分钟，用洁净纱布过滤，去渣取汁即成。代茶饮，可连续冲泡 3 ~ 5 次，当日饮完。

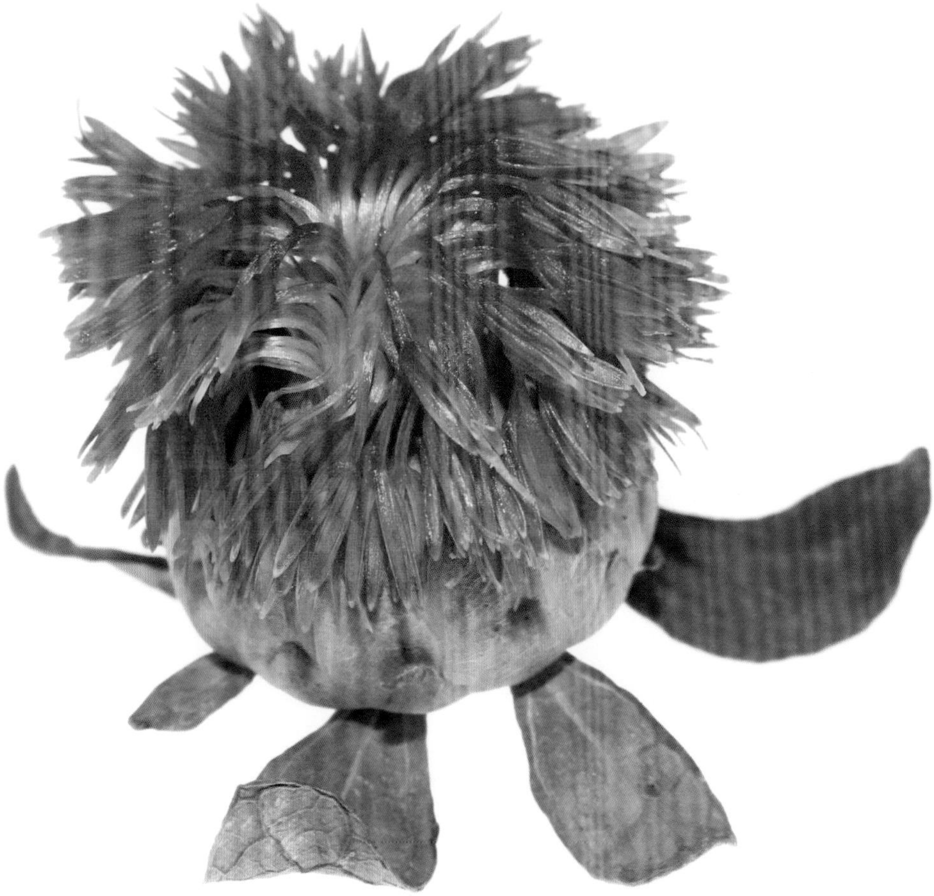

红花

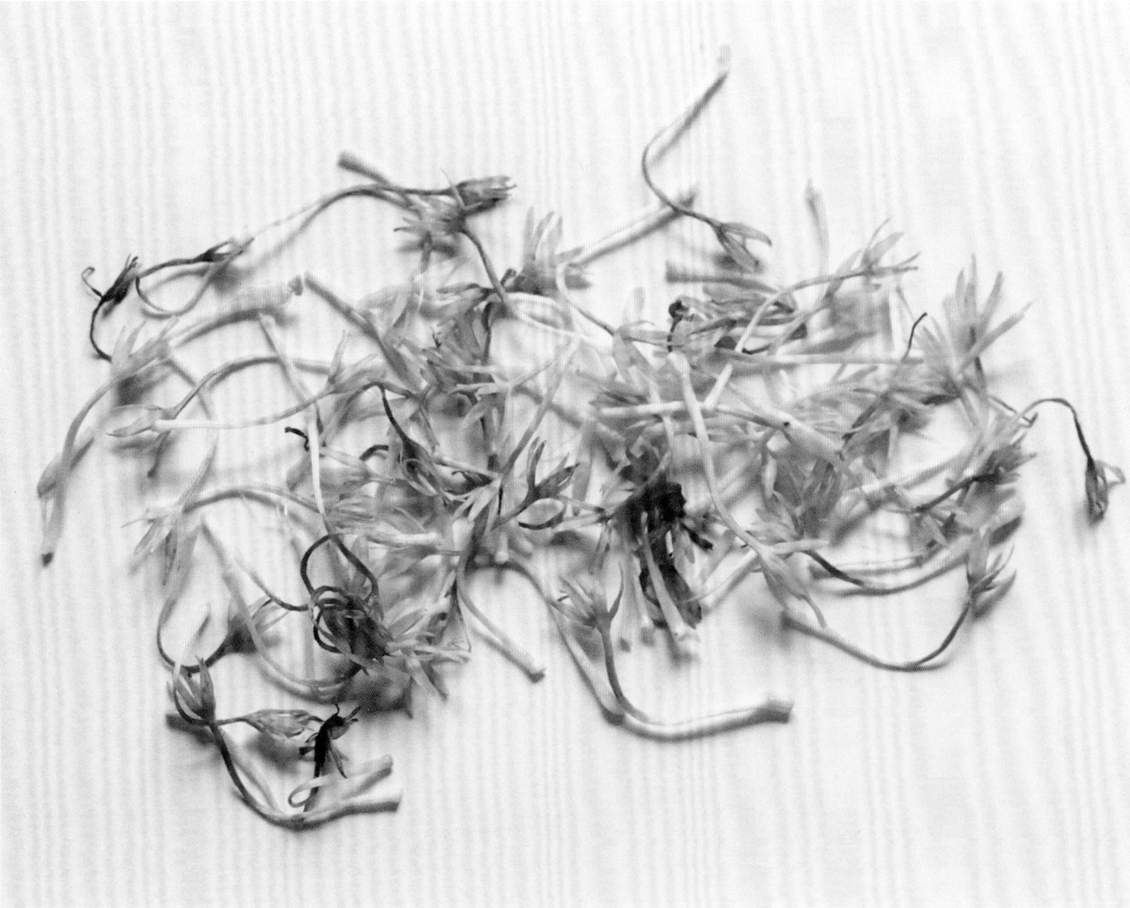

红花药材

7．肝区疼痛，肝大，肝淤血，黄疸　红花、诃子、瞿麦、栀子、川楝子各25 g，五灵脂45 g，木通30 g，熊胆15 g。制成煮散剂，水煎服，每次3～5 g，每日1～3次。

8．心热，心悸，心刺痛　红花、石膏各30 g，牛黄10 g，肉豆蔻、沉香、广枣、木香各50g。制成散剂，温开水送服，每次1.5～3.0 g，每日 1～3次。

9．目赤红肿，头痛　红花、诃子、瞿麦各15 g，木香、黑云香、麝香各7.5 g。制成水丸，饭后温开水送服，每次1.5～3.0 g，每日1～2次。

10．呕血，鼻衄，伤口出血，尿血，月经过多，便血　红花15 g，熊胆2.5 g，栀子1 g，银朱、五灵脂、甘草各0.5 g。制成散剂，温开水送服，每次1.5～3.0 g，每日2～3次。

使用注意

孕妇忌服。

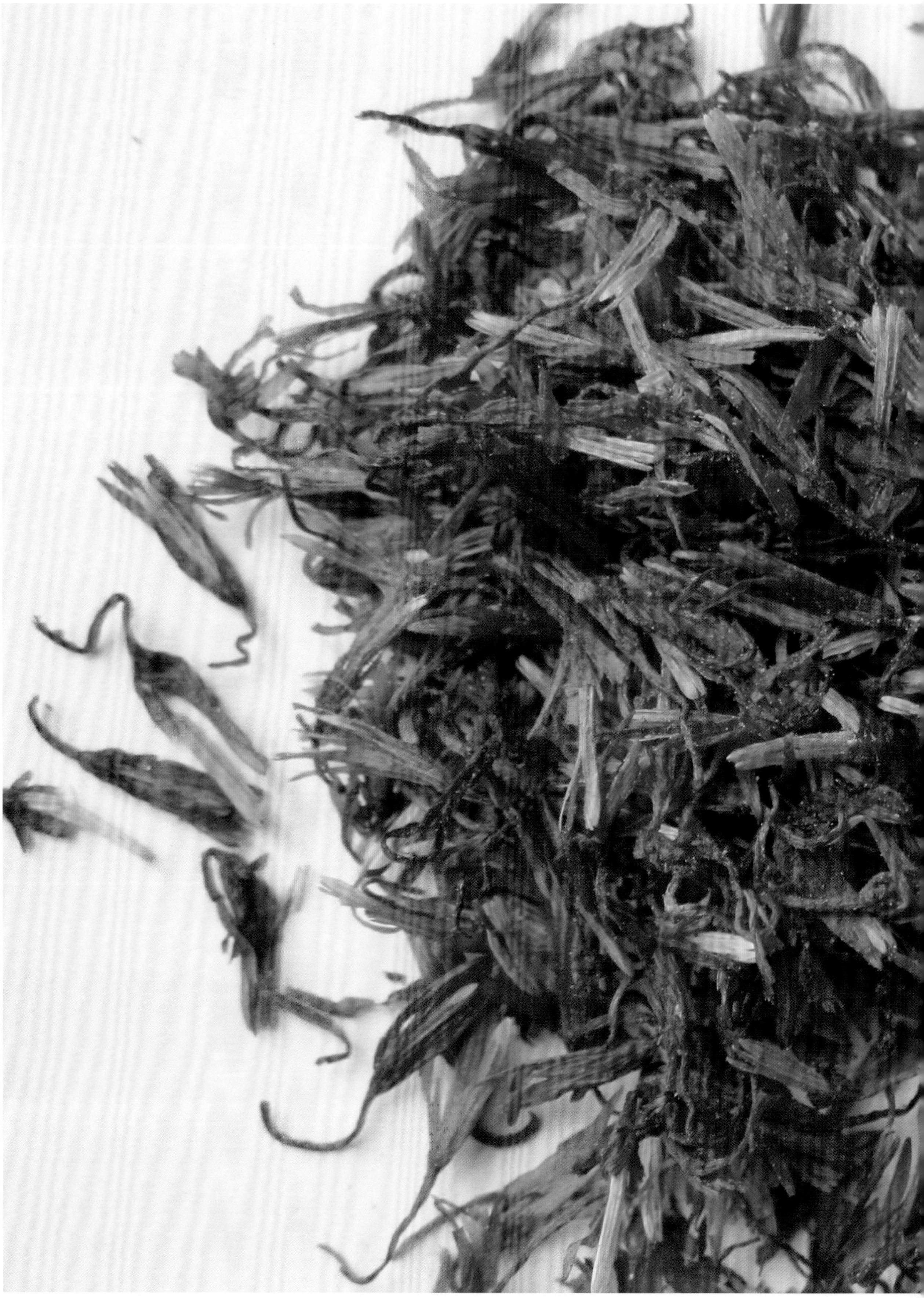

红花

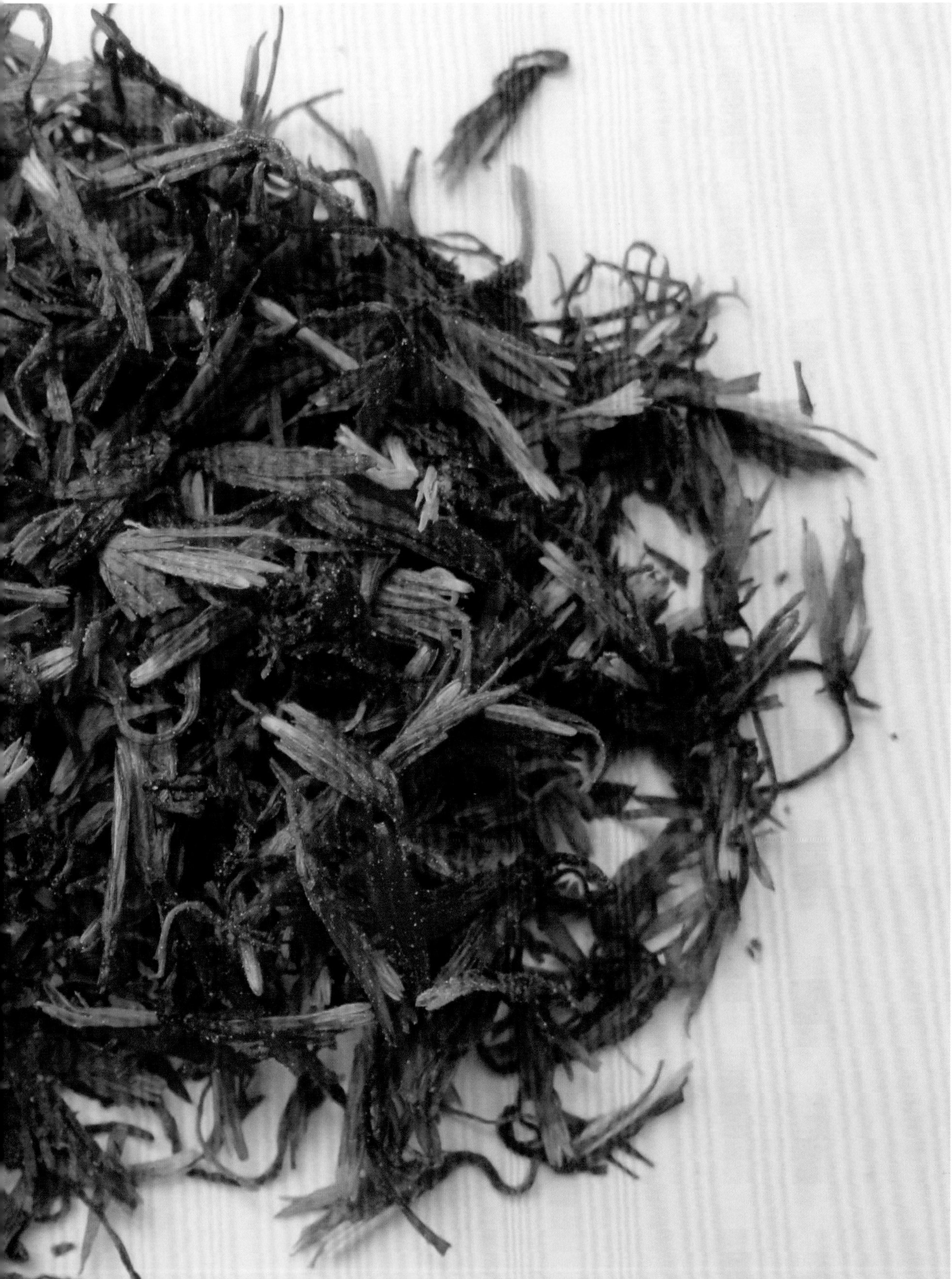

红花饮片

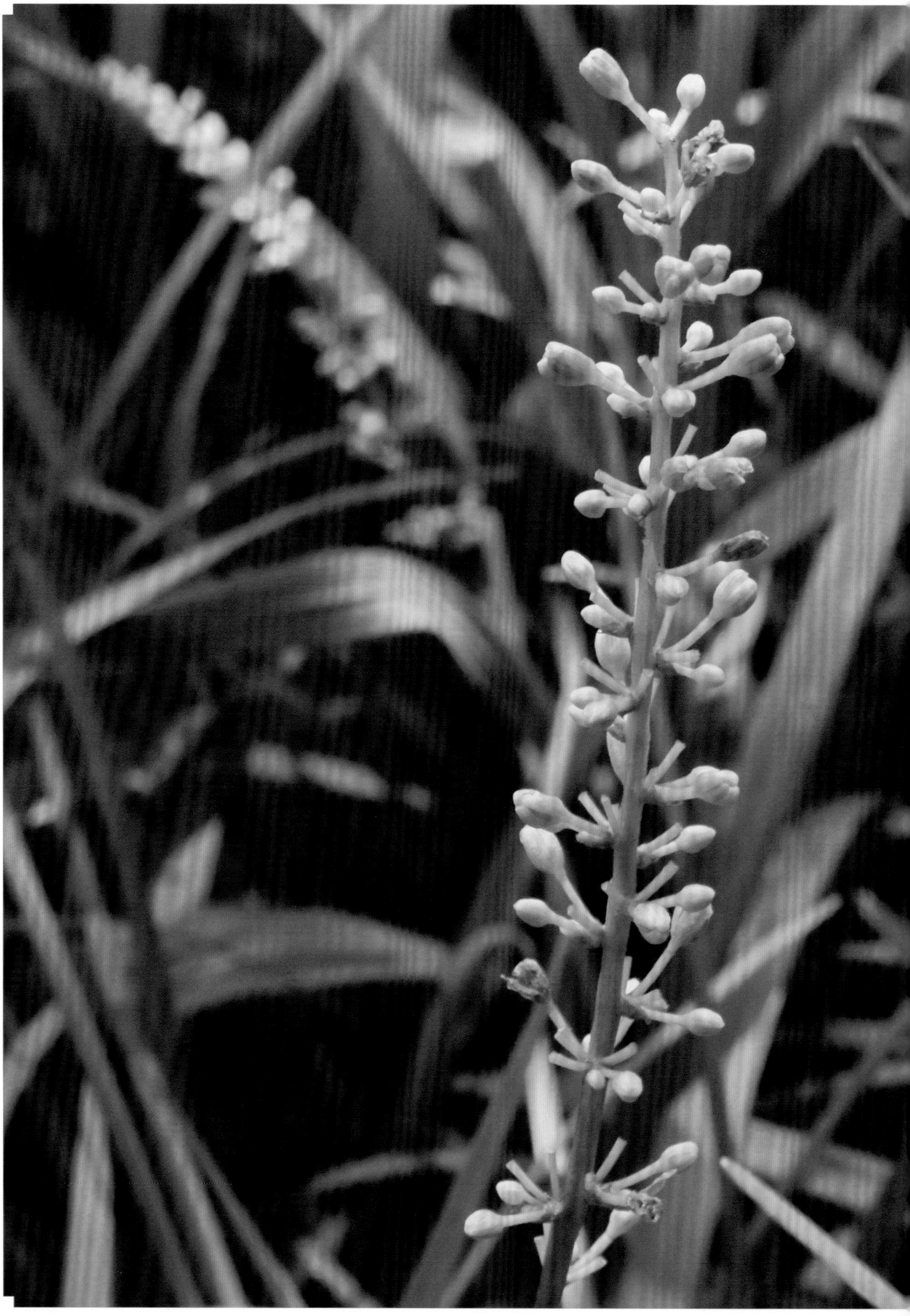

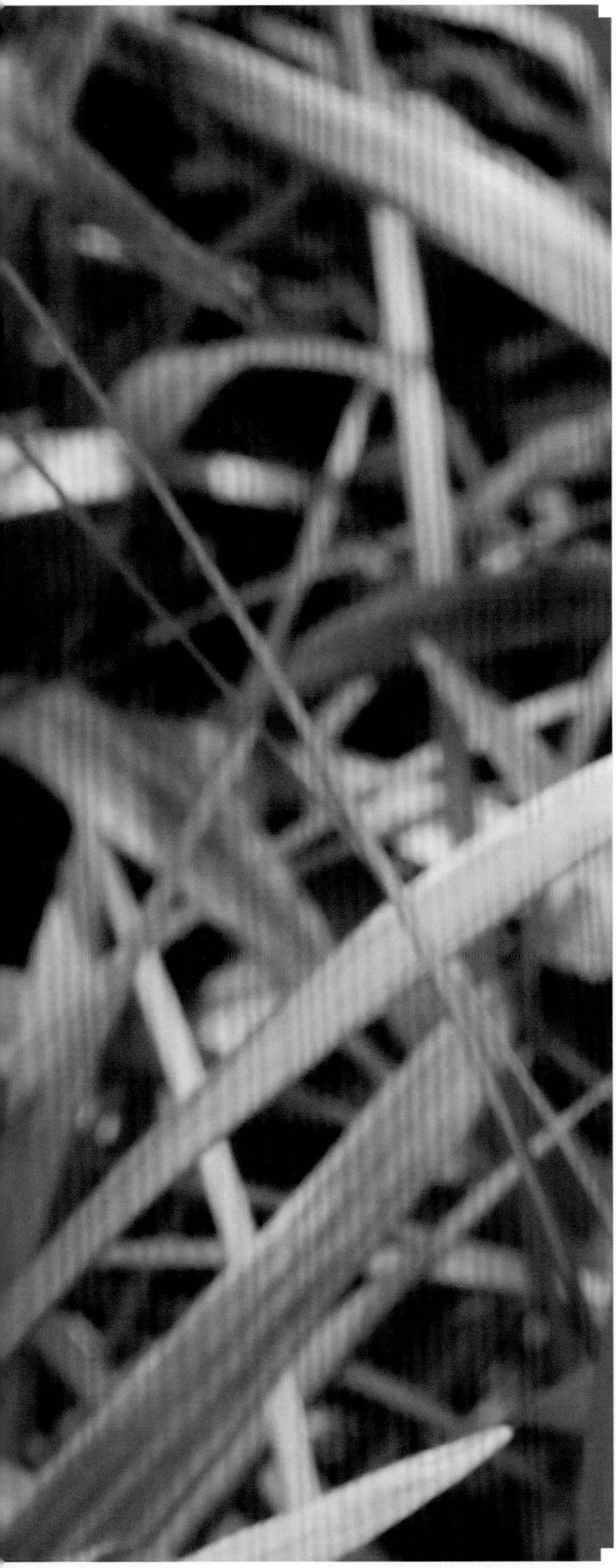

麦冬

【蒙药名】甲细。

【别　名】不死药、禹余粮、麦门冬、沿阶草。

【来　源】本品为百合科植物麦冬 *Ophiopogon japonicus*（L. f.）Ker-Gawl. 的块根。

【性味归经】味微苦，性寒。归心、肺、胃经。

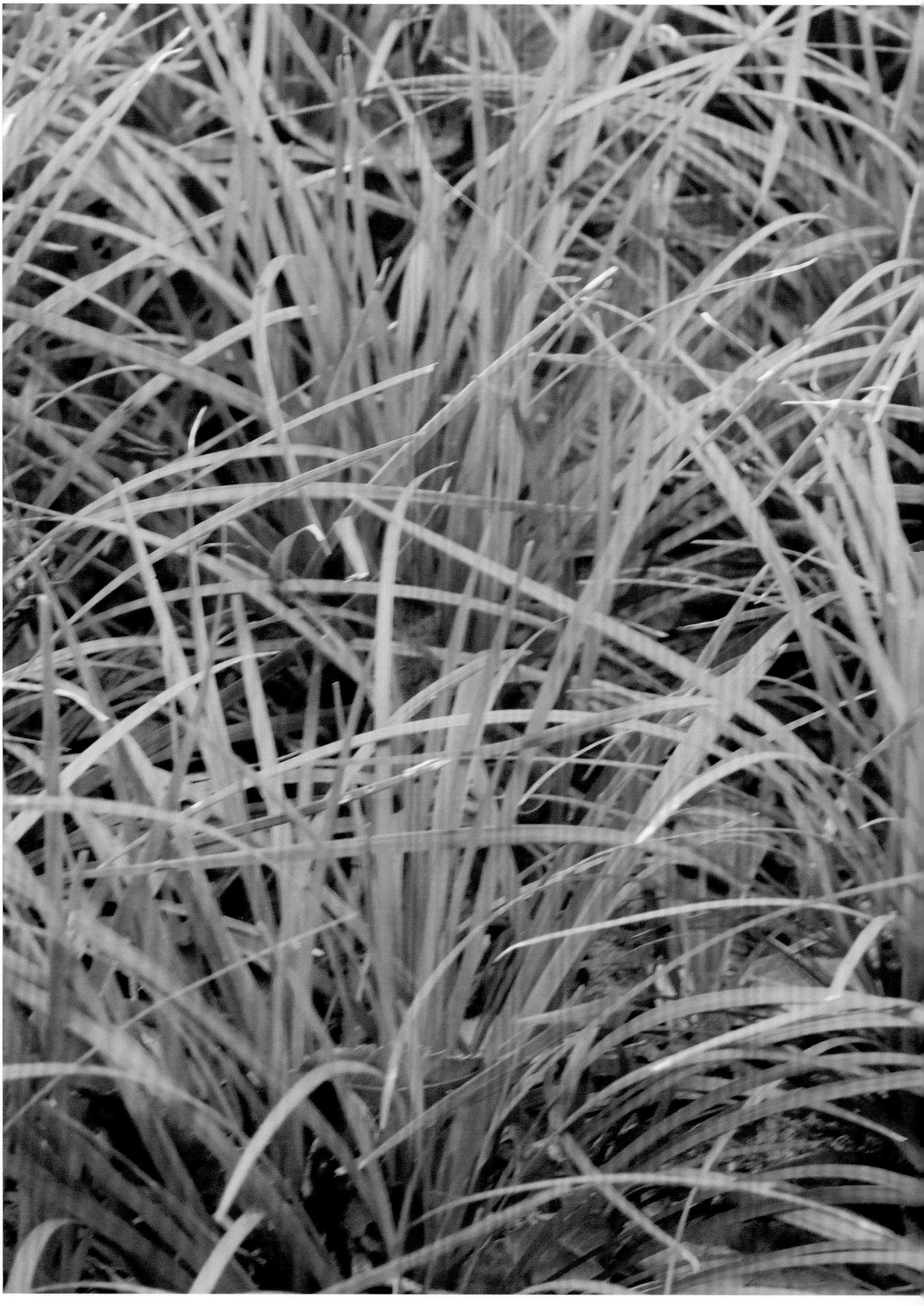

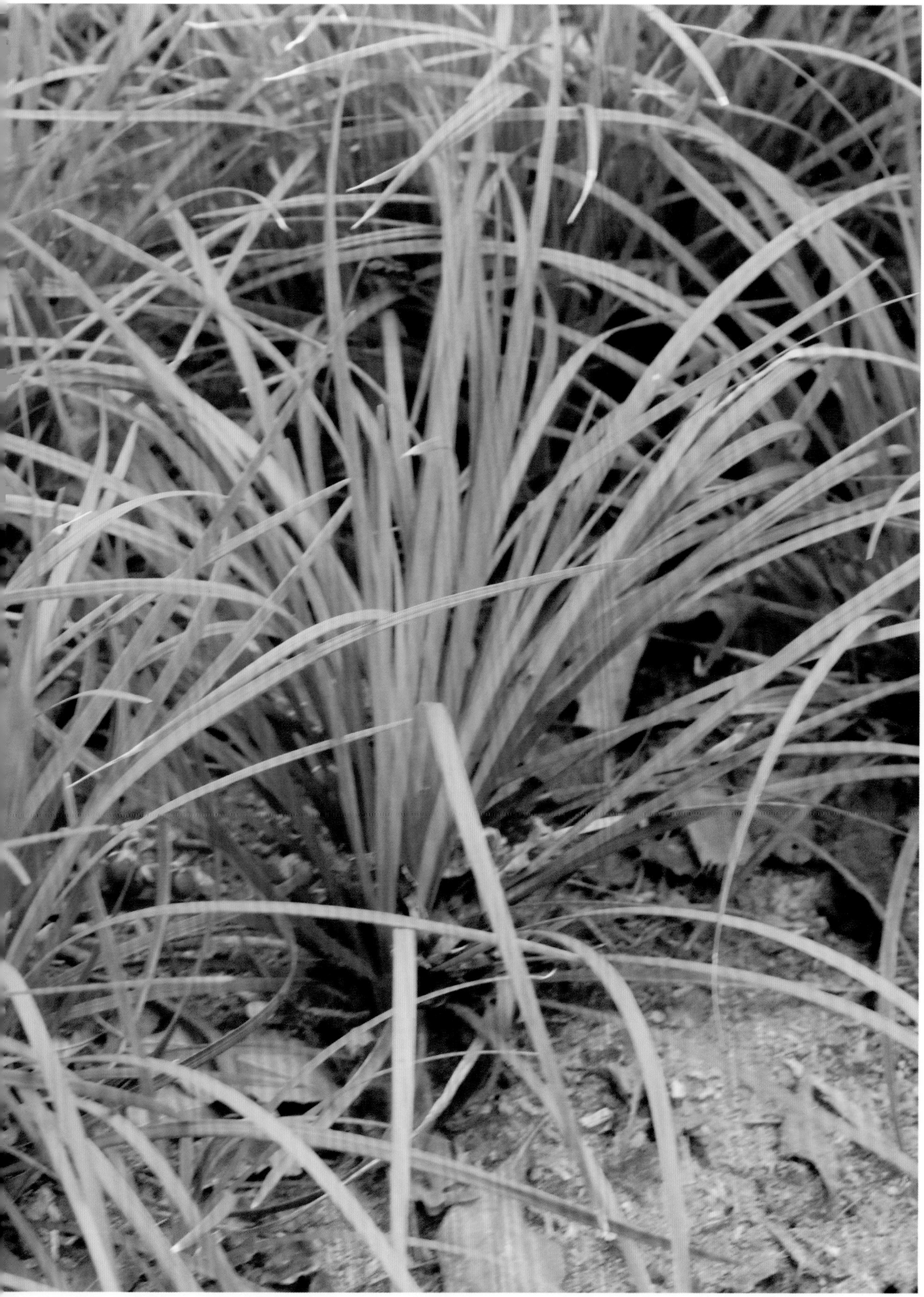

麦冬

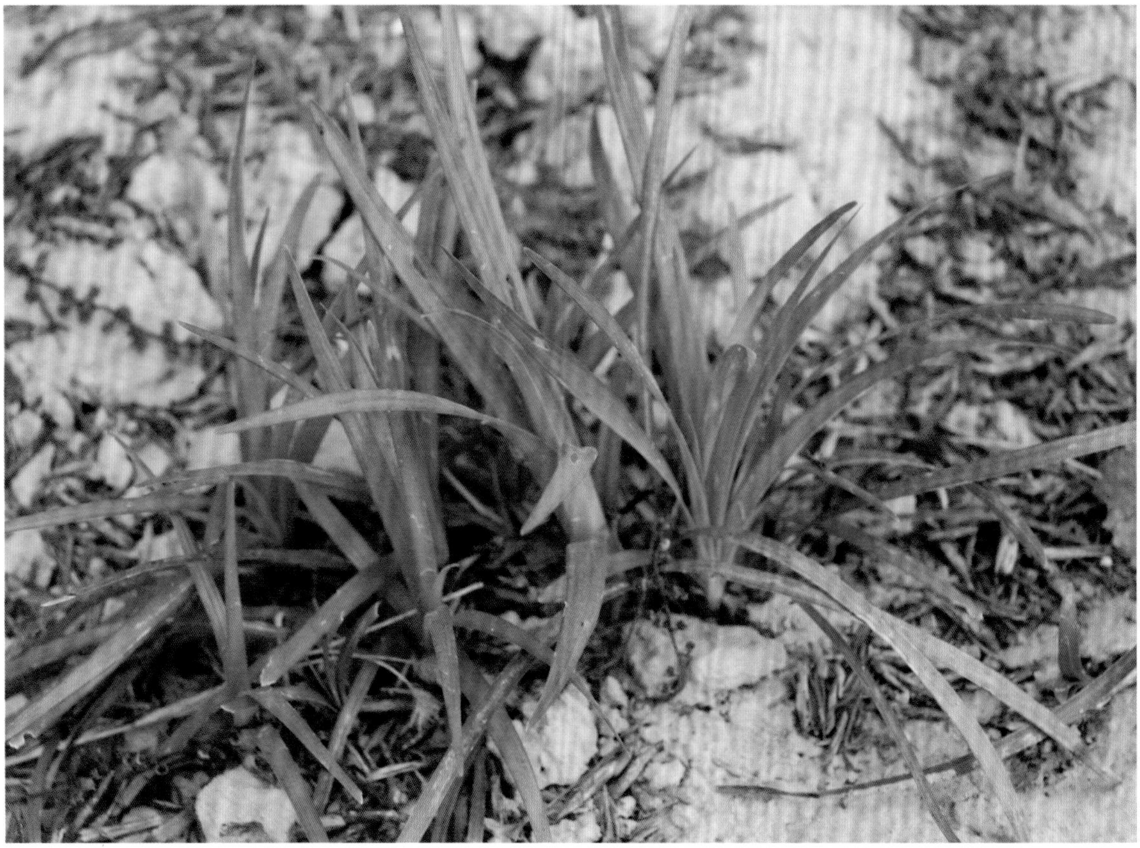

麦冬

识别特征

多年生草本植物，高 15 ~ 40 cm。须根常膨大成肉质块根。叶丛生，窄线形，长 15 ~ 40 cm，宽 2 ~ 4 mm，先端锐尖；基部狭，叶柄鞘状。花葶长达 30 cm；总状花序，有花 8 ~ 10 朵，1 ~ 2 朵生于苞片腋；花梗长，关节位于中部以上；花被片 6，白色或淡紫色；雄蕊 6，花丝短，花药三角状；花柱粗，向上渐狭，顶端钝，子房 3 室。浆果球状，成熟时深绿色或蓝色。花期 5—8 月，果期 8—9 月。

生境分布

生长于山坡林下较阴湿处。全国大部分地区有分布或栽培。

采收加工

栽种后第二年 4 月下旬收获。选晴天挖取块根，抖去泥土，除去须根，洗净泥土，晒干水份后，揉搓，再晒，再搓，反复 4 ~ 5 次，直到去净须根后，干燥即得。

药材鉴别

本品呈纺锤形，两端略尖，长 1.5 ~ 3 cm，直径 0.3 ~ 0.6 cm。表面黄白色或淡黄色，有细纵纹。质柔韧，断面黄白色，半透明，中柱细小。气微香，味甘、微苦。

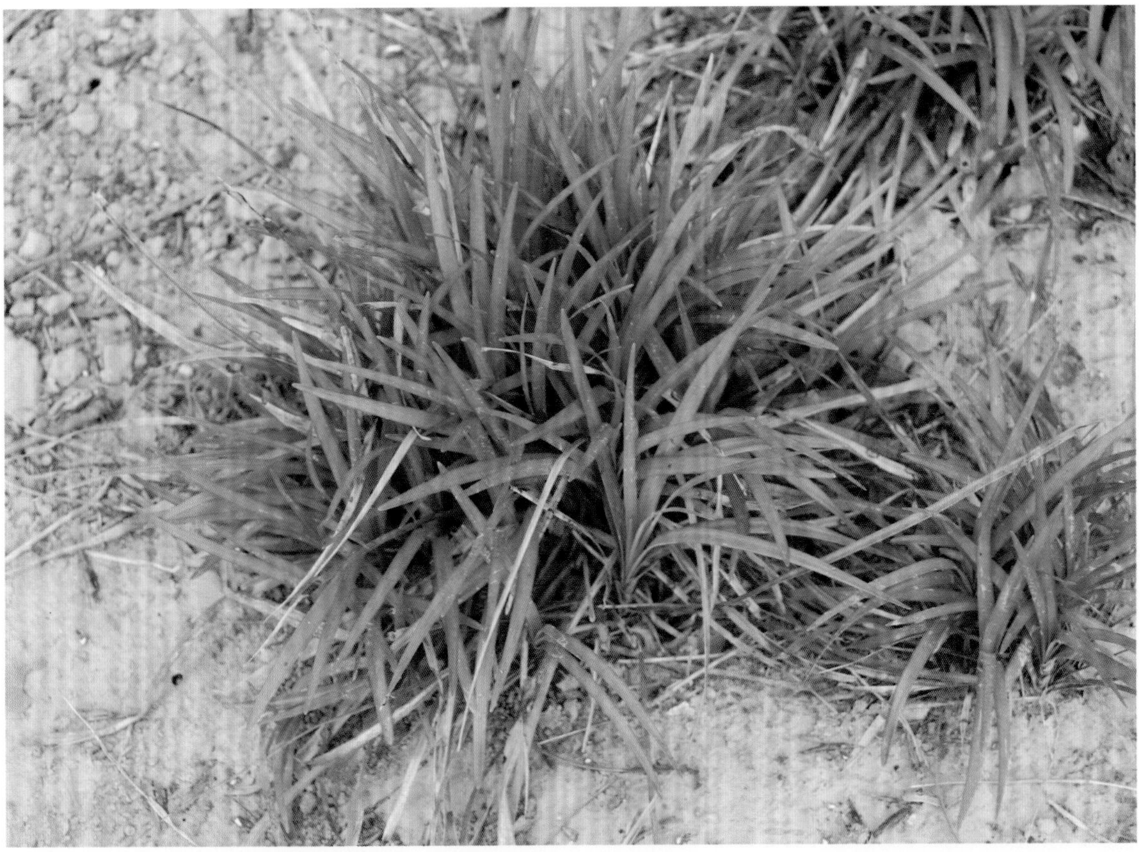

麦冬

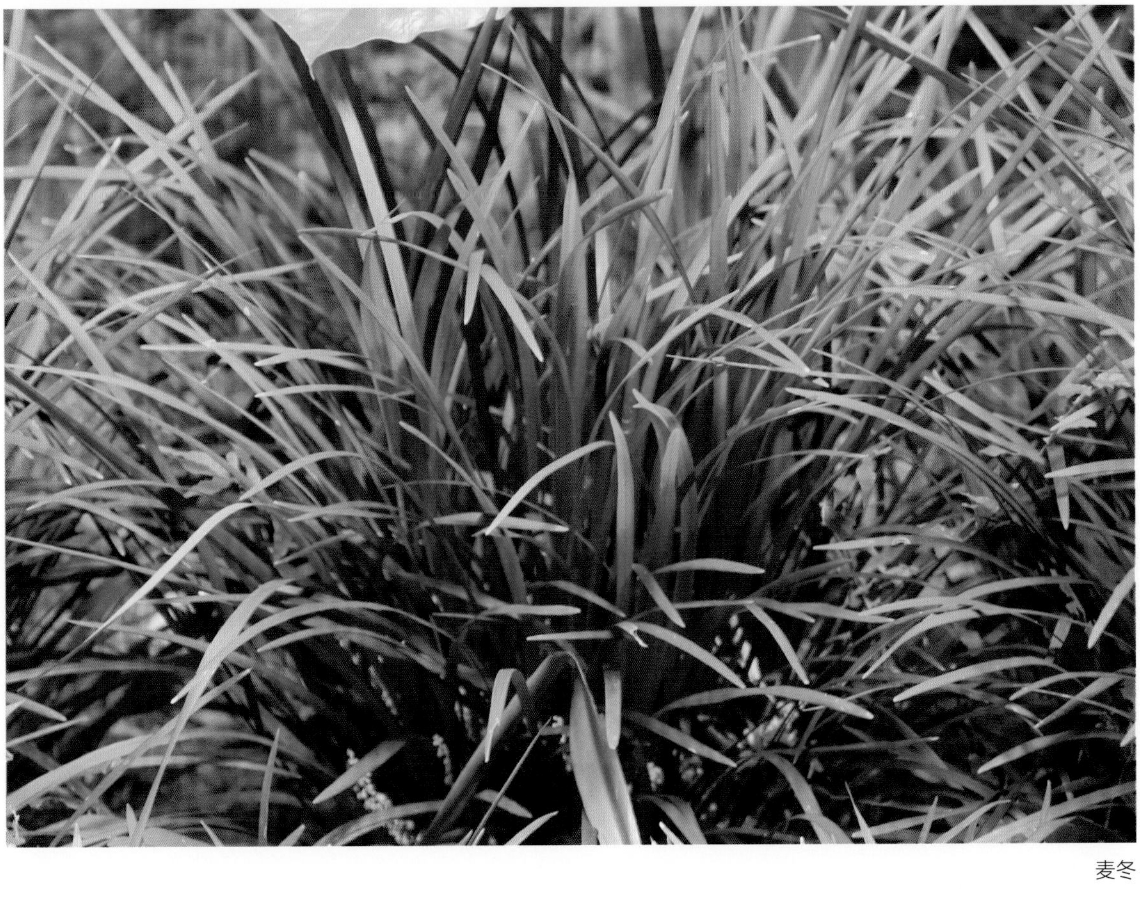

麦冬

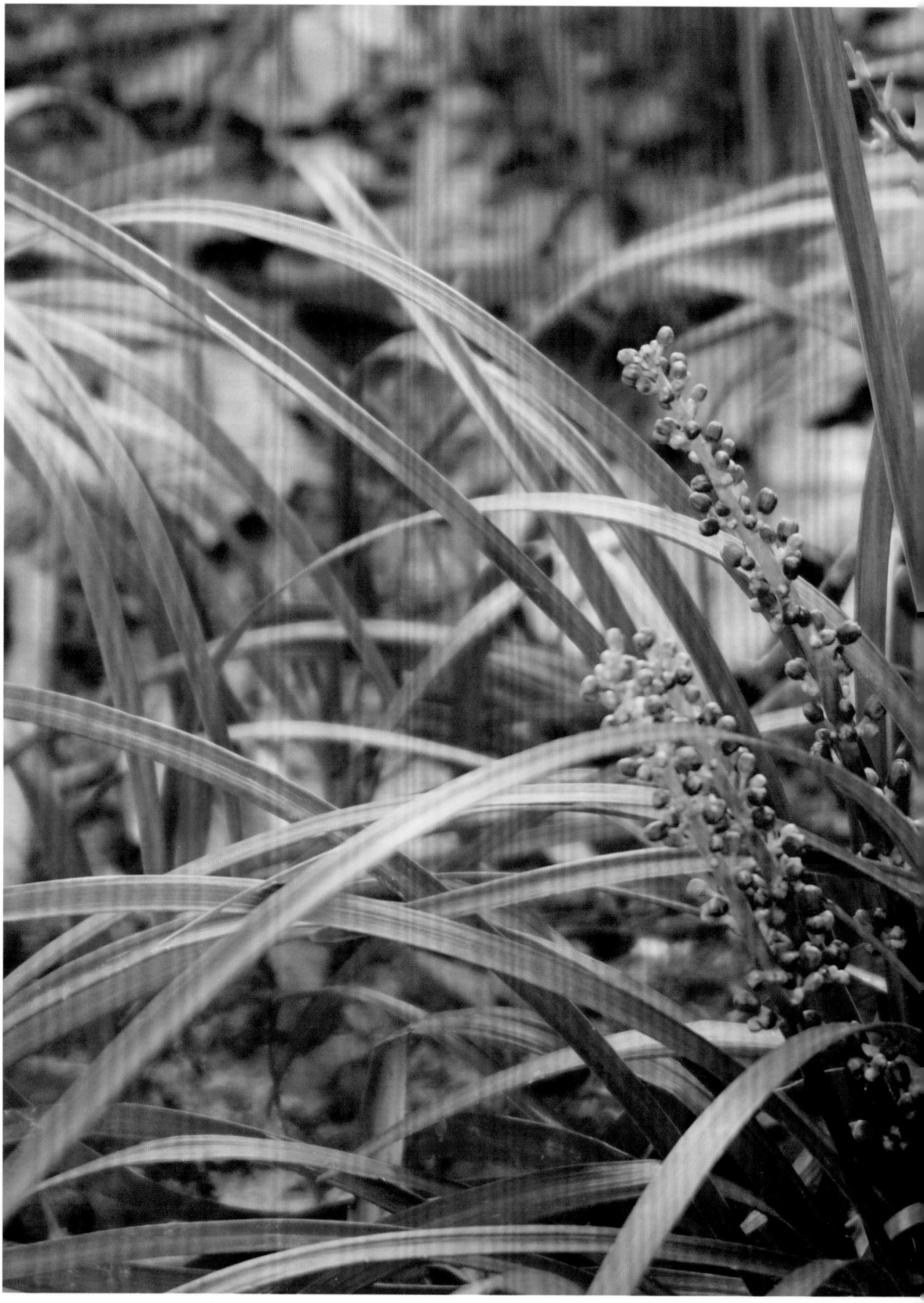

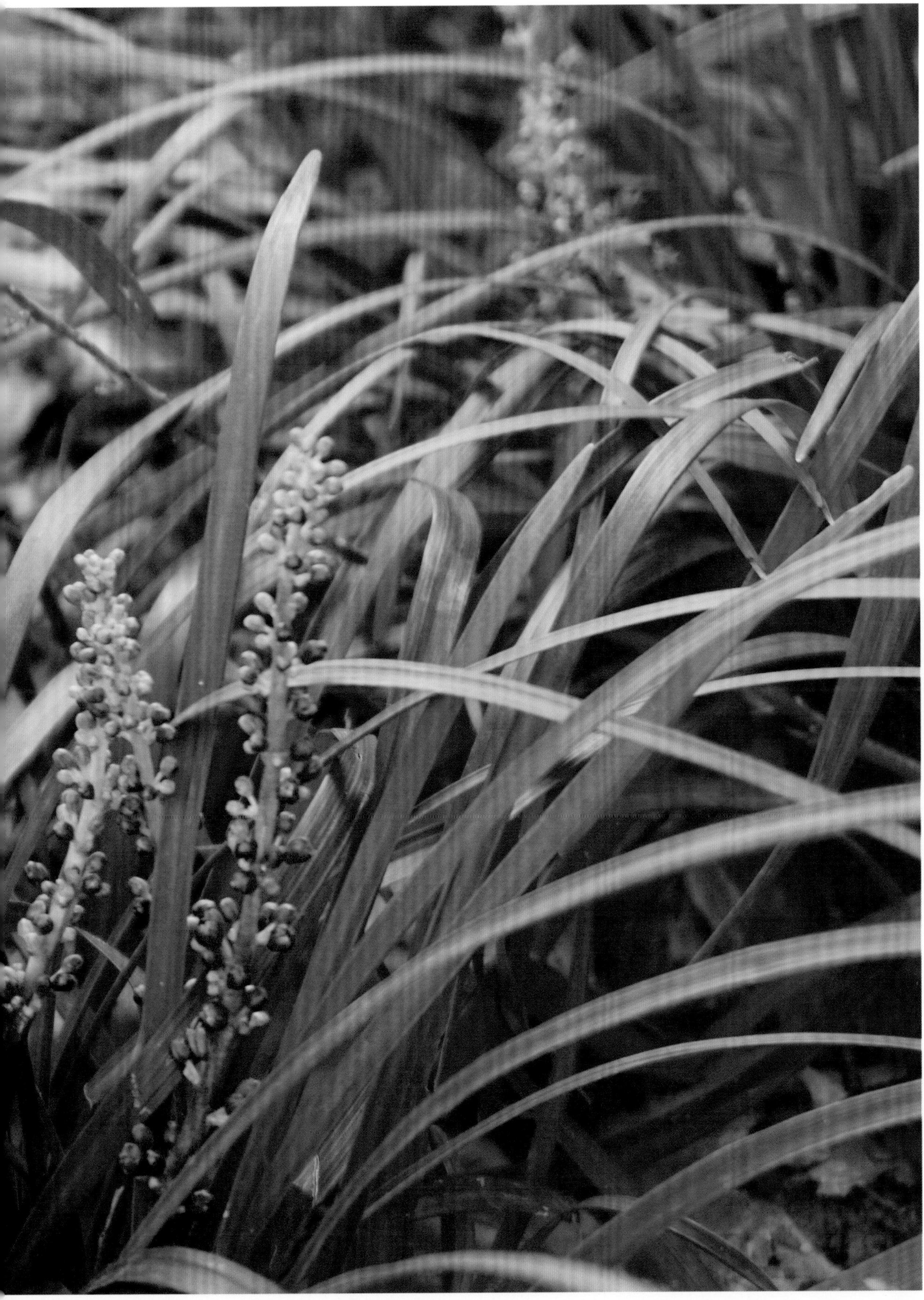

麦冬

麦冬

麦冬

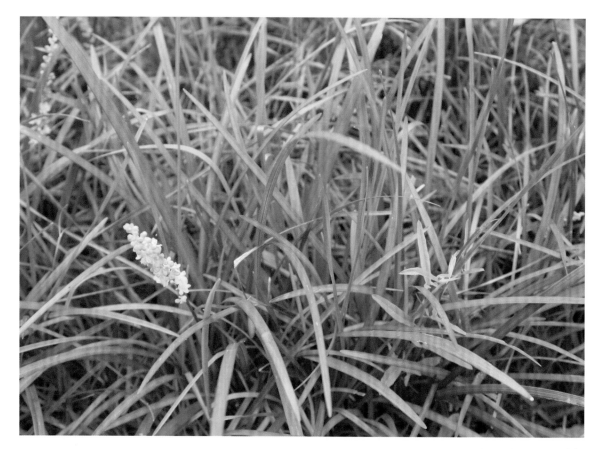

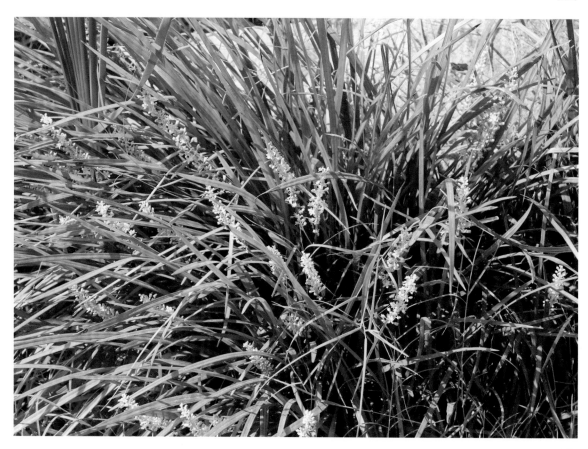

麦冬

麦冬

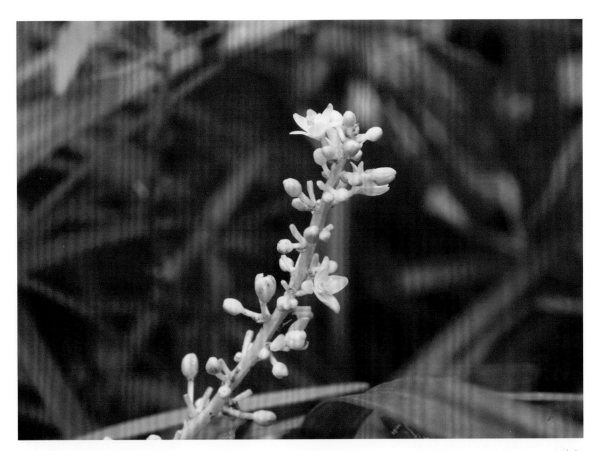

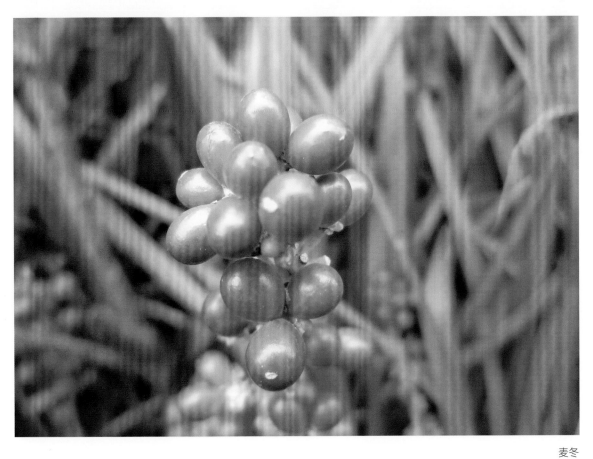

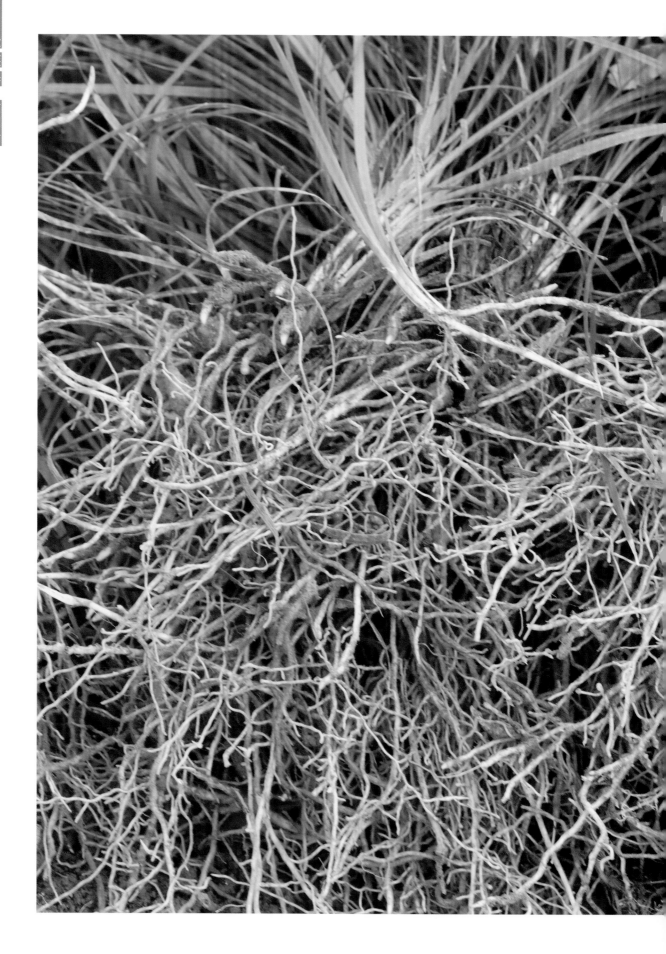

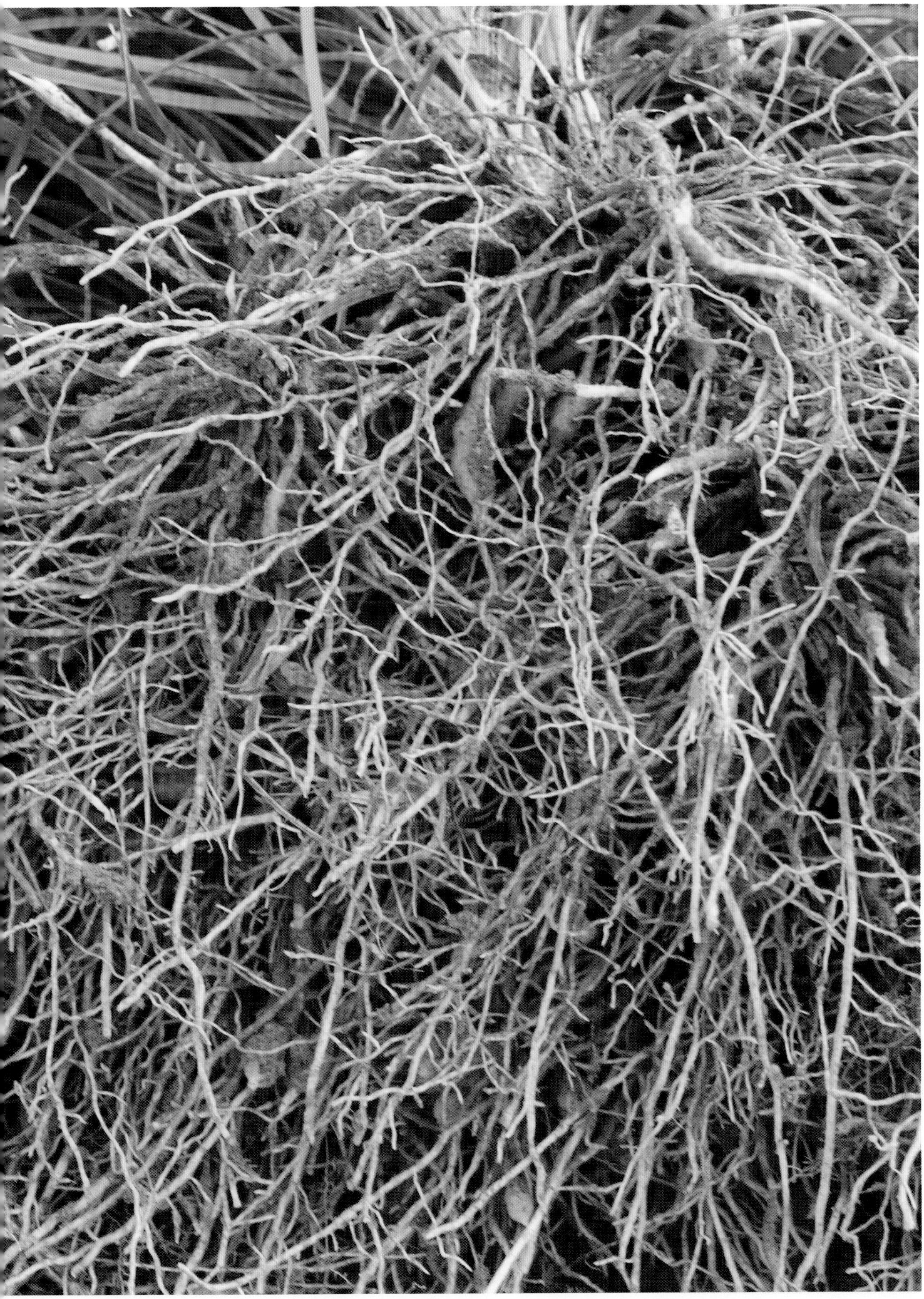

麦冬

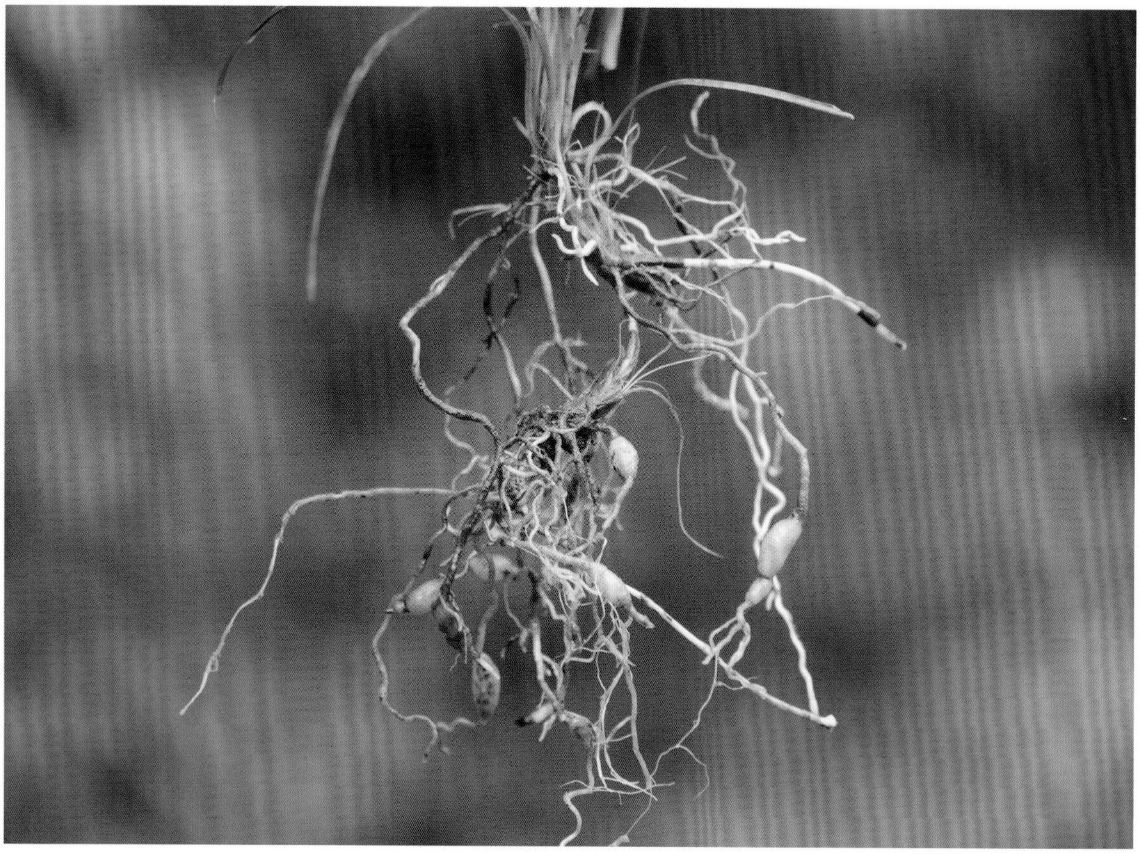

麦冬

功效主治

滋阴润肺，益胃生津，清心除烦。主治肺燥干咳，肺痈，阴虚劳嗽，津伤口渴，消渴，心烦失眠，咽喉疼痛，肠燥便秘，血热吐衄。

用法用量

内服：6 ~ 15 g，煎汤；或入丸、散、膏服。外用：适量，研末调敷；煎汤涂；或鲜品捣汁搽。

民族药方

1．鼻衄　麦冬 15 g，白茅根、牛膝、生地黄各 15 g。水煎服，每日 1 剂。

2．便秘　麦冬、生地黄、玄参各 15 g。水煎服，每日 1 剂。

3．乳痈　麦冬、蒲公英、王不留行各 12 g，炮山甲、甘草各 10 g。水煎服，每日 1 剂，连服 7 ~ 10 剂。

4．心律不齐　麦冬、龙骨、牡蛎各 30 g，苦参 20 g，五味子 10 g。水煎服，每日 1 剂。

5．百日咳　麦冬、天冬各 15 g，百部根、川贝母、瓜蒌子、橘红各 10 g。水煎服，每日 1 剂。

6．慢性萎缩性胃炎 麦冬、党参、沙参、玉竹、天花粉各9 g，乌梅、知母、甘草各6 g。水煎服，每日1剂。

7．慢性肝炎 麦冬、虎杖各15 g，栀子、枸杞子各10 g，白芍20 g，五味子9 g。水煎服，每日1剂。

8．突发耳鸣 麦冬、熟地黄各20 g，山茱萸15 g，柴胡、栀子、川芎各9 g。水煎服，每日1剂，早、晚分2次服。

9．干咳少痰 麦冬、北沙参各12 g，黄芩9 g，桔梗、杏仁、甘草各6 g。水煎服，每日1剂。

10．胃酸缺乏 麦冬、石斛、牡荆、山楂、木瓜、五味子各10 g。水煎服，每日1剂。

11．咽痛，音哑 玄参、麦冬、干石斛各10 g，藏青果6粒，胖大海4粒，金银花15 g，甘草5 g。混合后用开水浸泡，代茶频饮，每日1剂。

12．白血病 麦冬15 g，当归、丹参、沙参、赤芍各20 g，川芎、板蓝根10 g，山豆根、山慈菇30 g。水煎服，每日1剂。

13．心烦失眠 麦冬15 g，栀子、竹叶各10 g，黄连、肉桂各6 g。水煎服，每日1剂，连用14日。

使用注意

脾胃虚寒泄泻，胃有痰饮湿浊及暴感风寒咳嗽者均忌服。

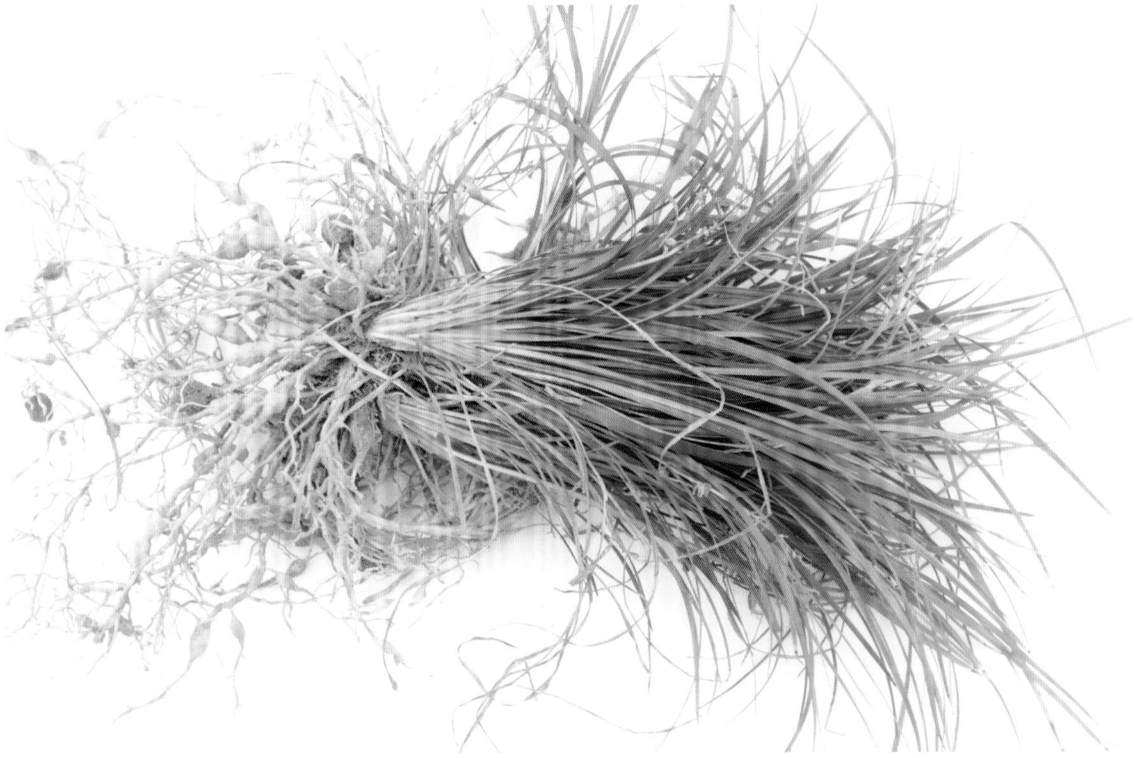

麦冬

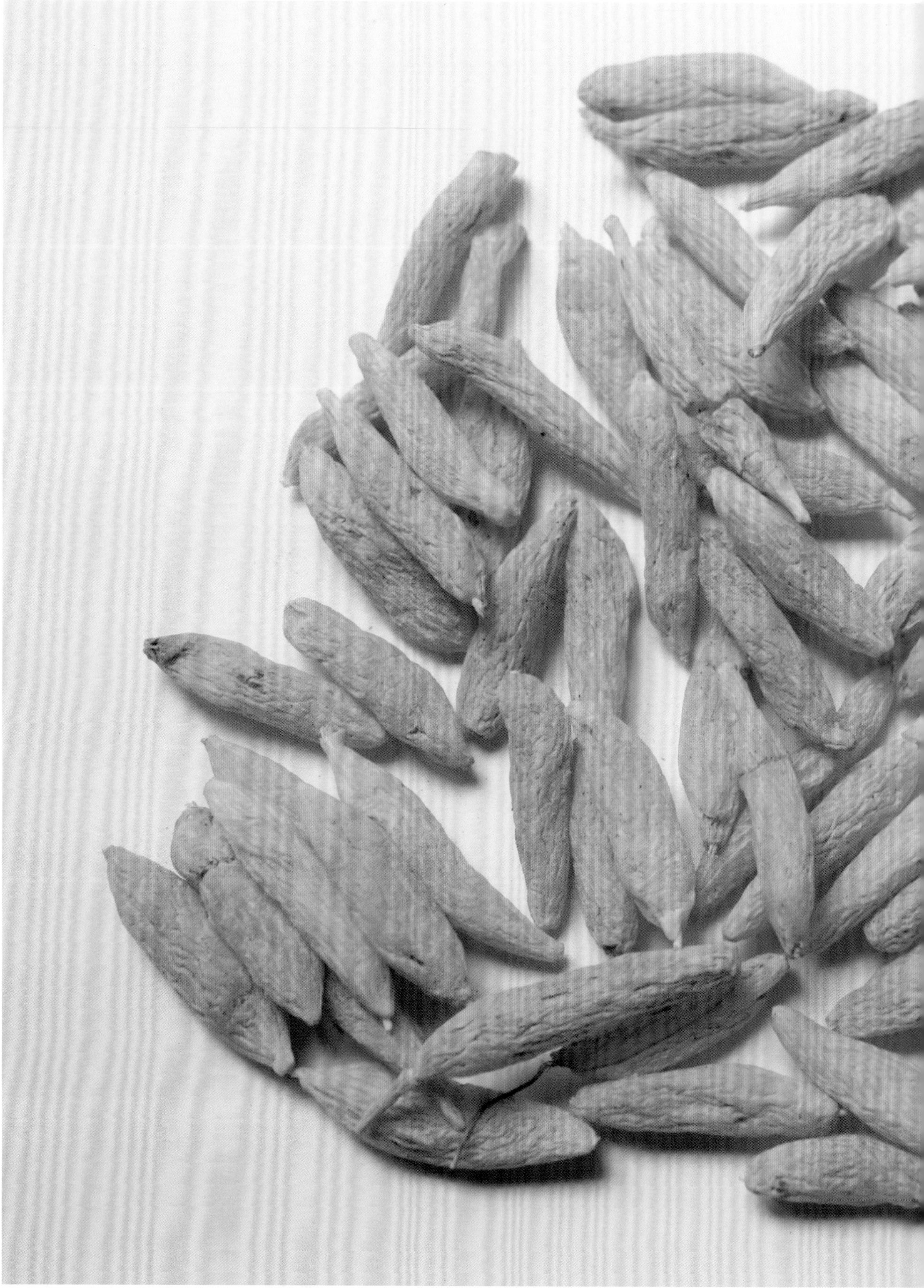

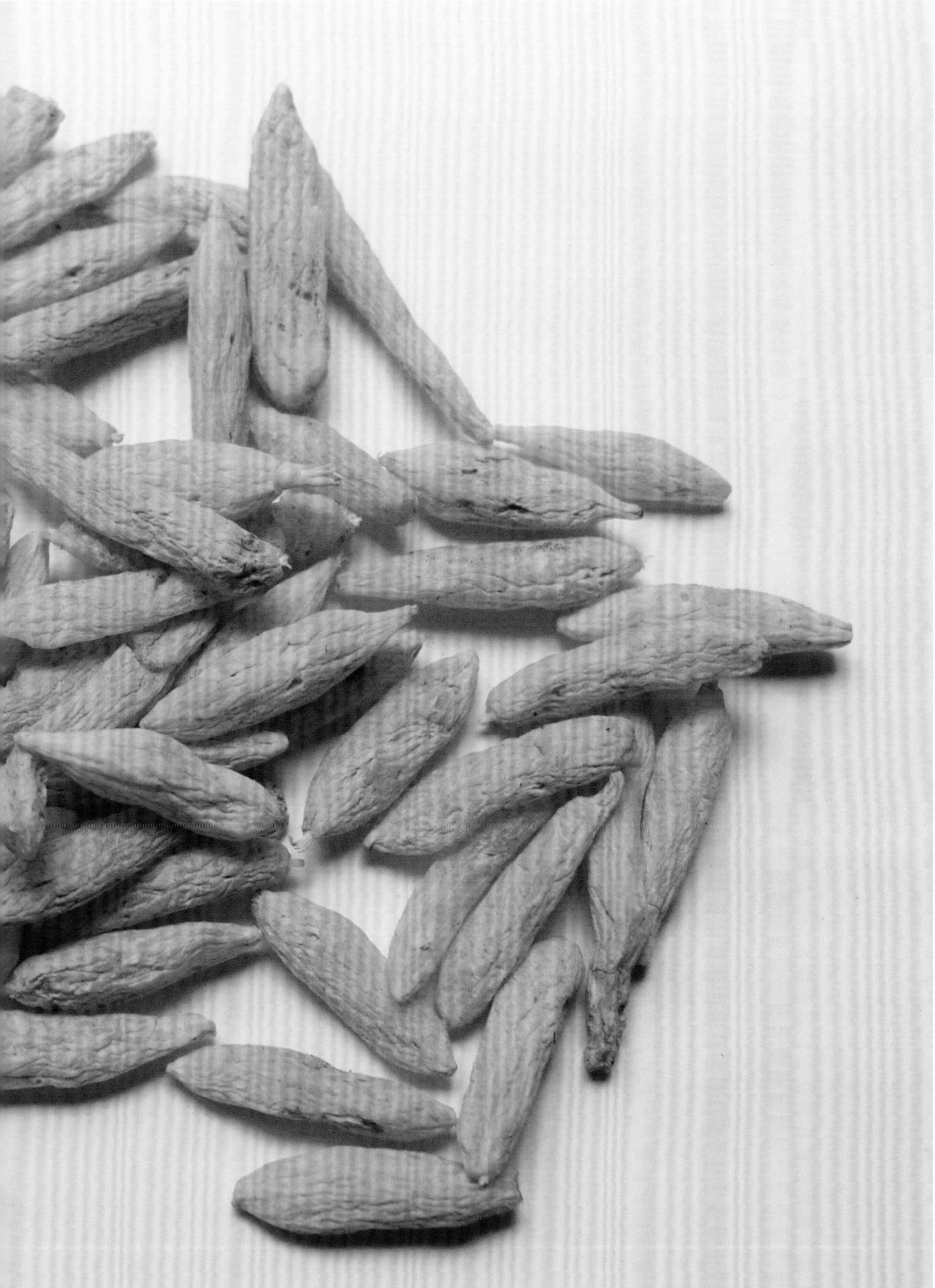

麦冬饮片

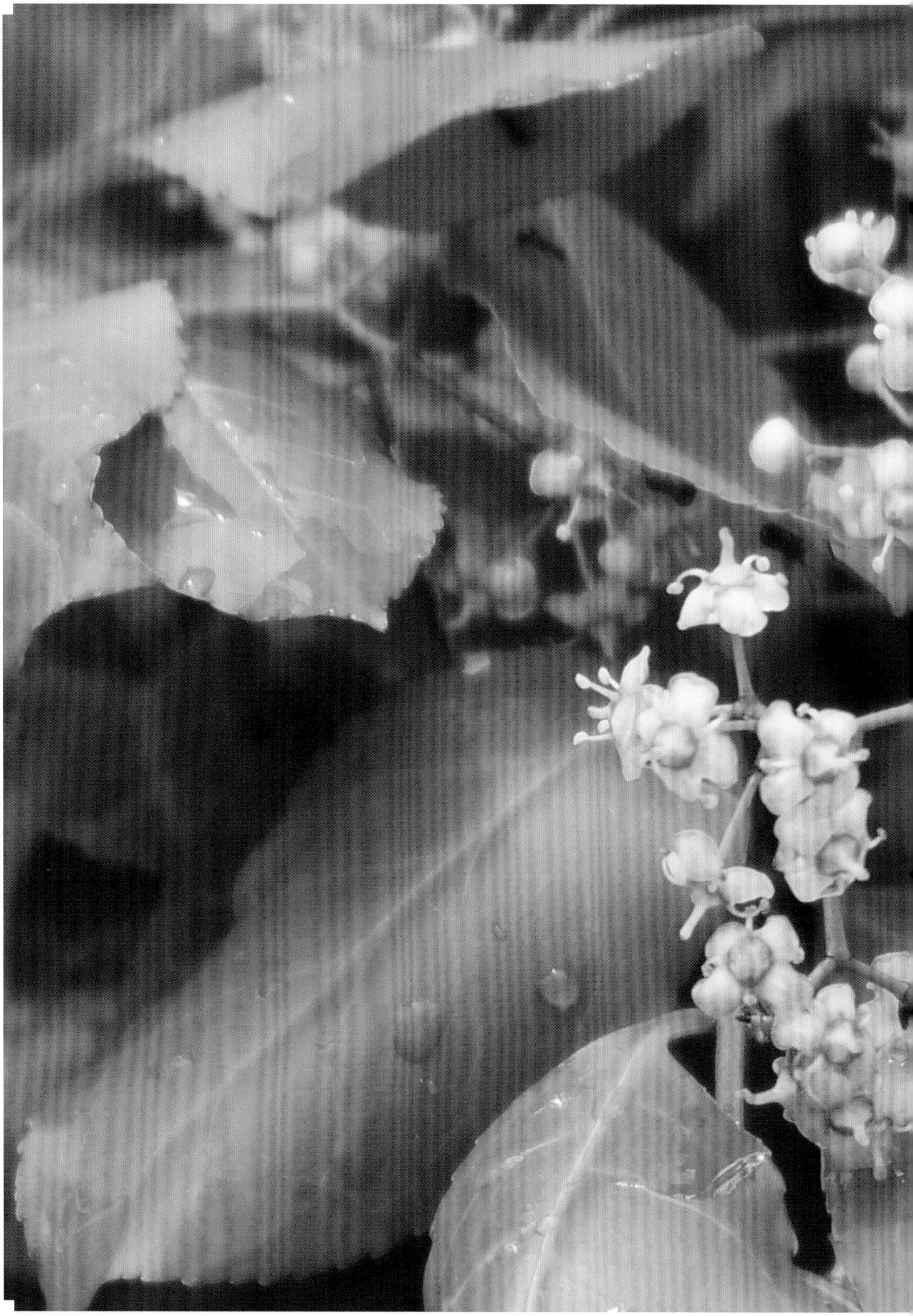

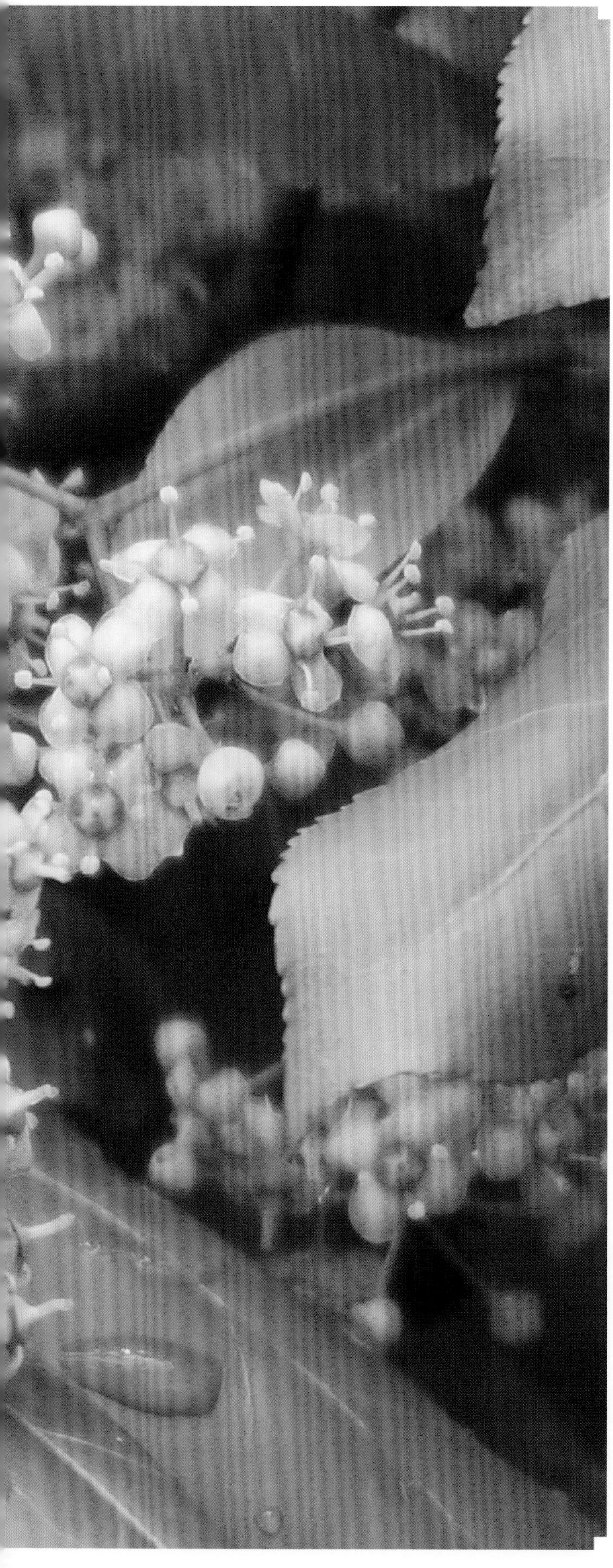

扶芳藤

【壮药名】勾咬。

【别　名】岩青藤、千斤藤、山百足、土杜仲、藤卫矛、尖叶爬行卫矛。

【来　源】本品为卫矛科植物扶芳藤 *Euonymus fortunei*（Turcz.）Hand.-Mazz. 的茎叶。

【性味归经】味辛，平。归肝、脾、肾经。

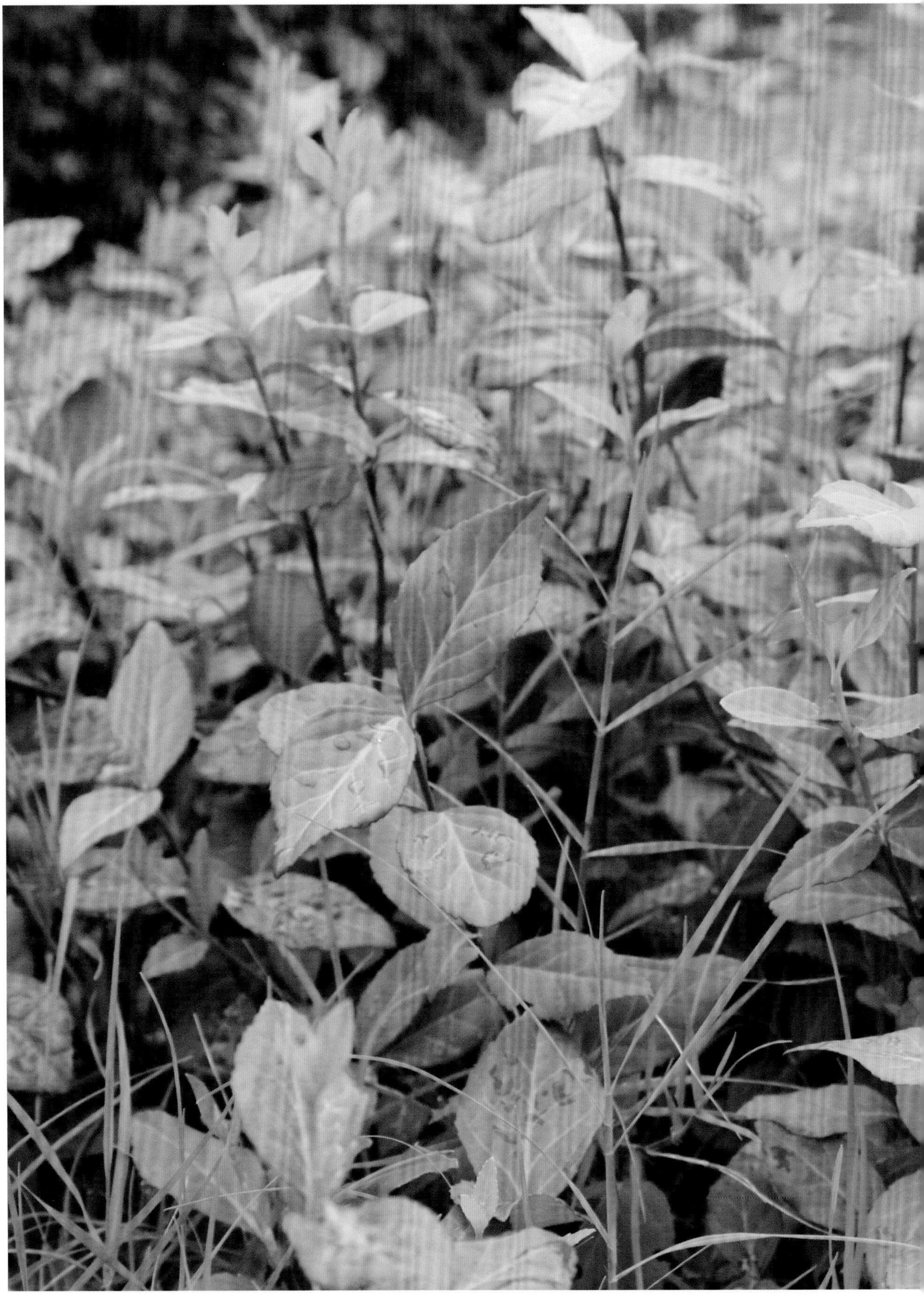

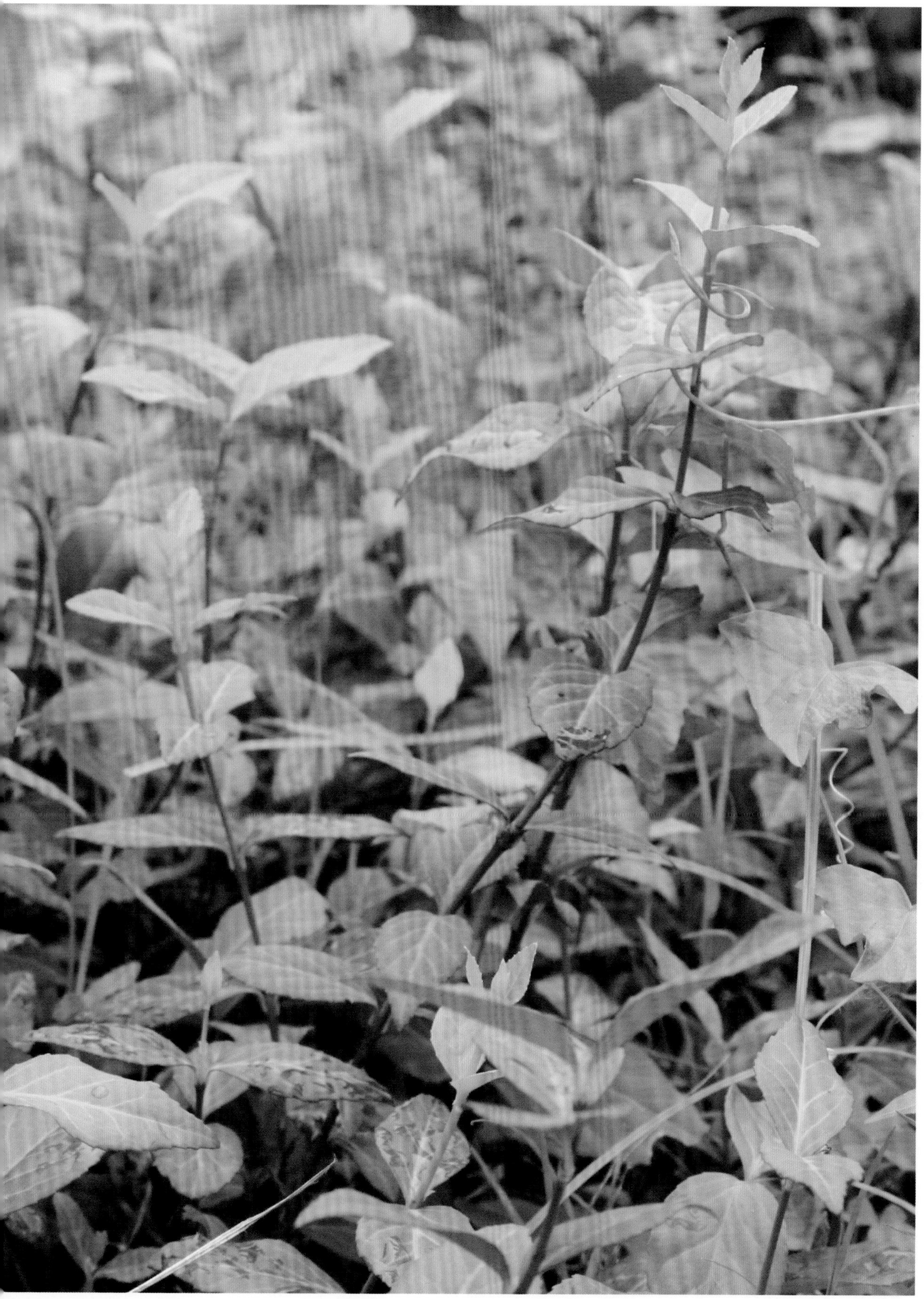
扶芳藤

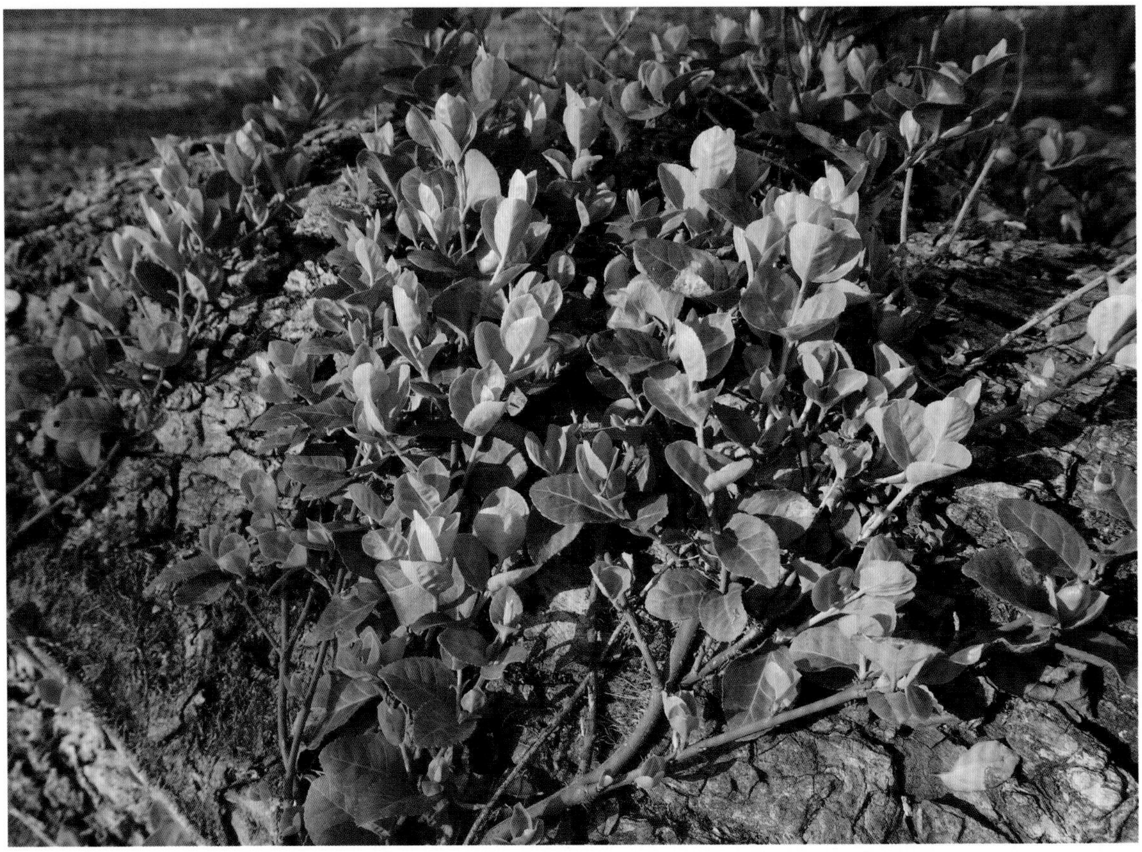

扶芳藤

识别特征

常绿或半常绿灌木，匍匐或攀援，高约 1.5 m。枝上通常生长细根并具小瘤状突起。叶对生，广椭圆形或椭圆状卵形以至长椭圆状倒卵形，长 2.5 ~ 8 cm，宽 1.5 ~ 4 cm，先端尖或短锐尖，基部阔楔形，边缘具细锯齿，质厚或稍带革质，上面叶脉稍突起，下面叶脉甚明显；叶柄短。聚伞花序腋生，萼片 4；花瓣 4，绿白色，近圆形，径约 2 mm；雄蕊 4，着生于花盘边缘；子房上位，与花盘连生。蒴果球形。种子外被橘红色假种皮。花期 6—7 月，果期 9—10 月。

生境分布

生长于林缘或攀援于树上或墙壁上。分布于山西、陕西、山东、江苏、安徽、浙江、江西、河南、湖北、湖南、贵州、云南、广西等省区。

采收加工

夏、秋二季或全年可采，切段晒干。

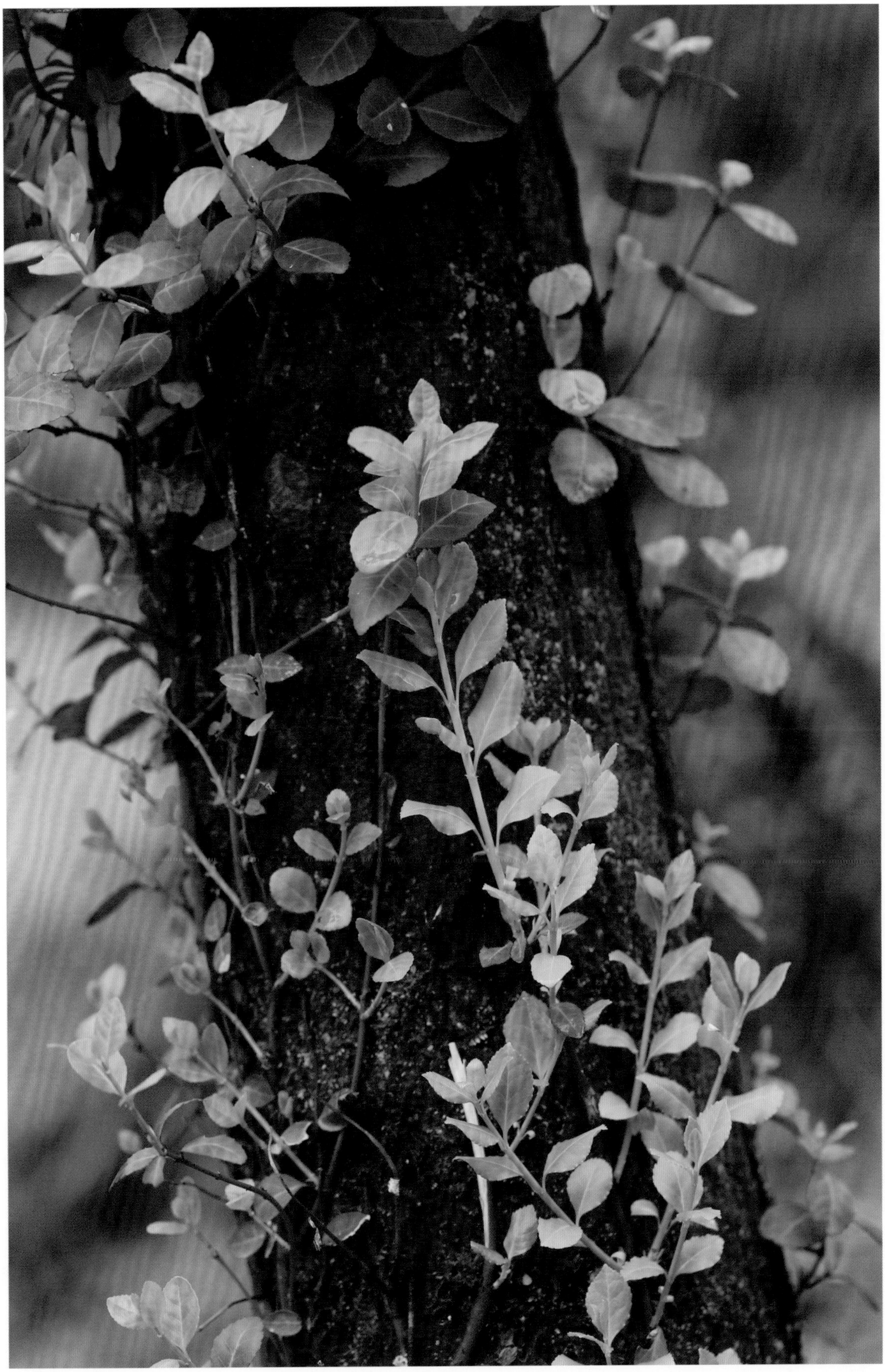

扶芳藤

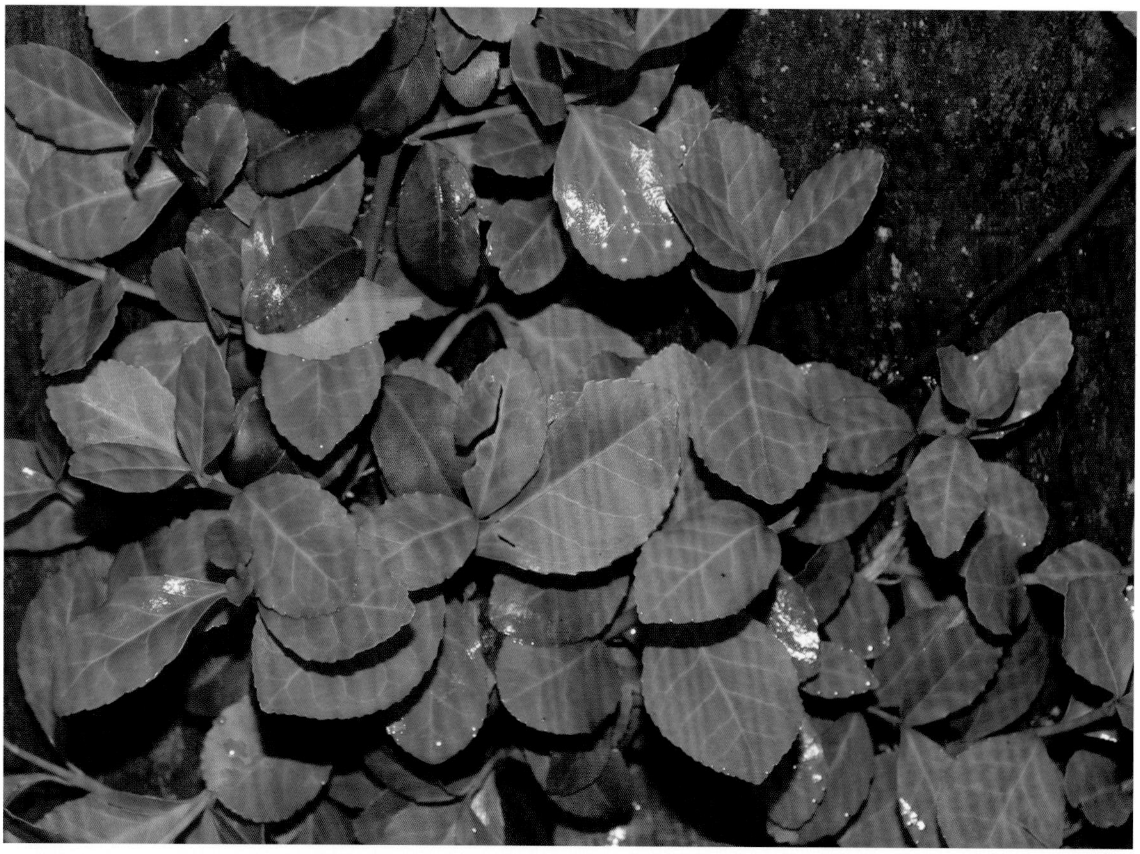

扶芳藤

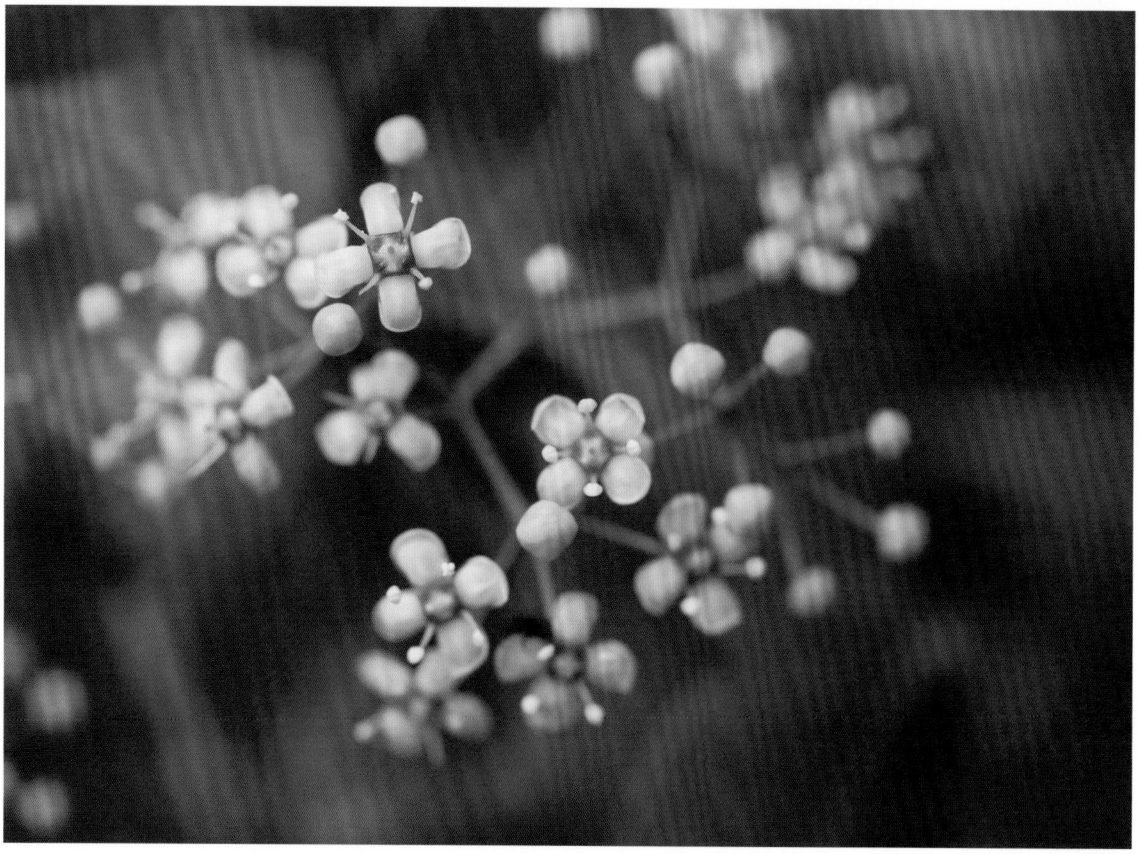

扶芳藤

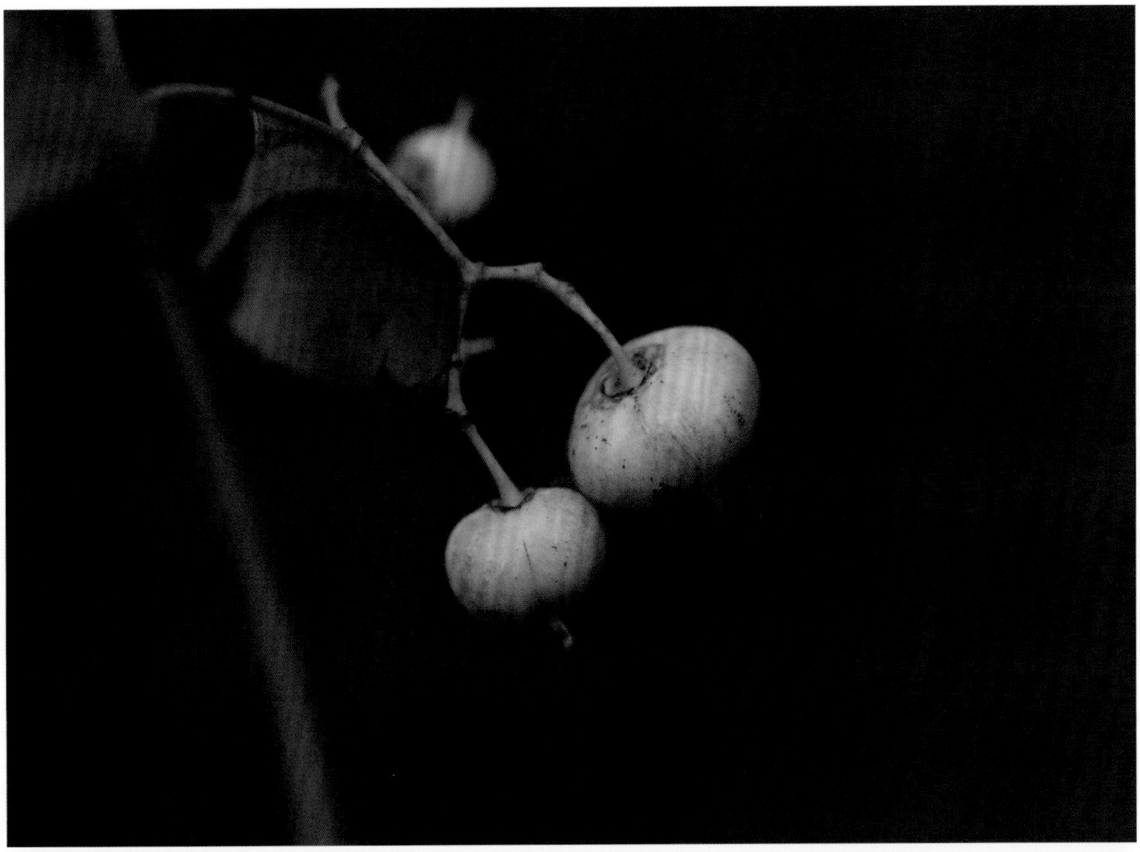

扶芳藤

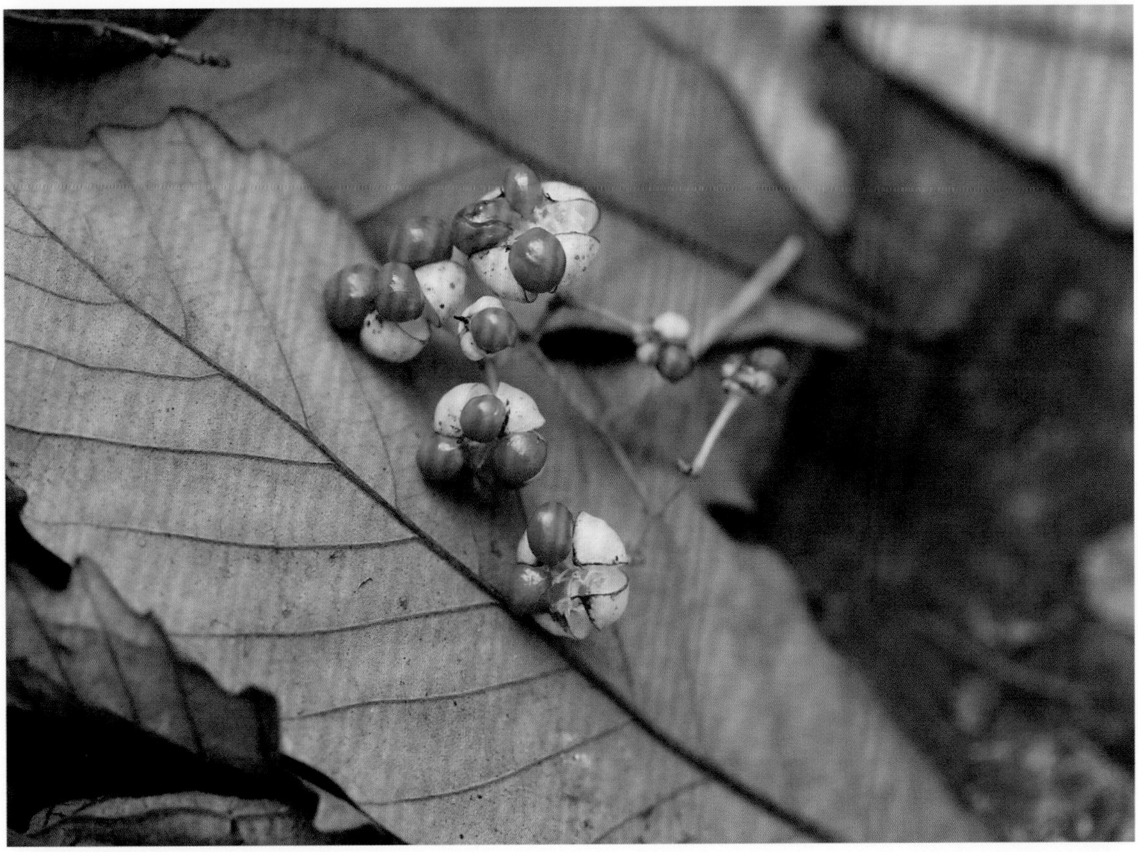

扶芳藤

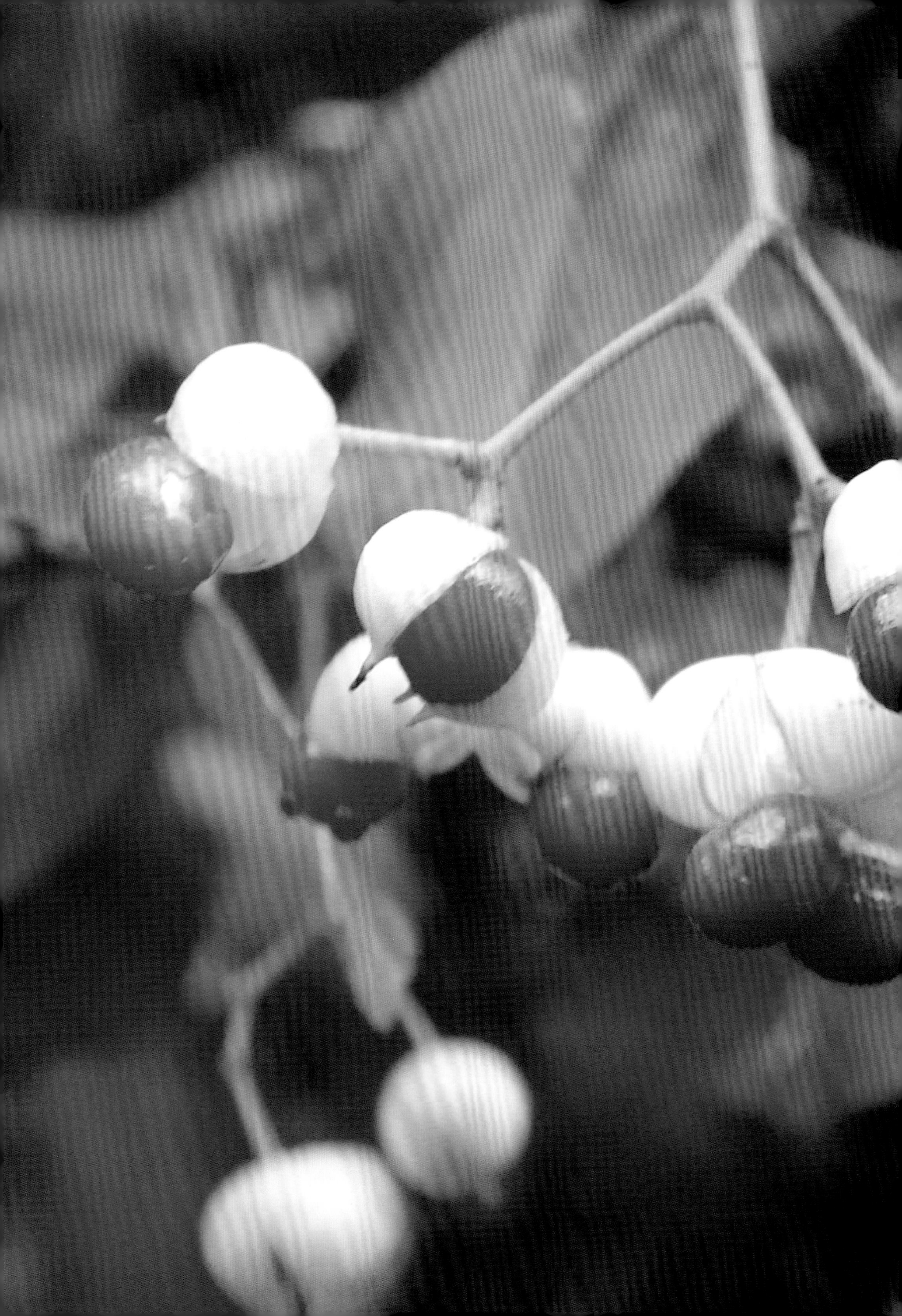

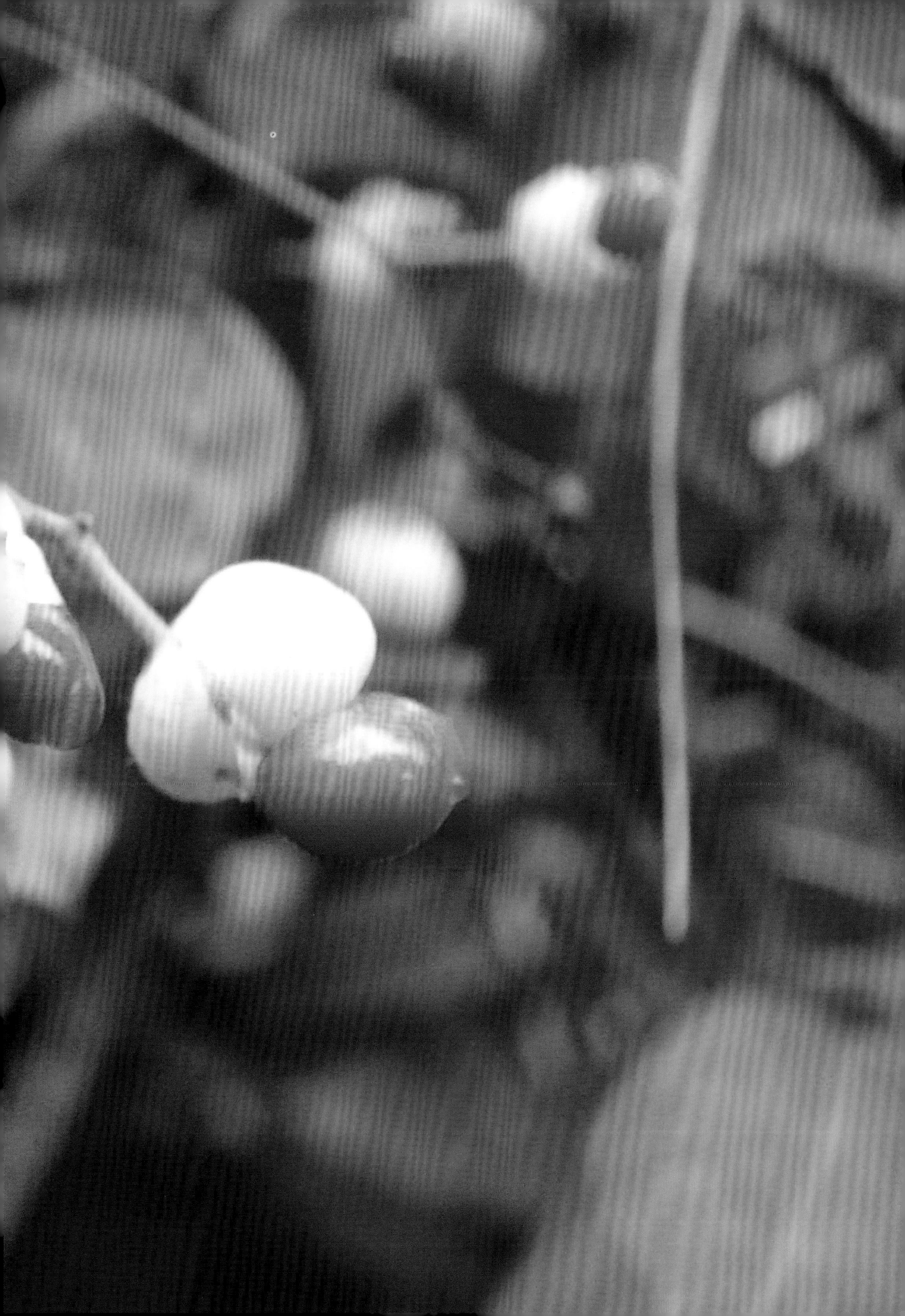

药材鉴别

本品茎枝呈圆柱形，表面灰绿色，多生细根，并具小瘤状突起。质脆易折，断面黄白色，中空。叶对生，椭圆形，长 2 ~ 8 cm，宽 1 ~ 4 cm，先端尖或短锐尖，基部宽楔形，边缘有细锯齿，质较厚或稍带革质，上面叶脉稍突起。气微弱，味辛。

功效主治

舒筋活络，益肾壮腰，止血消瘀。主治肾虚腰膝酸痛，半身不遂，风湿痹痛，小儿惊风，咯血，吐血，血崩，月经不调，子宫脱垂，跌打骨折，创伤出血。

用法用量

内服：30 ~ 60 g，煎汤或浸酒服。外用：捣敷或干粉外撒。

民族药方

1．咯血 扶芳藤 18 g。水煎服。

2．风湿疼痛 扶芳藤适量。泡酒服，每日 2 次。

3．创伤出血 扶芳藤适量。研粉撒敷。

4．跌打损伤 扶芳藤 60 g。泡酒服，每日 2 次。

5．慢性腹泻 扶芳藤、白扁豆各 30 g，大枣 10 枚。水煎服。

6．骨折（复位后小夹板固定） 扶芳藤适量。捣敷患处，1 ~ 2 日换药 1 次。

7．腰肌劳损，关节酸痛 扶芳藤 30 g，大血藤、梵天花根各 15 g。煎水，冲红糖加黄酒服。

8．癞头 扶芳藤 30 g。捣烂，调煎鸡蛋 1 ~ 2 枚，摊纸上，做成帽样，戴头上；3 日后，又将扶芳藤混合核桃仁捣烂包于头上，每日换 1 次。

使用注意

孕妇忌服。

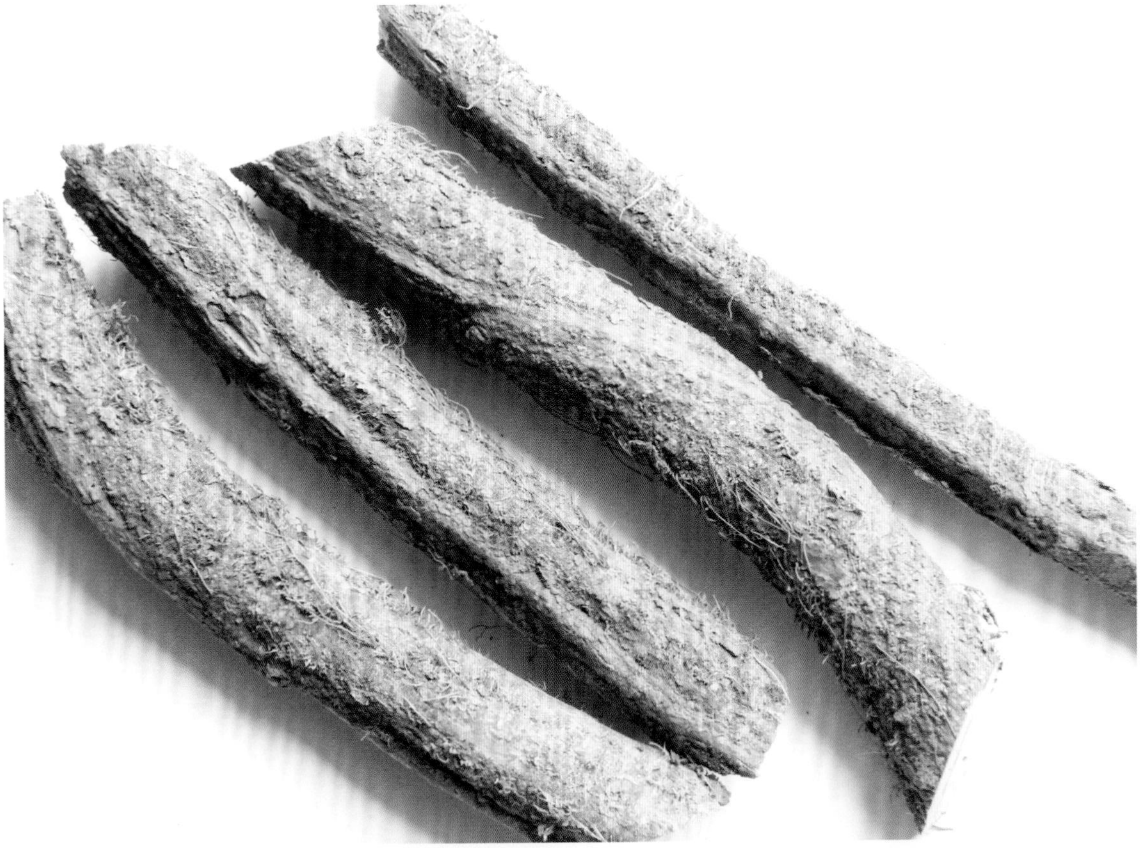

扶芳藤枝药材

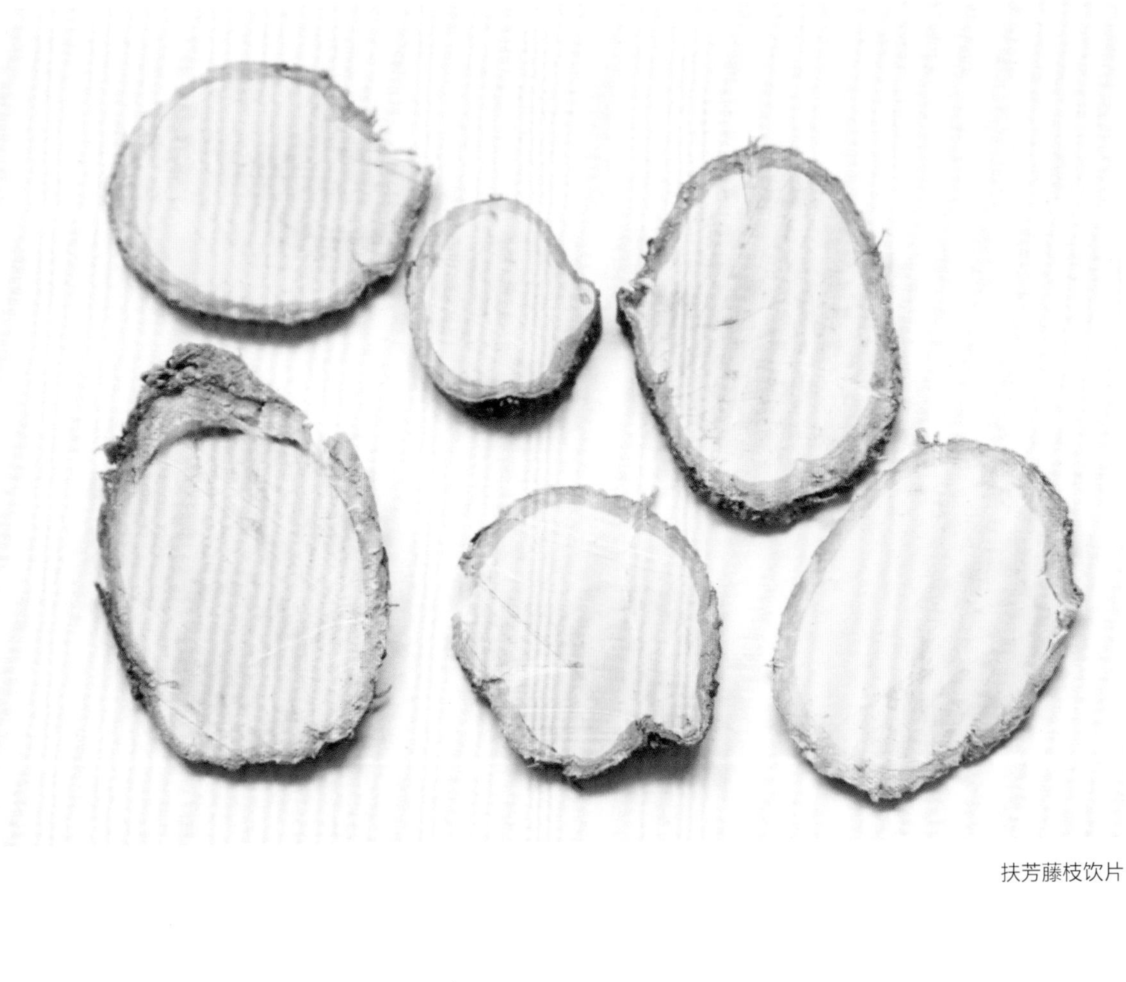

扶芳藤枝饮片

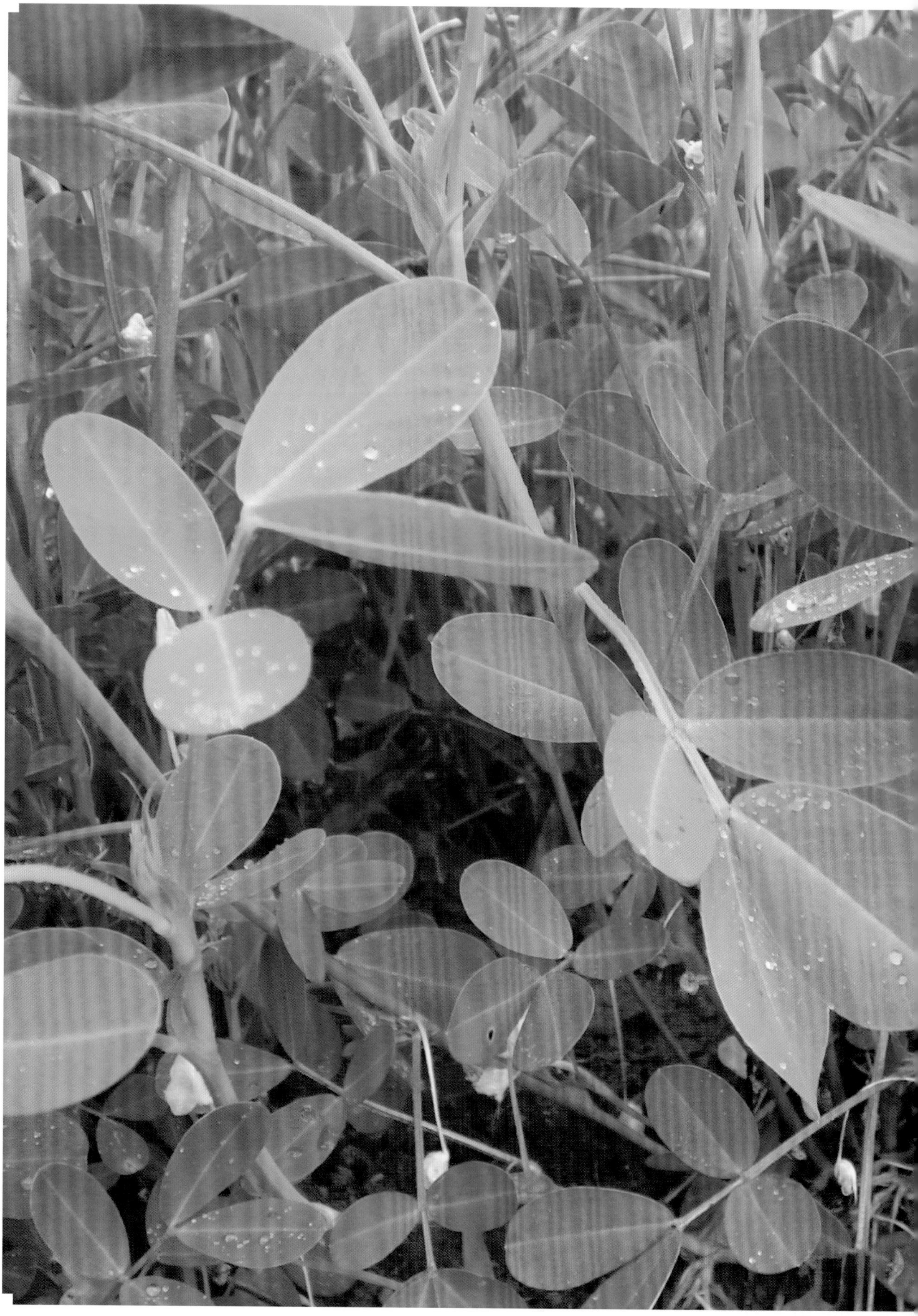

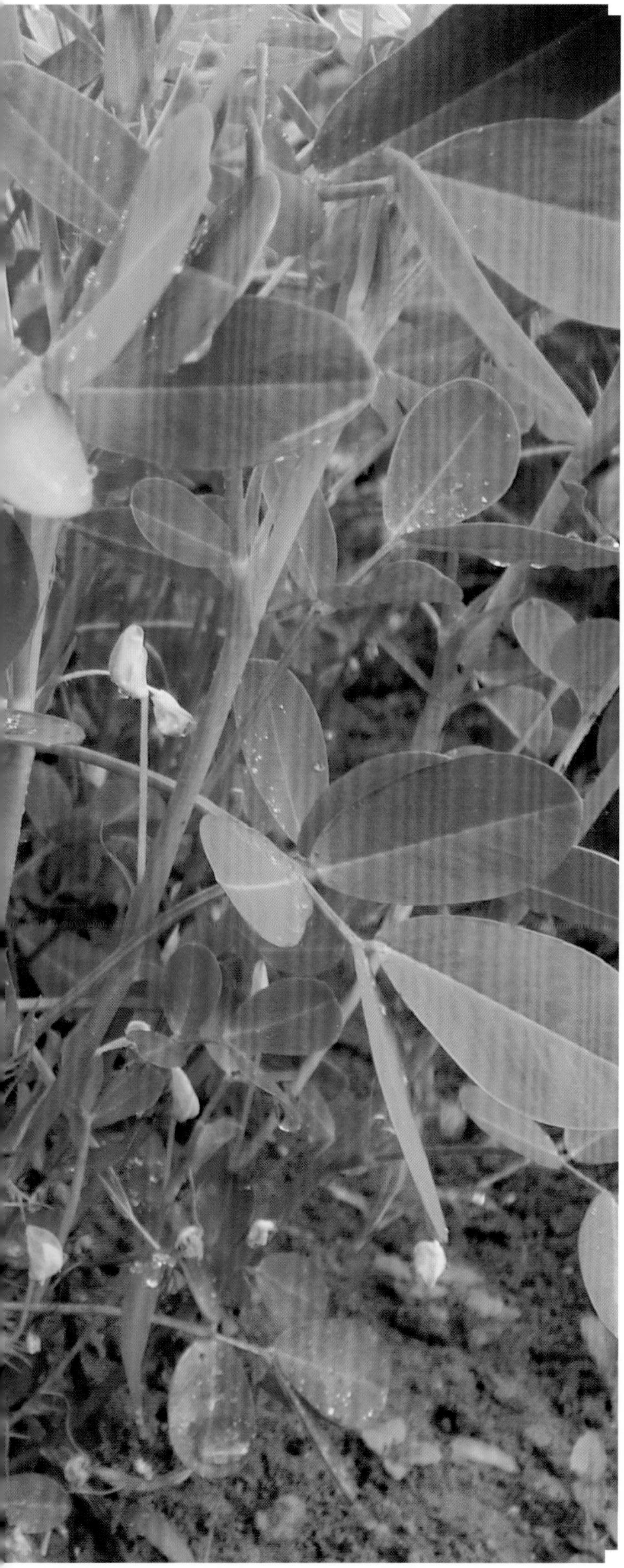

花生

【壮药名】督哆。

【别　名】花生皮、花生米皮。

【来　源】本品为豆科植物落花生 *Arachis hypogaea* L. 的种皮。

【性味归经】味甘、涩，平。归胃、肺、肝经。

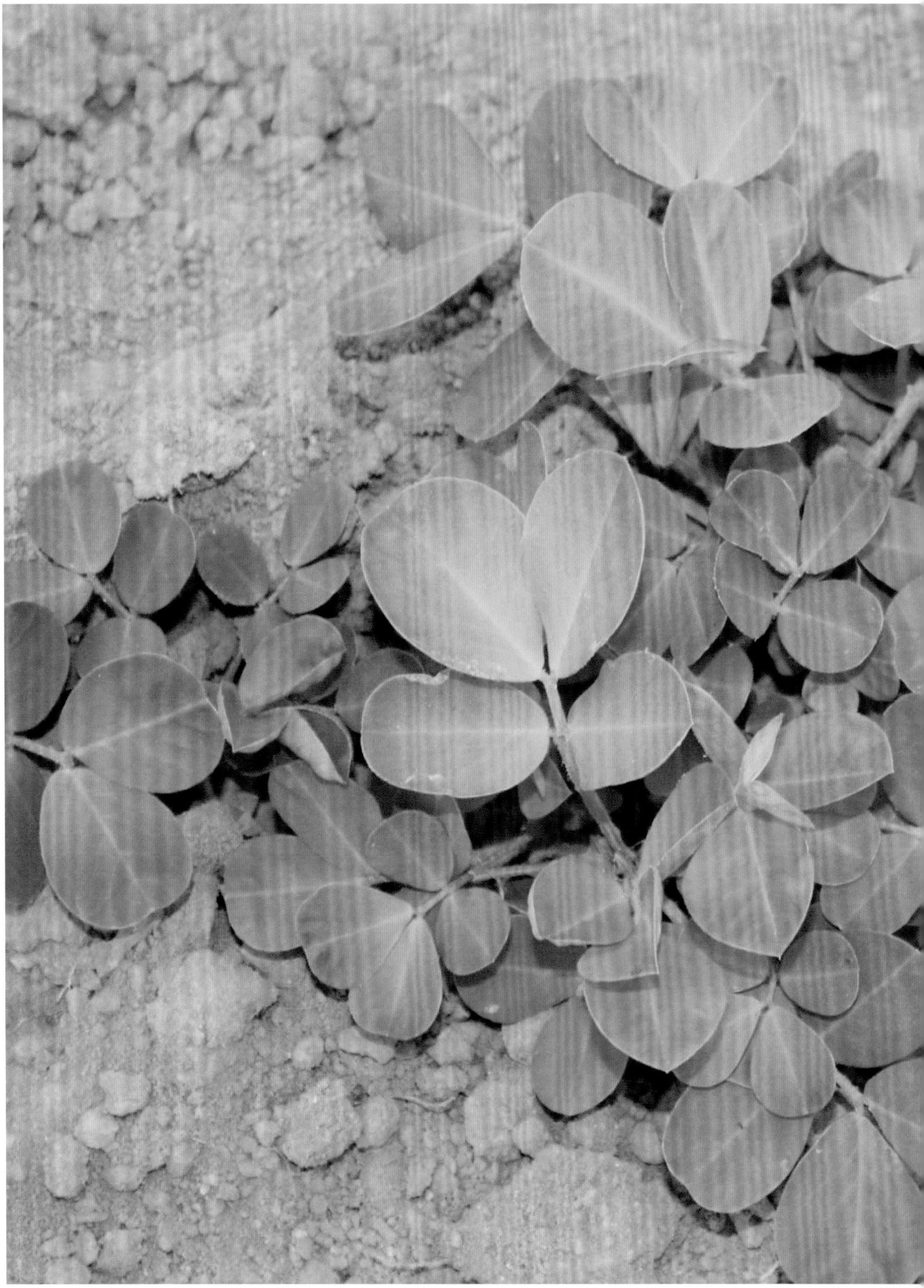

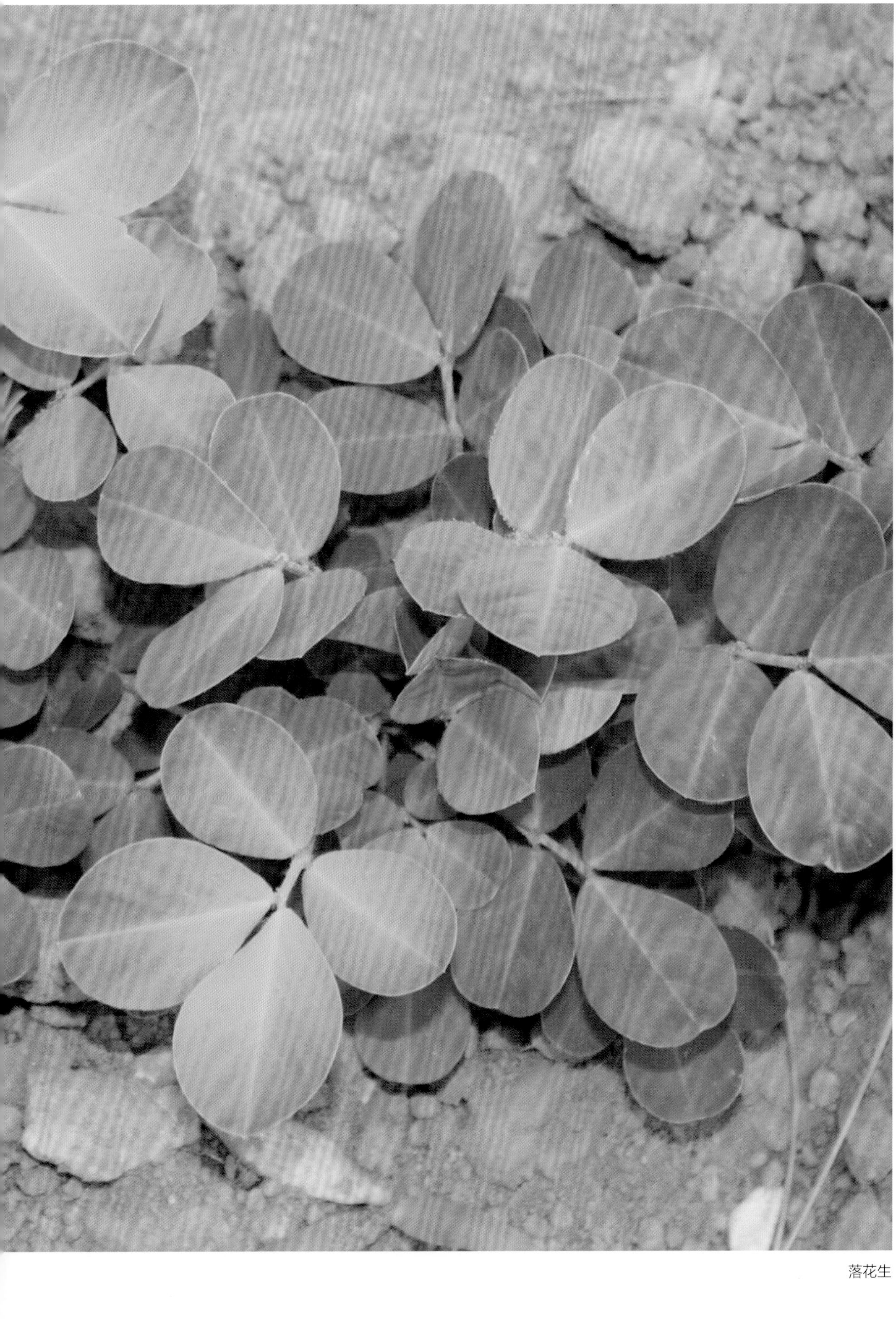
落花生

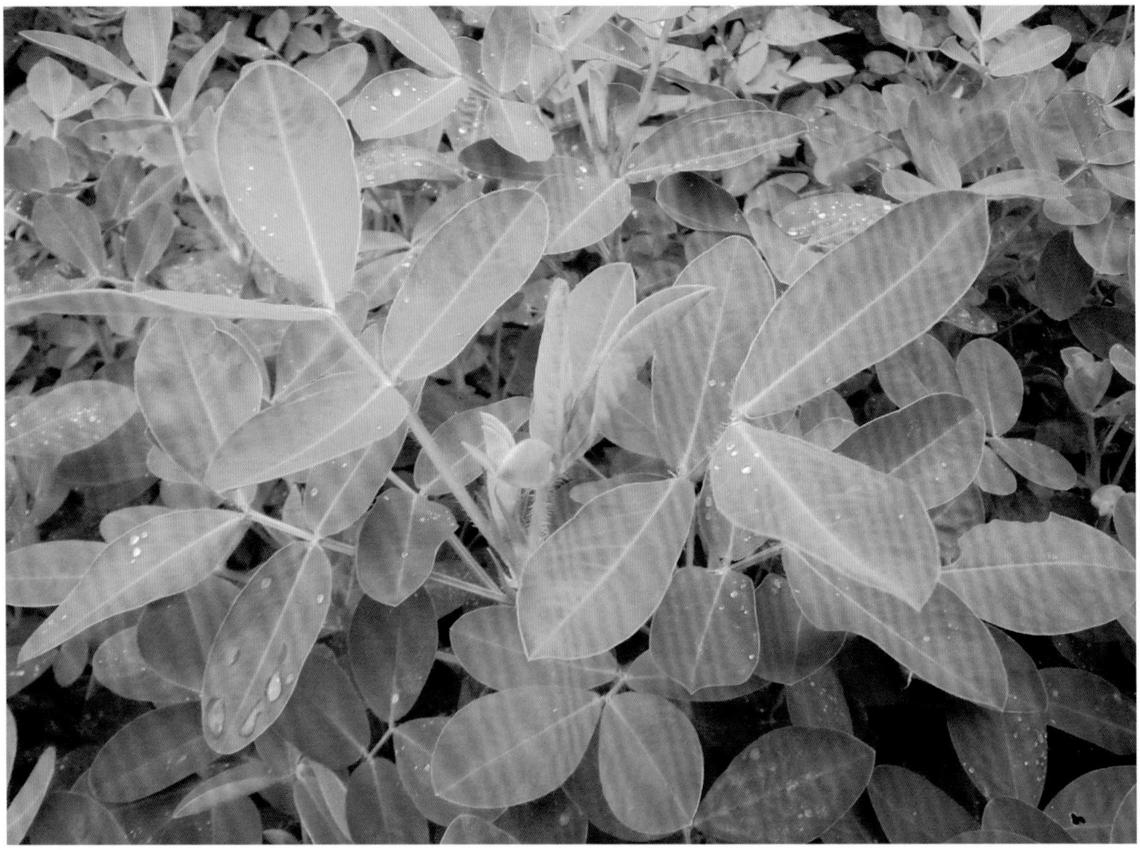

落花生

识别特征

一年生草本，根部有很多根瘤。茎高 30 ~ 70 cm，匍匐或直立；茎、枝有棱，被棕黄色长毛。双数羽状复叶互生，小叶 4，长圆形至倒卵圆形，长 2.5 ~ 5.5 cm，宽 1.4 ~ 3 cm，先端钝或有突细尖，基部渐狭，全缘；叶柄长 2 ~ 5 cm，被棕色长毛；托叶大，基部与叶柄基部连生，呈披针形，长 3 ~ 4 cm，脉纹明显。花黄色，单生或簇生于叶腋，开花期几无花梗；萼管细长，萼齿上面 3 个合生，下面一个分离成 2 唇形；花冠蝶形，旗瓣近圆形，宽大，翼瓣与龙骨瓣分离，雄蕊 9，合生，1 个退化；花药 5 个矩圆形，4 个近于圆形；花柱细长，枝头顶生，甚小，疏生细毛；子房内有一至数个胚珠，胚珠受精后，子房柄伸长至地下，发育为荚果。荚果长椭圆形，果皮厚，革质，具突起网脉，长 1 ~ 5 cm，内含种子 1 ~ 4 颗。花期 6—7 月，果期 9—10 月。

生境分布

全国各地均有栽培。

采收加工

取花生米，微泡，剥取外衣，晒干。或从糖果厂、榨油厂收集红色外皮。

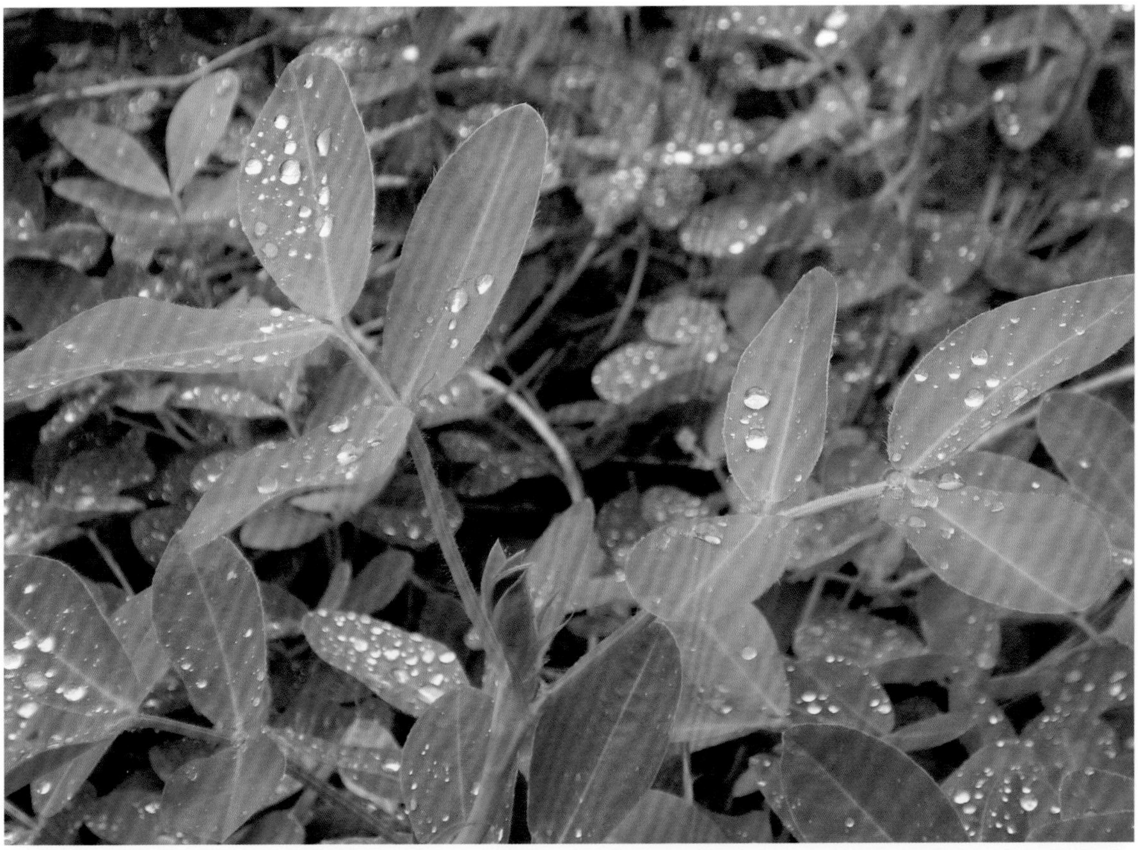

落花生

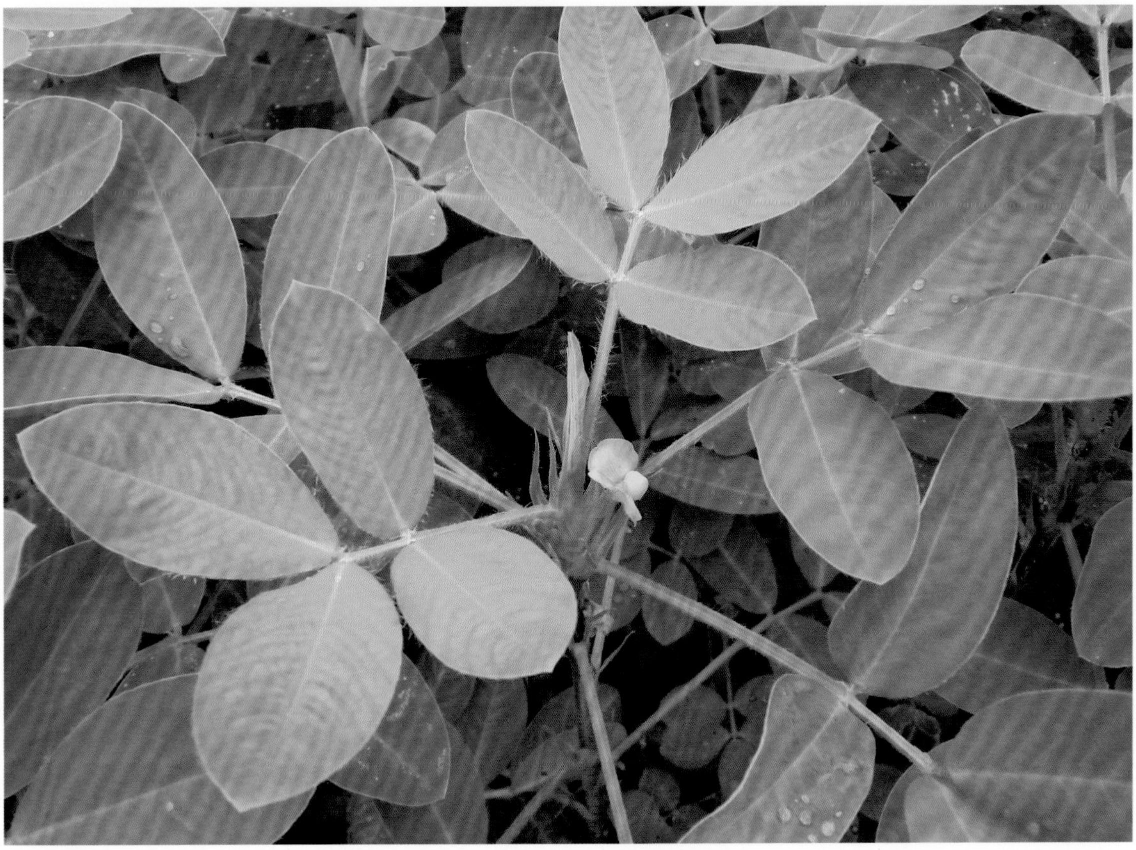

落花生

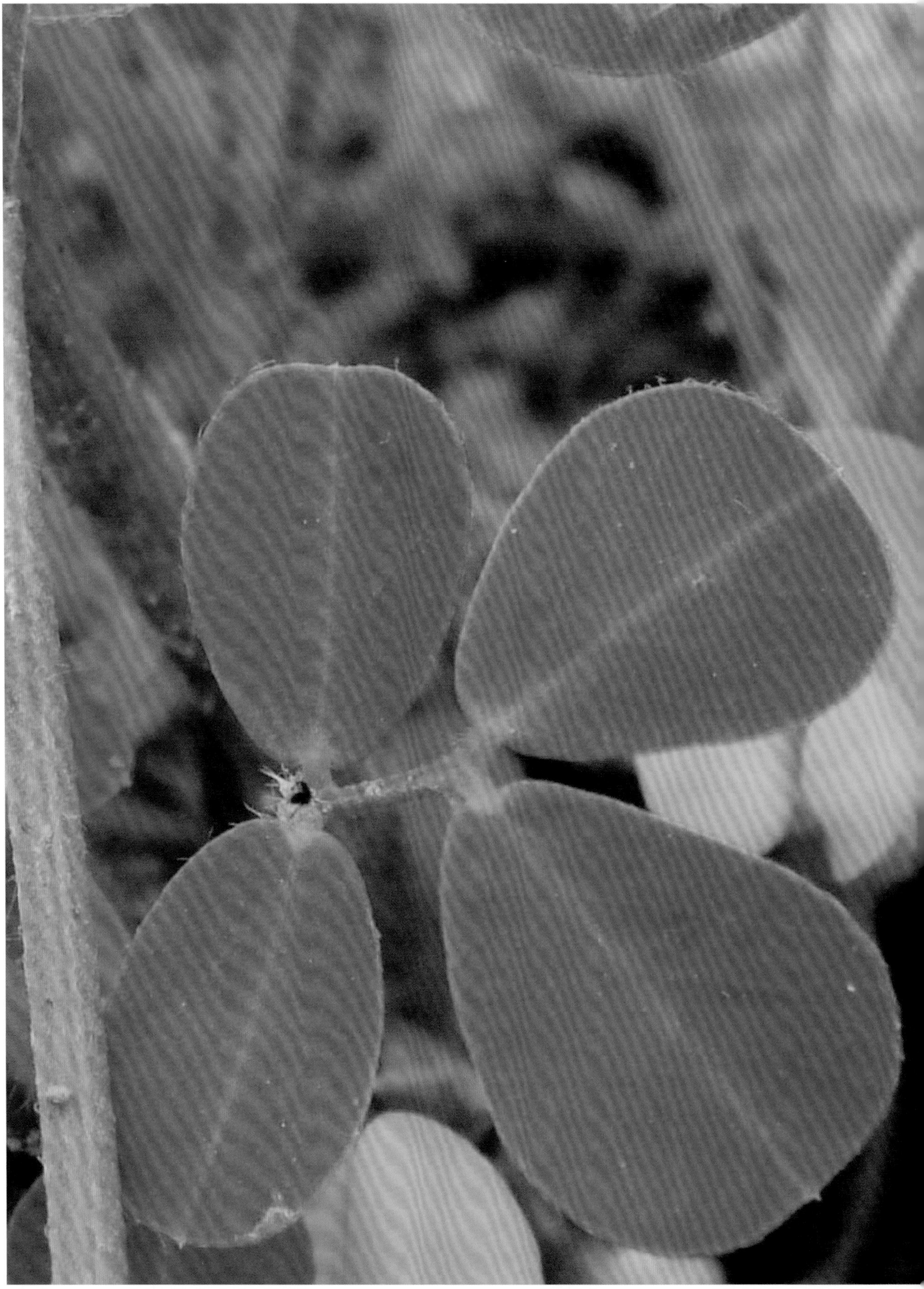

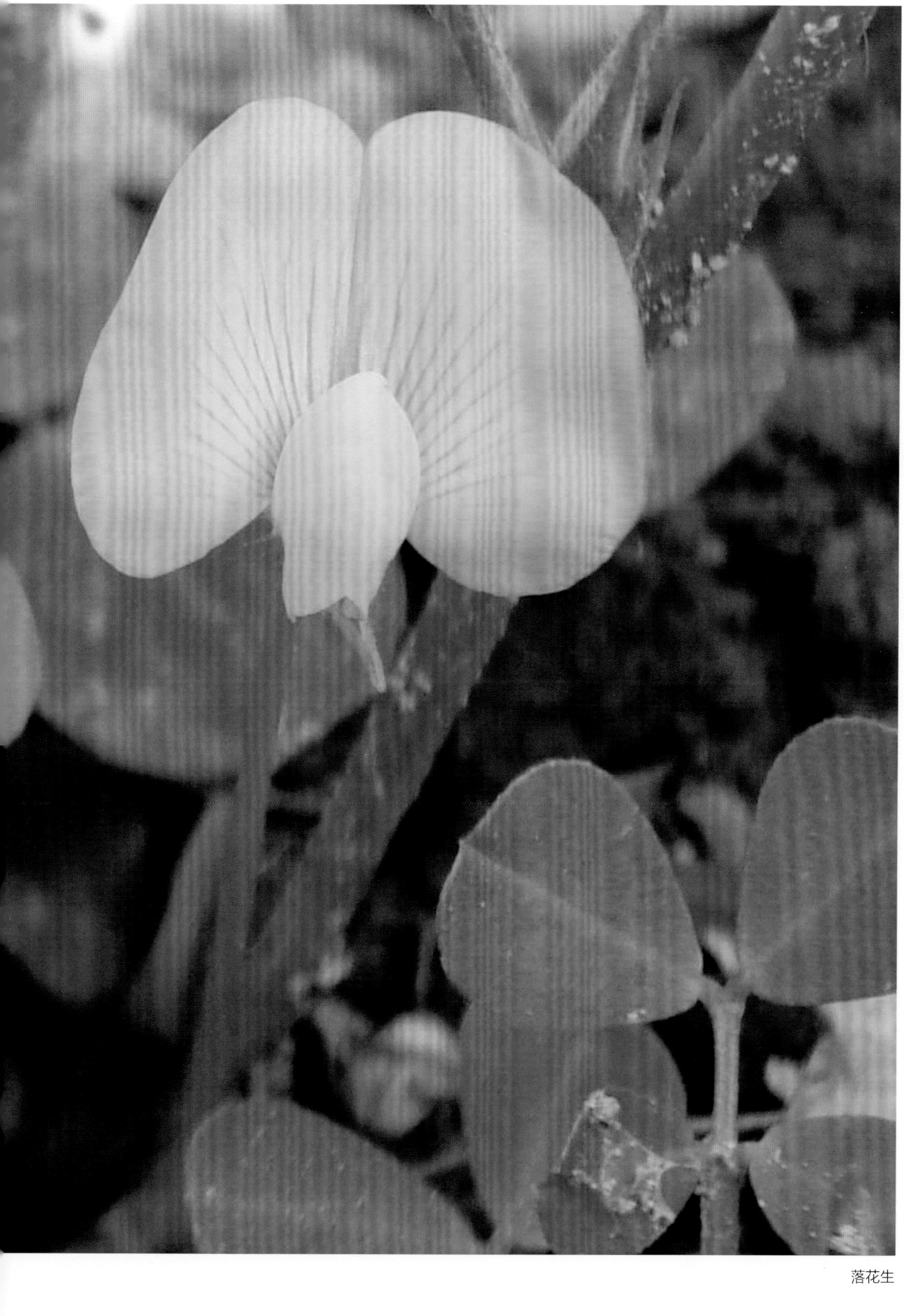

落花生

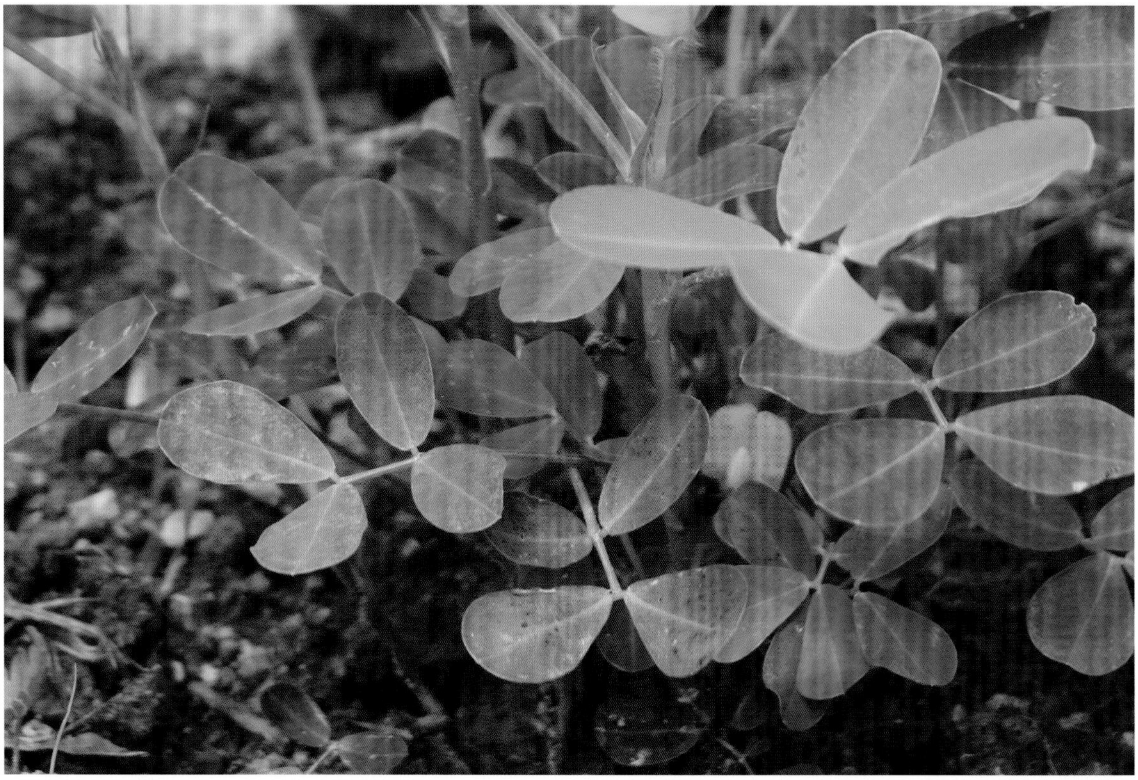

落花生

药材鉴别

本品多呈不规则片状，外表红棕色，有纵皱纹，内层黄白色。质轻，易碎。气微，味淡。

功效主治

止血，散瘀，消肿。主治血友病，类血友病，原发性及继发性血小板减少性紫癜，肝病出血症，术后出血，癌肿出血，胃、肠、肺、子宫等出血。

用法用量

内服：6 ~ 10 g，煎服。

民族药方

1．白细胞减少症　花生衣 10 g，大枣 10 枚。适量温开水，炖汤饮用。

2．再生障碍性贫血，出血　花生衣 12 g。将花生衣研碎，备用，每日分 2 次冲服。

3．肾炎性水肿　花生衣、大枣各等份。煎汤代茶饮。或花生衣 120 g，蚕豆 250 g。加水文火煮，加红糖服。

使用注意

患有血栓或动脉硬化者禁用。

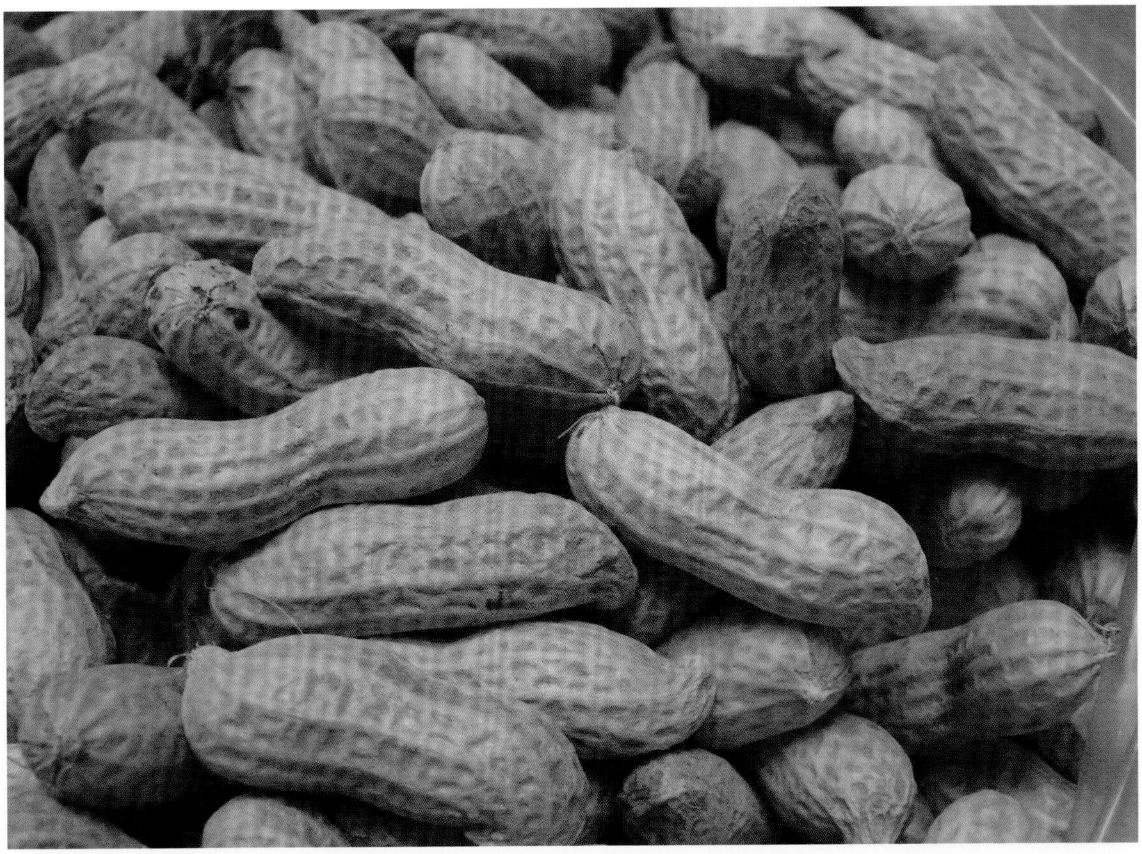

花生

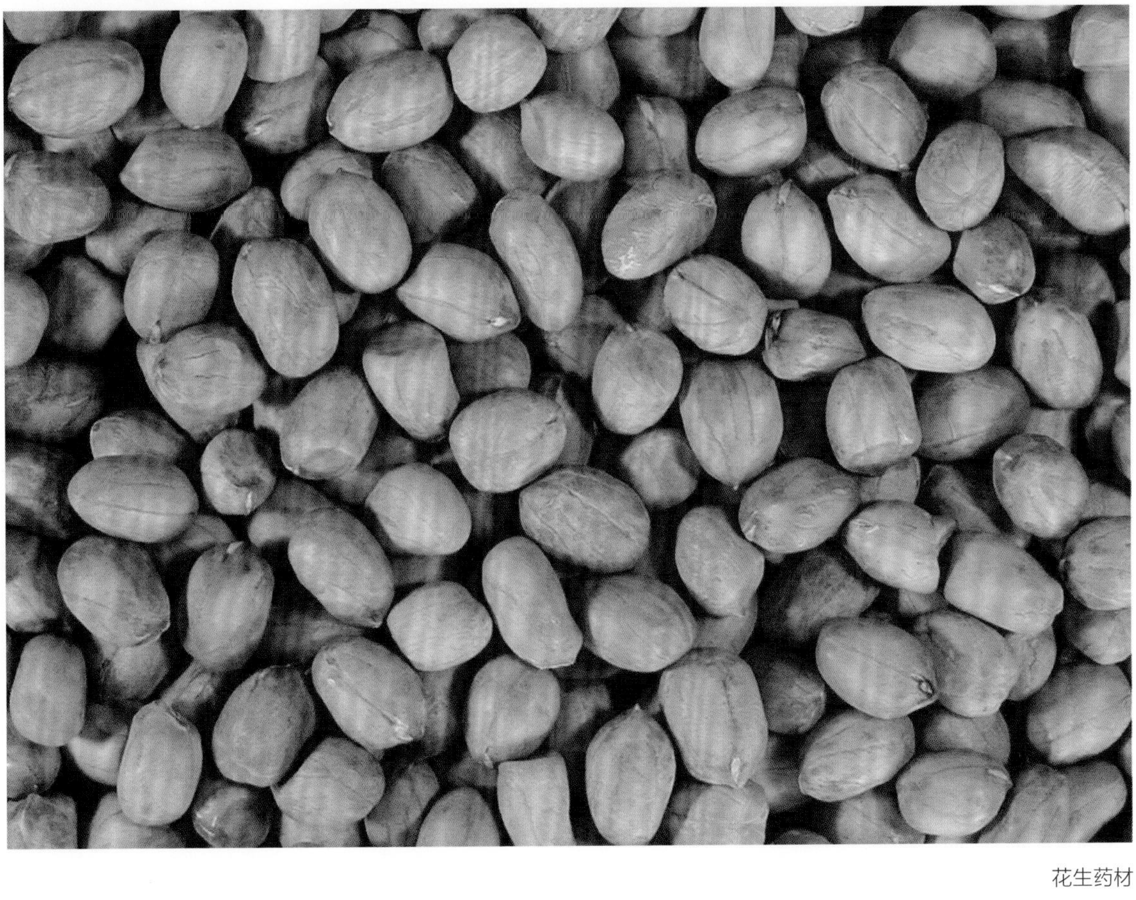

花生药材

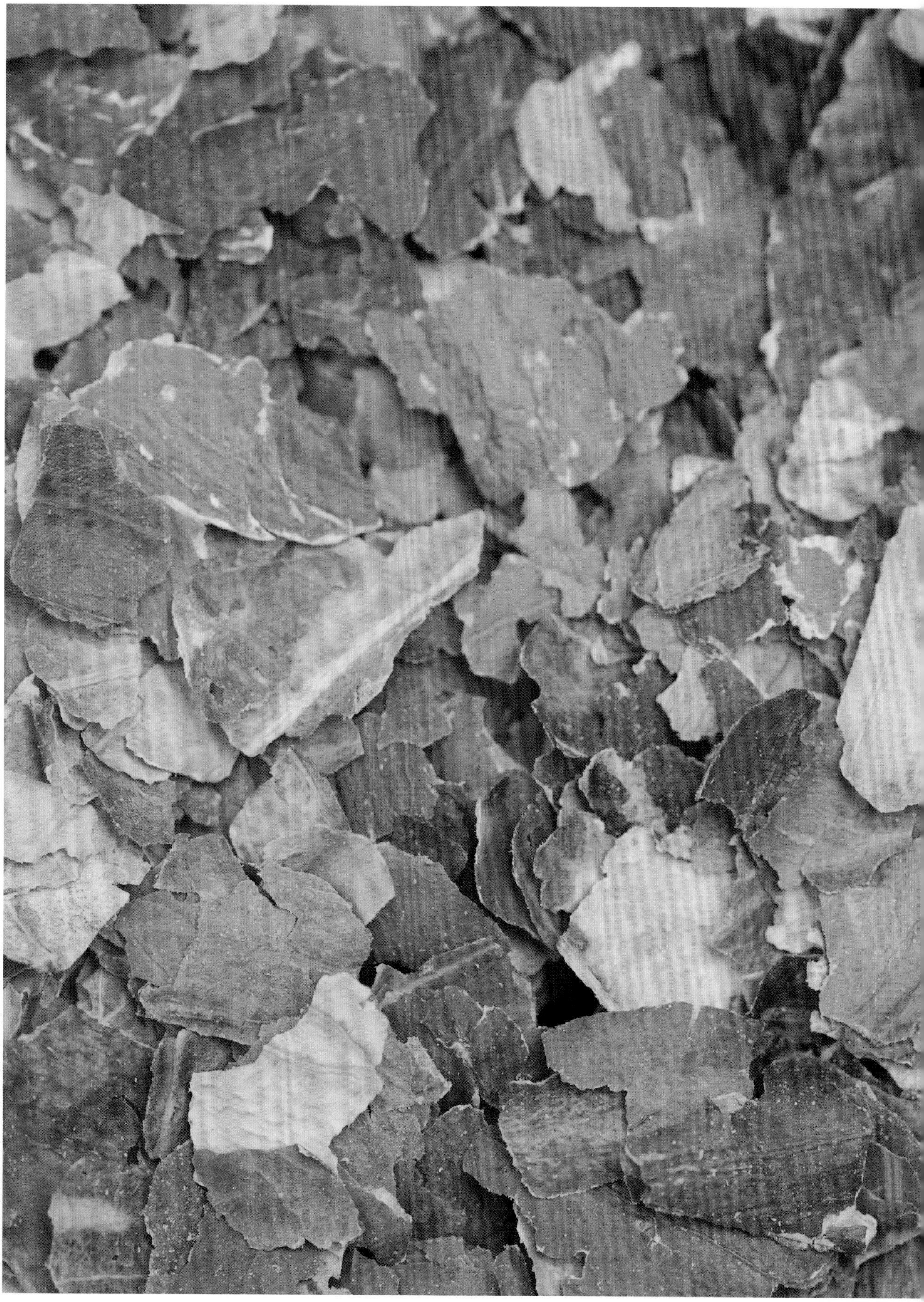

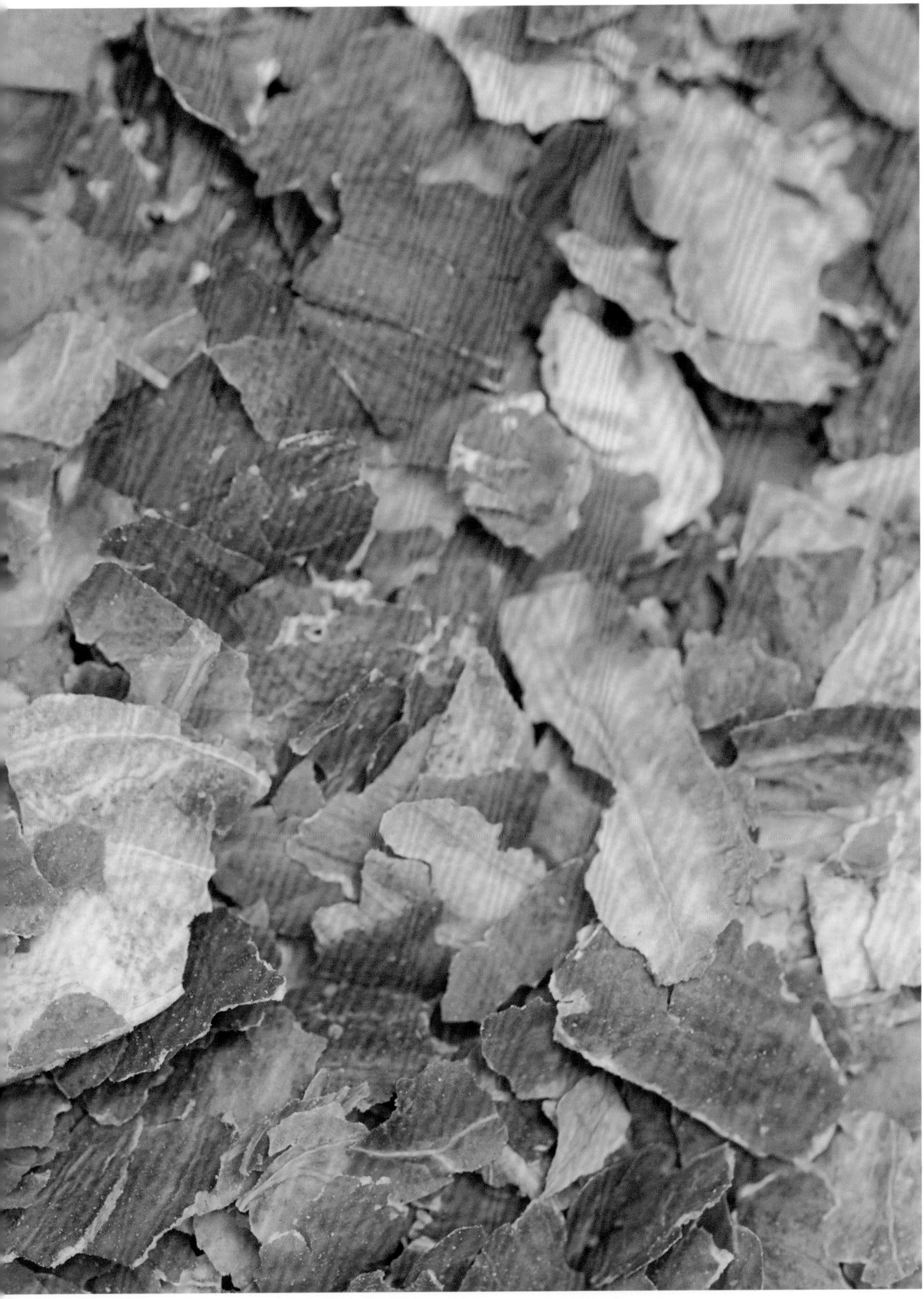

花生衣饮片

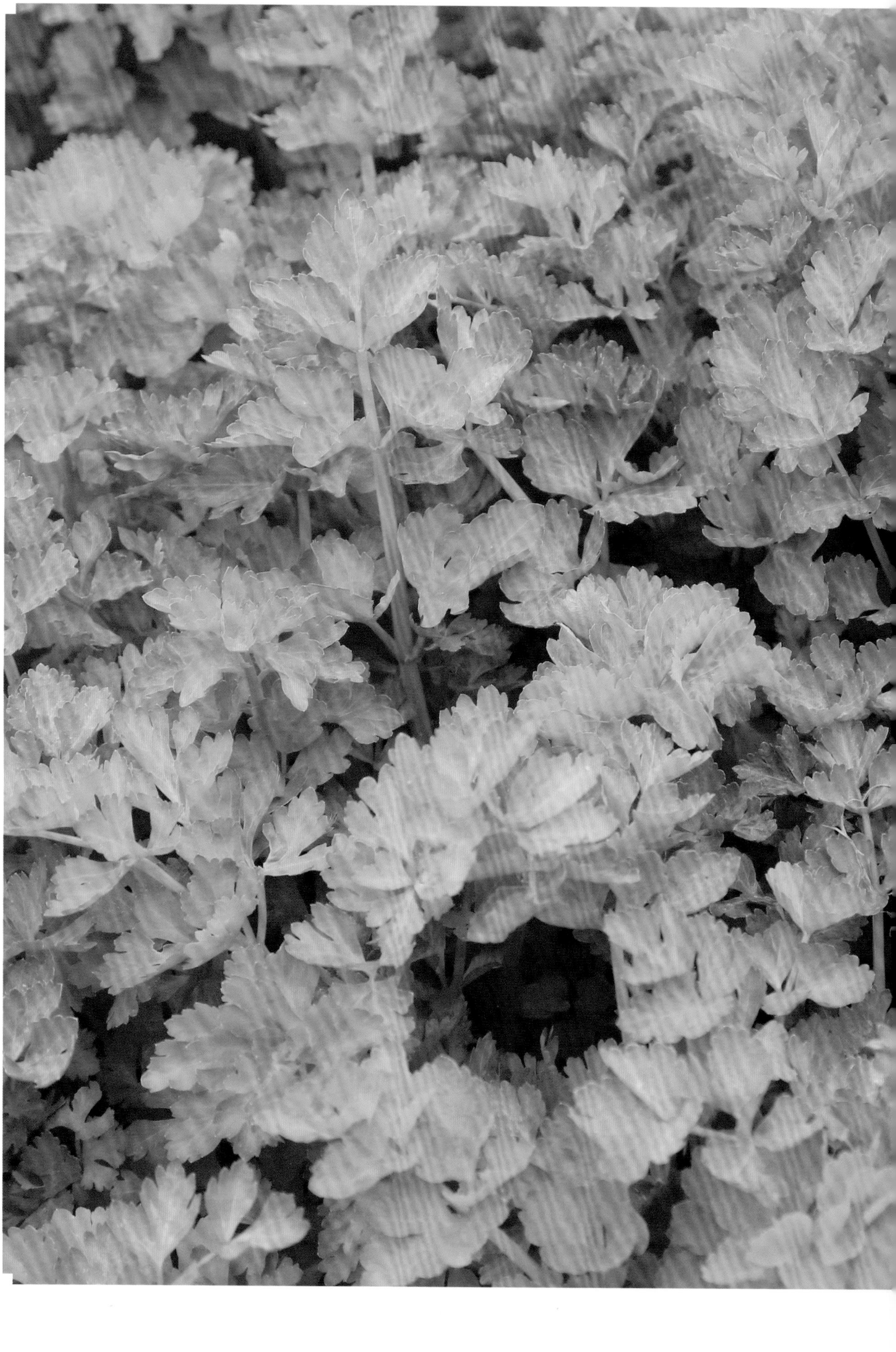

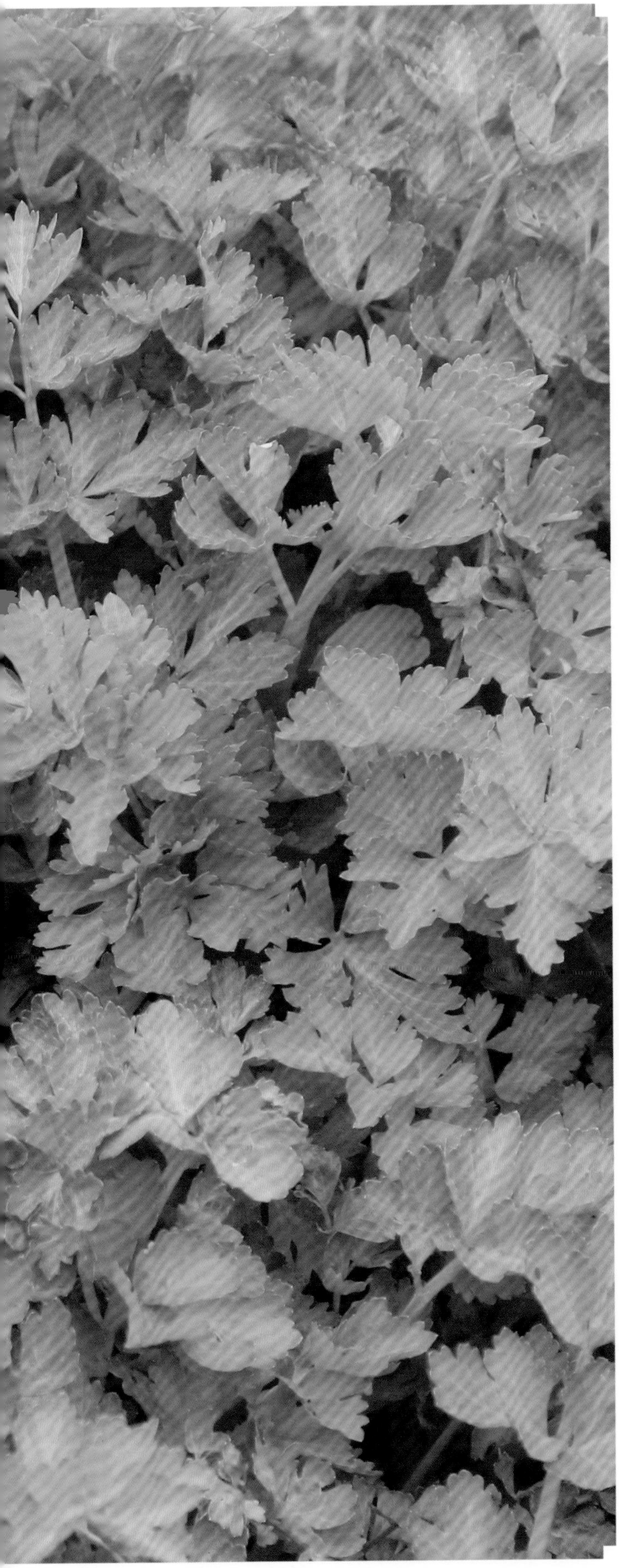

芹菜

【壮药名】棵芹菜。

【别　名】旱芹、香芹、胡芹、药芹。

【来　源】本品为伞形科植物旱芹 *Apium graveolens* L. 的全株。

【性味归经】甘、微苦，凉。归肝、胃经。

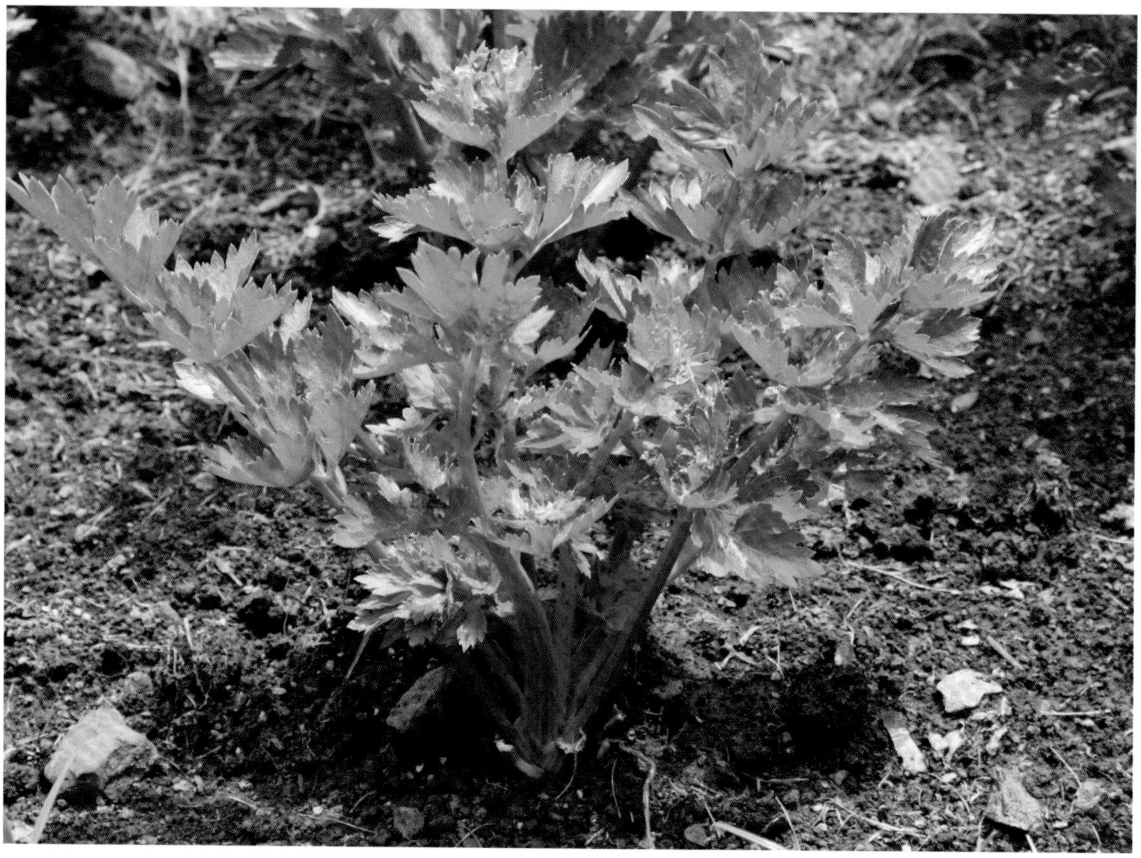

旱芹

识别特征

一年或二年生草本，有强烈香气。茎圆柱形，高 0.7 ~ 1.0 m，上部分枝，有纵棱及节。根出叶丛生，单数羽状复叶，倒卵形至矩圆形，具柄，柄长 36 ~ 45 cm，小叶 2 ~ 3 对，基部小叶柄最长，愈向上愈短，小叶长、宽均约 5 cm，3 裂，裂片三角状圆形或五角状圆形，尖端有时再 3 裂，边缘有粗齿；茎生叶为全裂的 3 小叶。复伞形花序侧生或顶生；无总苞及小总苞；伞辐 7 ~ 16；花梗 20 余，花小，两性，萼齿不明显；花瓣 5，白色，广卵形，先端内曲；雄蕊 5，花药小，卵形；雌蕊 1，子房下位，2 室，花柱 2，浅裂。双悬果近圆形至椭圆形，分果椭圆形，长约 1.2 mm，具有 5 条明显的肋线，肋槽内含有 1 个油槽，二分果联合面近于平坦，也有 2 个油槽，分果有种子 1 粒。花期 4 月，果期 6 月。

生境分布

全国各地均有栽培。分布于河南、山东、河北等省区。

采收加工

秋末采收，窖贮或阴干，切碎用。

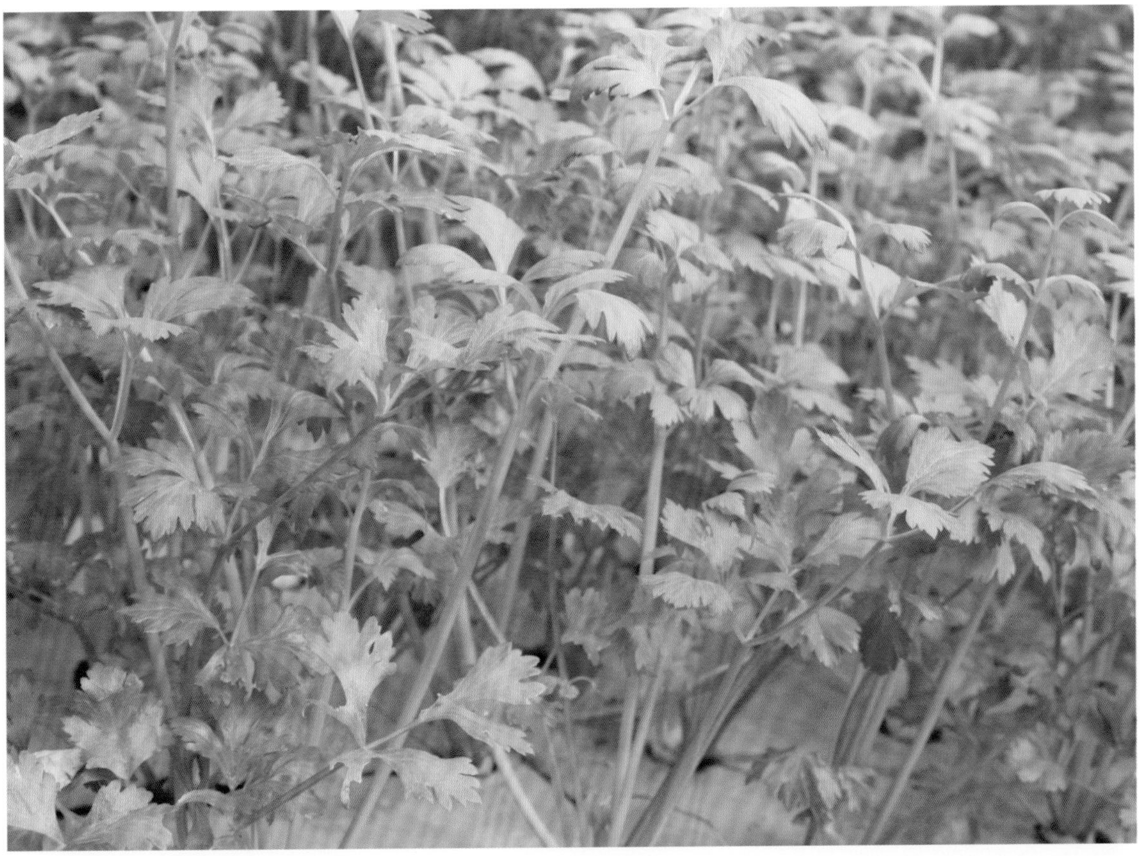

旱芹

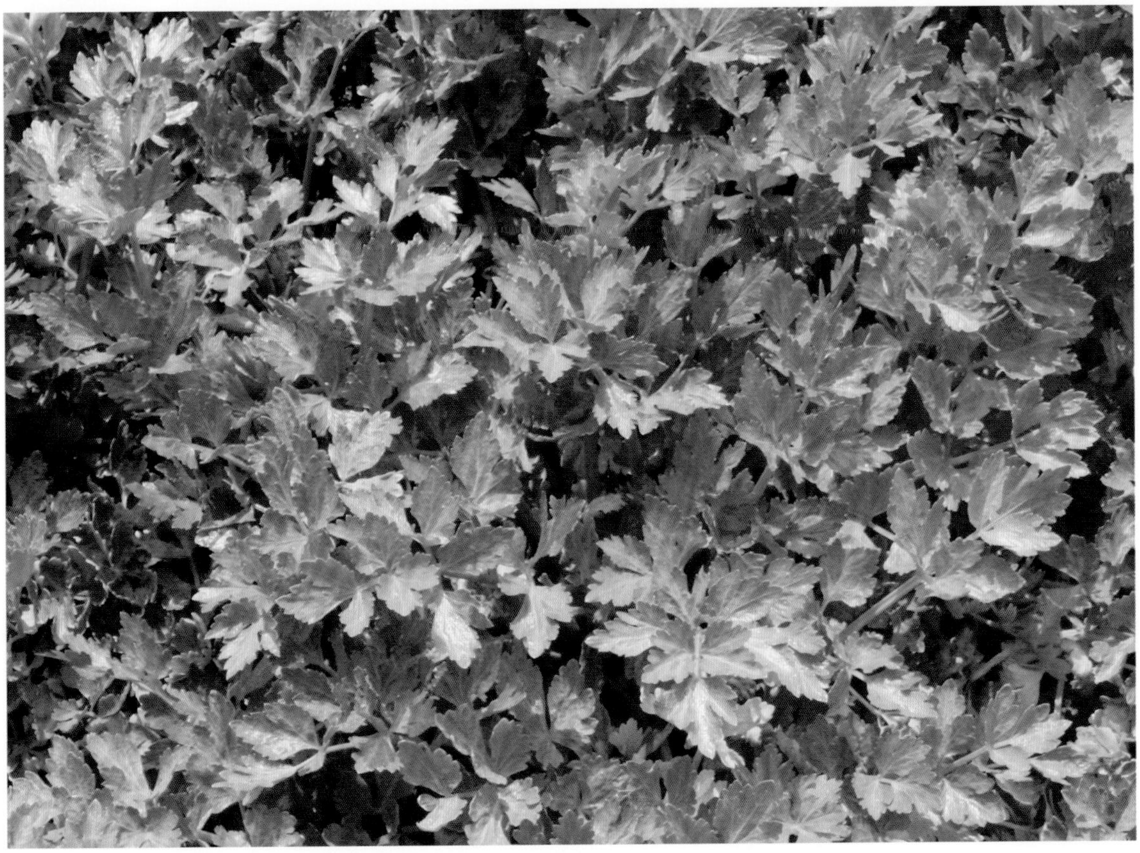

旱芹

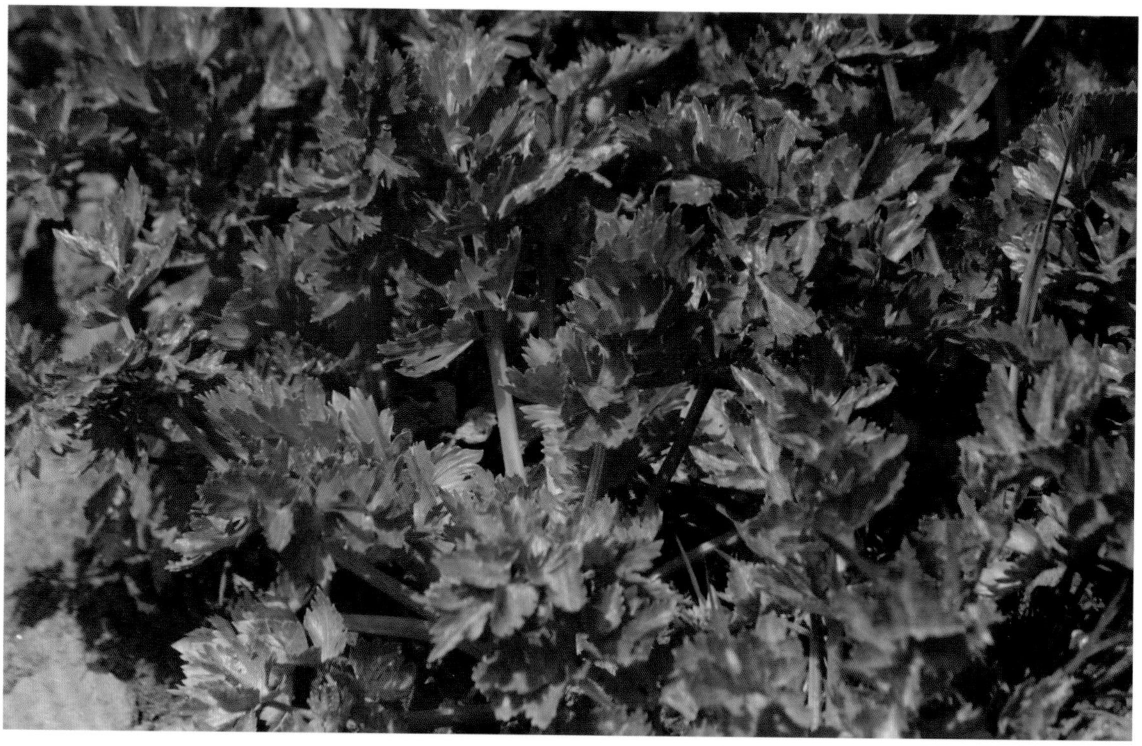

旱芹

功效主治

清热平肝，利湿。主治高血压等。

药理作用

本品挥发油能促进食欲，还有降血压、镇静、抗惊厥及利尿作用。

用法用量

内服：10 ~ 15 g，鲜品 50 ~ 100 g，煎服；或捣汁，入丸剂服。外用：适量。

民族药方

1．高血压 鲜芹菜 250 g。洗净，以沸开水烫约 2 分钟，切细捣绞汁，每次服 1 小杯，每日 2 次。

2．妇女月经不调、崩中带下，小便出血 鲜芹菜 30 g，茜草 6 g，六月雪 12 g。水煎服。

3．妊娠期高血压疾病 芹菜、向日葵叶各 30 g，夏枯草 15 g。煎水取汁，代茶饮。

使用注意

脾胃虚弱、大便溏薄者不宜多食。

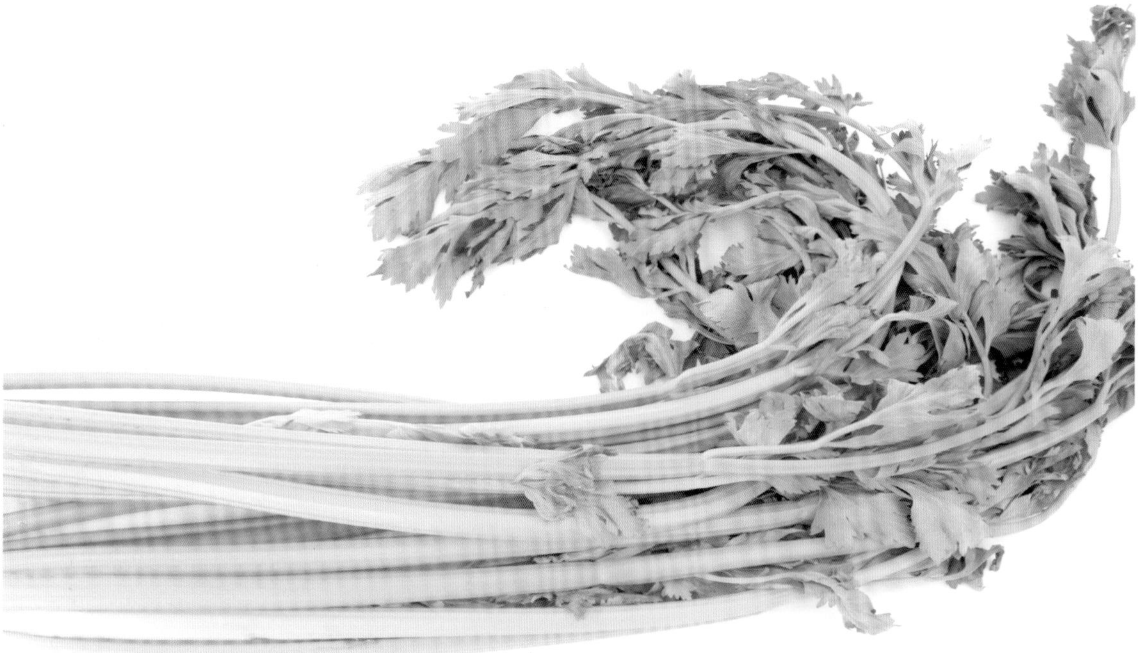

旱芹

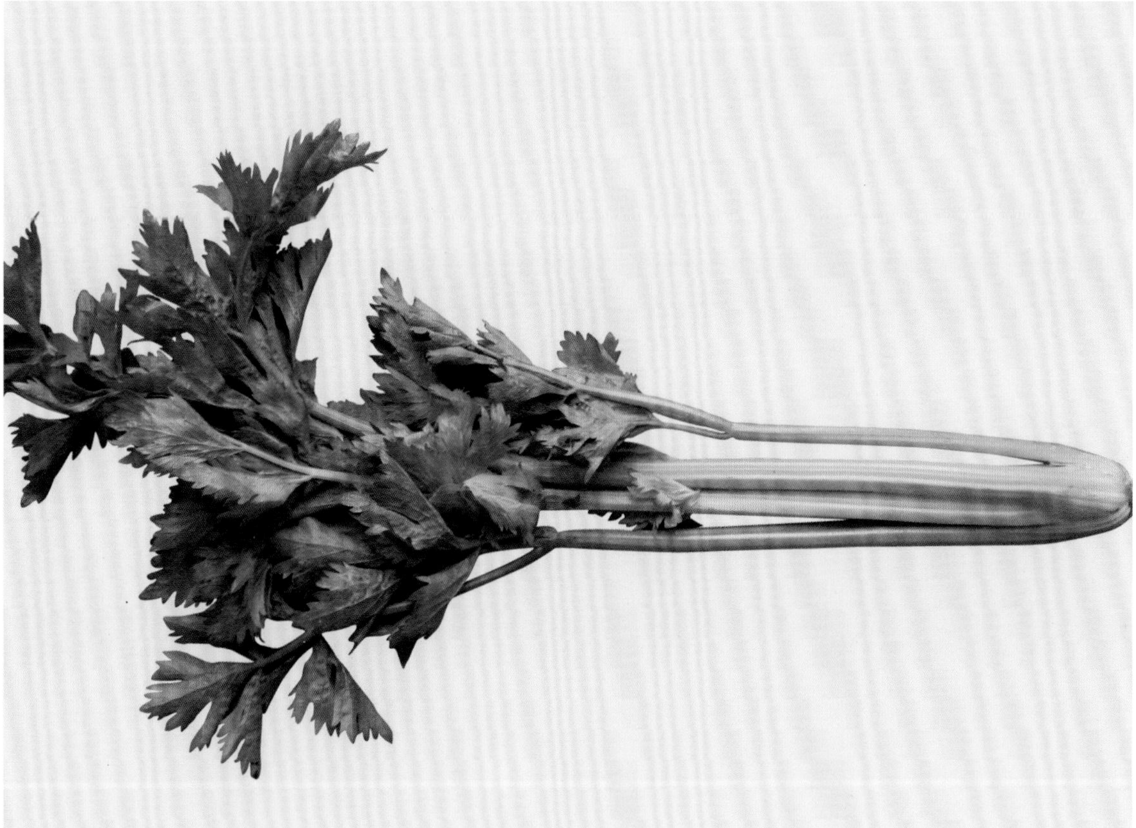

旱芹

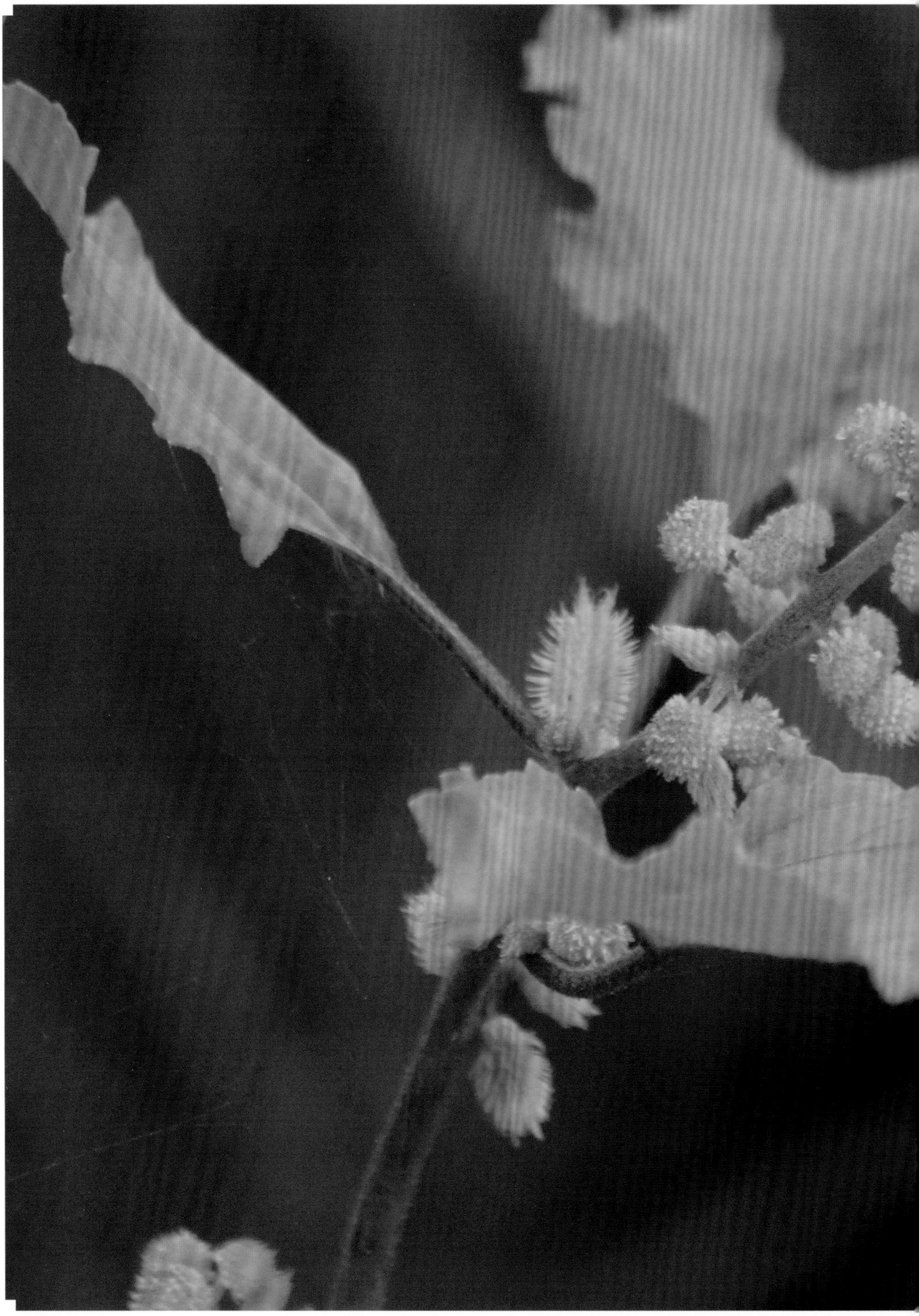

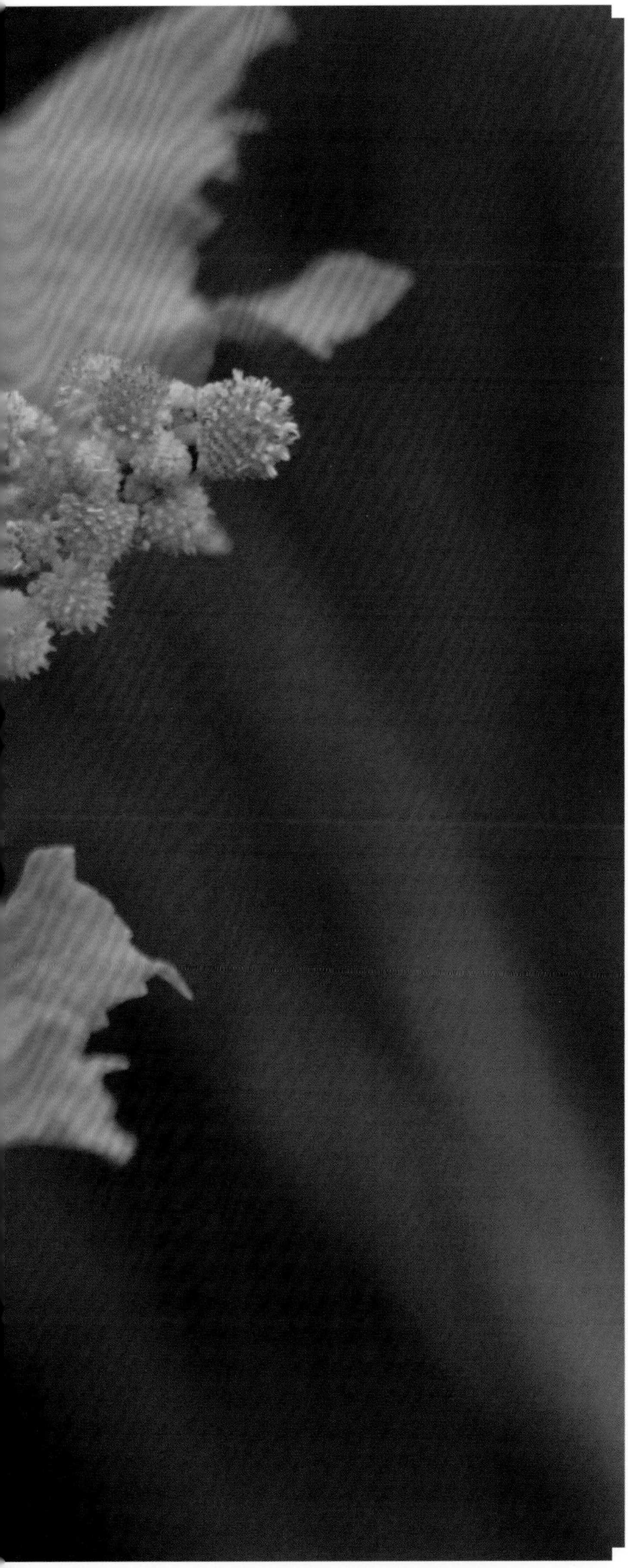

苍耳子

【壮药名】戏抖跛。

【别　名】齐增、鹅敦、才玛尖、苍耳实、苍耳仁、胡苍子、黏黏葵。

【来　源】本品为菊科植物苍耳 *Xanthium sibiricum* Patr. 的带总苞的果实。

【性味归经】辛、苦，温；有毒。归肺经。

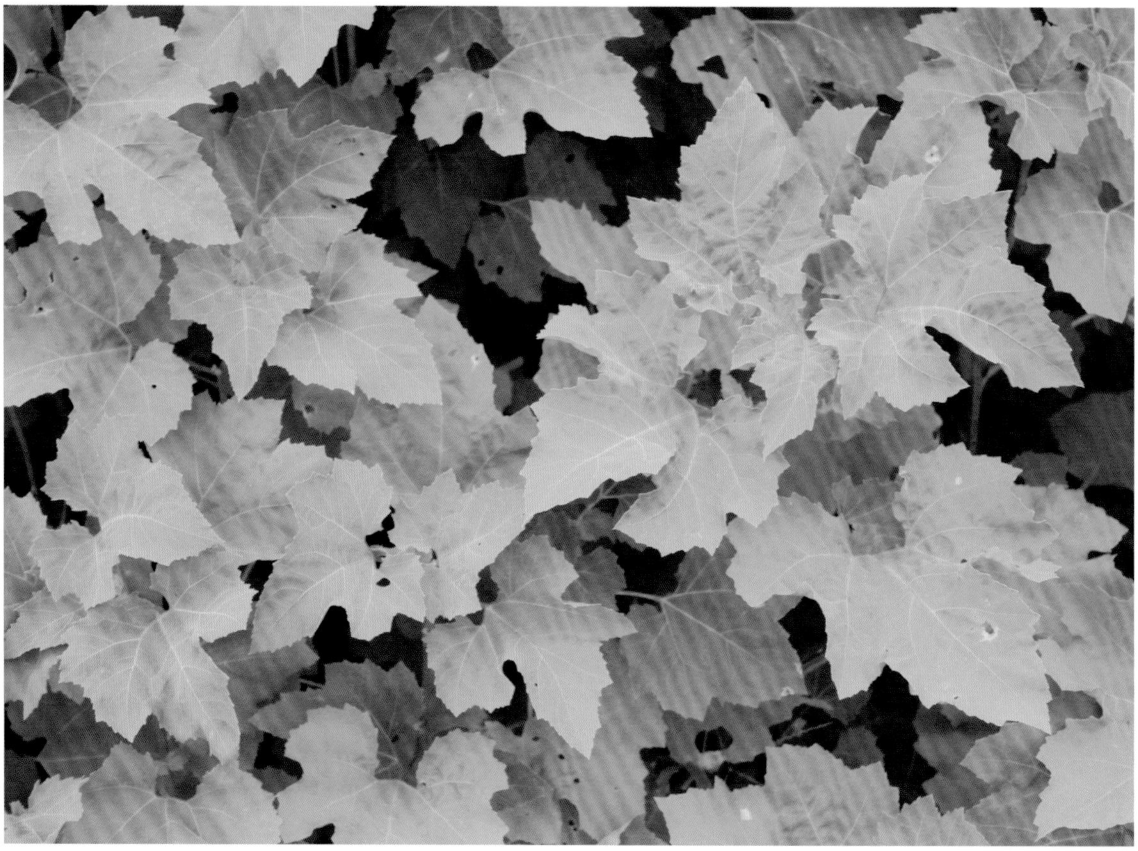

苍耳

识别特征

一年生草本，高 30 ~ 60 cm，粗糙或被毛。叶互生，有长柄，叶片宽三角形，长 4 ~ 10 cm，宽 3 ~ 10 cm，先端锐尖，基部心脏形，边缘有缺刻及不规则粗锯齿，上面深绿色，下面苍绿色，粗糙或被短白毛，基部有显著的脉 3 条。头状花序近于无柄，聚生，单性同株；雄花序球形，总苞片小，1 列；花托圆柱形，有鳞片；小花管状，顶端 5 齿裂，雄蕊 5 枚，花药近于分离，有内折的附片；雌花序卵形，总苞片 2 ~ 3 列，外列苞片小，内列苞片大，结成一个卵形、2 室的硬体，外面有倒刺毛，顶有 2 圆锥状的尖端，小花 2 朵，无花冠，子房在总苞内，每室有一个，花柱线形，突出在总苞外。瘦果倒卵形，包藏在有刺的总苞内，无冠毛。花期 5—6 月，果期 6—8 月。

生境分布

生长于荒地、山坡、路旁等干燥向阳处。分布于全国各地。

采收加工

秋季果实成熟时采收，干燥，除去梗、叶等杂质，晒干，去刺，生用或炒用。

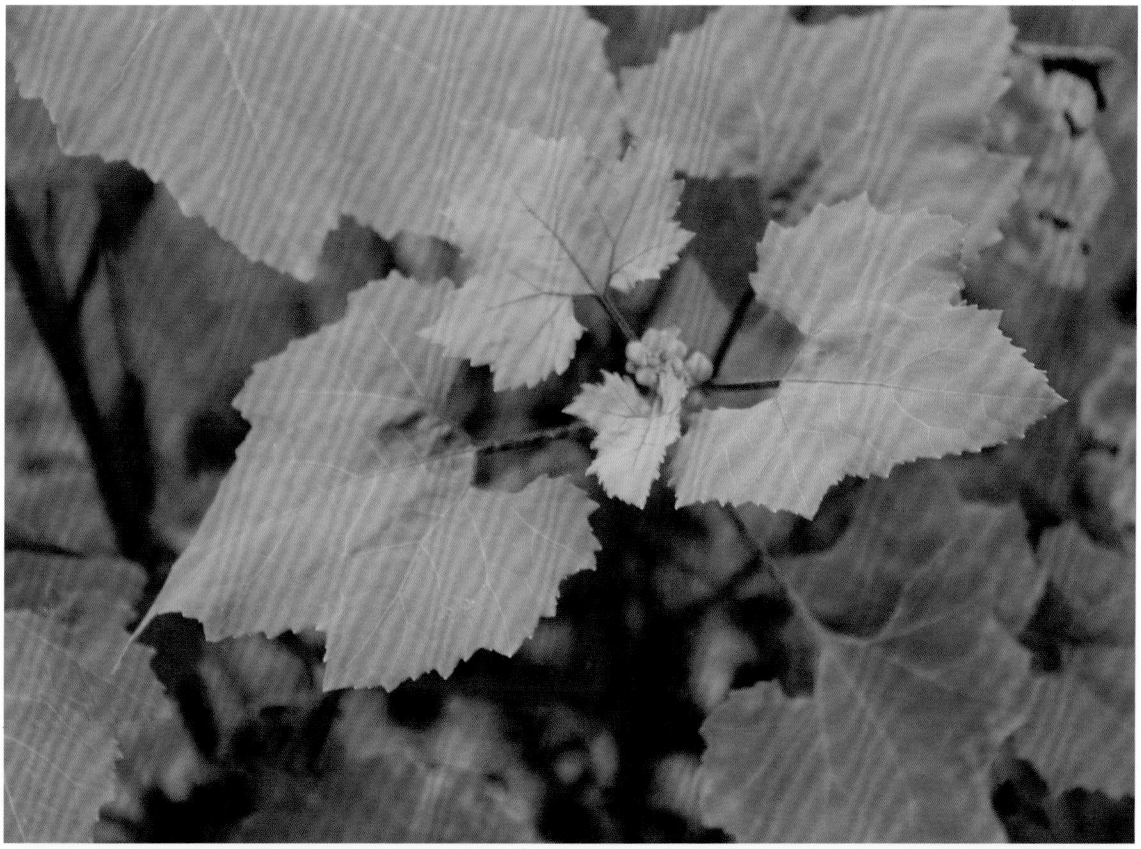

苍耳

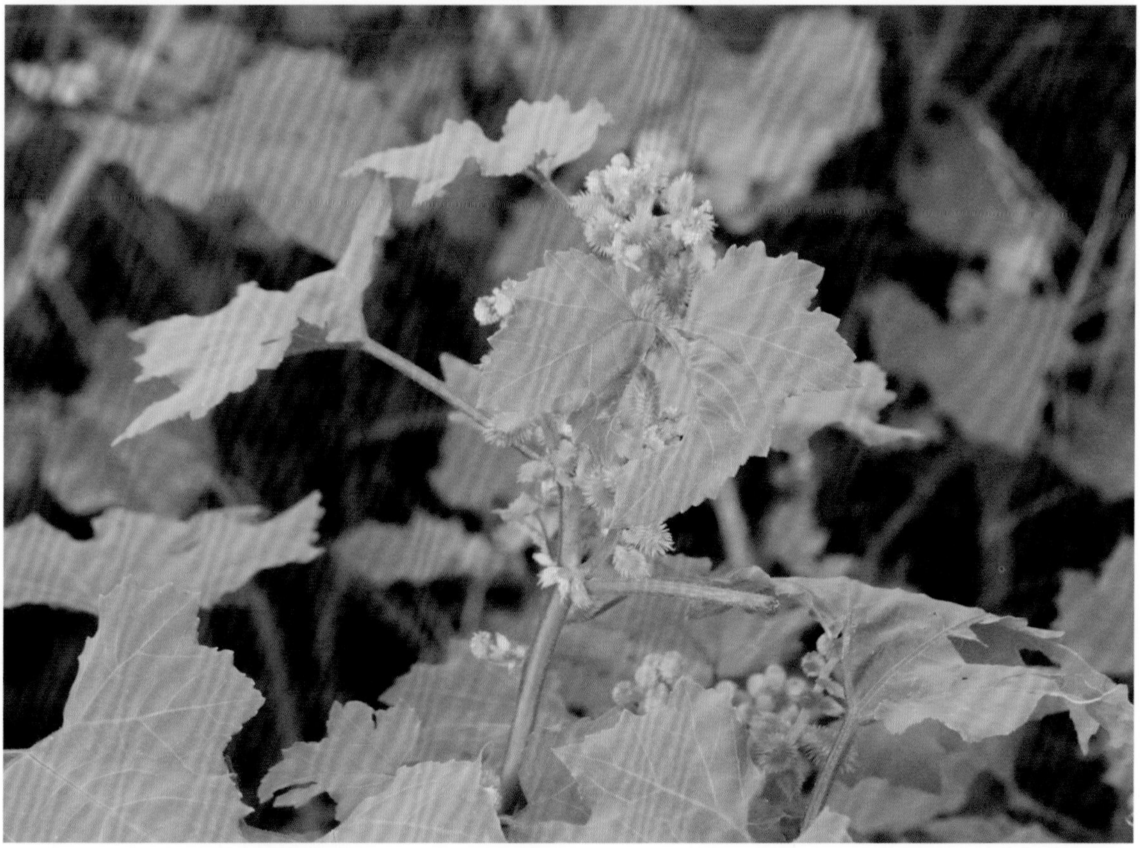

苍耳

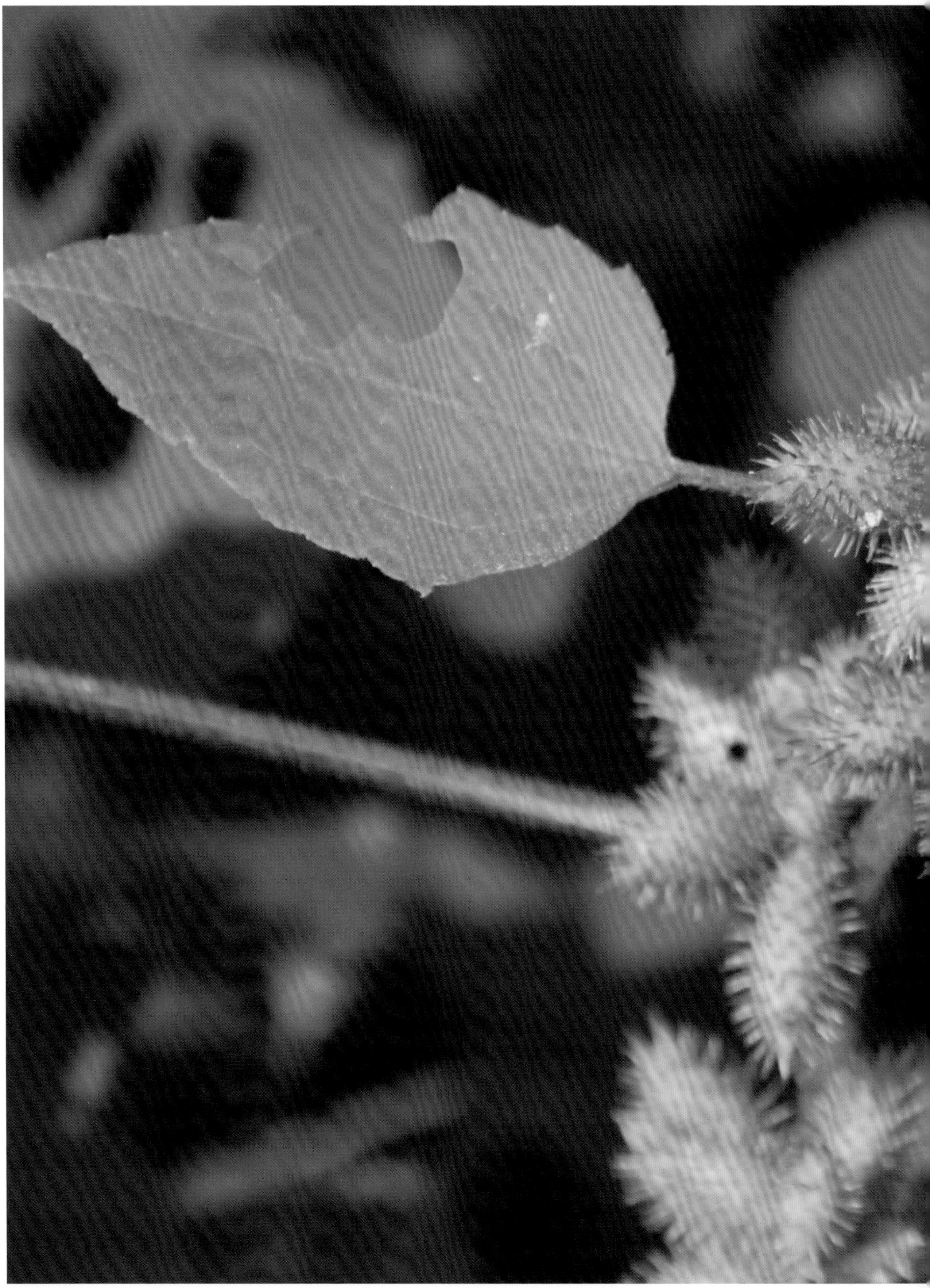

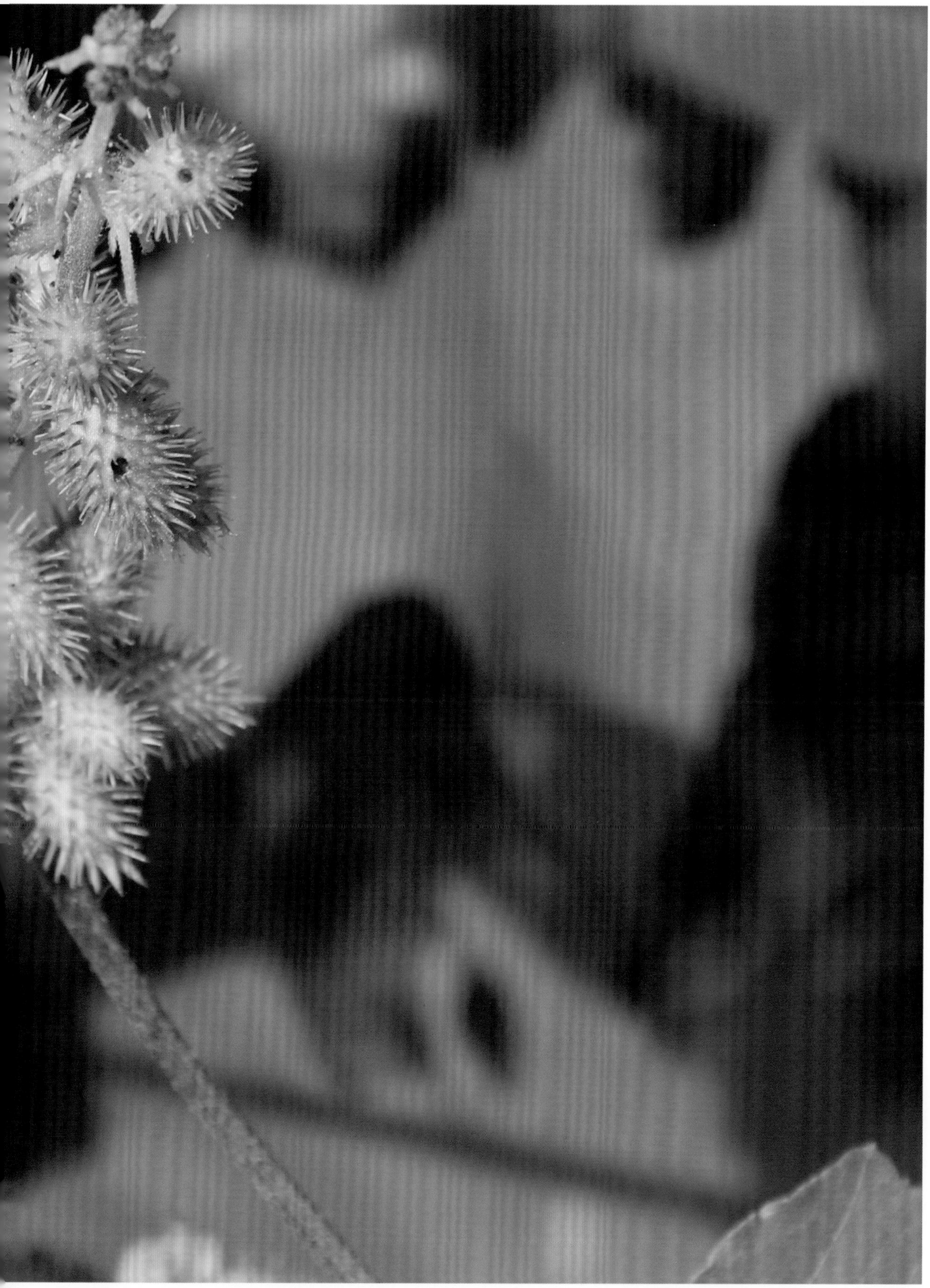

苍耳

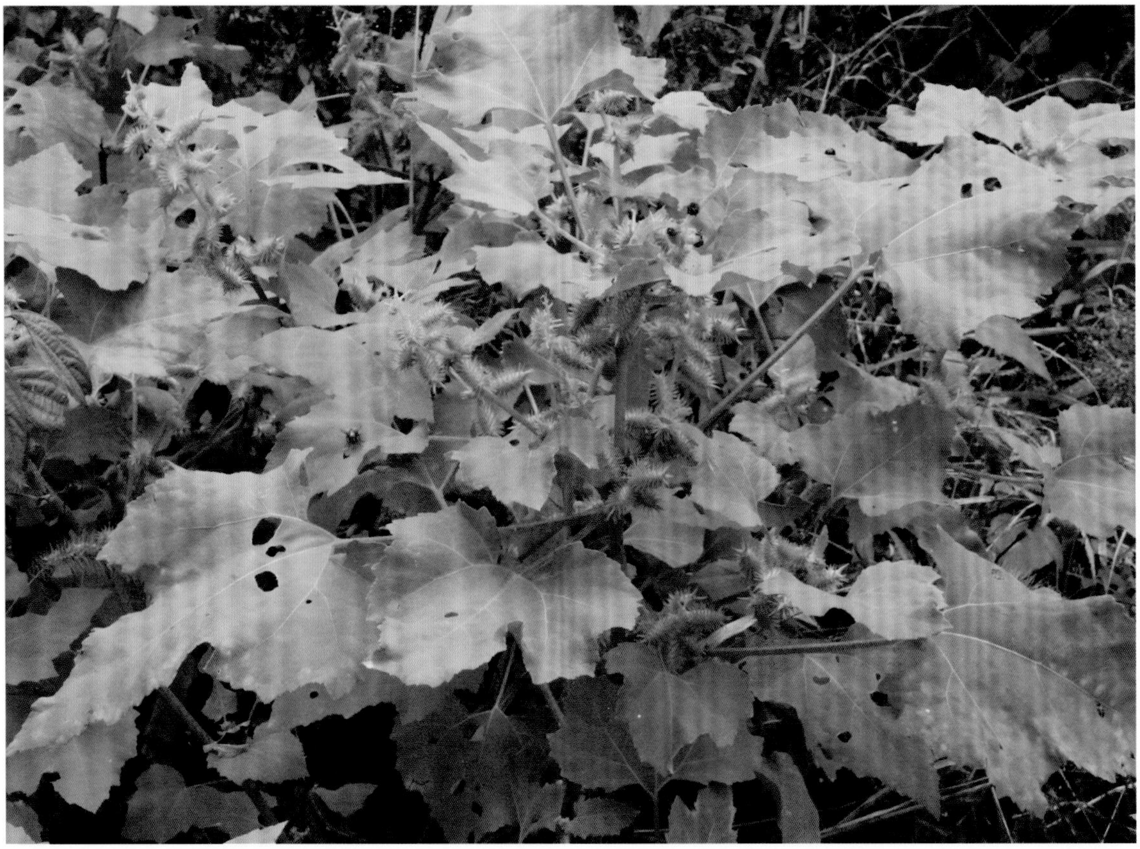

苍耳

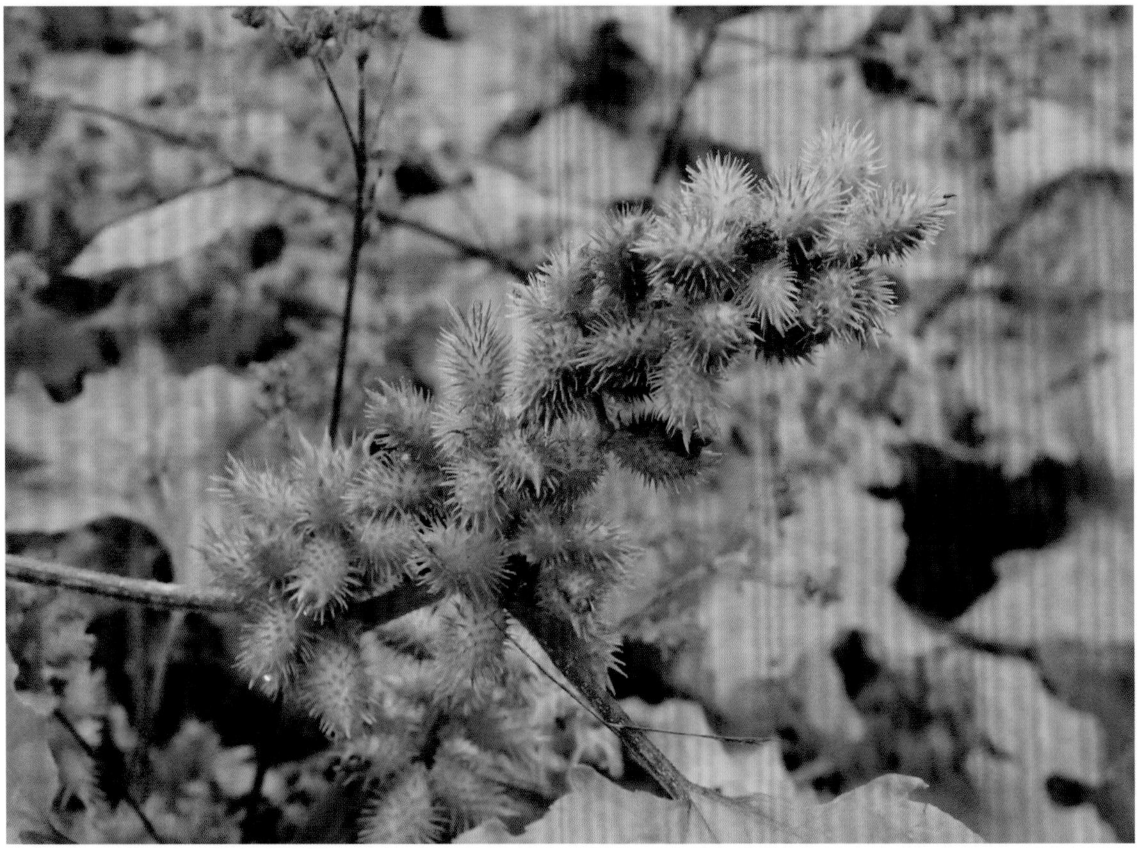

苍耳

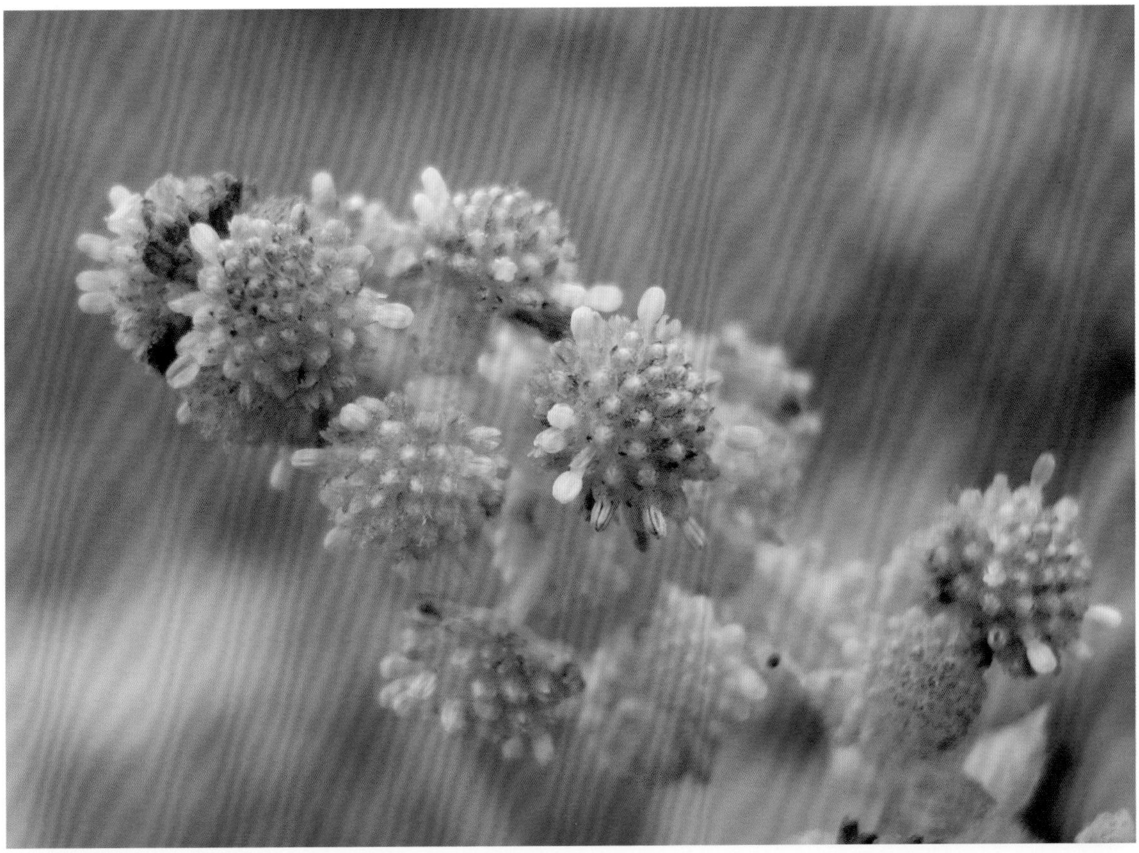

苍耳

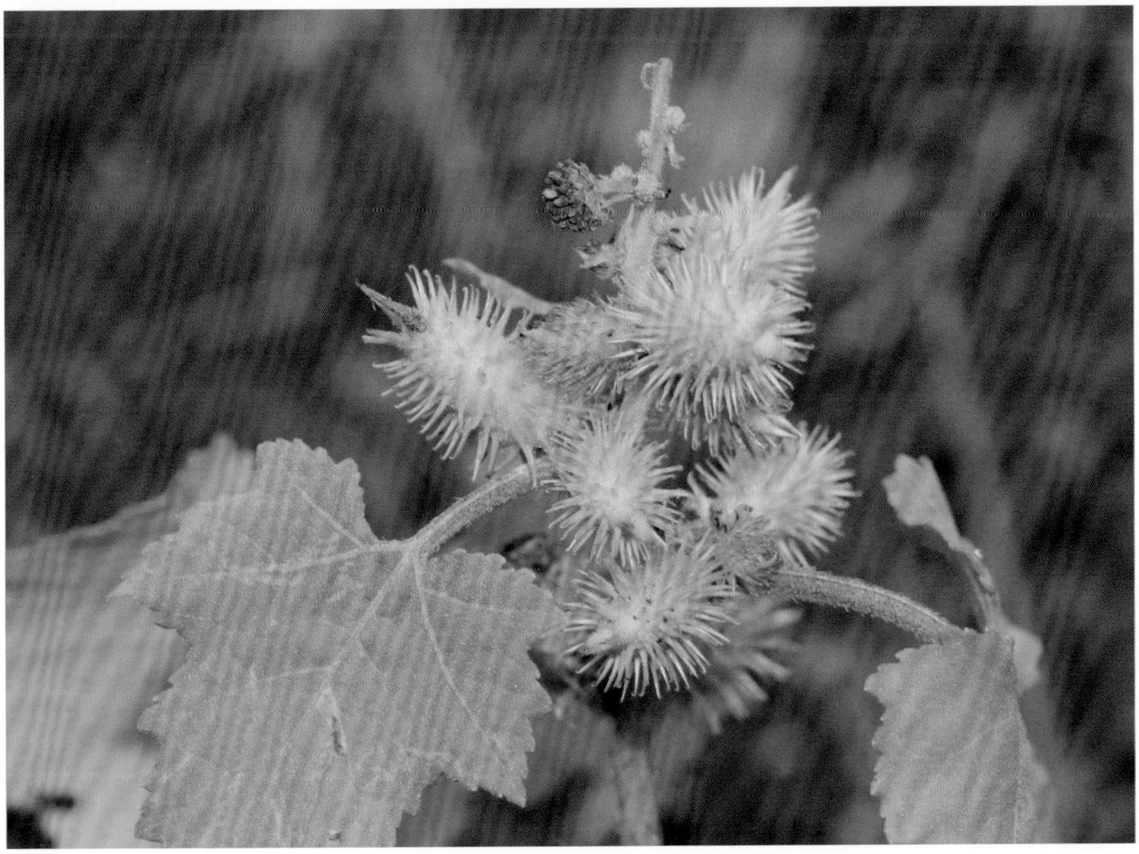

苍耳

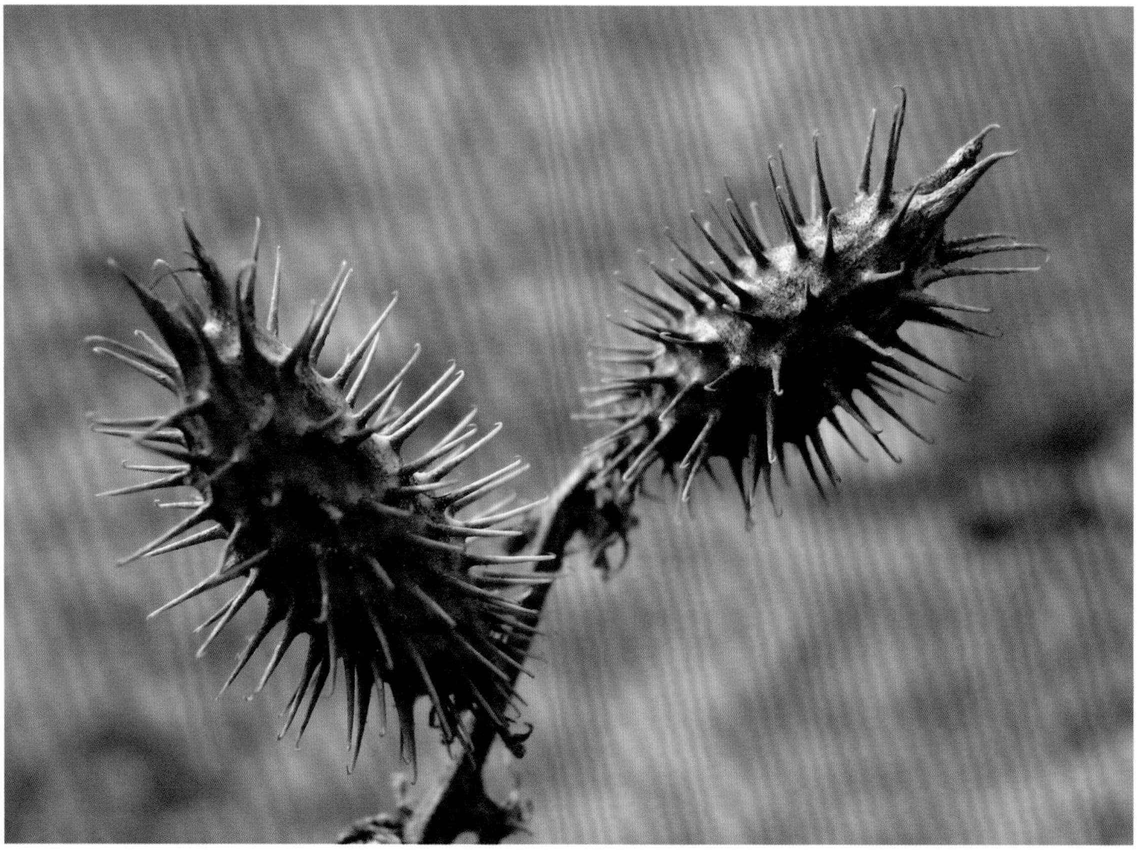

苍耳

药材鉴别

本品呈纺锤形或卵圆形，长 1 ~ 1.5 cm，直径 0.4 ~ 0.7 cm。表面黄棕色或黄绿色，全体有钩刺，顶端有 2 枚较粗的刺，分离或相连，基部有果梗痕。质硬而韧，横切面中央有纵隔膜，2 室，各有 1 枚瘦果。瘦果略呈纺锤形，一面较平坦，顶端具 1 突起的花柱基，果皮薄，灰黑色，具纵纹。种皮膜质，浅灰色，子叶 2，有油性。气微，味微苦。

功效主治

散风除湿，通鼻窍，祛风湿。主治风寒头痛，鼻渊流涕，鼻鼽，风疹瘙痒，湿痹拘挛。

用法用量

内服：3 ~ 10 g，煎服；或入丸、散服。

民族药方

1. 慢性鼻炎、鼻窦炎 苍耳子散：苍耳子 20 g，辛夷、白芷各 15 g，薄荷 7.5 g，葱白 3 根，茶叶一撮。水煎服，每日 2 次。

2. 疟疾 鲜苍耳 150 g。洗净捣烂，加水煎 15 分钟去渣，打鸡蛋 2 ~ 3 个于药液中，煮成溏心蛋（蛋黄未全熟），于发作前吃蛋，一次未愈，可继续服用。

3. 流行性腮腺炎 苍耳子、马蓝、金银花、板蓝根各 25 g，防风、薄荷各 10 g。水煎服，每日 1 剂，分 2 次服。

4. 牙痛 苍耳子 6 g。焙焦去壳，研成细末，与鸡蛋一枚和匀，不放油盐，炒熟食之，每日 1 剂，连服 3 剂。

5. 神经性皮炎 苍耳子 15 ~ 24 g，防风 9 ~ 12 g，乌梢蛇、当归、白芍、白蒺藜各 9 ~ 15 g，牡丹皮 9 g。温水浸泡 1 小时，文火煮沸后再煎 30 分钟，连煎 2 ~ 3 次，取汁 350 ~ 400 ml，分 3 次口服，每日 1 剂。

6. 痢疾 鲜苍耳子 90 g。洗净捣烂，加水煎 15 分钟去渣，打入鸡蛋 2 ~ 3 枚于药液中煮熟。于痢疾发作前将蛋与药液 1 次服下。如 1 次未愈，可按上法再服，连用 2 ~ 3 日。

7. 面神经炎（面瘫） 苍耳子 6 ~ 12 g，辛夷 9 ~ 12 g，薄荷 3 ~ 15 g。水煎服，每日 1 剂。

8. 带状疱疹 苍耳子（土炒黄研末）30 g，冰片 2 g，香油适量。调成糊状抹患处，每日 2 次。

使用注意

血虚头痛者不宜服用。过量服用易致中毒。

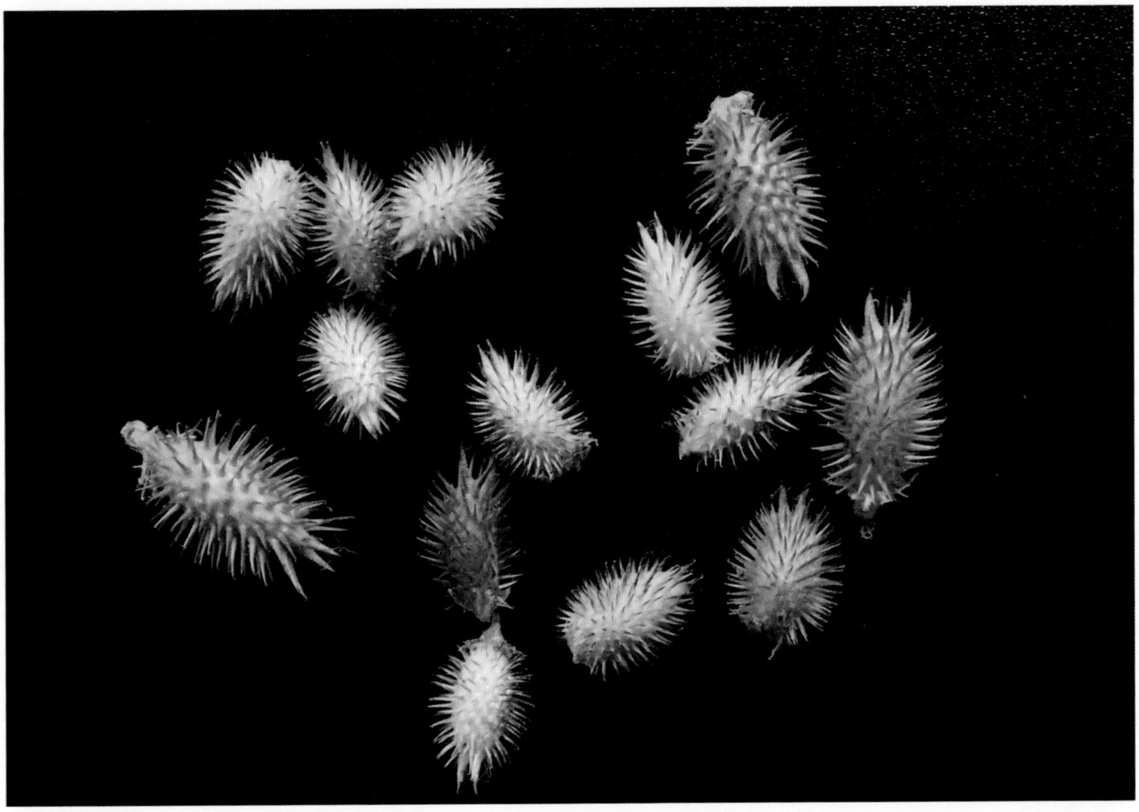

苍耳子药材

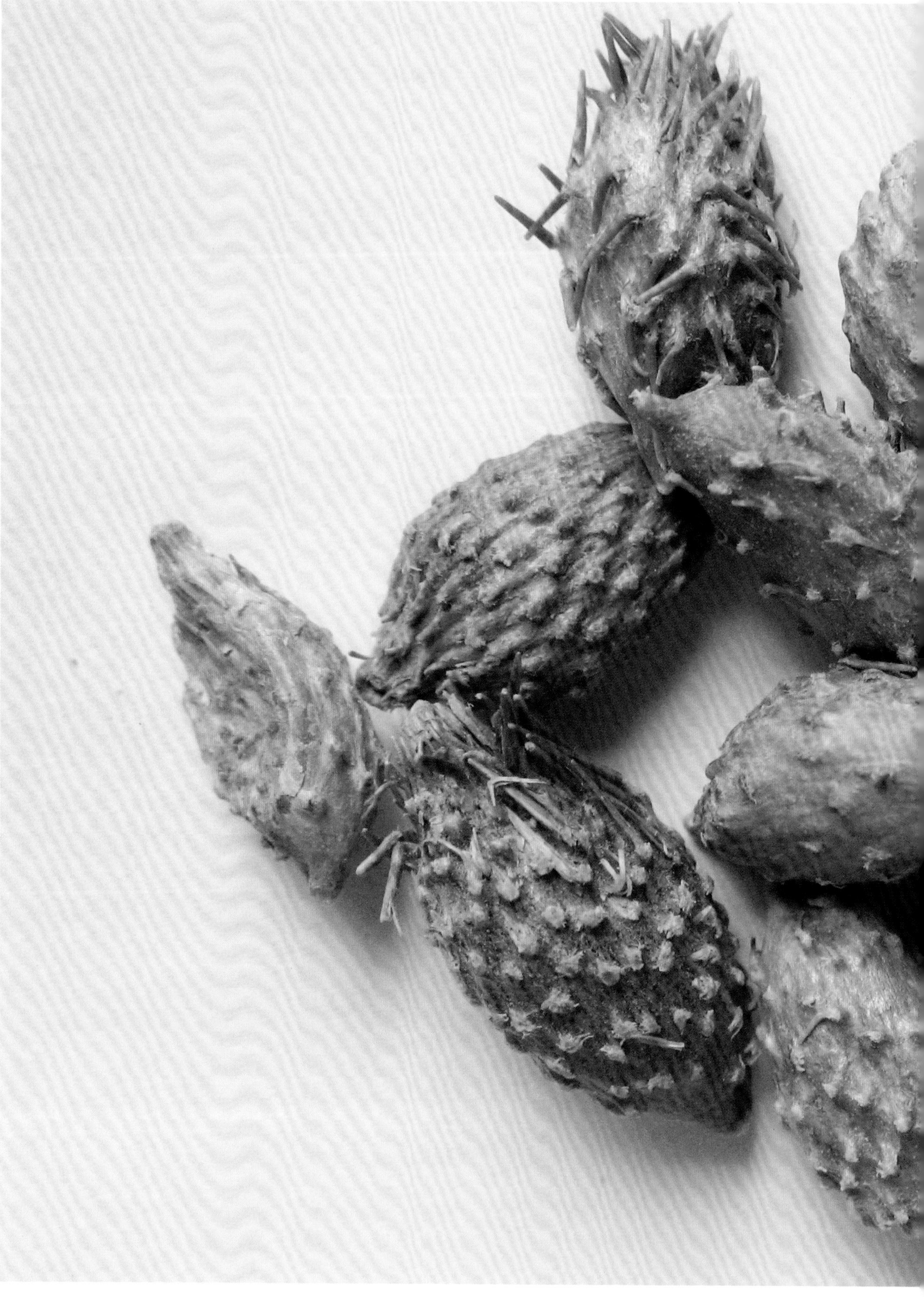

苍耳子

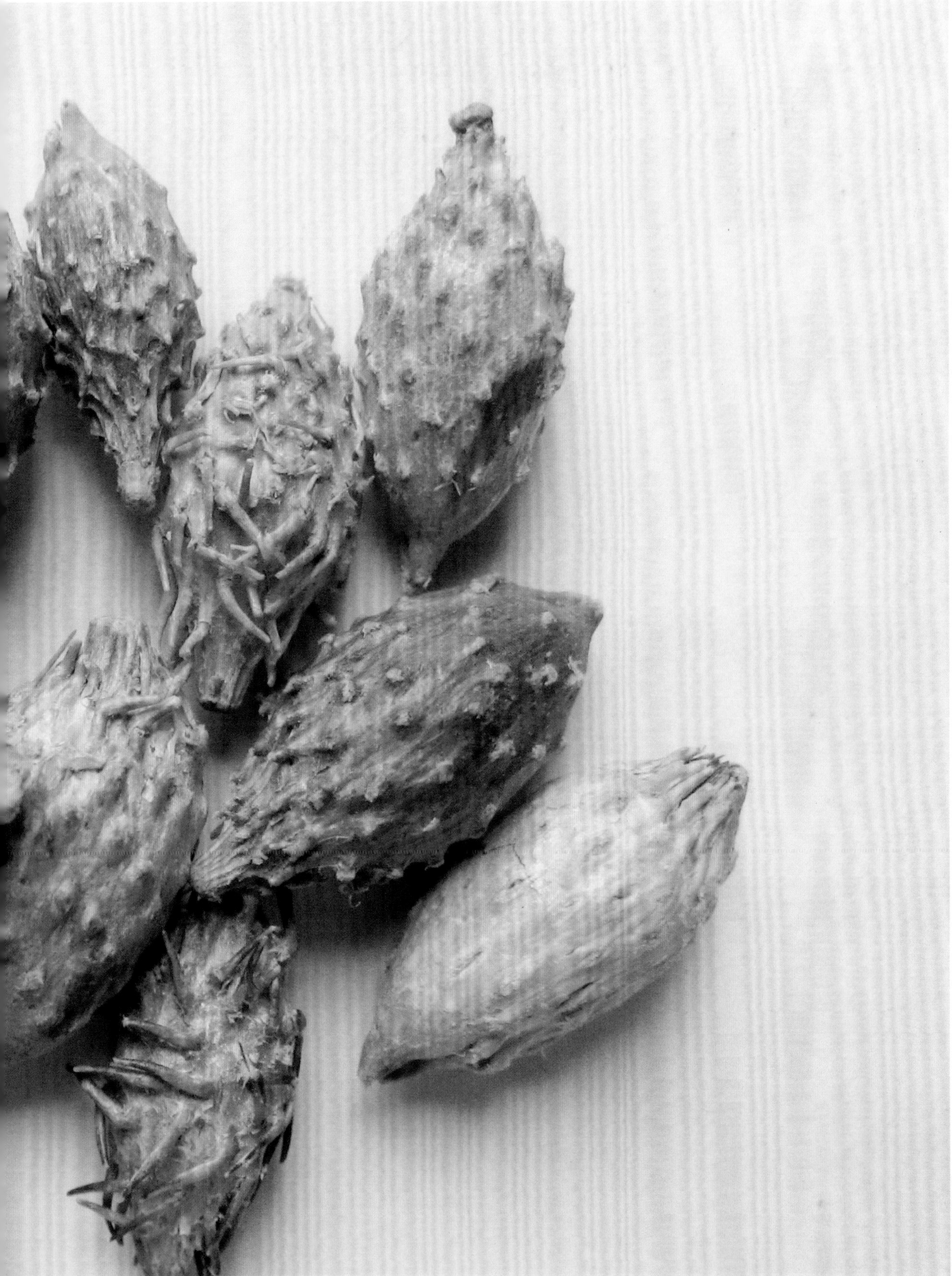

苍耳子饮片

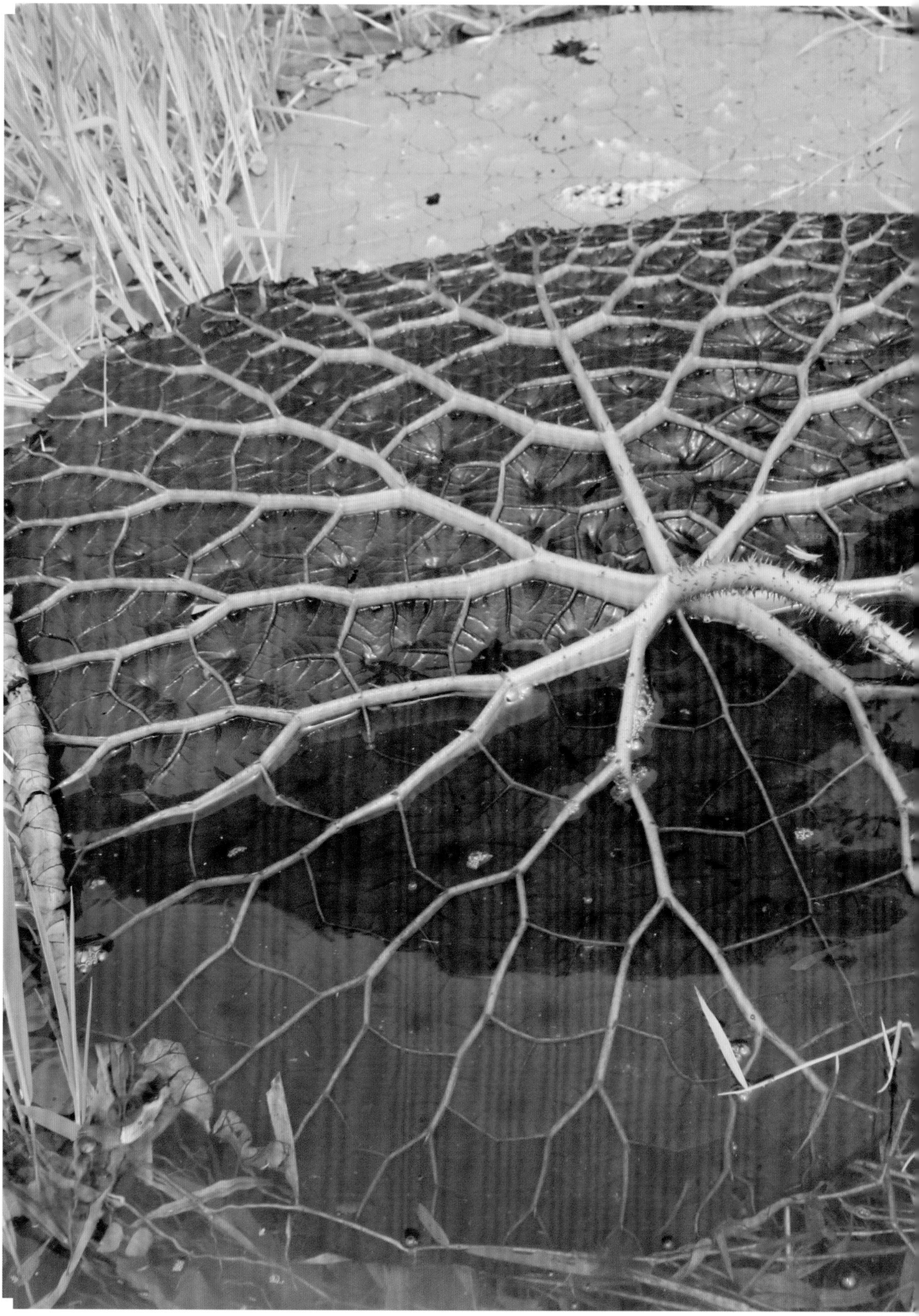

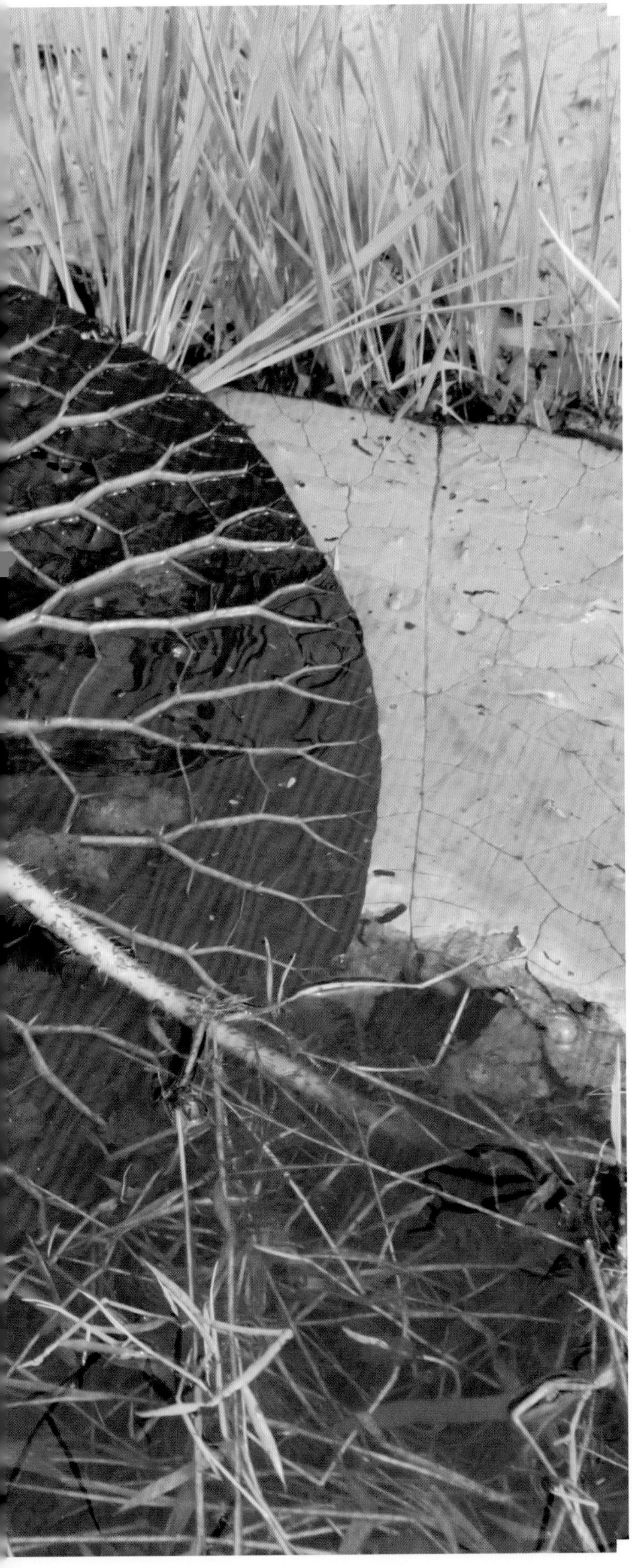

芡实

【壮药名】欠喜。

【别　名】鸿头、卯菱、雁头、乌头、水流黄、鸡头实、水鸡头、雁喙实。

【来　源】本品为睡莲科植物芡 *Euryale ferox* Salisb. 的成熟种仁。

【性味归经】甘、涩，平。归脾、肾经。

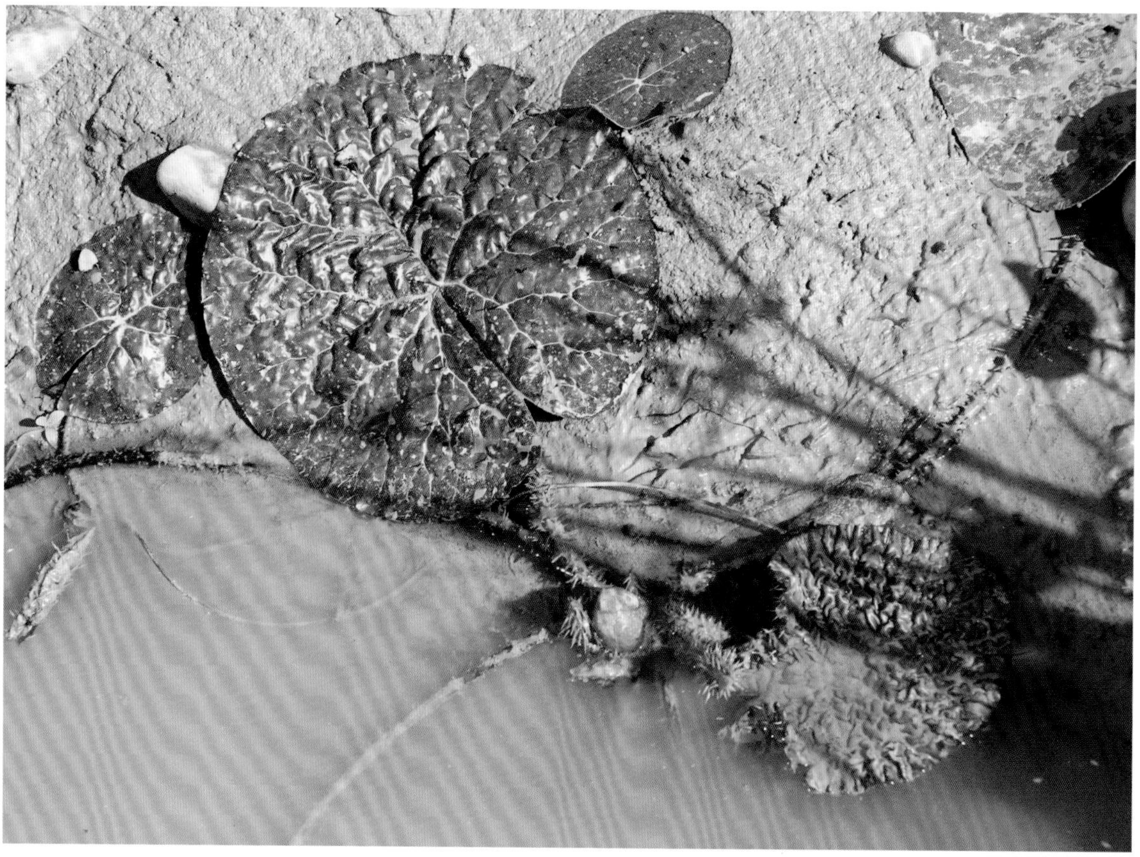

芡实

识别特征

一年生水生草本，具白色须根及不明显的茎。初生叶沉水，箭形；后生叶浮于水面，叶柄长，圆柱形中空，表面生多数刺，叶片椭圆状肾形或圆状盾形，直径 65 ~ 130 cm，表面深绿色，有蜡被，具多数隆起，叶脉分歧点有尖刺，背面深紫色，叶脉凸起，有绒毛。花单生；花梗粗长，多刺，伸出水面；萼片 4，直立，披针形，肉质，外面绿色，有刺，内面带紫色；花瓣多数，分 3 轮排列，带紫色；雄蕊多数；子房半下位，8 室，无花柱，柱头红色。浆果球形，海绵质，乌紫红色，外被皮刺，上有宿存萼片。种子球形，黑色，坚硬，具假种皮。花期 6—9 月，果期 7—10 月。

生境分布

生长于池沼湖泊中。分布于湖南、江西、安徽、山东等省区。

采收加工

秋末冬初采收成熟果实，除去果皮，取出种仁，再除去硬壳，晒干。捣碎生用或炒用。

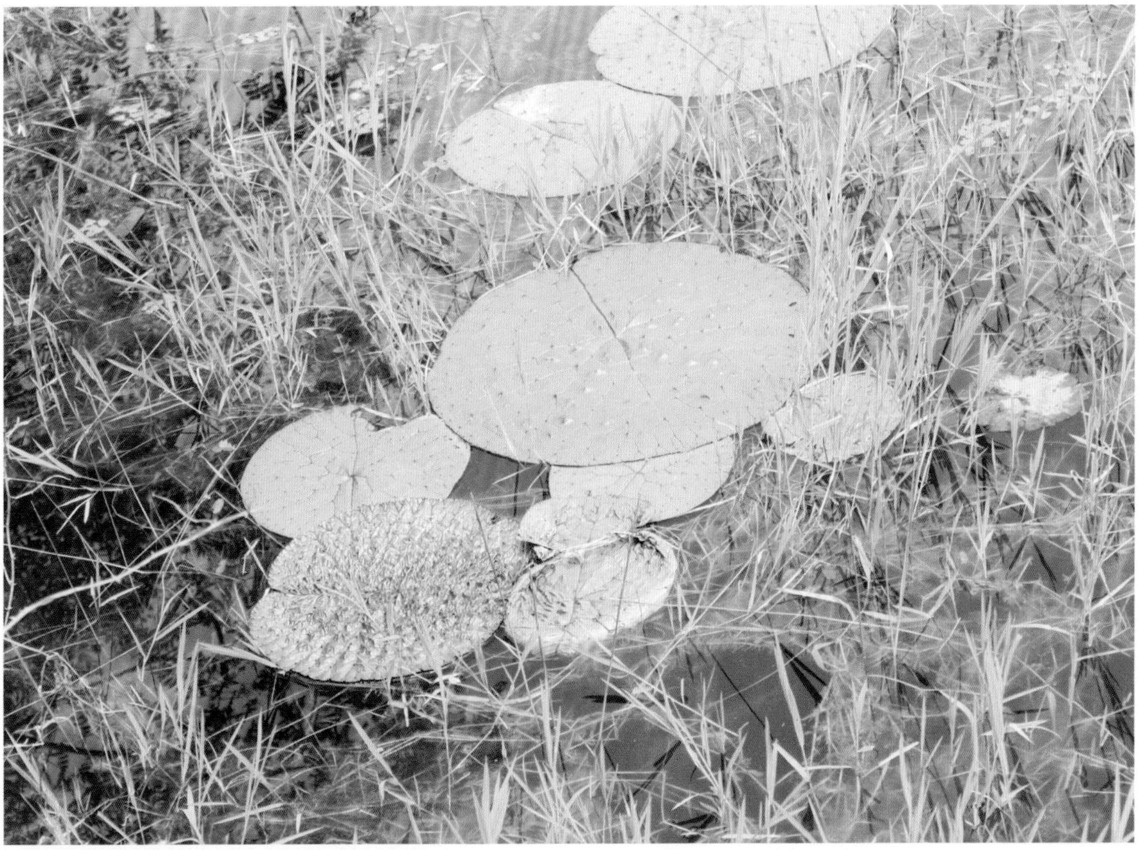

芡实

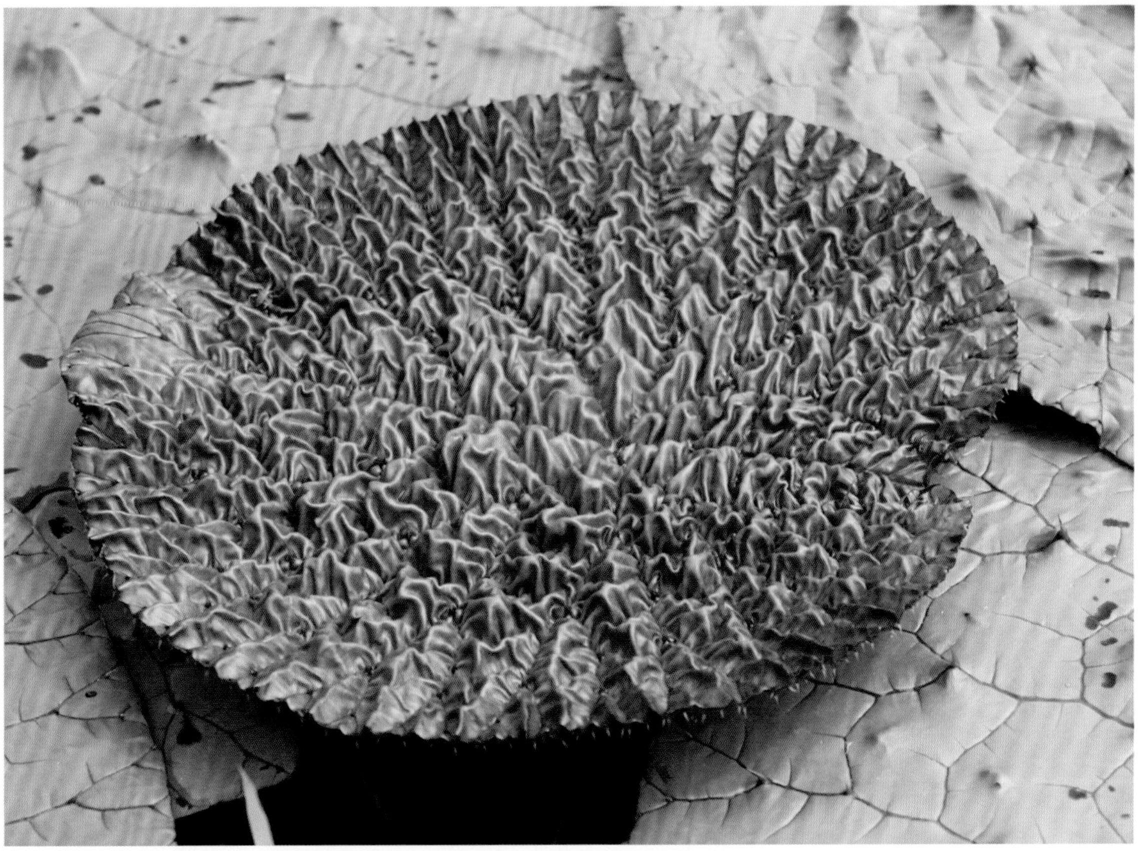

芡实

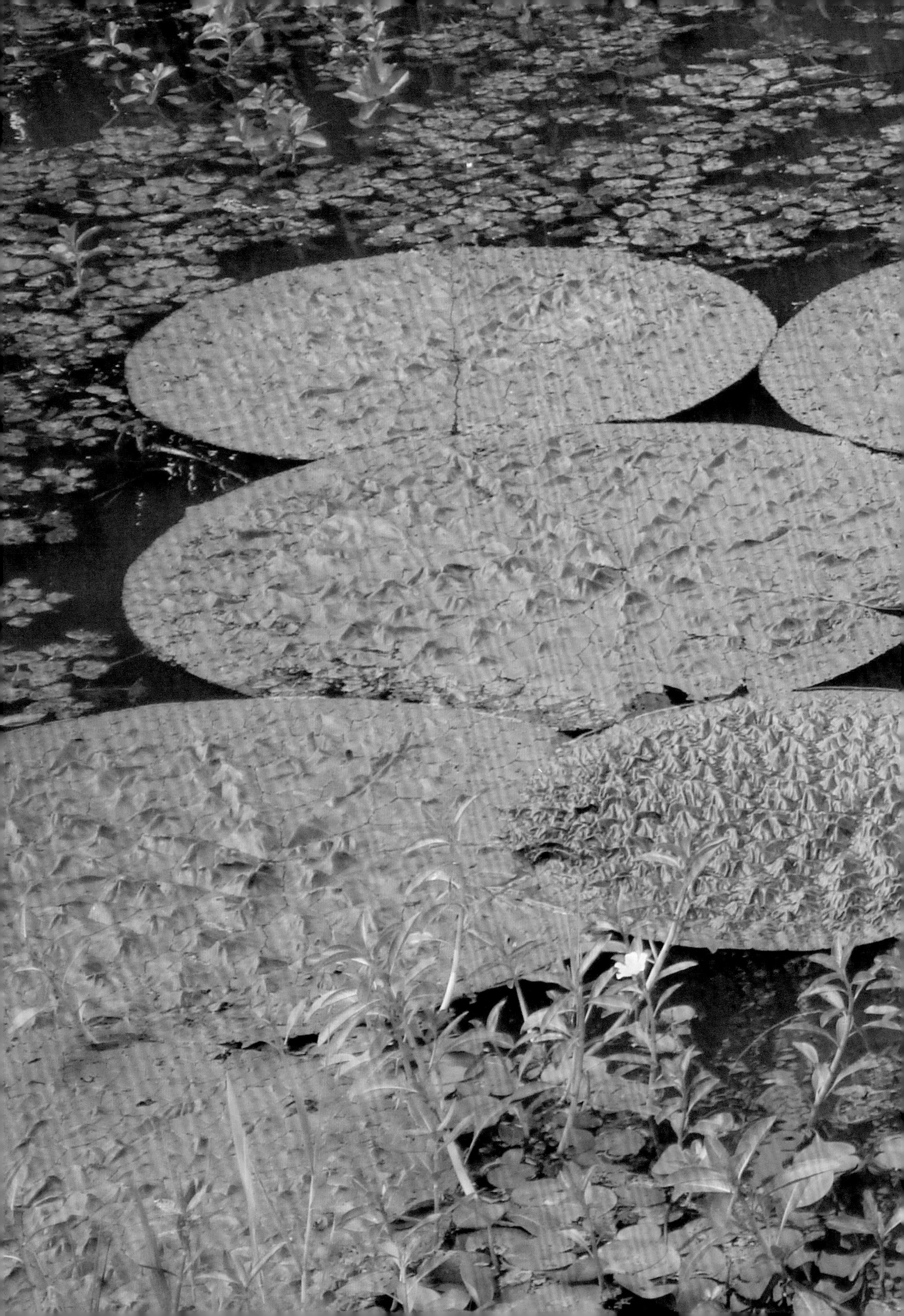

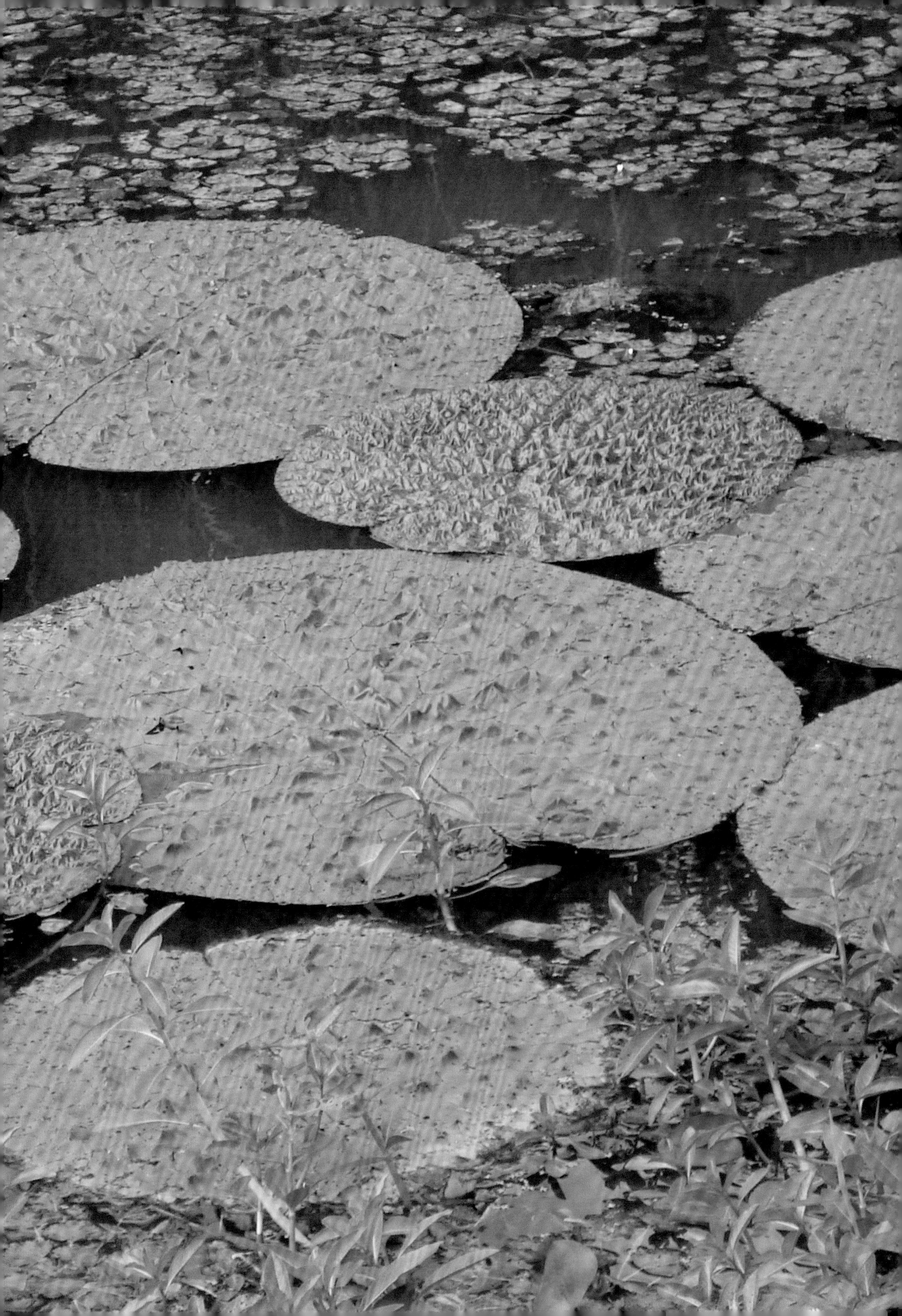

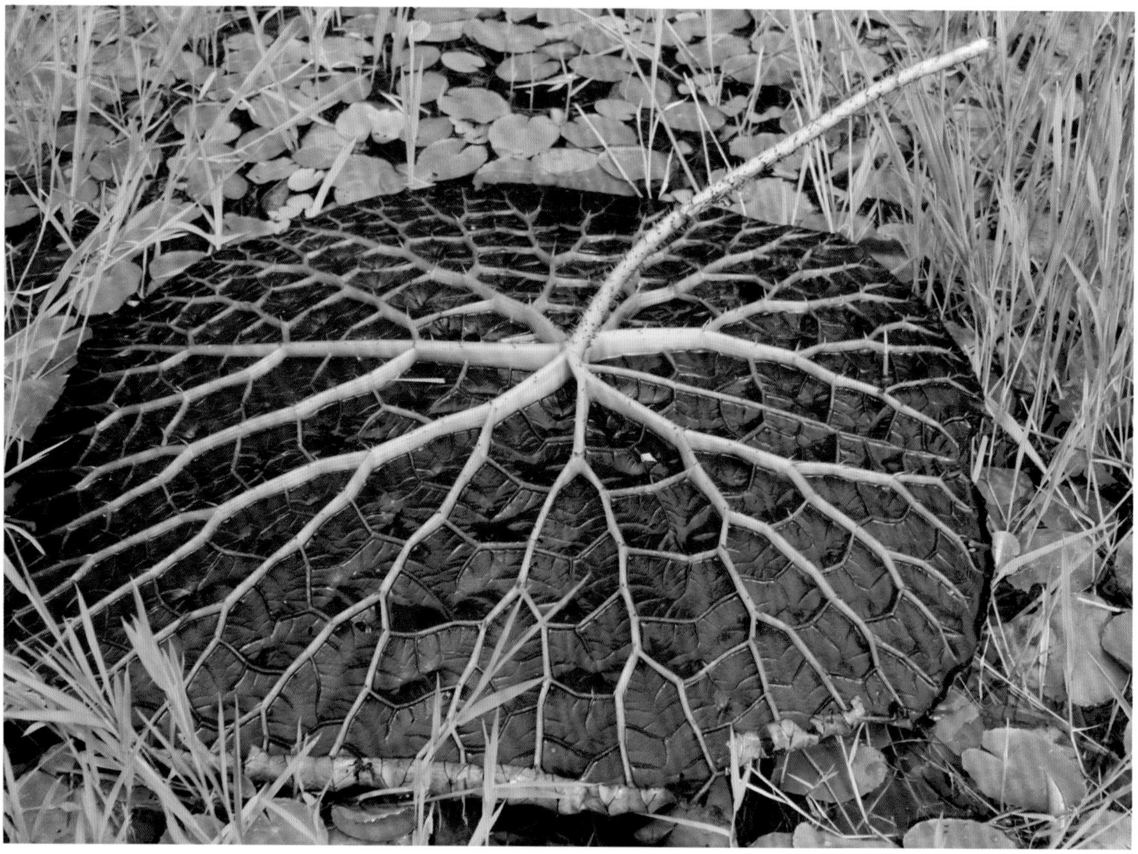

芡实

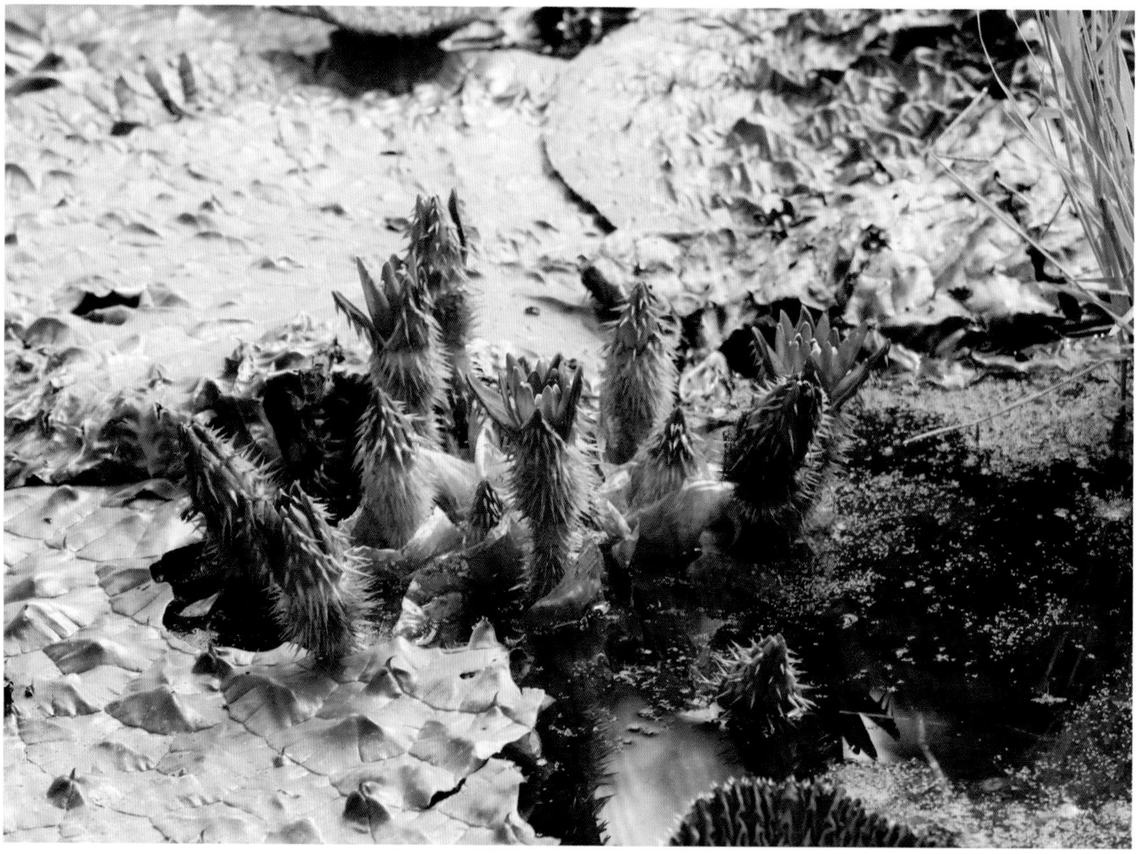

芡实

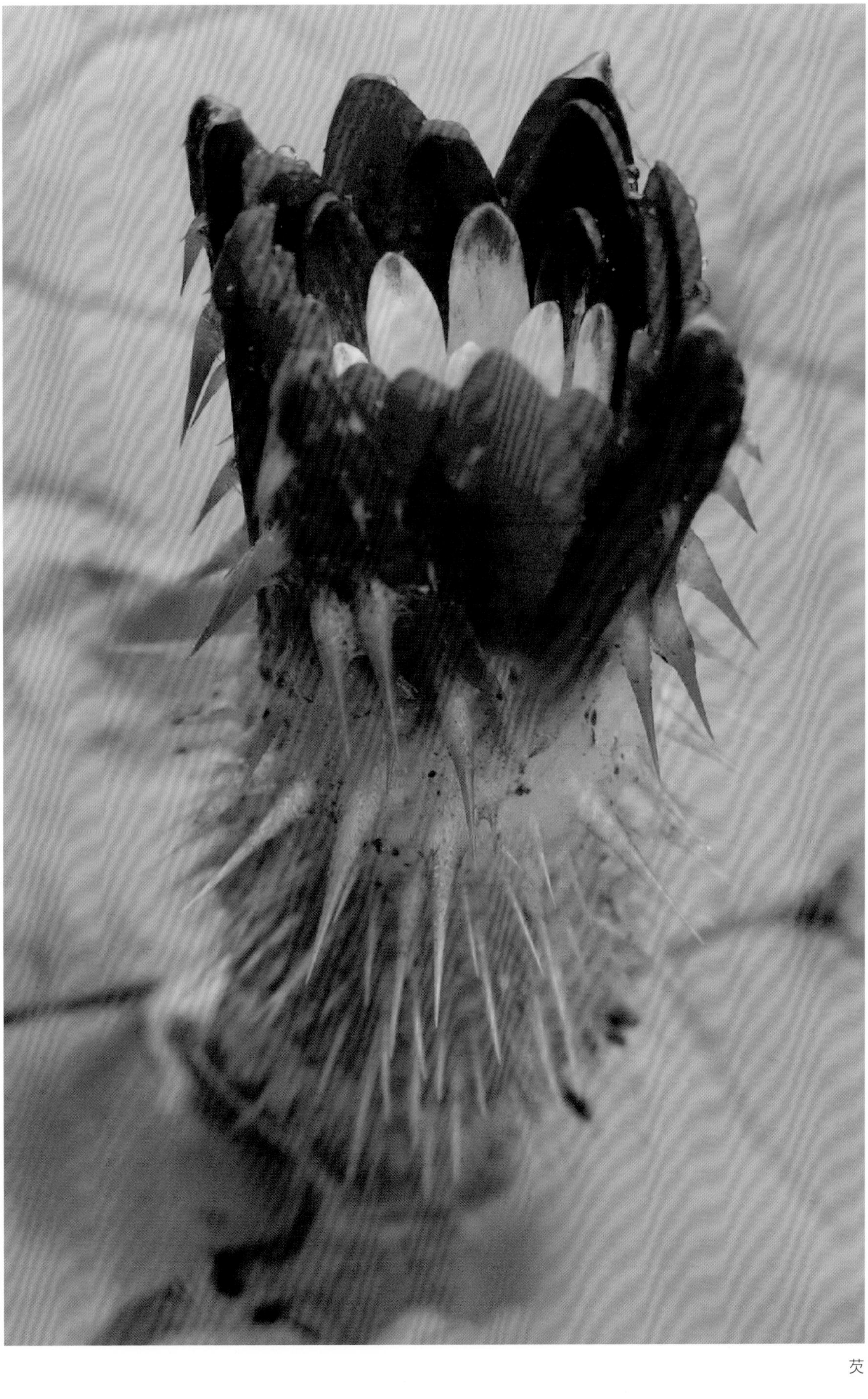

芡

药材鉴别

本品呈类球形，多为破粒，完整者直径 5 ~ 8 mm。表面有棕红色内种皮，一端黄白色，约占全体 1/3，有凹点状的种脐痕，除去内种皮显白色。质较硬，断面白色，粉性。气微，味淡。以颗粒饱满均匀、粉性足、无碎末及皮壳者为佳。

功效主治

益肾固精，补脾止泻，除湿止带。主治遗精滑精，遗尿尿频，脾虚久泻，白浊，带下。

用法用量

内服：15 ~ 30 g，煎汤；或入丸、散服，亦可适量煮粥食。

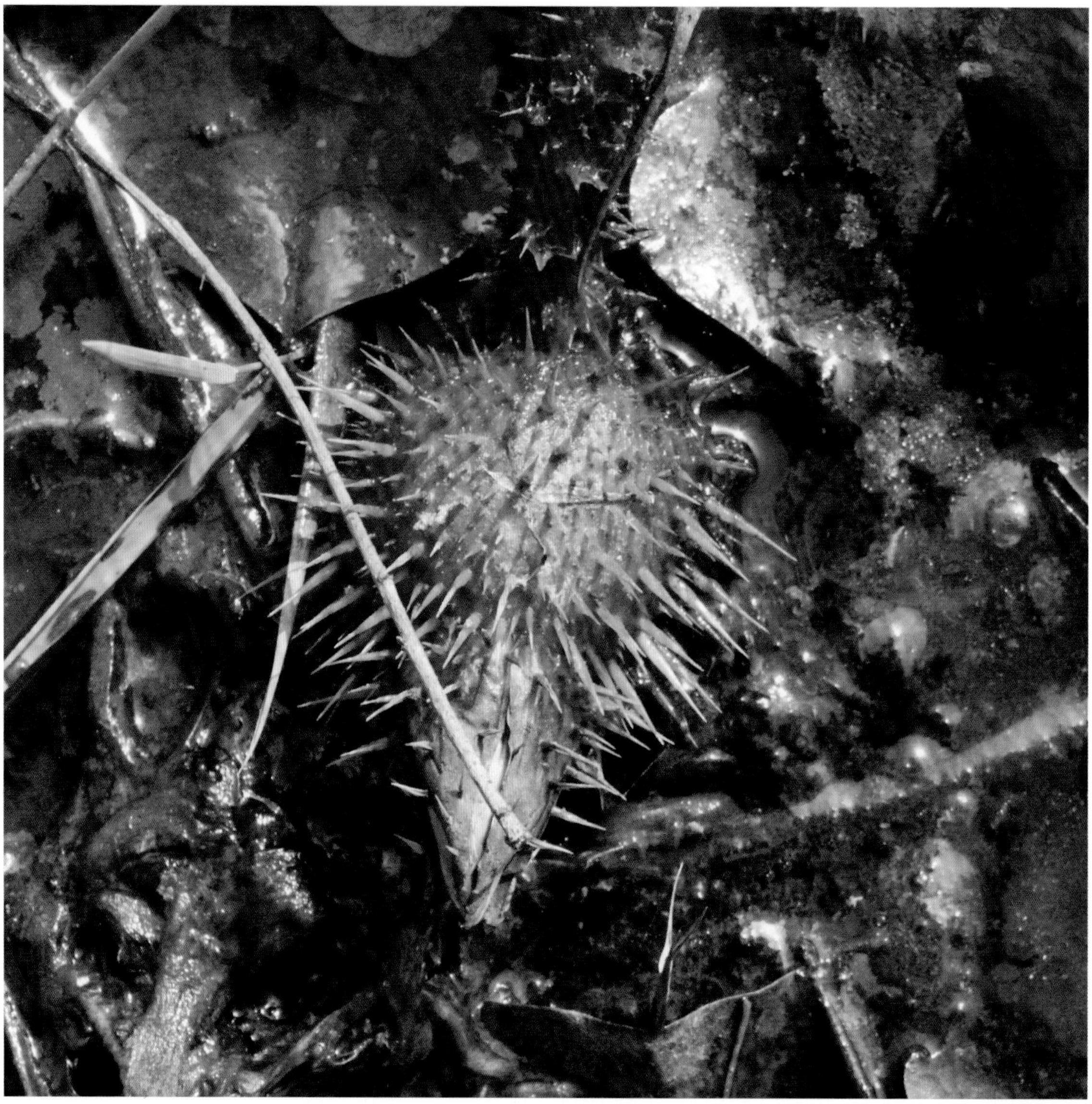

芡

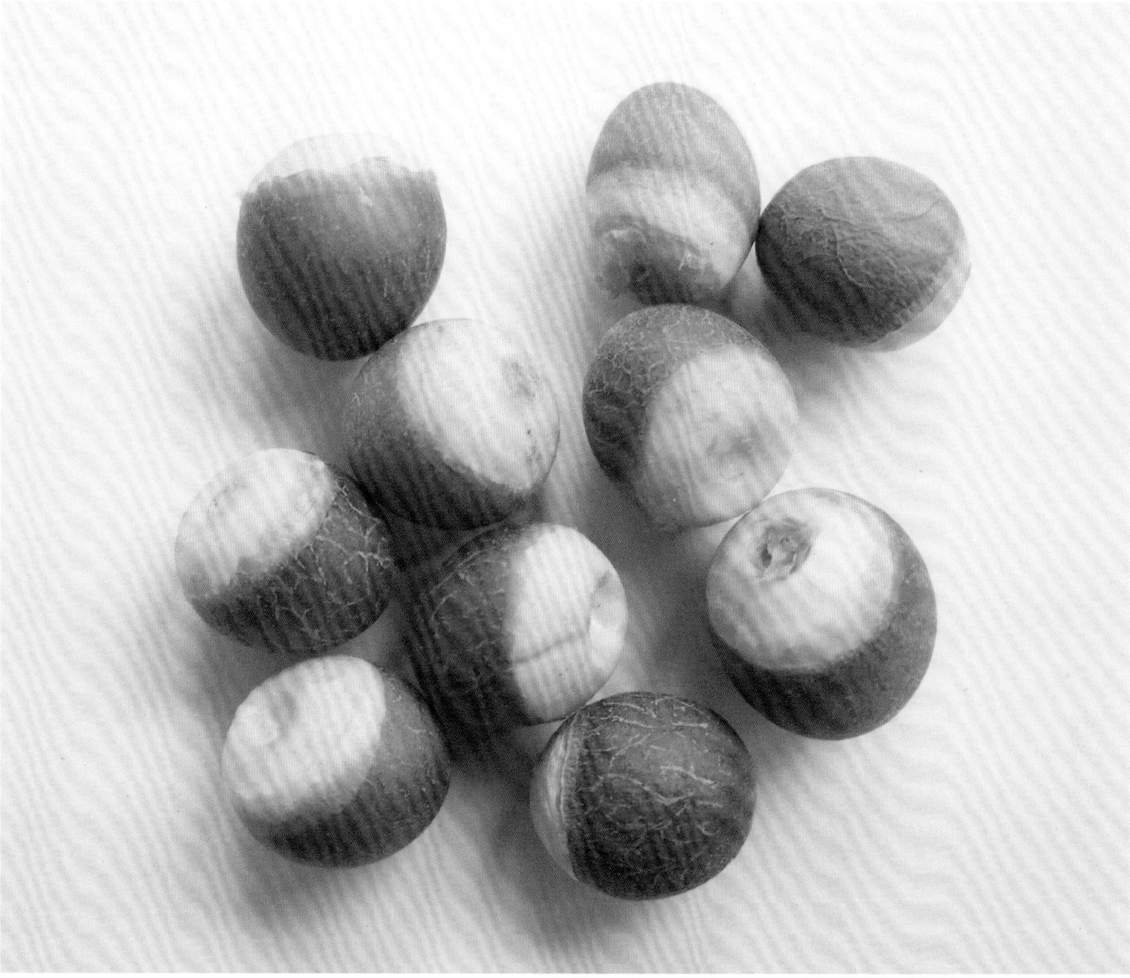

芡实药材

民族药方

1．脾虚久泻 芡实、薏苡仁各 15 g，莲子（去心）20 g，山药 18 g，白糖适量。前四味加水同煮烂后入白糖，连渣分 2 次服。

2．梦遗滑精 芡实 15 g，莲须 6 g，金樱子 30 g。水煎服，每日 2 次，每日 1 剂。

3．湿热带下 芡实 15 g，白果 6 g，车前草 5 g，筋骨草 10 g。水煎服，每日 1 剂。

4．慢性肾小球肾炎蛋白尿 芡实、糯米各 30 g，白果 10 枚。共煮粥吃，每日 1 次，10 日为 1 个疗程，间歇服 2 ~ 4 个疗程。

5．老年人脾虚便溏或大便溏泄不止 芡实、莲子各 50 g，白糖少许。同煮成粥食用，每日 1 剂。

使用注意

小便不利者慎服。

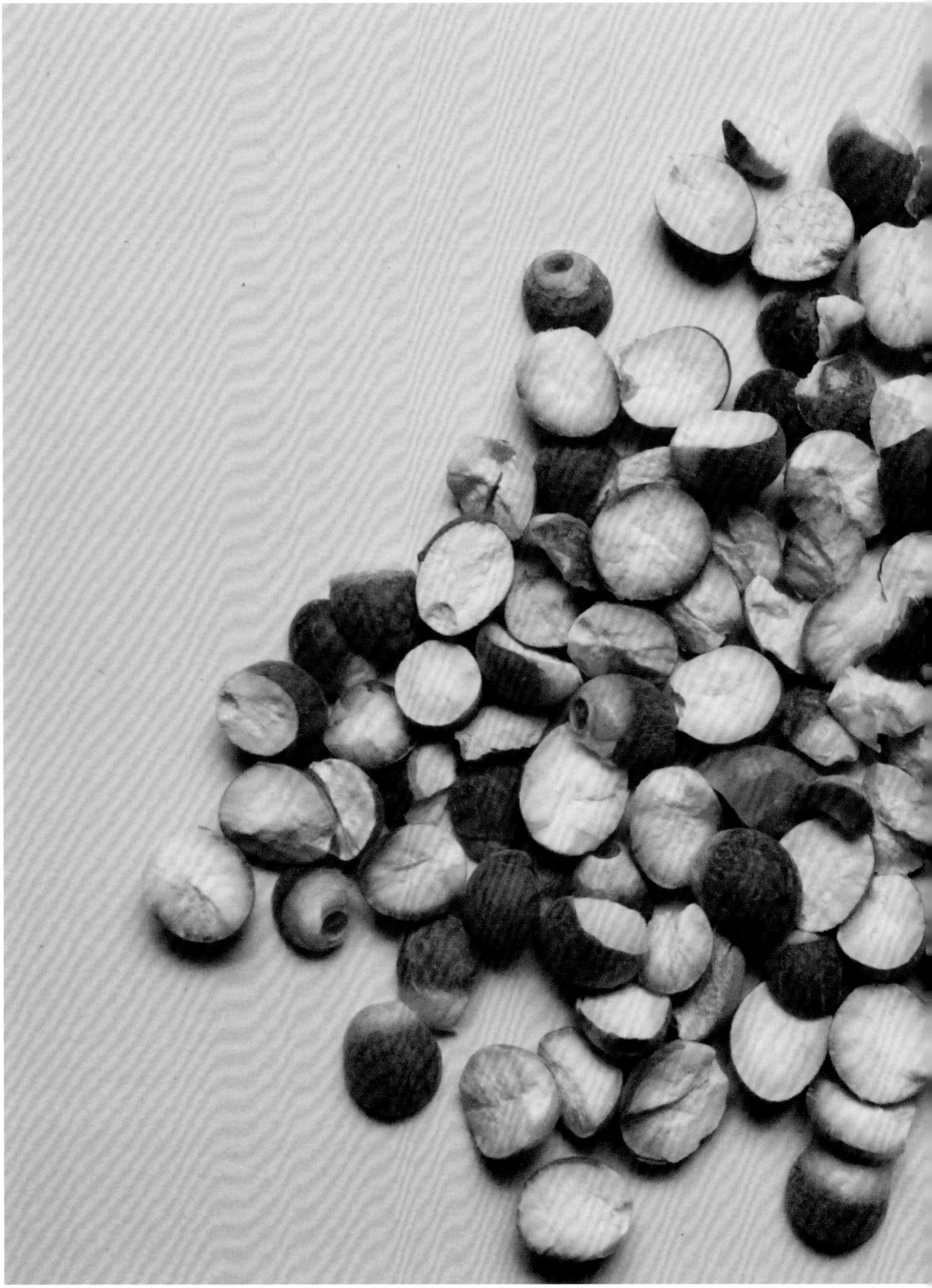

芡实

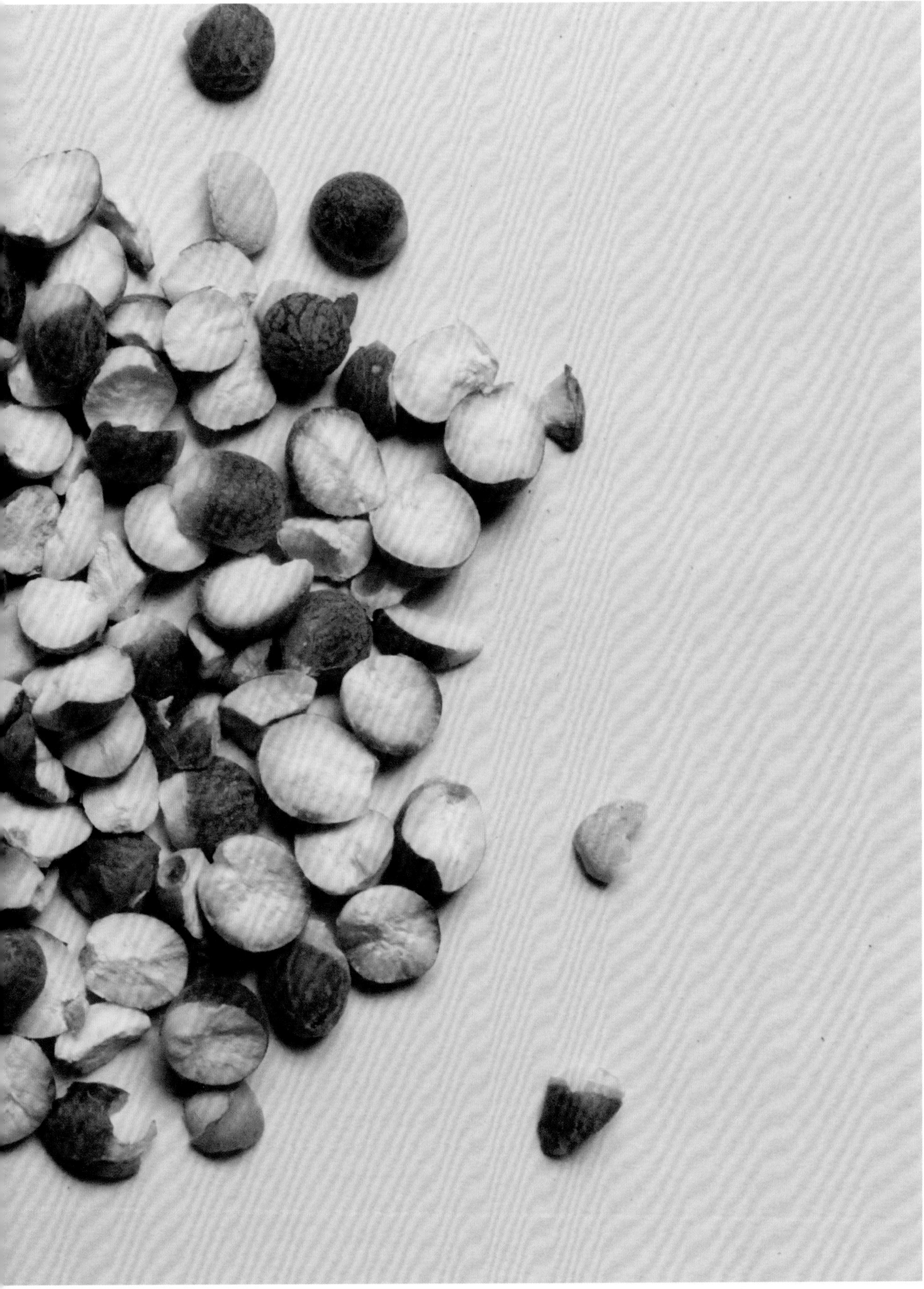

芡实饮片

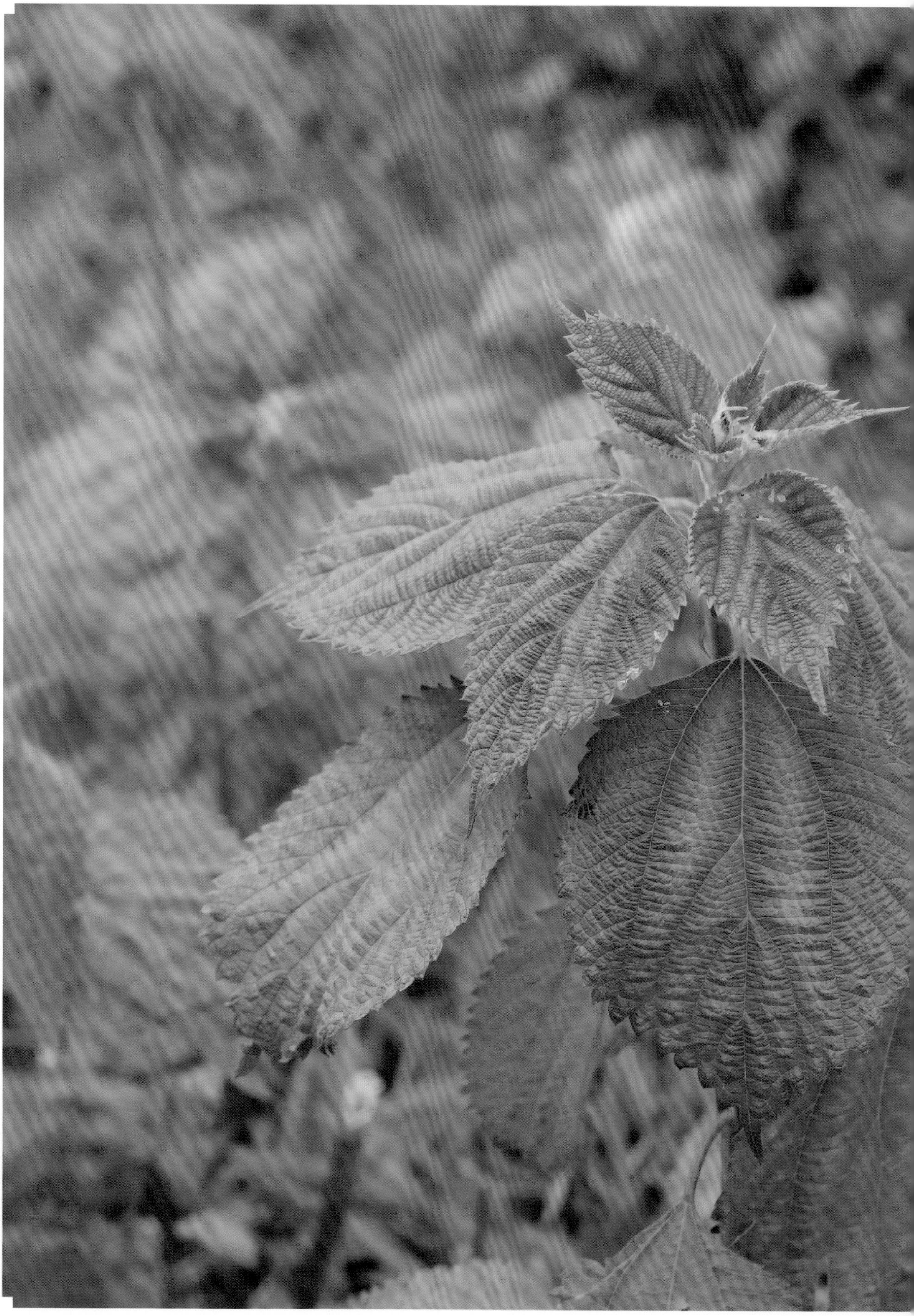

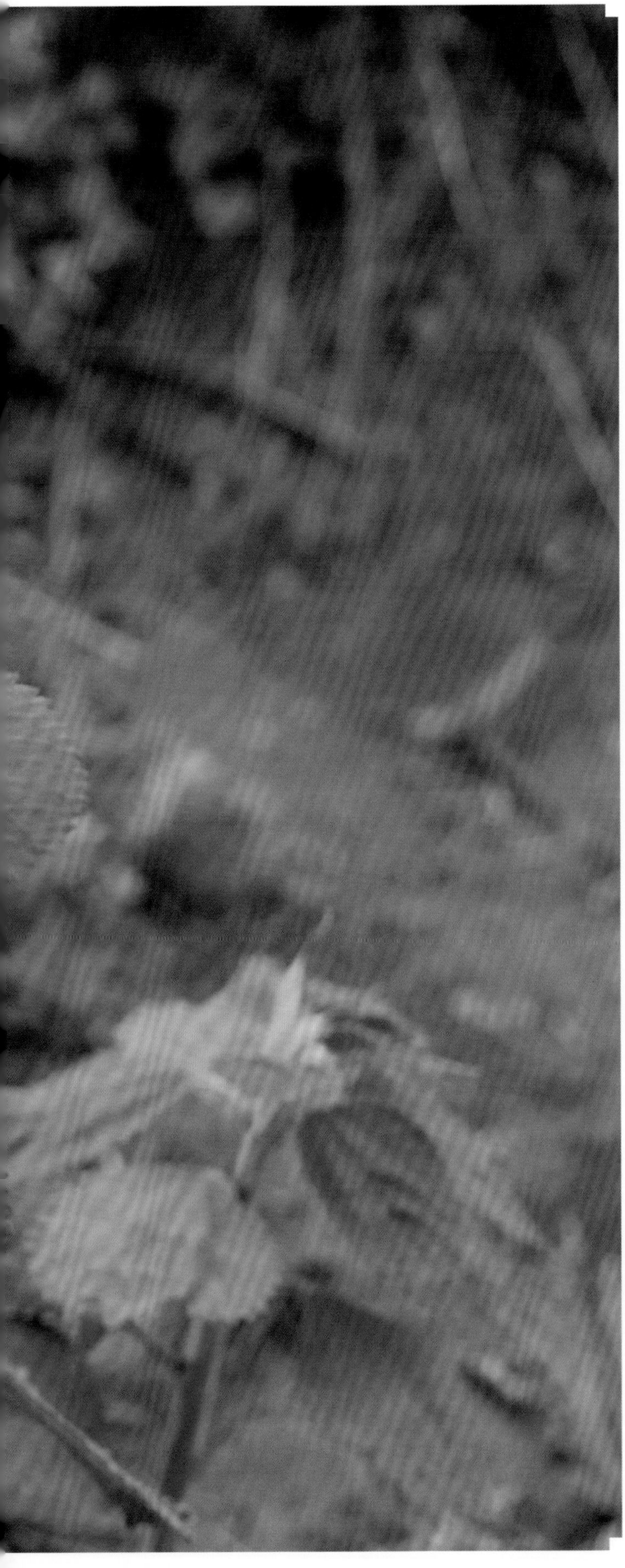

苎麻

【壮药名】棵斑。

【别　名】天青地白草、川绵葱、野苎麻、天名精、白苎麻、山麻。

【来　源】本品为荨麻科植物苎麻 *Boehmeria nivea*（L.）Gaudich. 的根和叶。

【性味归经】味甘，性凉。归心、肝经。

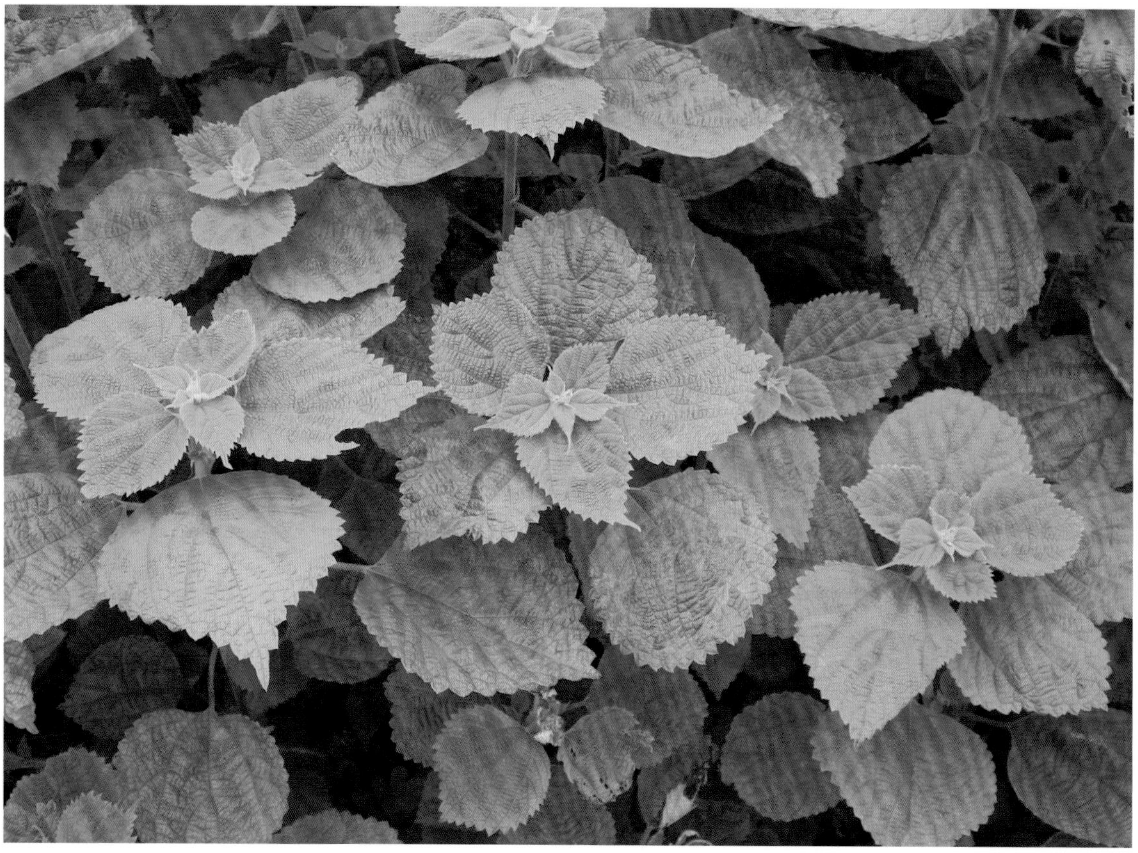

苎麻

识别特征

多年生草本，高达 2 m。茎直立，分枝，有柔毛。单叶互生，阔卵形或卵圆形，长 7 ~ 15 cm，宽 6 ~ 14 cm，先端渐尖，边缘有粗锯齿，基部浑圆或阔楔形，上面绿色，粗糙，下面除叶脉外全部密被白色绵毛；托叶锥尖形，脱落；叶柄有柔毛。花单性，雌雄同株，花小成束，为腋生的圆锥花序；雄花黄白色，花被 4 片，雄蕊 4；雌花淡绿色，花被 4 片，紧抱子房，花柱 1。瘦果细小，椭圆形，长约 1.5 mm，集合成小球状，上有毛，花柱突出，花期 6—8 月，果期 9—11 月。

生境分布

生长于山坡、路边。分布于云南、贵州、广西、广东、福建、江西、台湾、浙江、湖北、四川、甘肃、陕西、河南等省区，野生或栽培。

采收加工

全年可采，洗净鲜用或晒干备用。

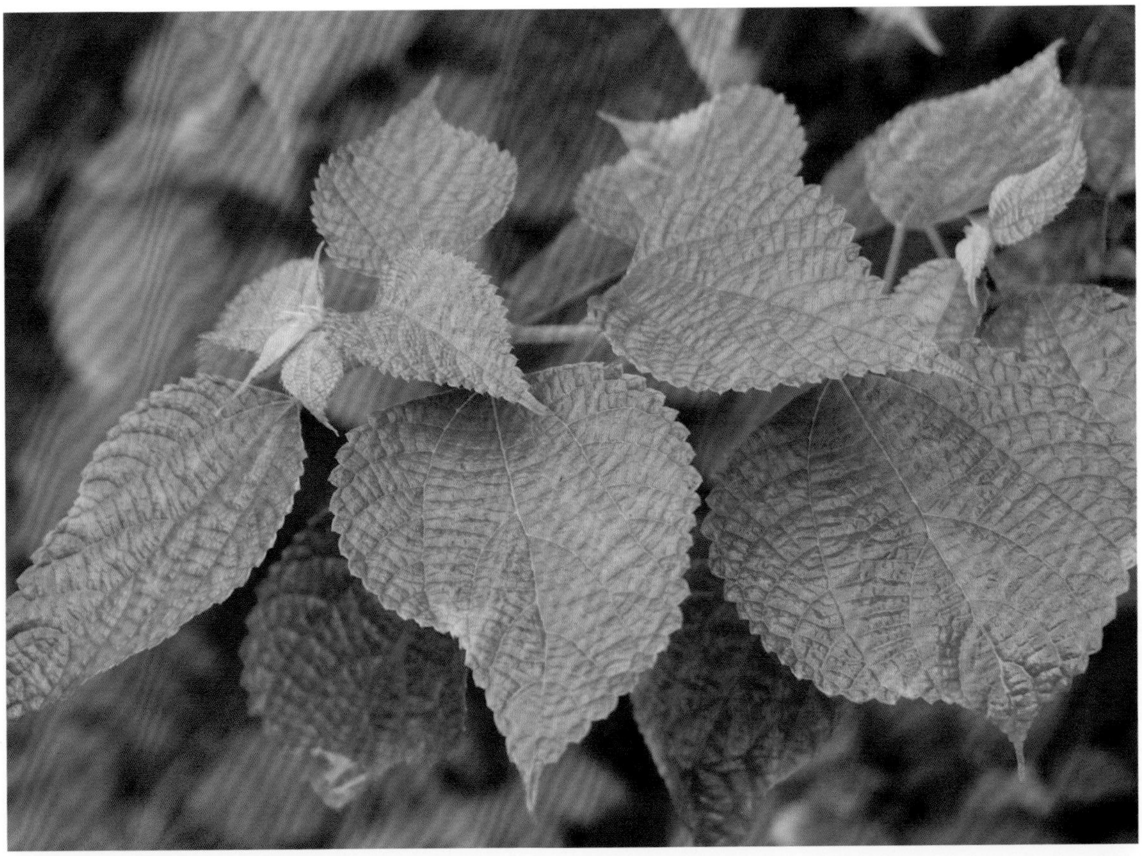

苎麻

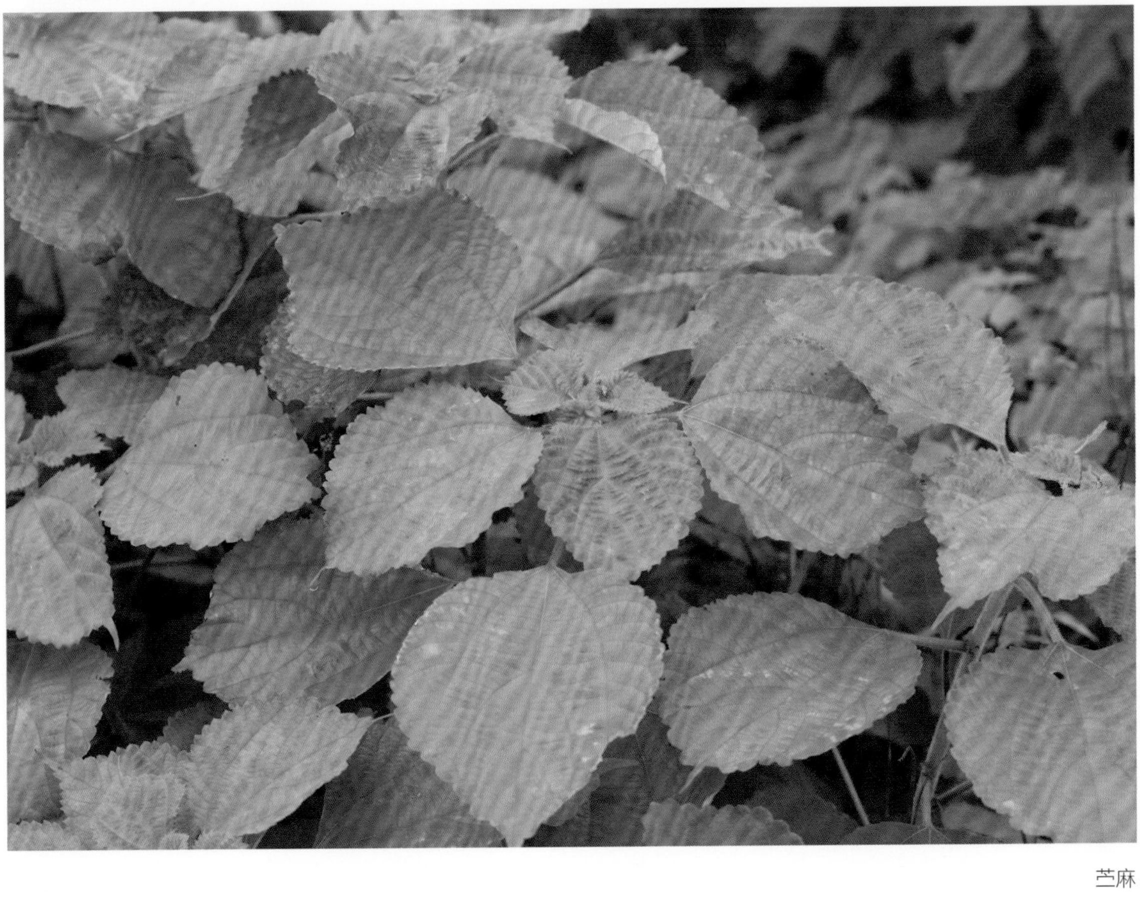

苎麻

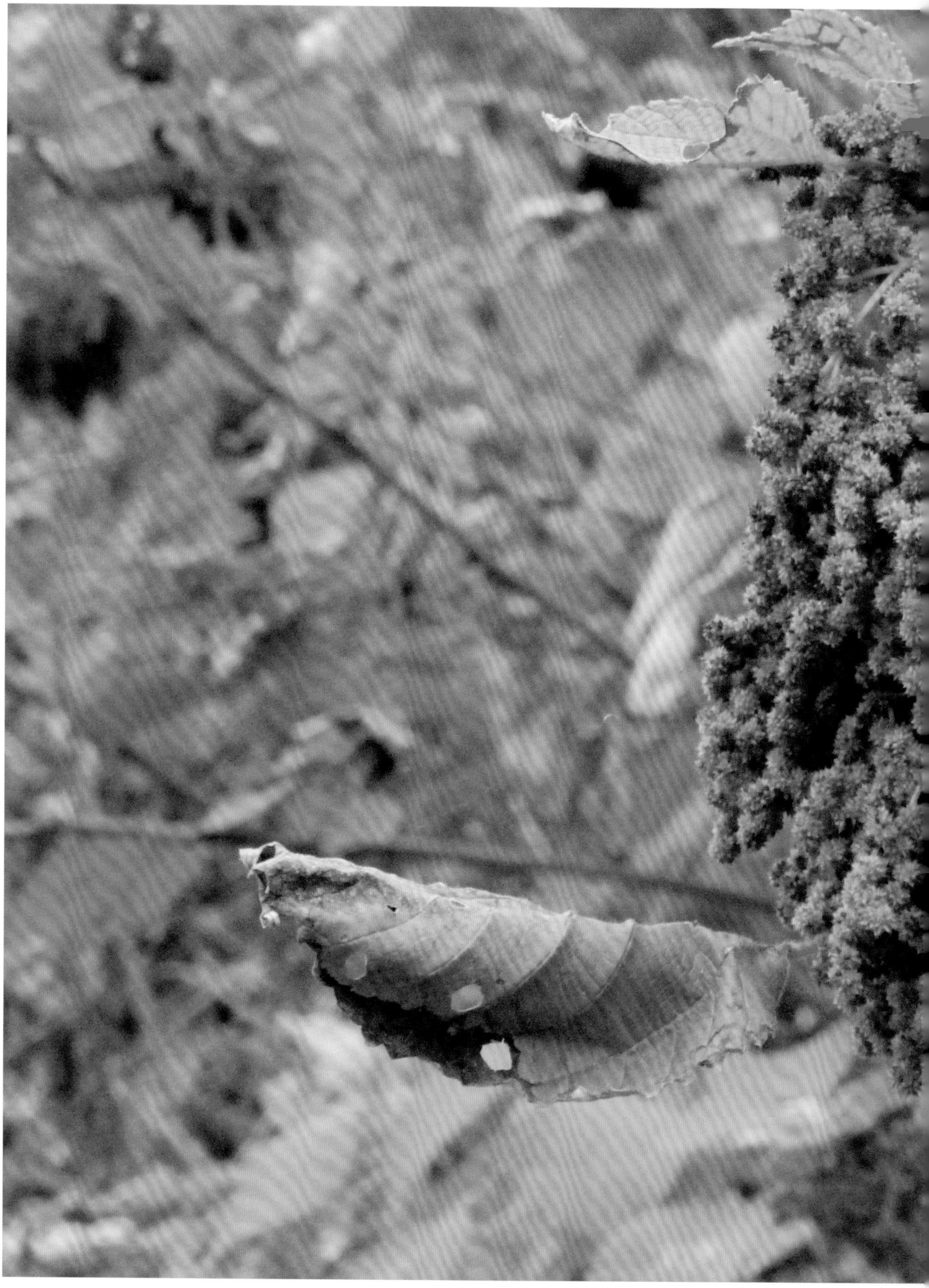

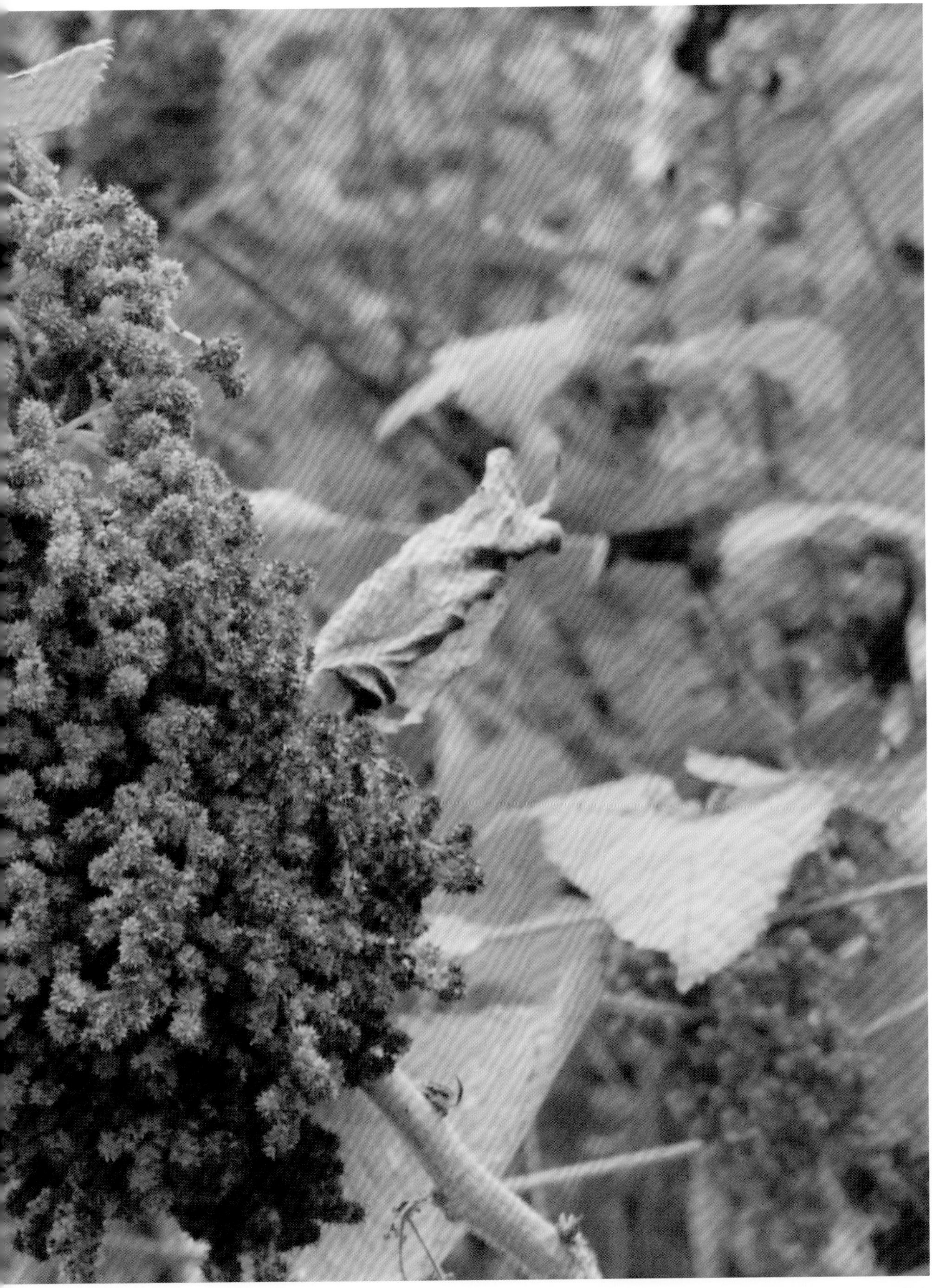

苎麻

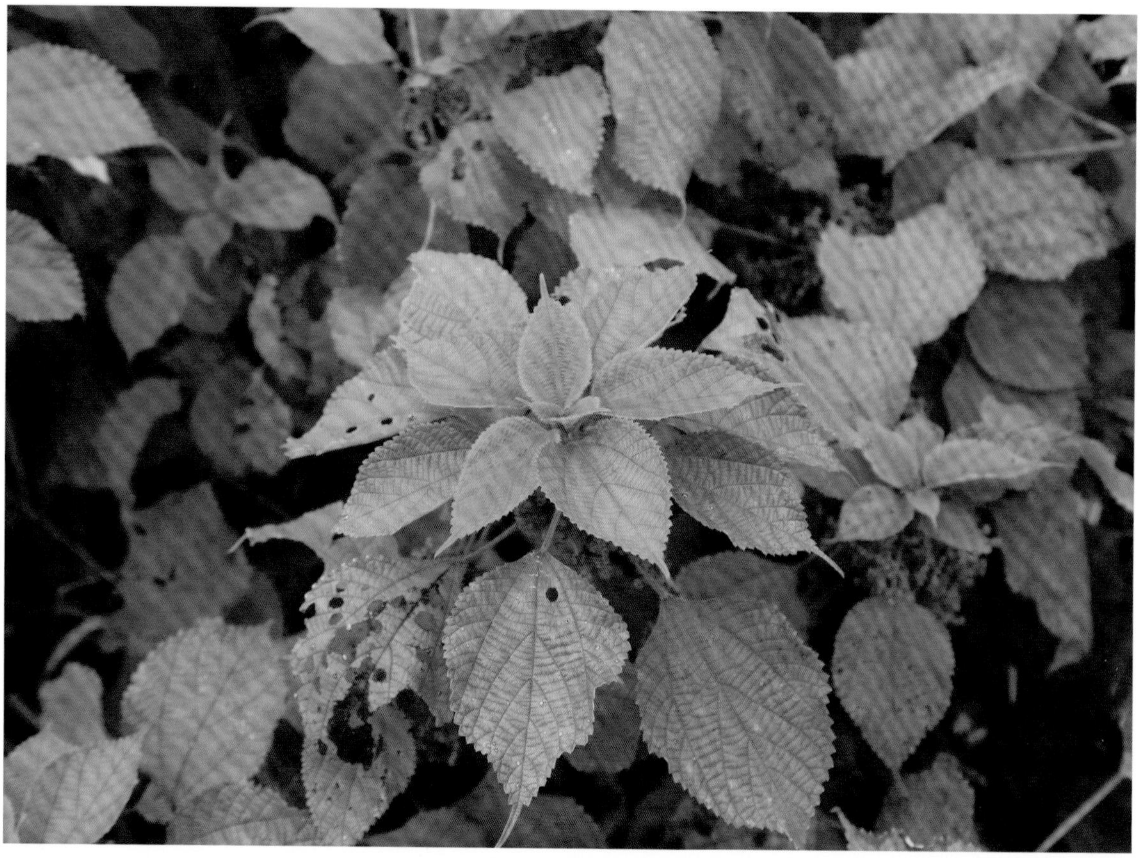

苎麻

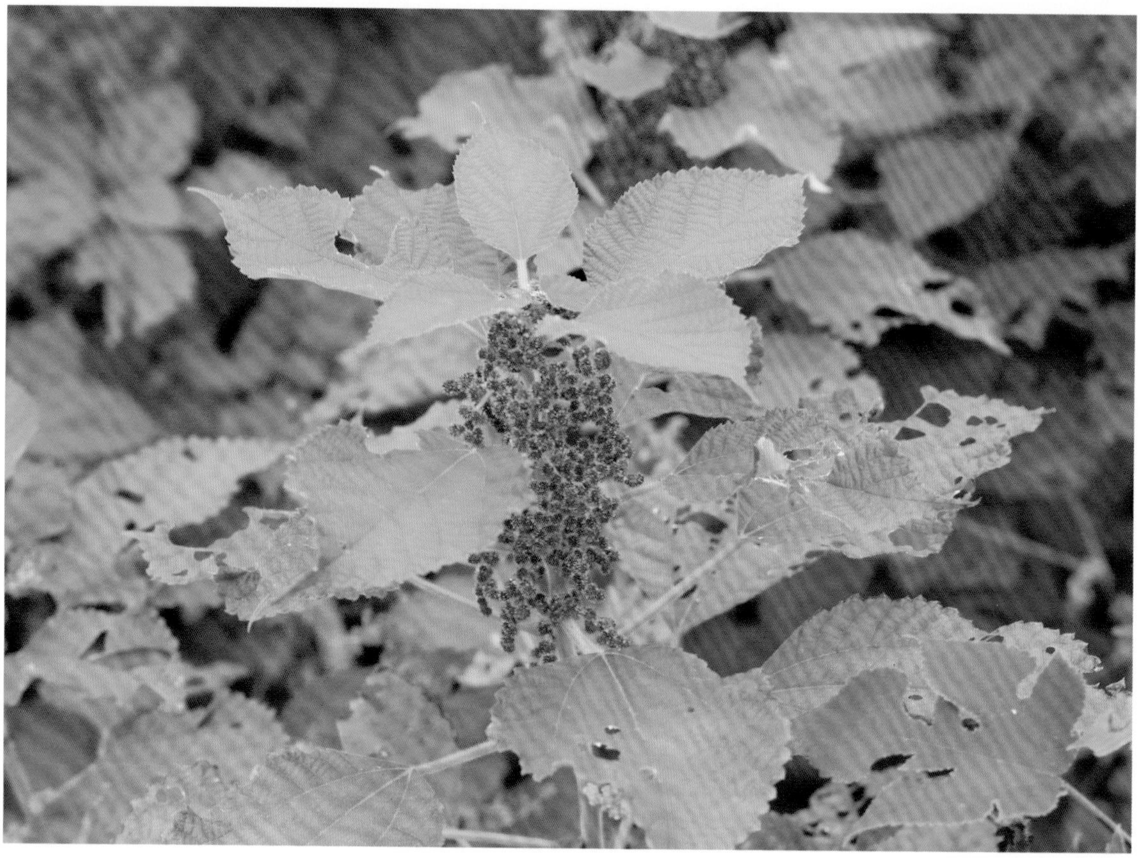

苎麻

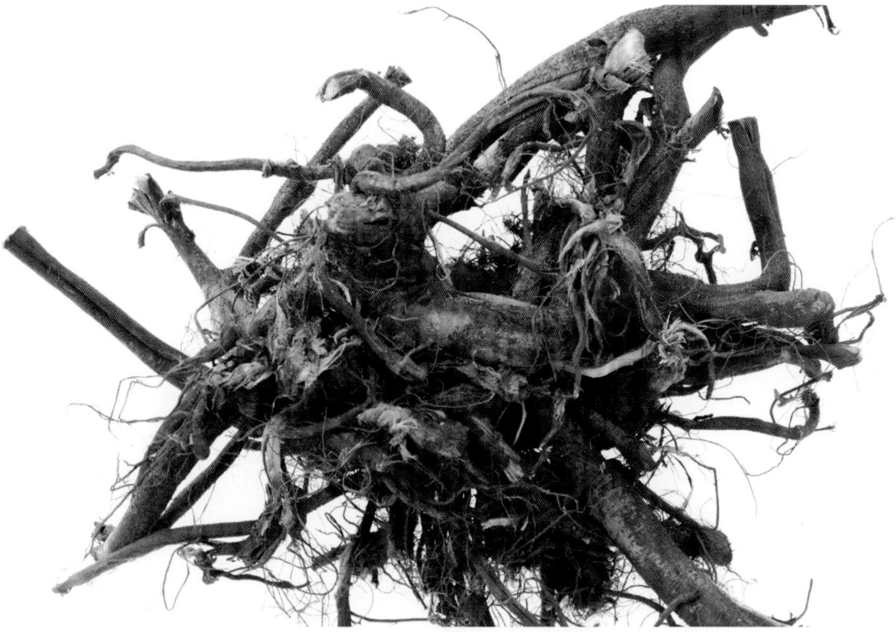

苎麻药材

药材鉴别

本品根略呈纺锤形，稍膨大，长约 10 cm，直径 1 ~ 1.3 cm；表面灰棕色，有纵皱纹及横长皮孔，有时皮孔横向连接；断面粉性，无髓。气微，味淡，有黏性。

功效主治

根：清热解毒，利尿；叶：止血止痛，解毒，消肿。主治口舌生疮，腰痛，尿血，便血，脾大，蛇咬伤，产后气血虚。

用法用量

内服：根 5 ~ 30 g，叶 10 ~ 30 g，煎汤。外用：适量，叶捣烂敷；或根磨水搽。

民族药方

1．口舌生疮 苎麻根和叶 30 g。煎汤，含漱。

2．腰痛，尿血，便血 苎麻根 20 g。水煎服。

3．脾大 苎麻叶适量。捣烂，炒热，包敷患处。

4．蛇咬伤 苎麻根适量。加水磨，擦伤口。

5．产后气血虚 苎麻根 20 g，胡椒、生姜、荜茇各 5 g。捣细粉，置黑鸡腹内，煮熟，服食。

使用注意

脾胃虚寒（脾胃虚弱寒冷）者慎服。

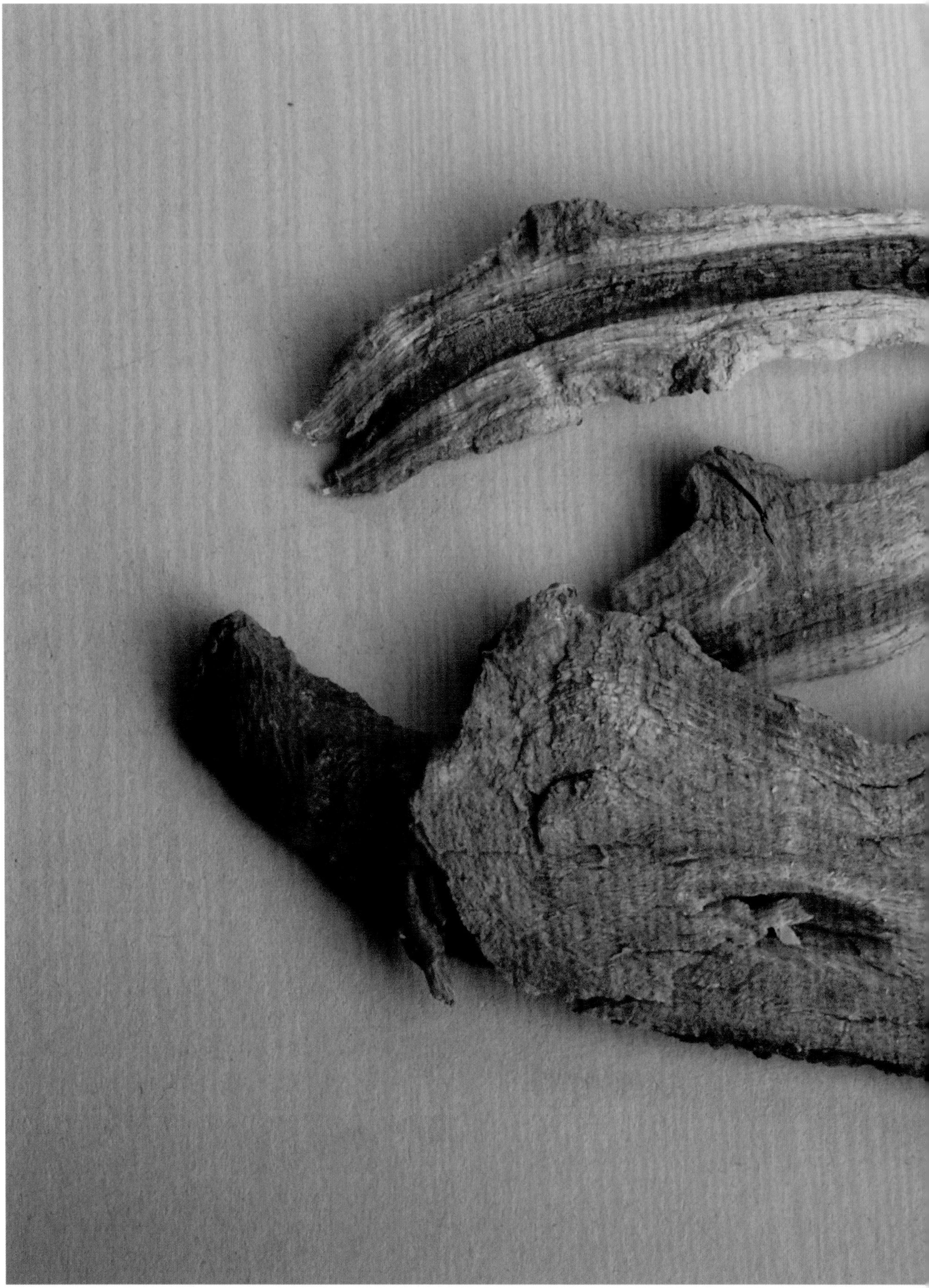

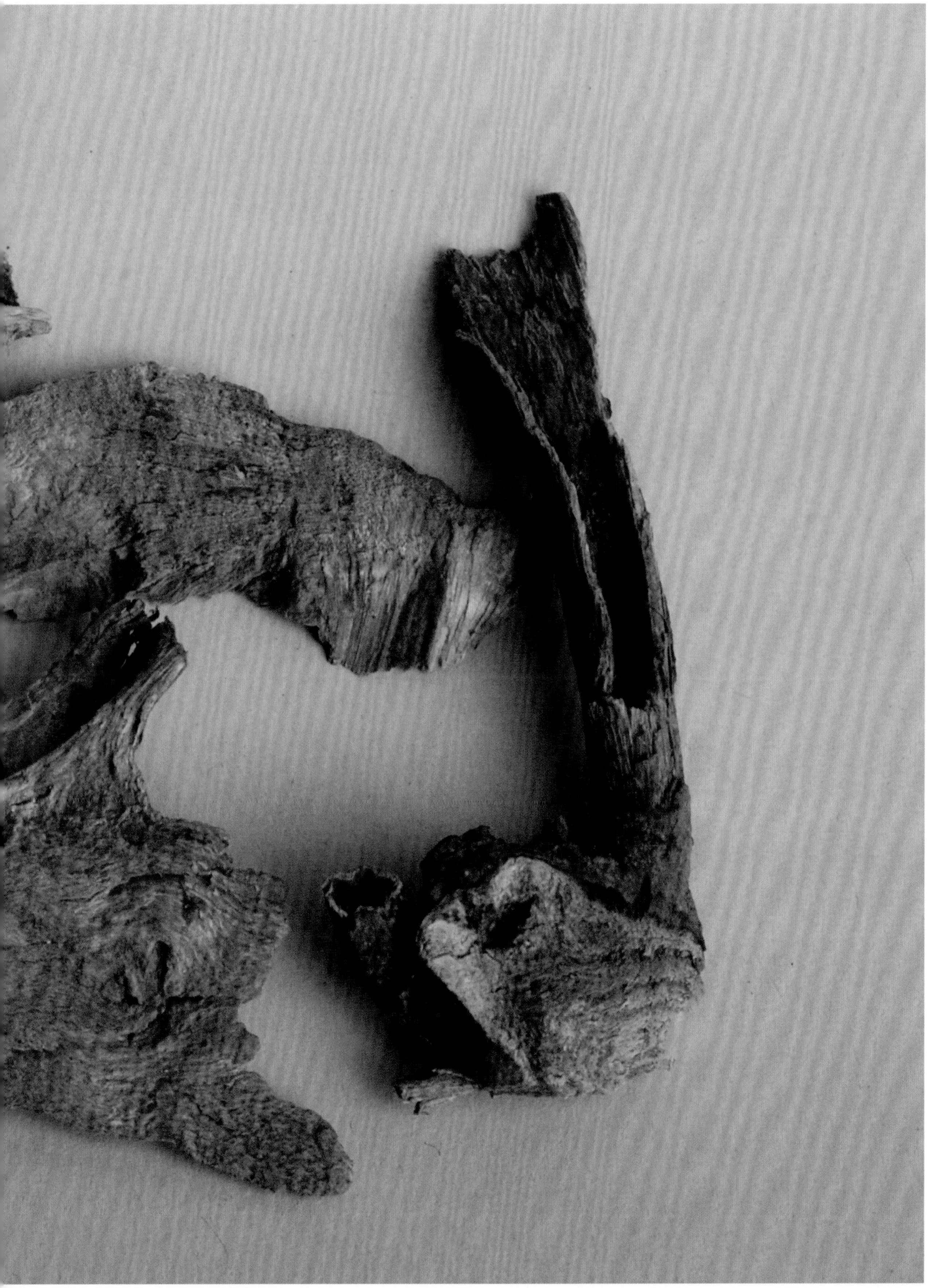

苎麻饮片

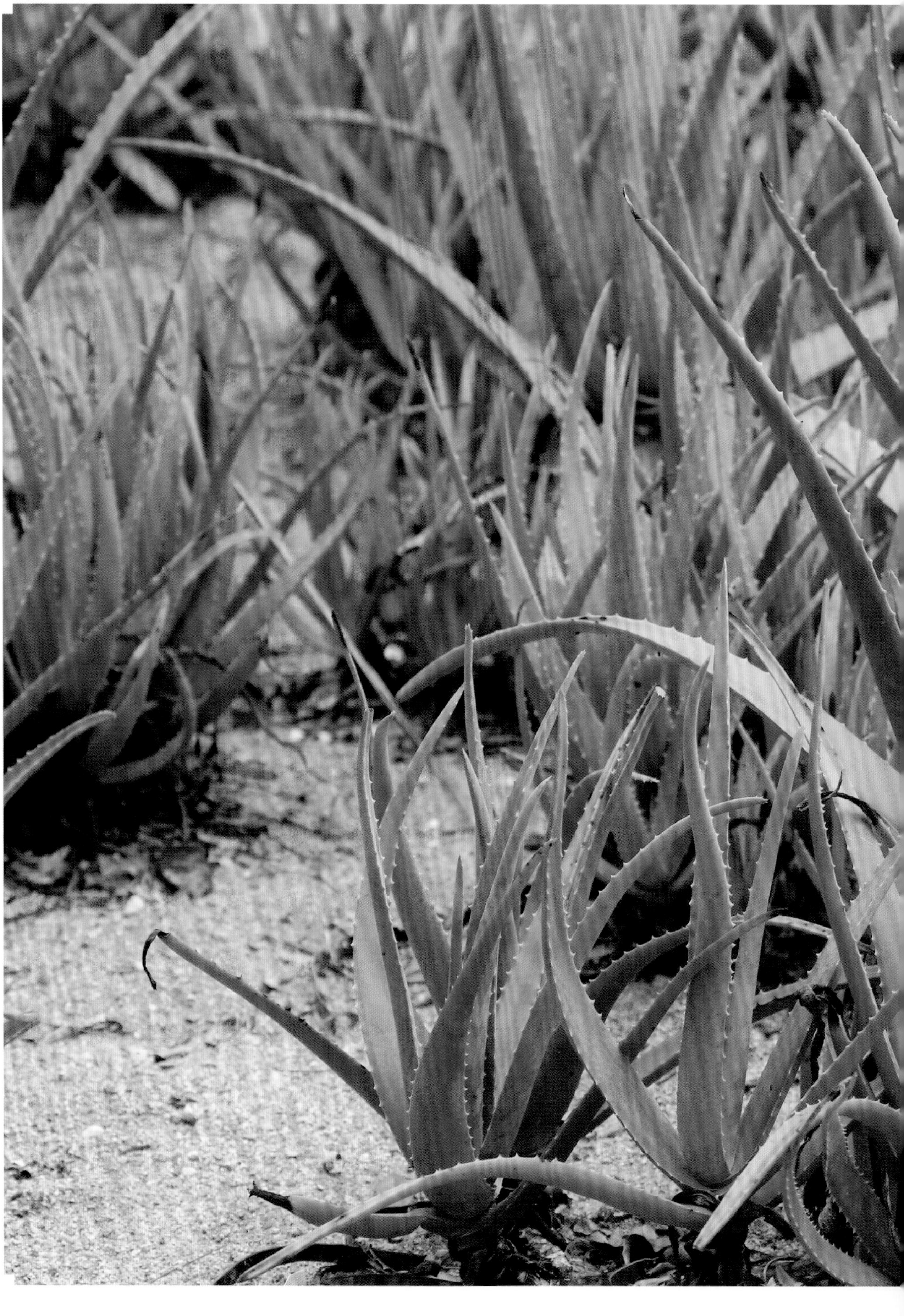

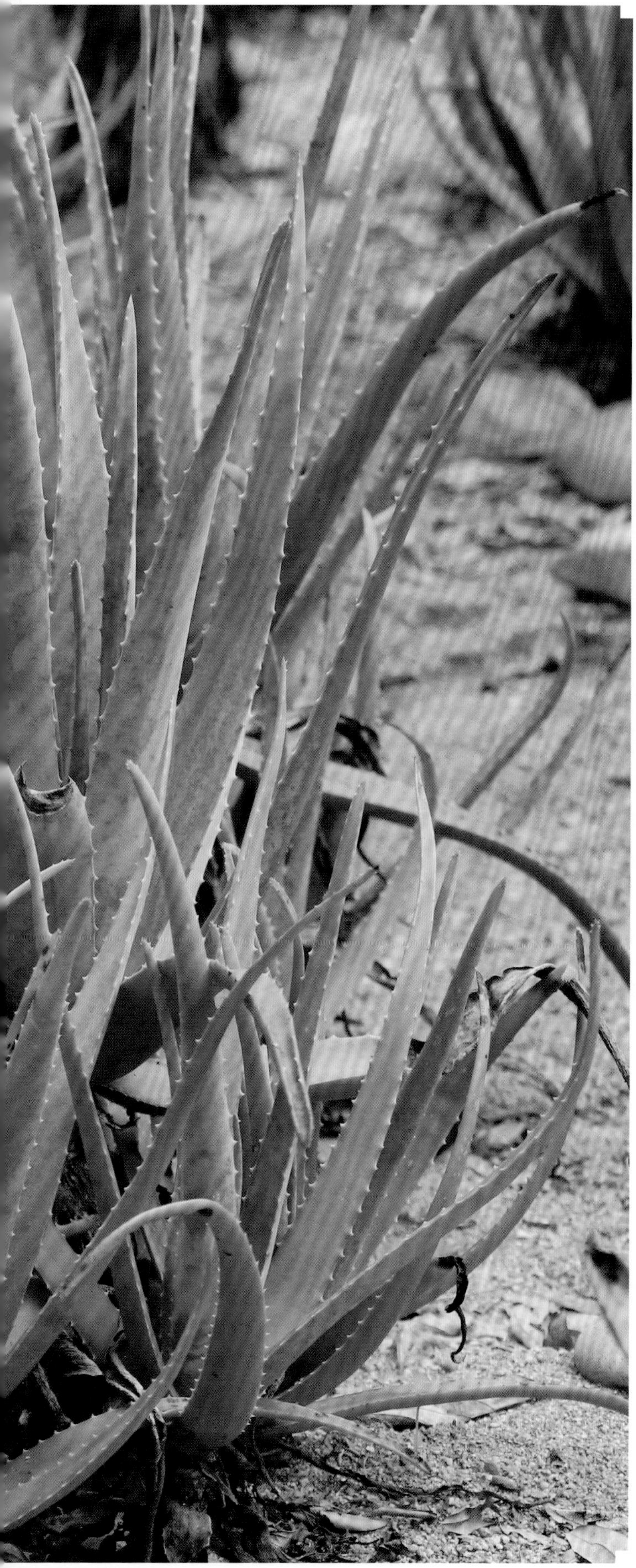

芦荟

【壮药名】棵有丛。

【别　名】牙浪、油葱、象鼻草、象鼻莲、罗帏草、草卢荟、罗苇、象胆。

【来　源】本品为百合科植物库拉索芦荟 *Aloe barbadensis* Miller、好望角芦荟 *Aloe ferox* Miller 或其他同属近缘植物叶的汁液浓缩干燥物。

【性味归经】味苦，性凉。归肝、胃、大肠经。

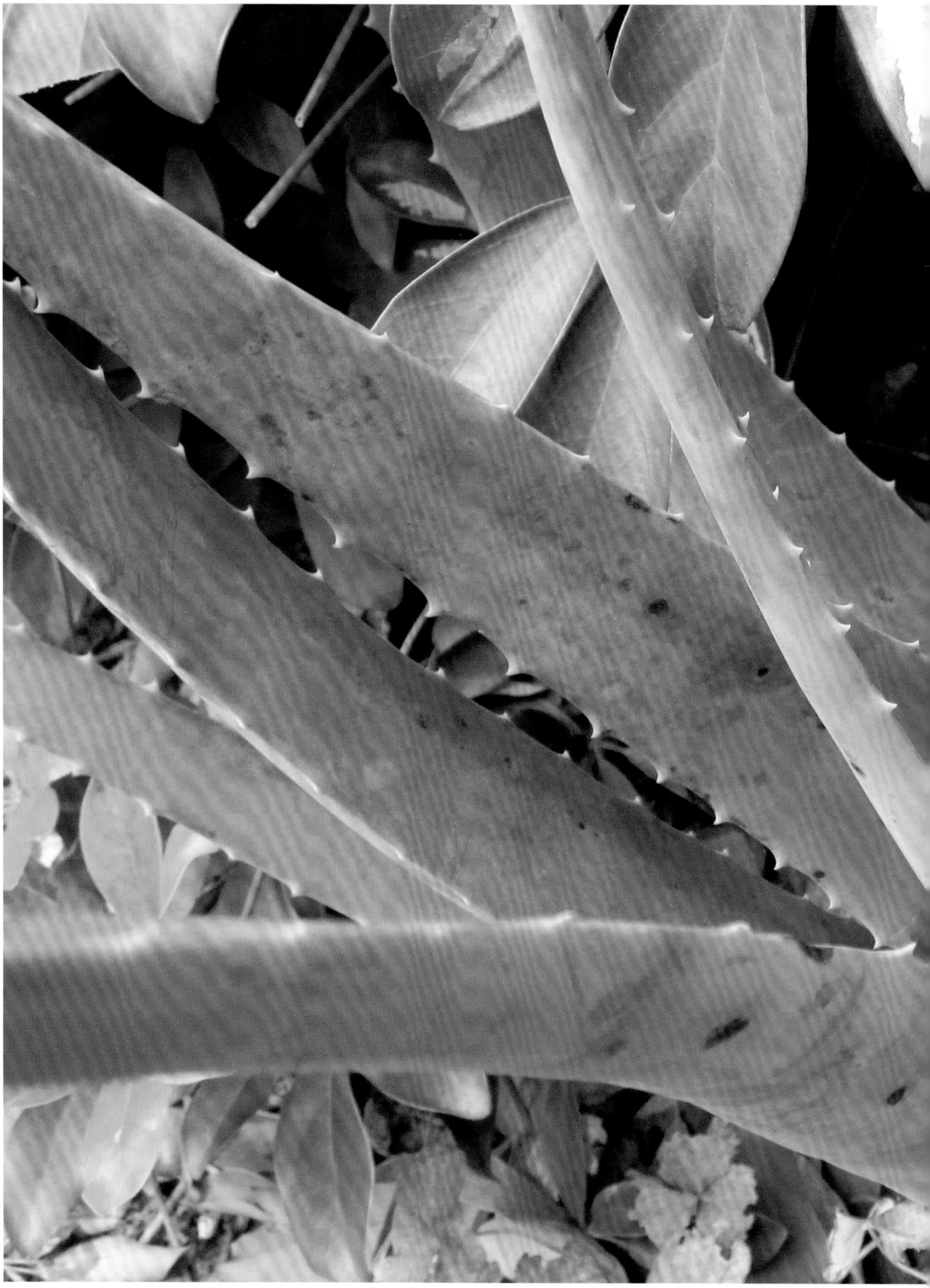

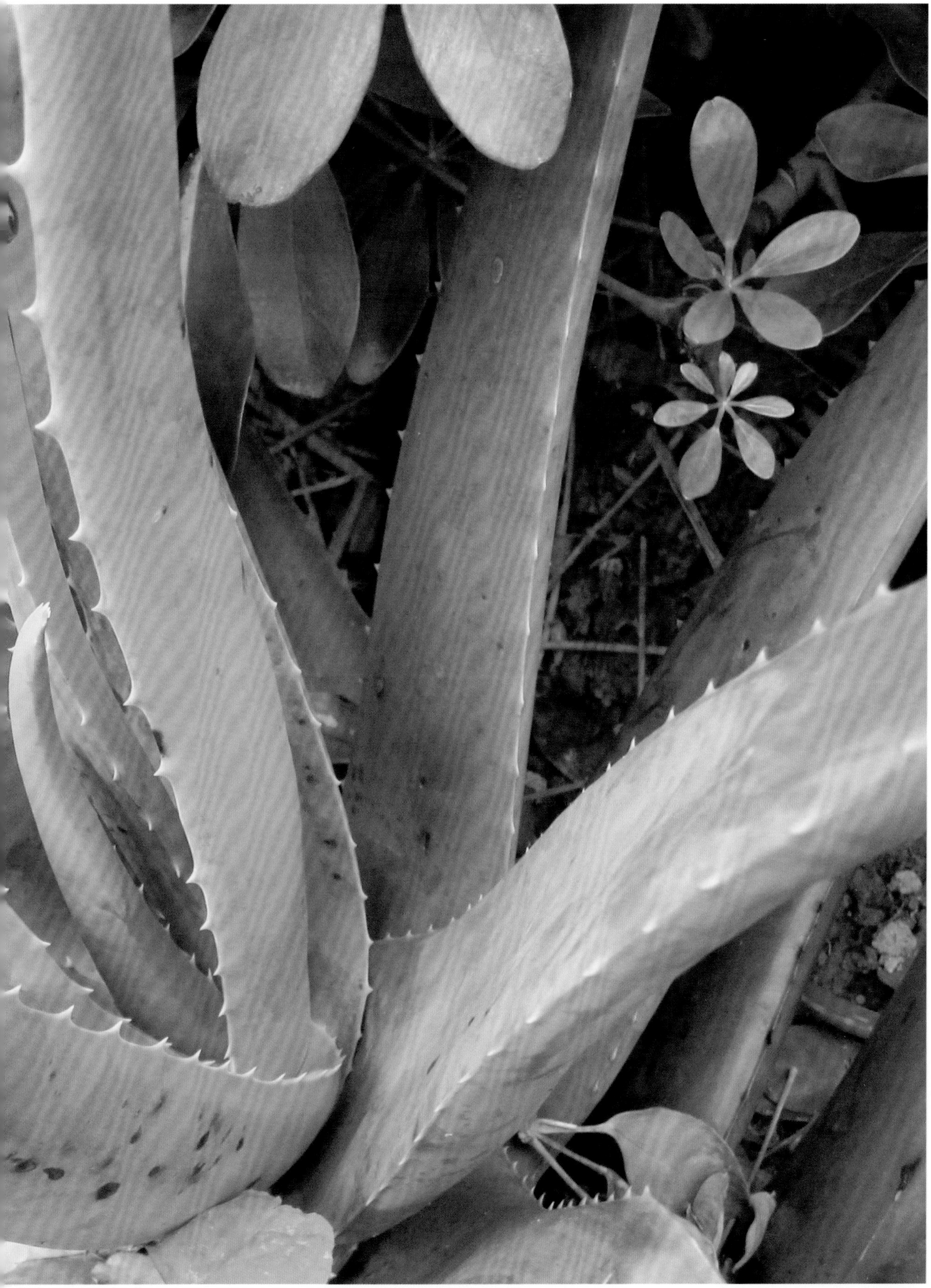

芦荟

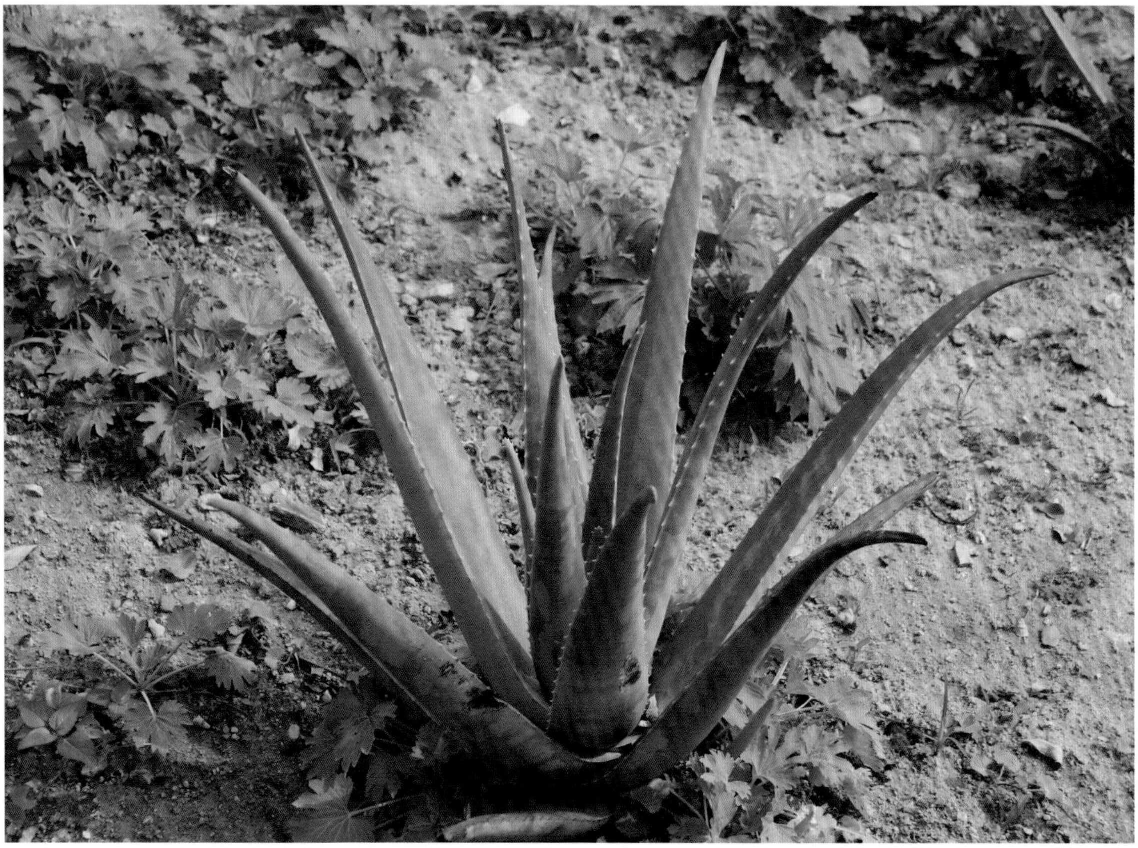

库拉索芦荟

识别特征

1. 库拉索芦荟 多年生草本。茎极短。叶簇生于茎顶，直立或近于直立，肥厚多汁；呈狭披针形，长 15 ~ 36 cm，宽 2 ~ 6 cm，先端长渐尖，基部宽阔，粉绿色，边缘有刺状小齿。花茎单生或稍分枝，高 60 ~ 90 cm；总状花序疏散；花点垂，长约 2.5 cm，黄色或有赤色斑点；花被管状，6 裂，裂片稍外弯；雄蕊 6，花药丁字着生；雌蕊 1，3 室，每室有多数胚珠。蒴果，三角形，室背开裂。花期 2—3 月。

2. 好望角芦荟 茎直立，高 3 ~ 6 m，叶 30 ~ 50 片，簇生于茎顶；叶片披针形，长达 60 ~ 80 cm，宽 12 cm，具刺，深绿色至蓝绿色，被白粉。圆锥状花序长 60 cm 左右；花梗长约 3 cm；花被 6，呈管状，基部连合，上部分离，微外卷，淡红色至黄绿色，带绿色条纹；雄蕊 6，花药与花柱外露。蒴果。

生境分布

生长于海拔 300 ~ 400 m 的干热河谷、路边、灌丛中。分布于广东、福建、四川、云南、广西等省区，全国温暖地区有栽培。

采收加工

全年可采，用鲜品。

库拉索芦荟

库拉索芦荟

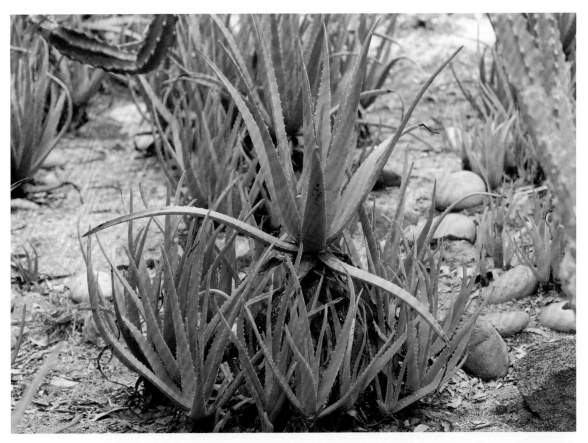

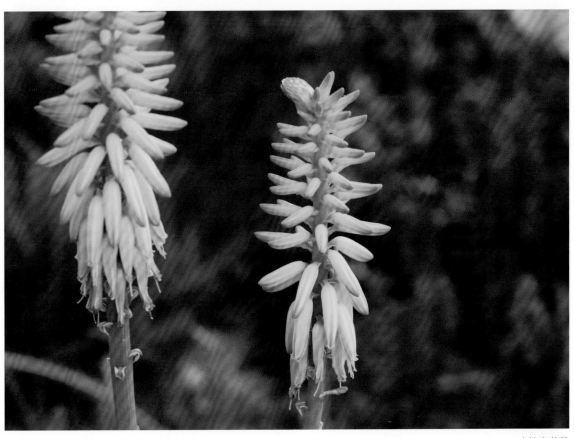

库拉索芦荟

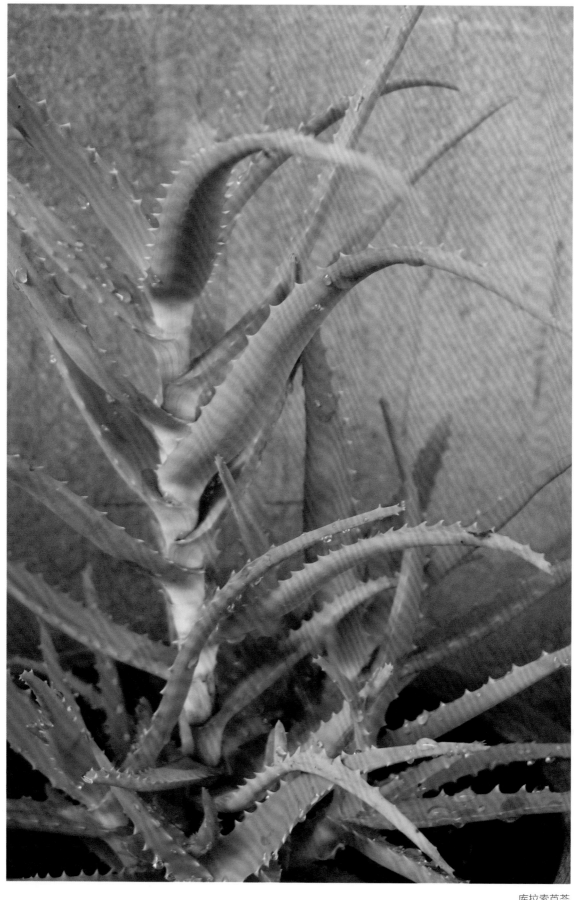

库拉索芦荟

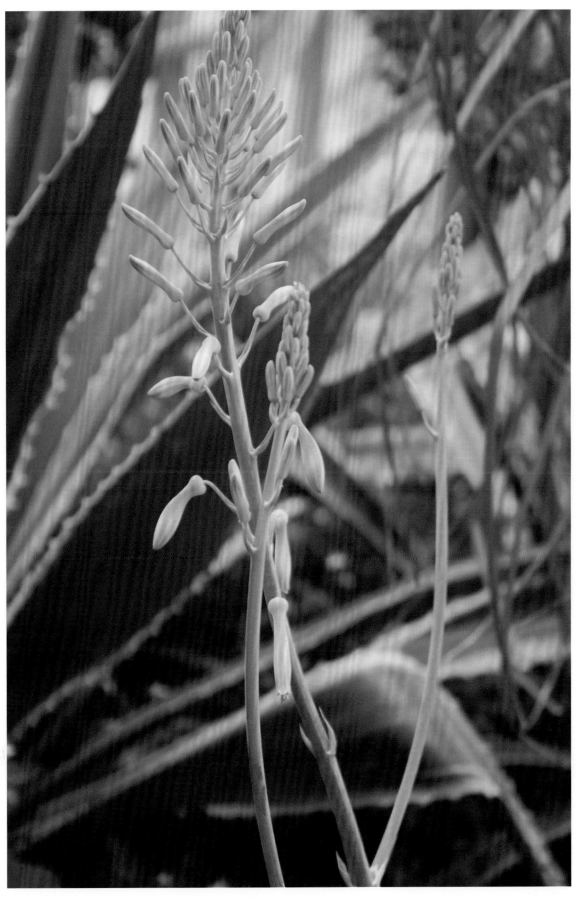

库拉索芦荟

药材鉴别

1. 库拉索芦荟 呈不规则块状，常破裂为多角形，大小不一。表面呈暗红褐色或深褐色，无光泽。体轻，质硬，不易破碎，断面粗糙或显麻纹。富吸湿性。有特殊臭气，味极苦。

2. 好望角芦荟 表面呈暗褐色，略显绿色，有光泽。体轻，质松，易碎，断面玻璃样而有层纹。

功效主治

清火解毒，消肿止痛。主治水火烫伤，毒虫咬伤，腹内痉挛剧痛。

用法用量

内服：2～5 g，入丸、散服，或研末入胶囊服；不入汤剂。外用：适量，研末敷。

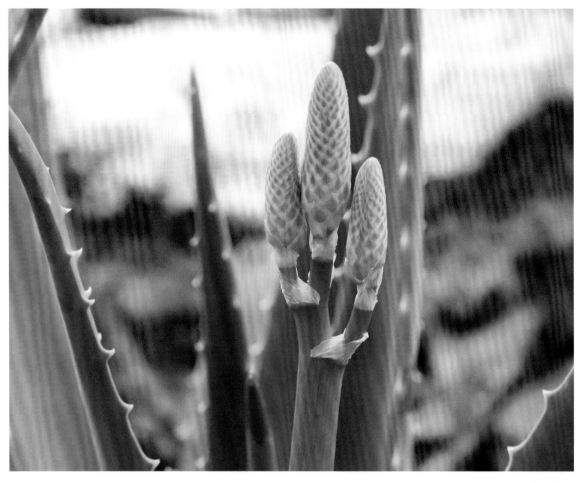

民族药方

1. 虫牙 芦荟适量。研末敷。

2. 匿齿 芦荟适量。研细末，先以盐揩齿令洗净，然后敷末于上。

3. 小儿脾疳 芦荟、使君子各等份。研为细末，米汤送服，每次3~6 g。

4. 大便不通 芦荟25 g，朱砂15 g。滴酒和丸，每次服9 g，酒吞。

5. 湿癣 芦荟30 g，炙甘草15 g。共研为末，先以温水洗癣，擦干后敷上药末。

6. 小儿急惊风 芦荟、胆南星、天竺黄、雄黄各3 g。共研为末，甘草汤和丸，如弹子大，用灯心汤化服一丸。

7. 痔瘘胀痛、血水淋漓 芦荟、冰片各适量。白酒磨化，调搽。

使用注意

孕妇忌服。

芦荟饮片

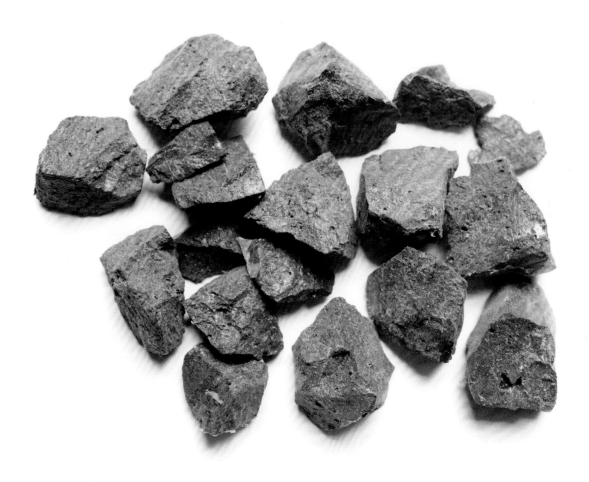

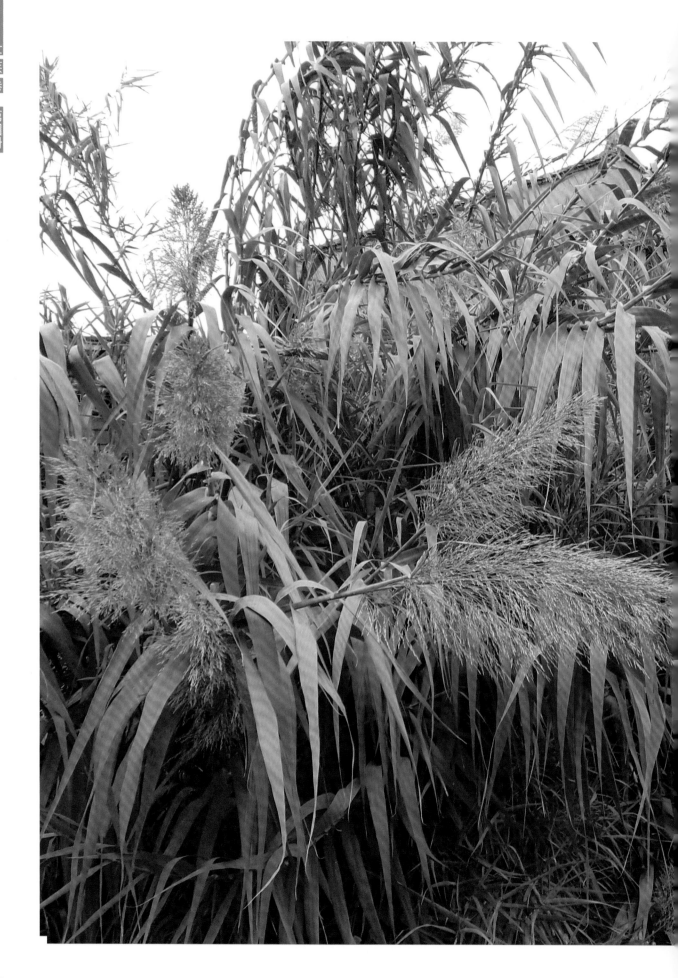

芦根

【壮药名】麦喔。

【别　名】苇根、苇茎、鲜芦根。

【来　源】本品为禾本科多植物芦苇 *Phragmites communis* Trin. 的新鲜或干燥根茎。

【性味归经】甘，寒。归肺、胃经。

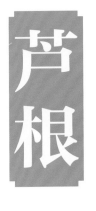

芦苇

识别特征

多年生高大草本，具有匍匐状地下茎，粗壮，横走，节间中空，每节上具芽。茎高2～5 m，节下通常具白粉。叶2列式排列，具叶鞘；叶鞘抱茎，无毛或具细毛；叶灰绿色或蓝绿色，较宽，线状披针形，粗糙，先端渐尖。圆锥花序大形，顶生，直立，有时稍弯曲，暗紫色或褐紫色，淡黄色。花期9—10月。

生境分布

生长于池沼地、河溪地、湖边及河流两岸沙地及湿地等处，多为野生。全国各地均有分布。

采收加工

全年均可采挖其地下根茎，除去芽、须根及膜状叶，切成3～4 cm小段，鲜用或晒干。

芦苇

芦苇

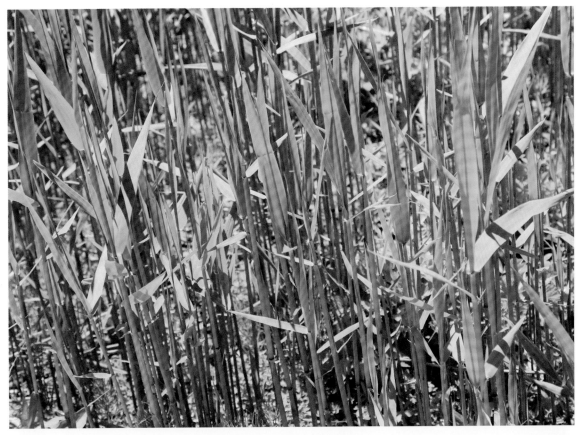

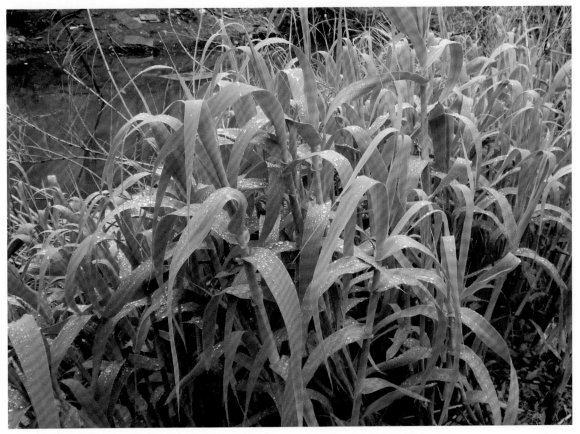

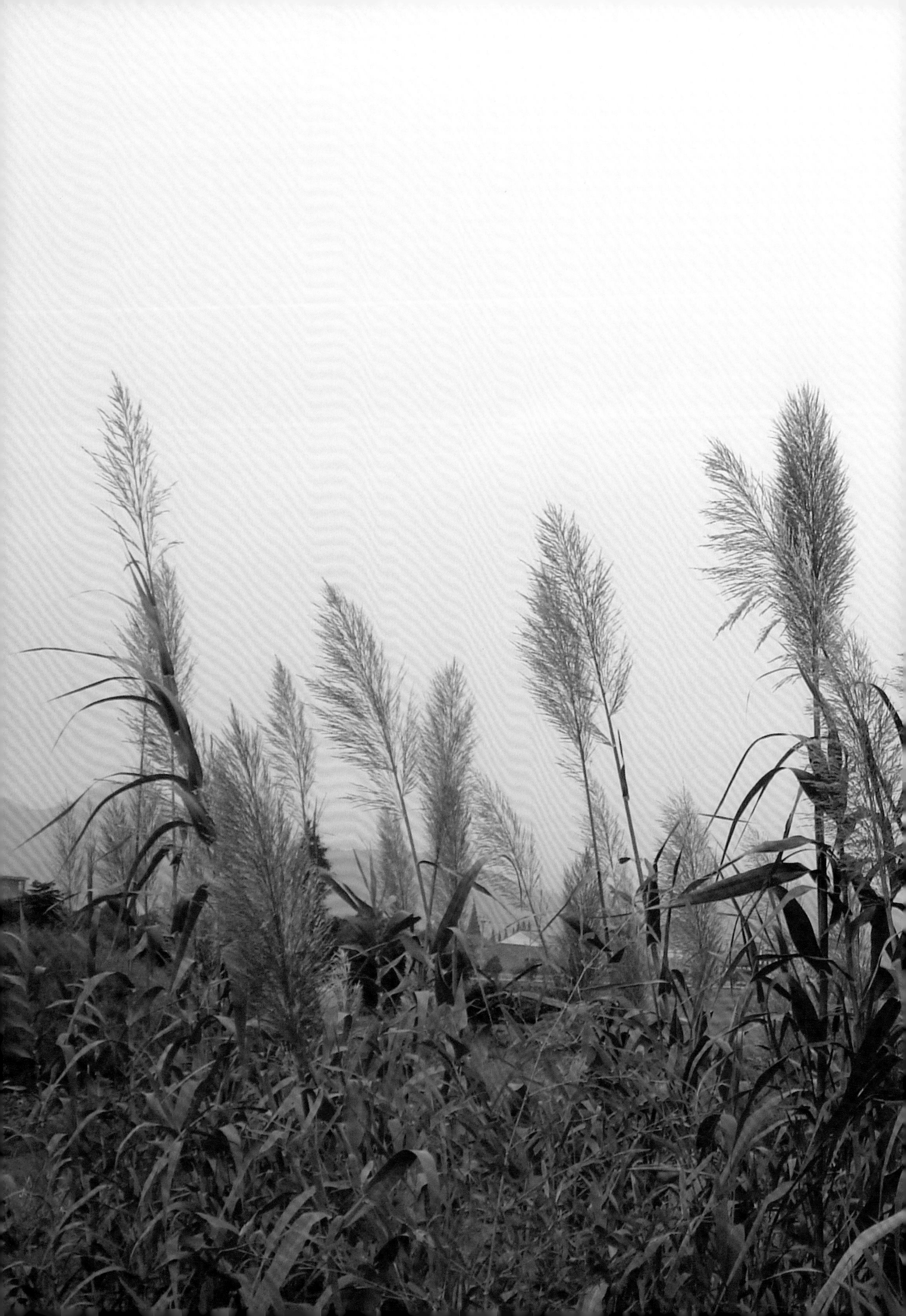

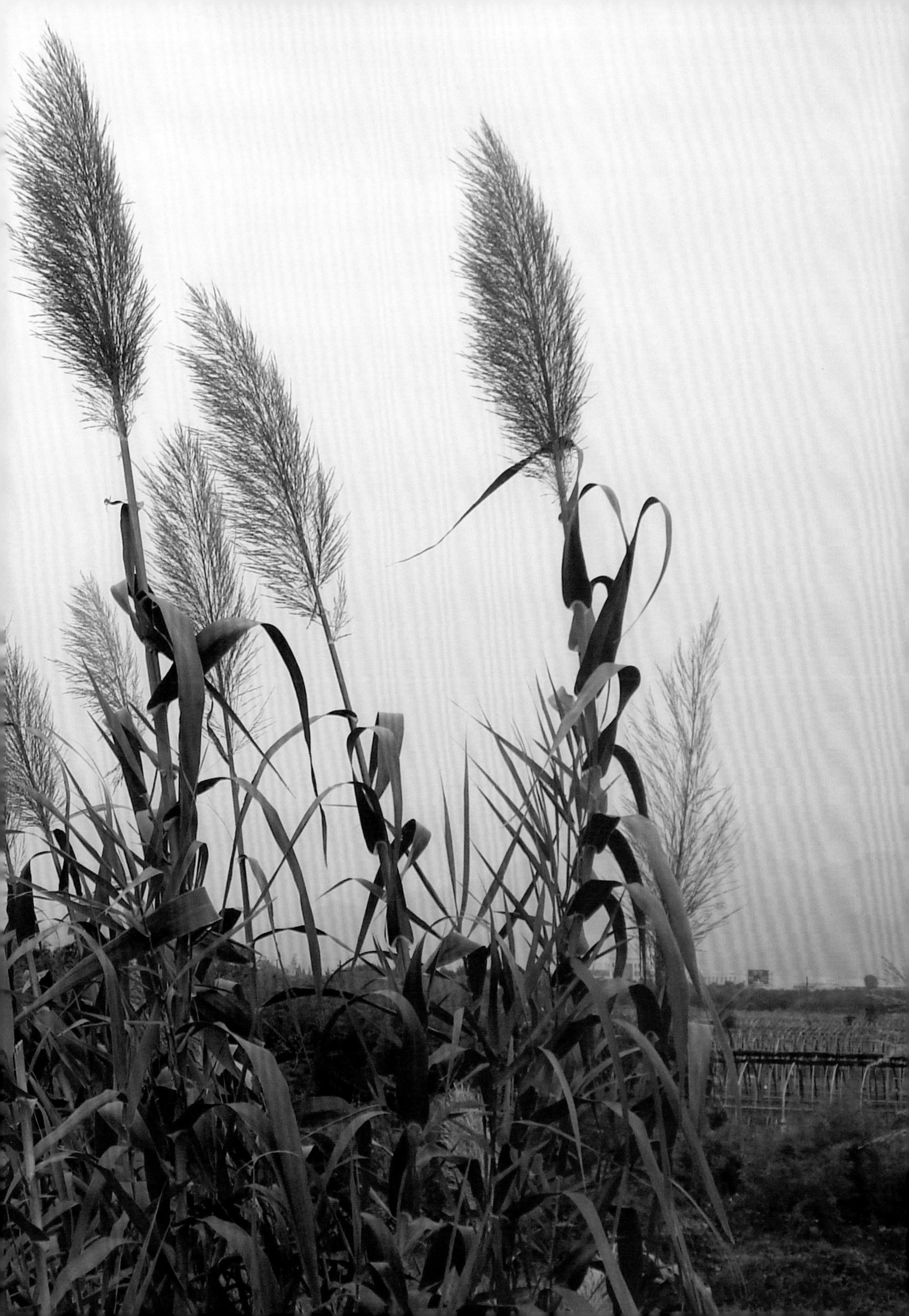

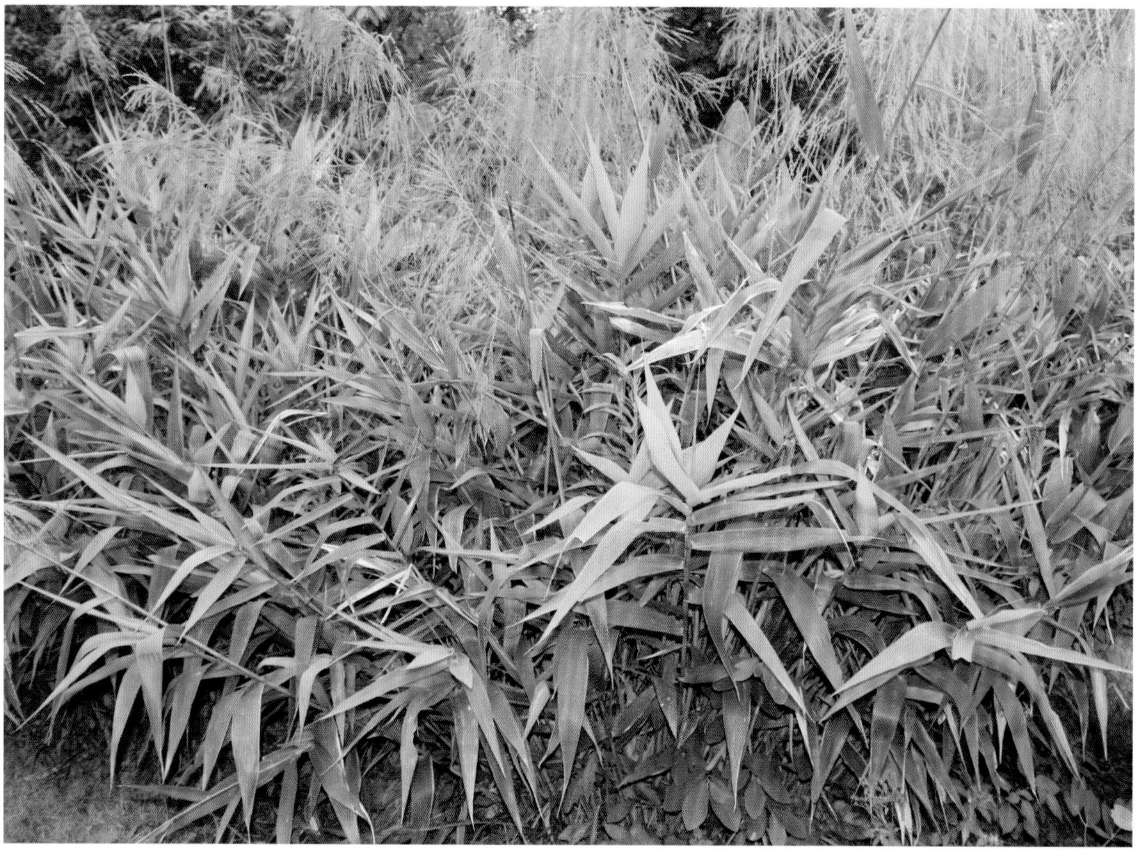

芦苇

药材鉴别

1. 鲜芦根 本品呈圆柱形段。表面黄白色，有光泽，节呈环状。切面黄白色，中空，有小孔排列成环。质轻而绵软。气微，味甘。

2. 干芦根 本品呈扁圆柱形段。表面黄白色，节间有纵皱纹。切面中空，有小孔排列成环。质软而柔韧，不易折断。气微，味甘甜。

功效主治

清热生津，除烦，止呕，利尿。主治热病烦渴，胃热呕哕，肺热咳嗽，肺痈吐脓，热淋涩痛。

用法用量

内服：干品 15 ~ 30 g，鲜品 30 ~ 60 g，煎服。鲜品捣汁内服尤佳。

民族药方

1. 肺热咳嗽，痰多黄稠 芦根、瓜蒌各 12 g，半夏、黄芩各 10 g，甘草 6 g。水煎服。

2. 肺脓肿 芦根 300 g。小火煎 2 次，取汁分 3 次服完。

3. 口疮 芦根 16 g，黄柏、升麻各 12 g，生地黄 20 g。煎水口含之。

4. 风疹不透 芦根、西河柳各 30 g，胡荽 10 g。煎汤内服或外洗。

5. 胃热呕吐 芦根 15 g，竹茹、葛根各 10 g，生姜、甘草各 3 g。煎水服。

6. 温热病后，余热未尽，胸脘微闷，知饥不食，苔腻 芦根 30 g，佩兰叶、藿香叶、薄荷叶、鲜荷叶、枇杷叶各 10 g。加水煎汤，不可久煎，取汁，加白糖调味饮。

7. 胃热呃逆、呕吐 芦根汁、姜汁各适量。口服。

8. 肺痈，咳嗽胸痛，吐腥臭脓痰 芦根 30 g，薏苡仁 20 g，桃仁 6 g，冬瓜子 9 g。水煎服。

9. 上呼吸道感染 鲜芦根、金荞麦、生石膏、金银花各 30 g，黄芩、前胡、地骨皮、枇杷叶各 12 g，知母、杏仁、薄荷、桔梗、炙麻黄各 9 g，碧玉散（包）18 g。煎水取药汁，每日 1 剂，分 3 次服。

10. 流行性感冒 芦根、生石膏（先煎）各 30 g，生甘草 3 g，柴胡、荆芥、防风、薄荷（后下）、蝉蜕各 6 g，葛根、金银花、连翘各 10 g。煎水 2 次，每次煎取药汁 50 ~ 200 g，每日 1 剂，少量多次频服。

使用注意

脾胃虚寒者忌服。

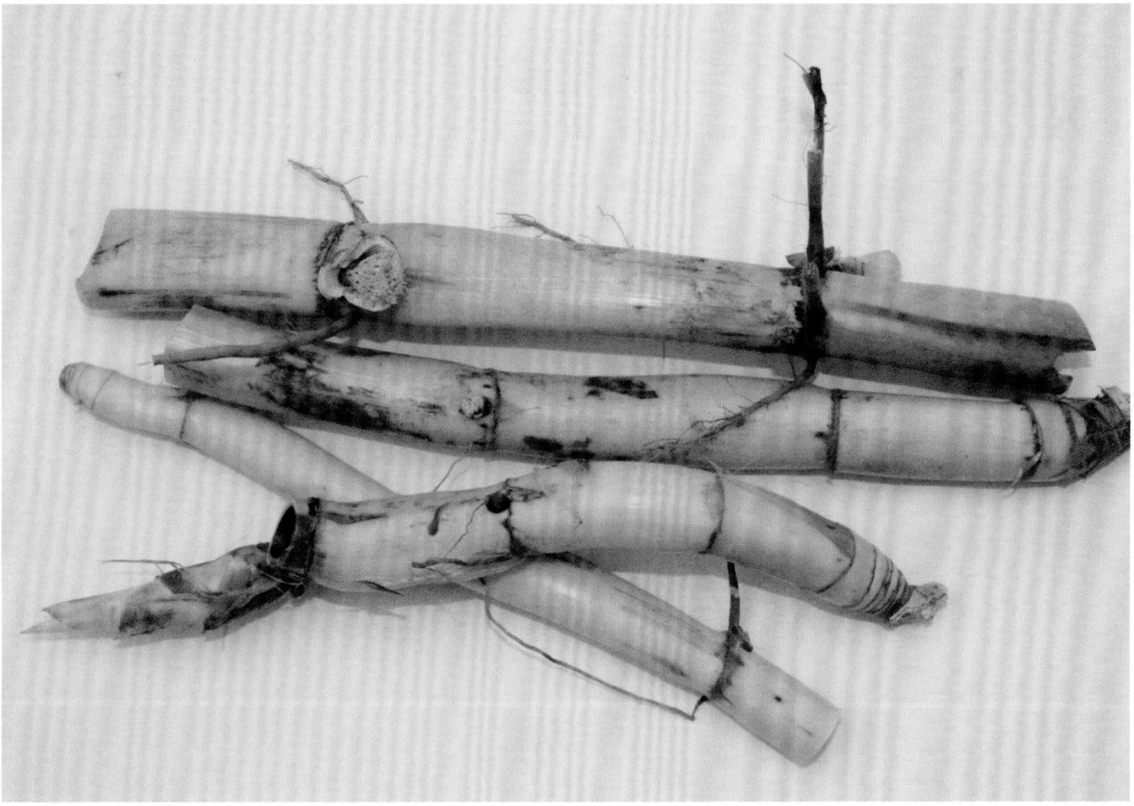

芦苇药材

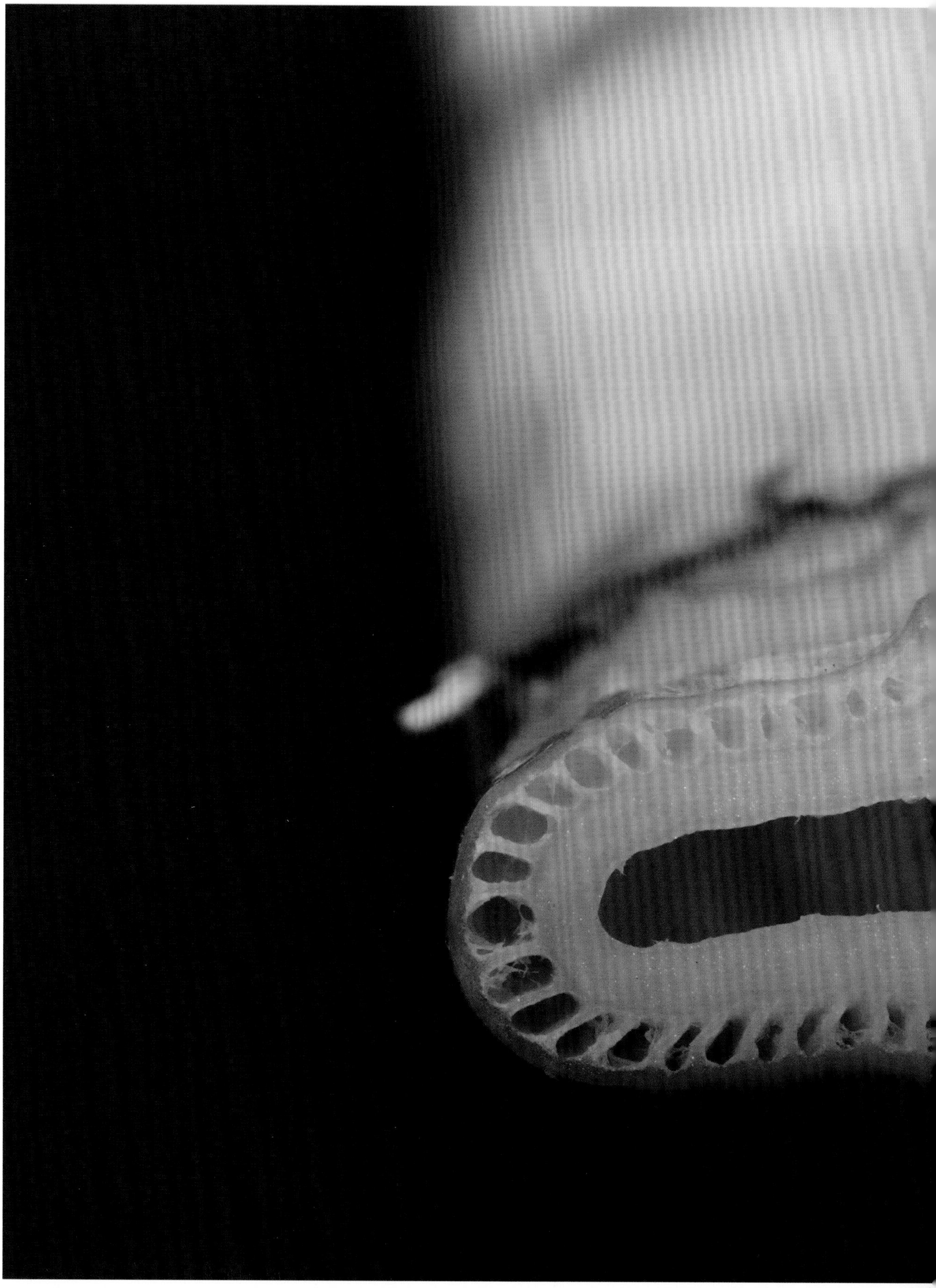

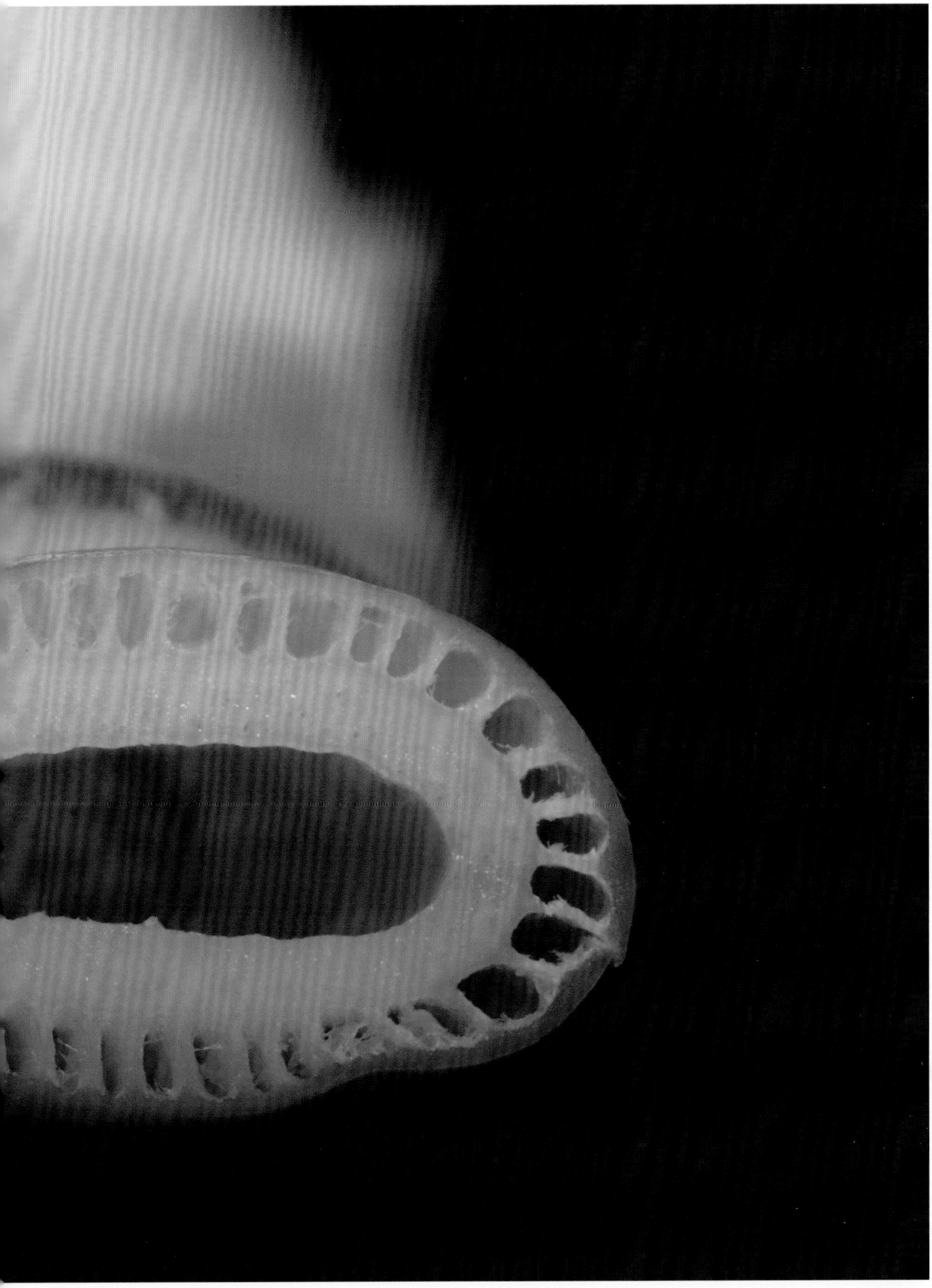

芦根饮片

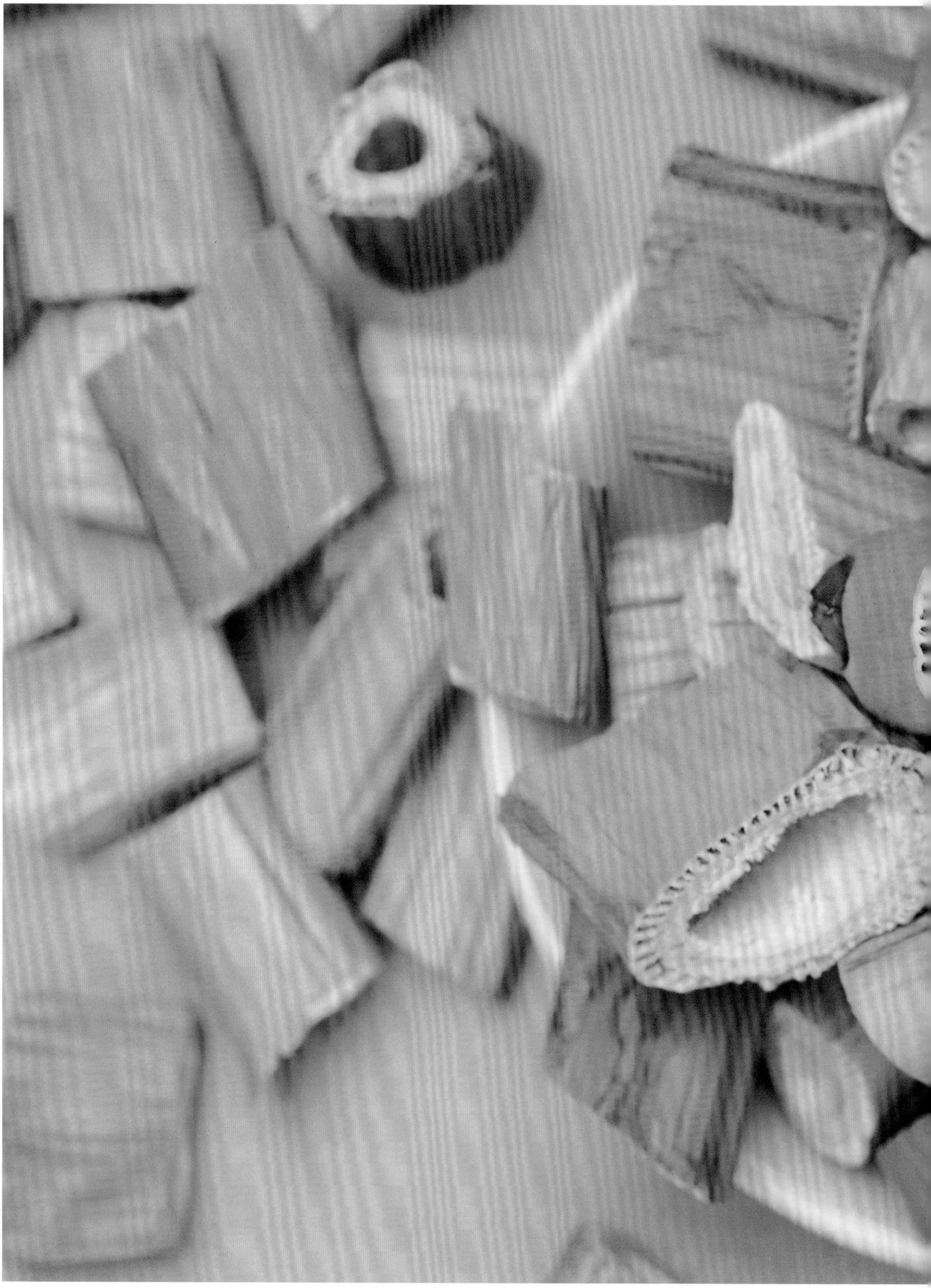

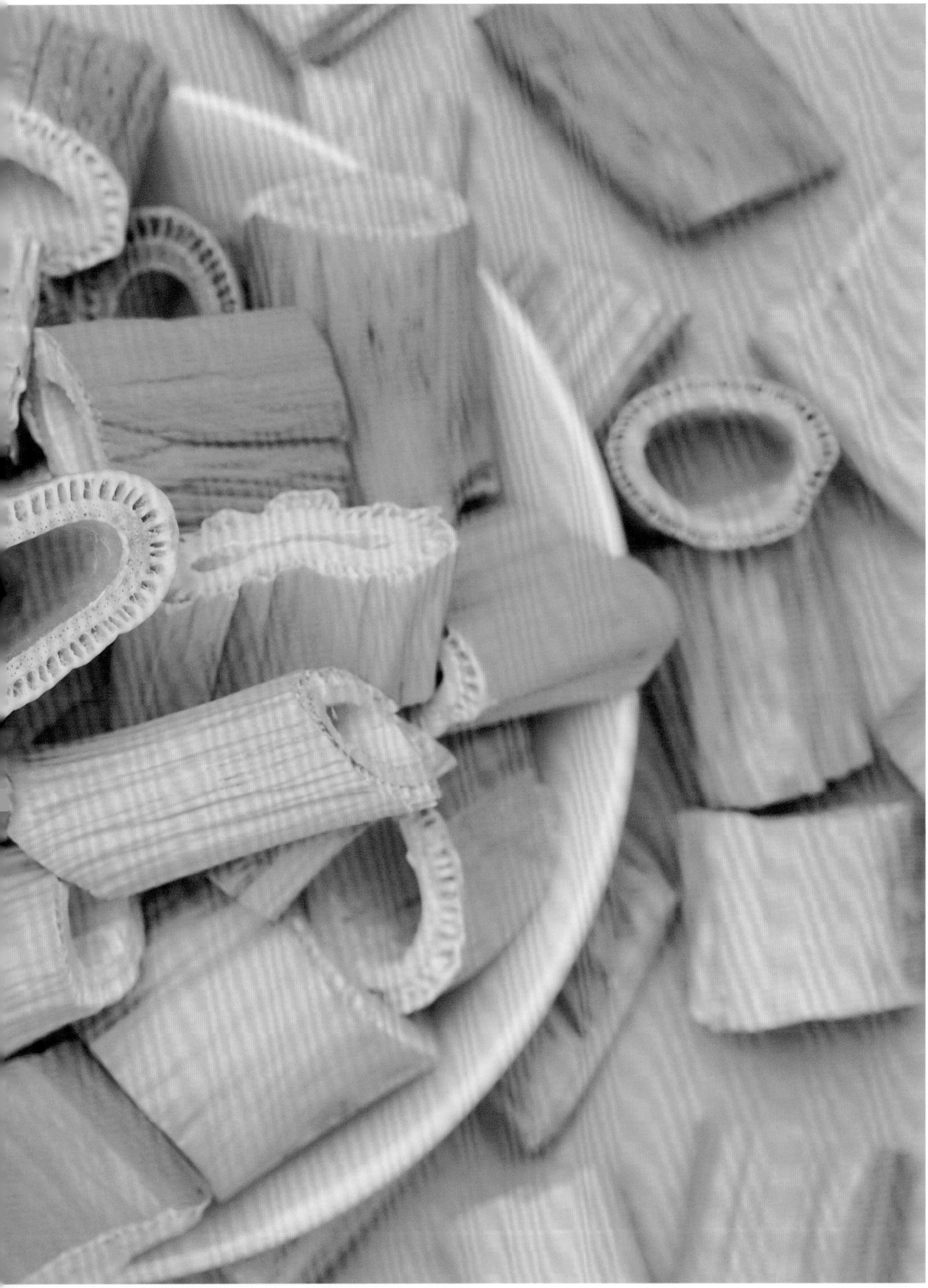

芦根饮片

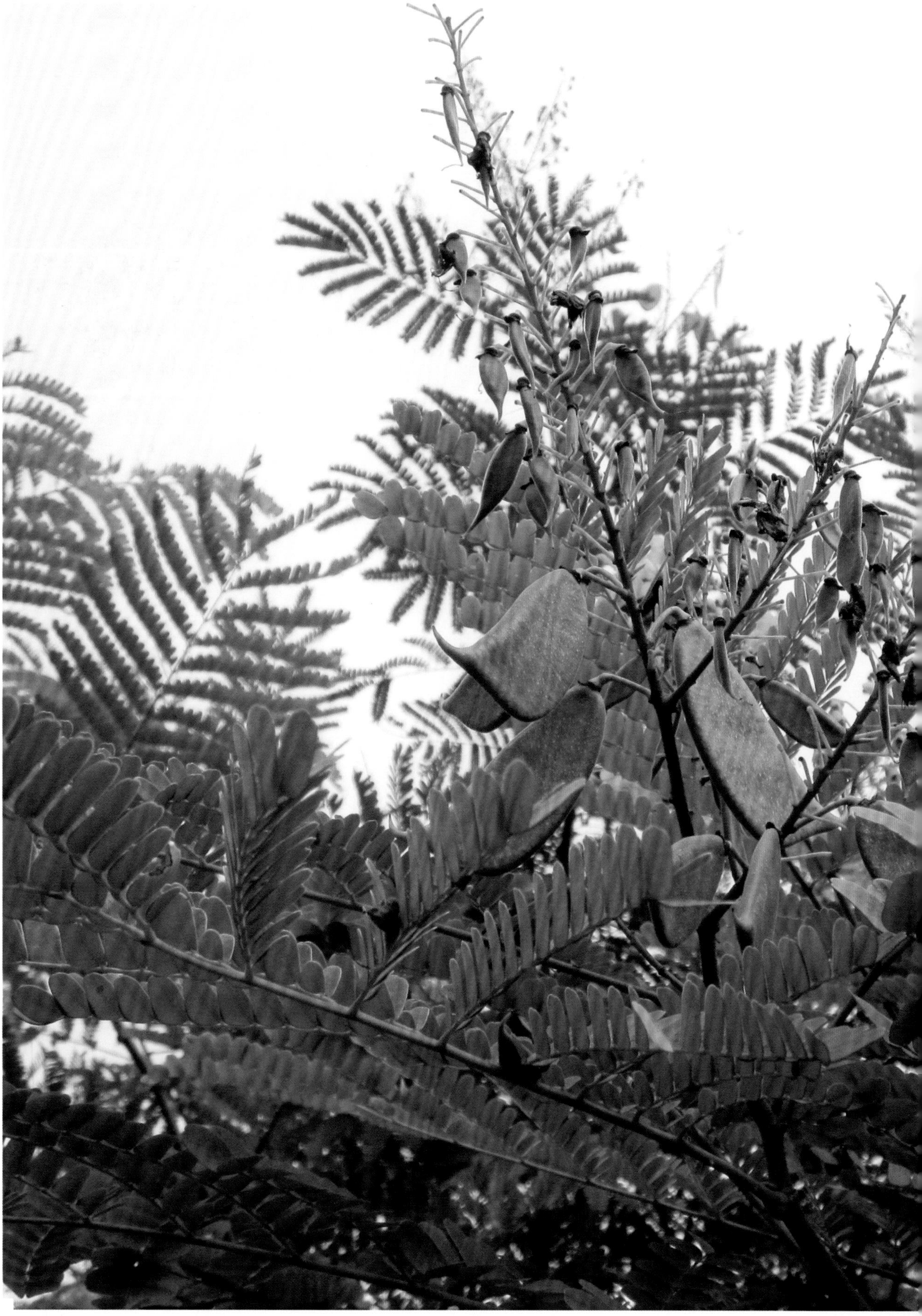

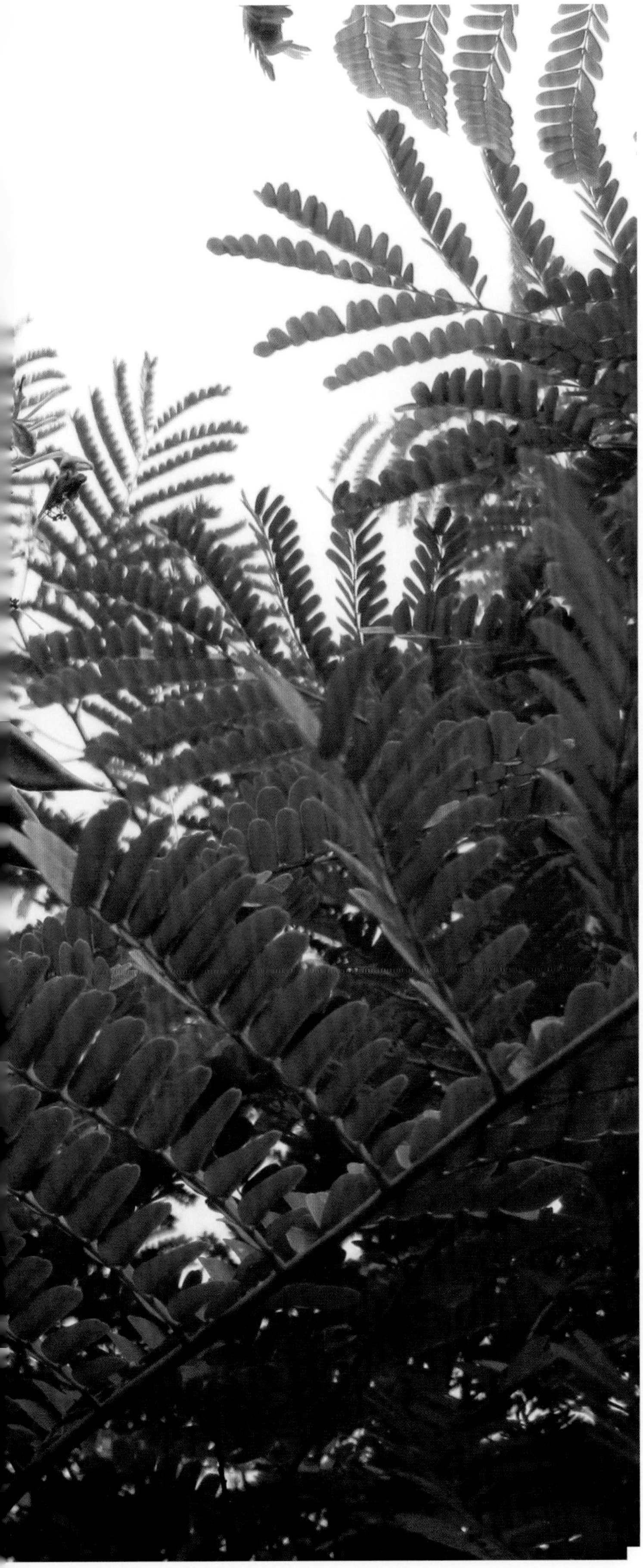

苏木

【壮药名】索膜。

【别　名】苏枋、棕木、赤木、红柴、苏方木、红苏木、落文树。

【来　源】本品为豆科植物苏木 *Caesalpinia sappan* L. 的干燥心材。

【性味归经】味微甜，性平。归心、肝、脾经。

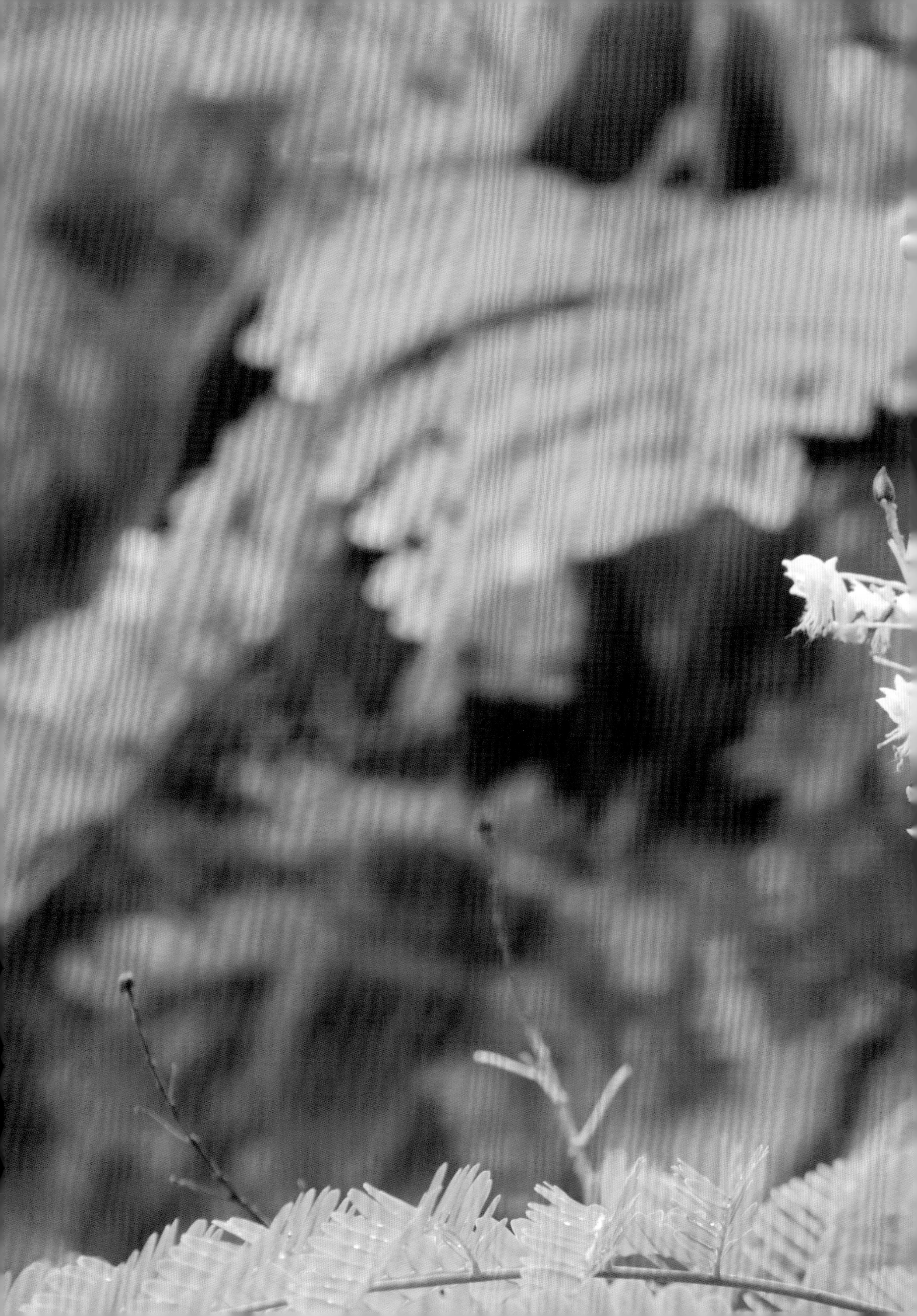

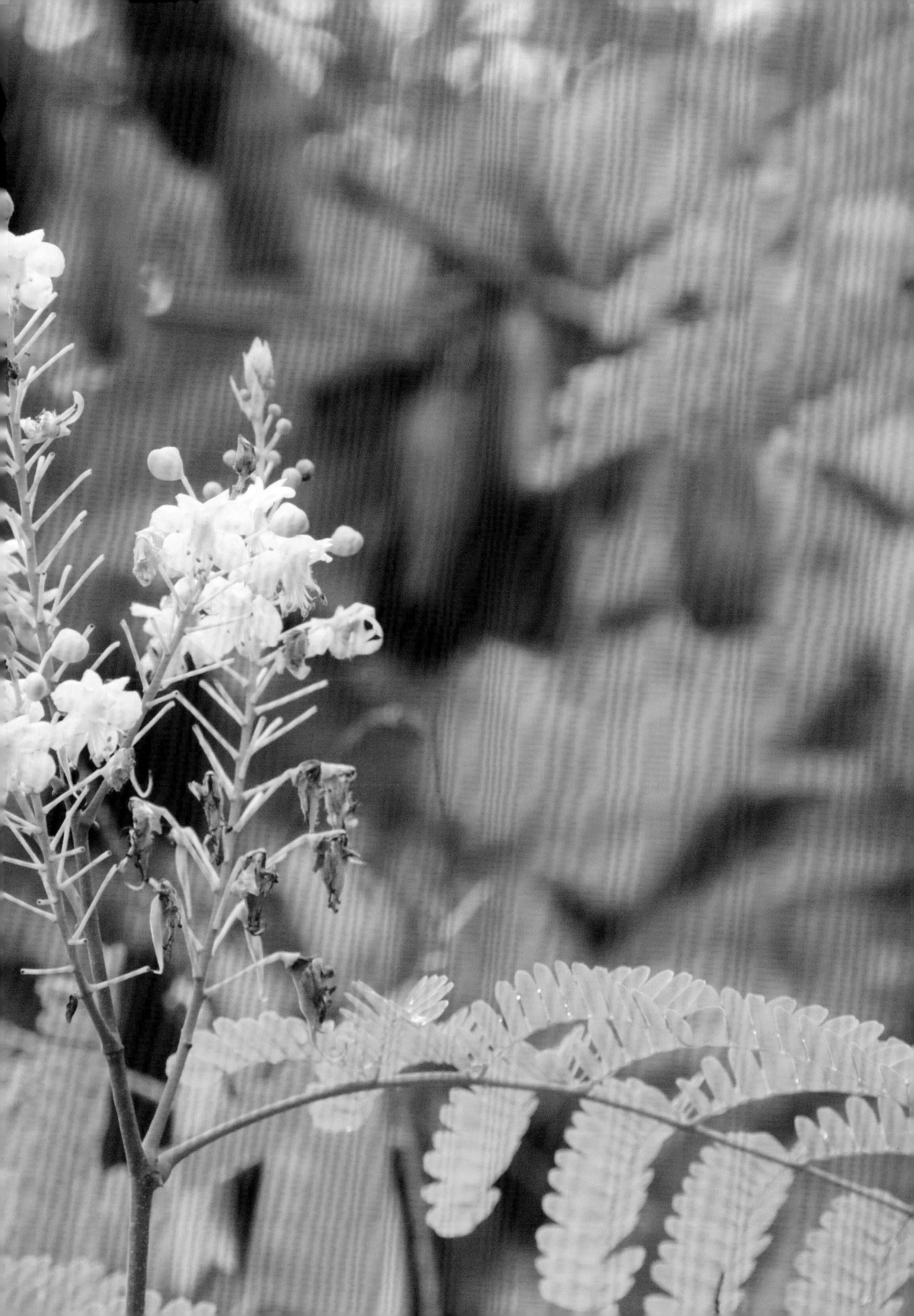

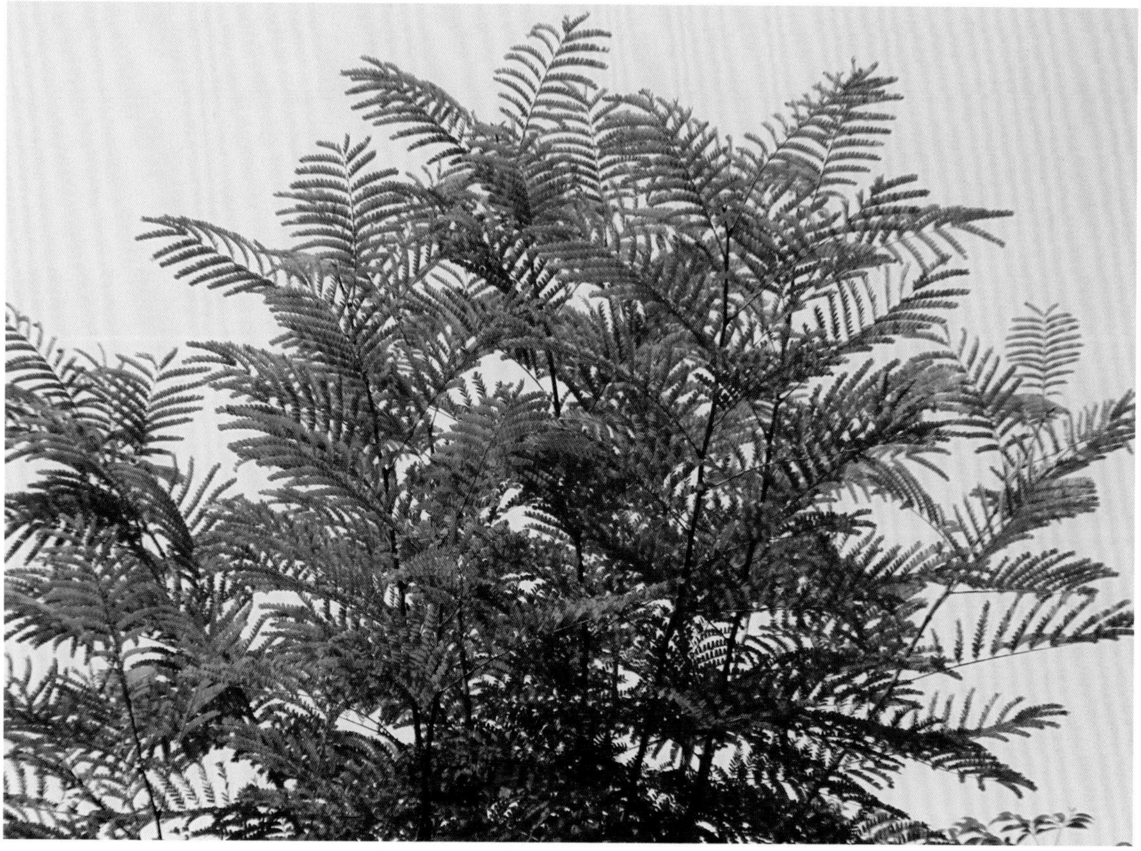

苏木

识别特征

常绿小乔木，高可达 5 ~ 10 m。树干有小刺，小枝灰绿色，具圆形凸出的皮孔，新枝被微柔毛，其后脱落。叶为二回双数羽状复叶，全长达 30 cm 或更长；羽片对生，9 ~ 13 对，长 6 ~ 15 cm，叶轴被柔毛；小叶 9 ~ 16 对，长圆形，长约 14 mm，宽约 6 mm，先端钝形微凹，全缘，上面绿色无毛，下面具细点，无柄；具锥刺状托叶。圆锥花序，顶生，宽大多花，与叶等长，被短柔毛；花黄色，径 10 ~ 15 mm；萼基部合生，上部 5 裂，裂片略不整齐；花瓣 5，其中 4 片圆形，等大，最下 1 片较小，上部长方倒卵形，基部的 1/2 处窄缩成爪状；雄蕊 10，花丝下部被棉状毛；子房上位，1 室。荚果长圆形，偏斜，扁平，厚革质，顶端一侧有尖喙，长约 7.5 cm，直径约 3.5 cm，成熟后暗红色，具短茸毛，不开裂，含种子 4 ~ 5，长 1.5 ~ 2 cm。花期 3—4 月，果期 8—10 月。

生境分布

生长于海拔 900 m 以下的河边、江边、深谷或栽培。分布于广东、台湾、四川、贵州、云南、广西等省区。

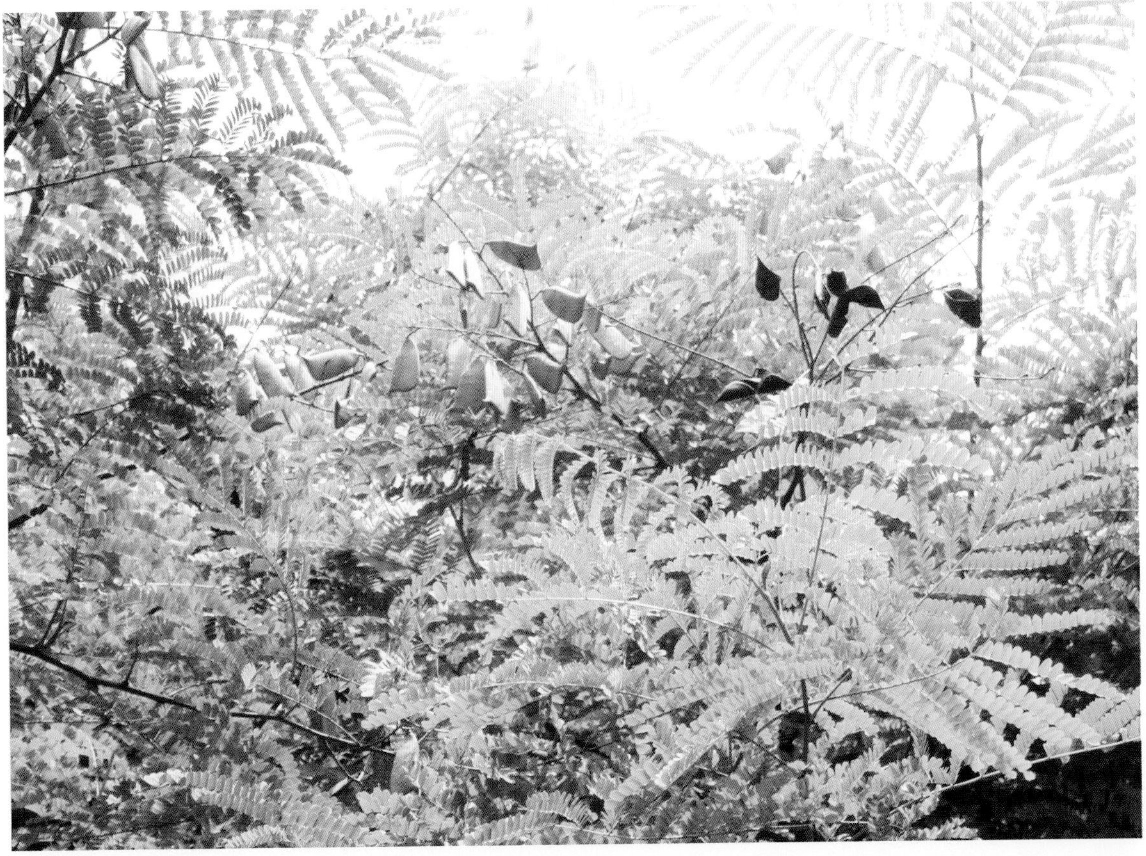

苏木

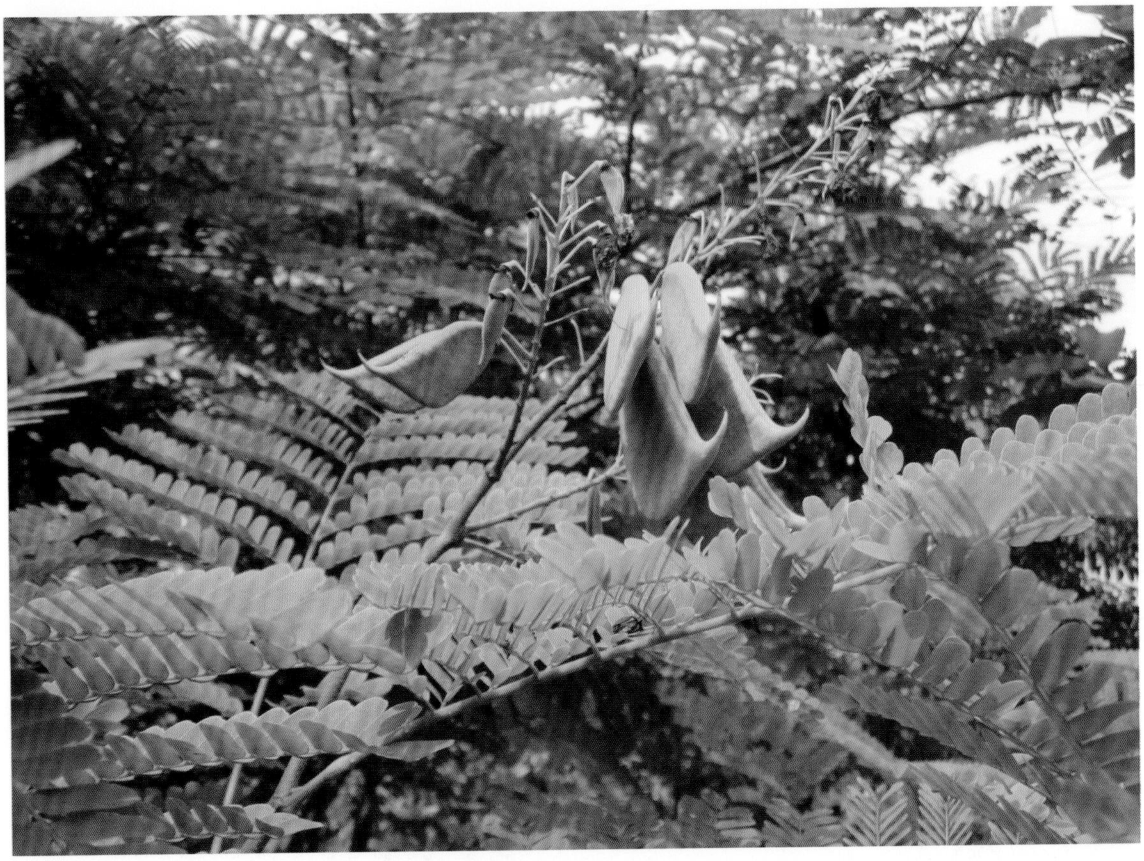

苏木

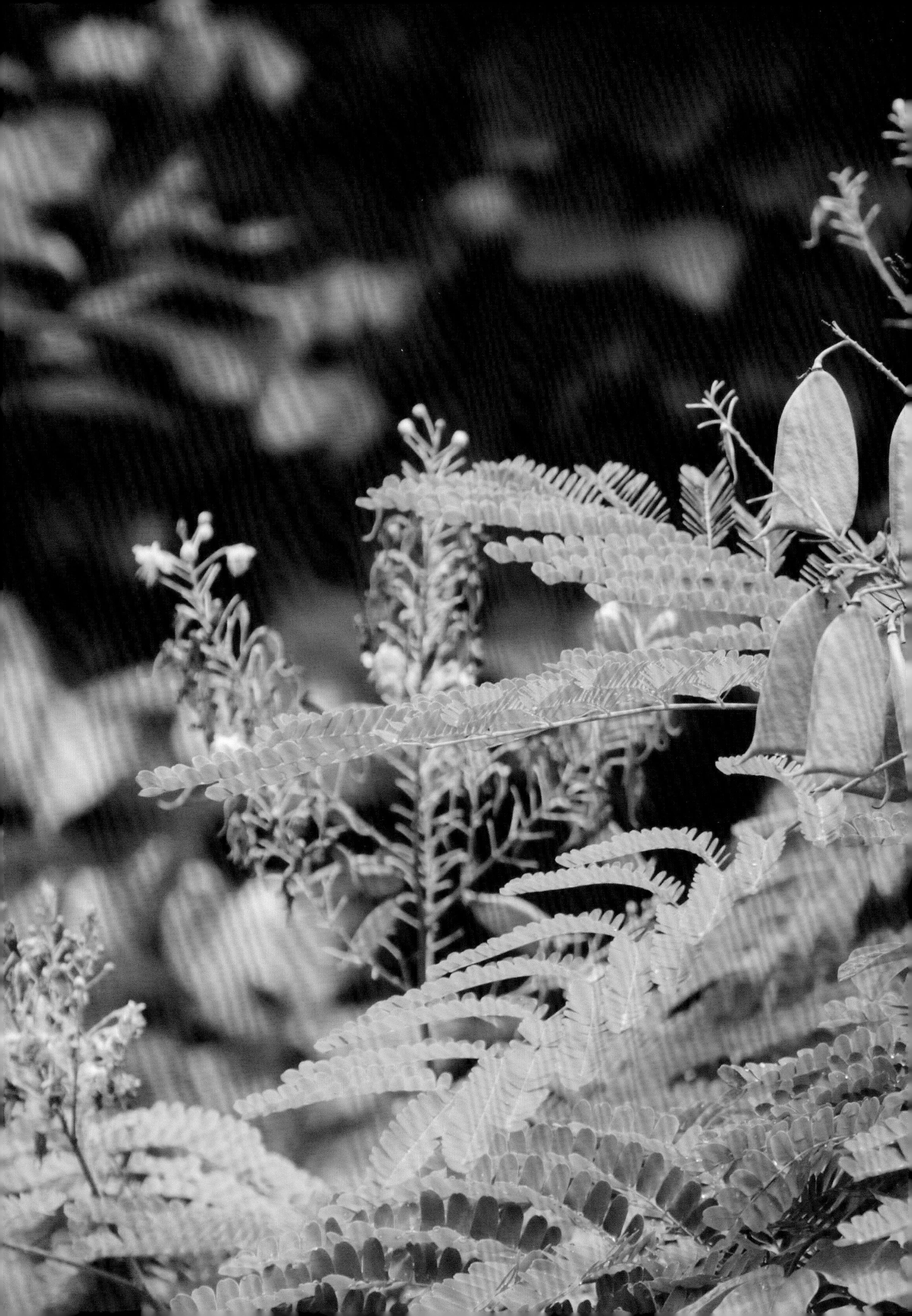

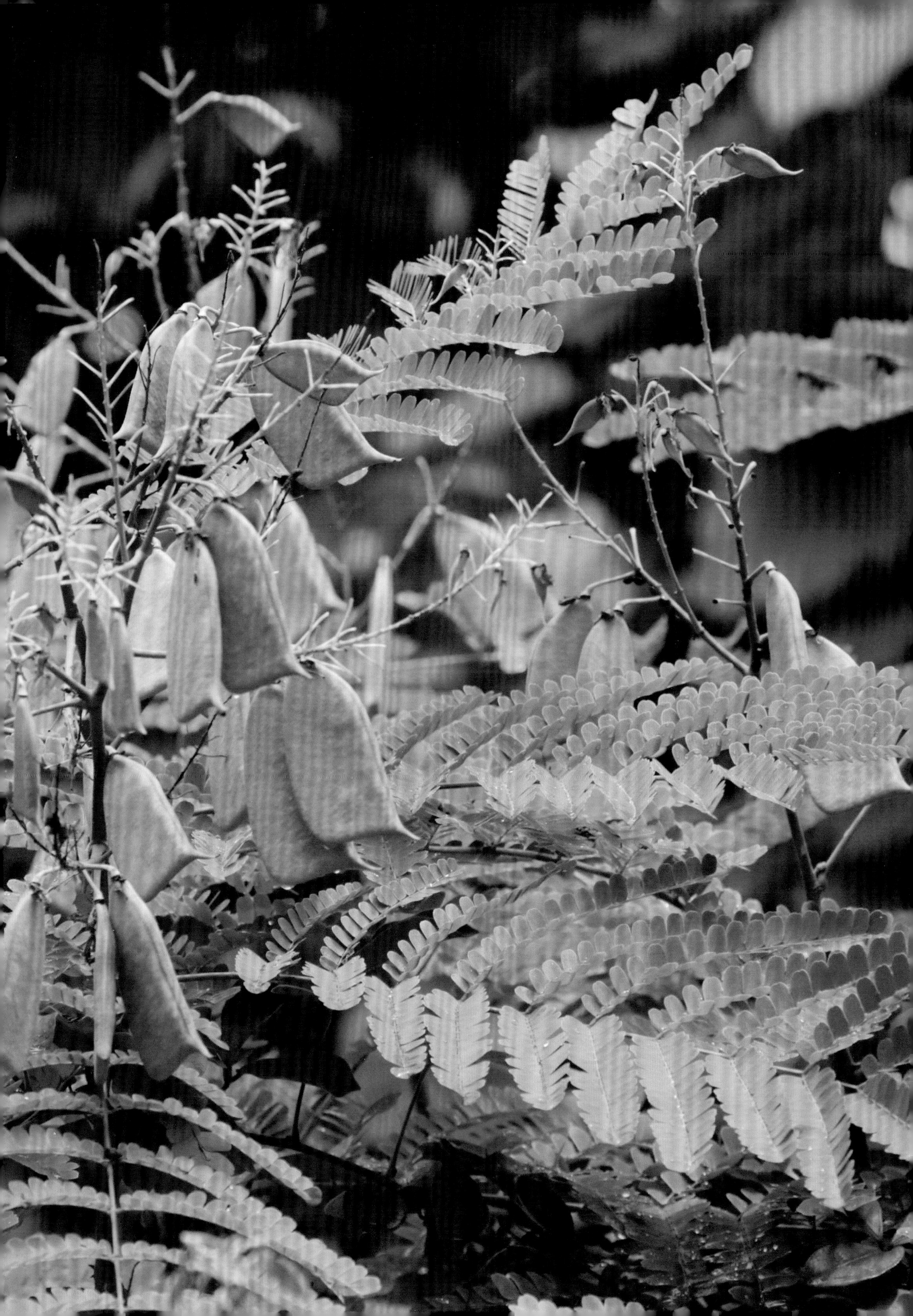

采收加工

全年可采。除去外皮及边材，取心材晒干备用。

药材鉴别

本品心材呈长圆柱形或对剖半圆柱形，有的连接根部则呈不规则稍弯曲的长条状或疙瘩状，长 10 ~ 100 cm，直径 3 ~ 12 cm；表面暗红棕色或棕红色，可见黄红相间的纵向条纹，具刀削痕、枝痕。横断面略具光泽，年轮明显，有的中央可见暗棕色、质松、带亮星的髓部。质坚硬沉重，致密。气微香，味微甘、涩。

功效主治

通血散瘀，消肿止痛，强身健体，延缓衰老，滋养容颜。主治月经不调，痛经，闭经，跌打损伤，风寒湿痹证，肢体关节肿痛，屈伸不利，早衰，腰膝冷痛，周身乏力，性欲冷淡，阳痿，遗精，早泄。

用法用量

内服：10 ~ 30 g，煎汤或泡酒服。外用：鲜叶适量，捣敷。

民族药方

1．月经不调，痛经，闭经　苏木、红花各 5 g，益母草、扶桑根各 15 g，云南五味子藤 30 g。水煎服。

2．跌打损伤　苏木 30 g。水煎服。

3．跌打损伤，风寒湿痹证，肢体关节肿痛，屈伸不利　苏木、鸭嘴花、车前草鲜品各适量。捣烂，外敷患处。

4．早衰，腰膝冷痛，周身乏力，性欲冷淡，阳痿，遗精，早泄　苏木、鸡冠花各 10 g，红花 5 g，扶桑根、亚洲宝丸各 15 g。泡酒服，每次 10 ~ 20 ml。

使用注意

月经过多及孕妇慎用。

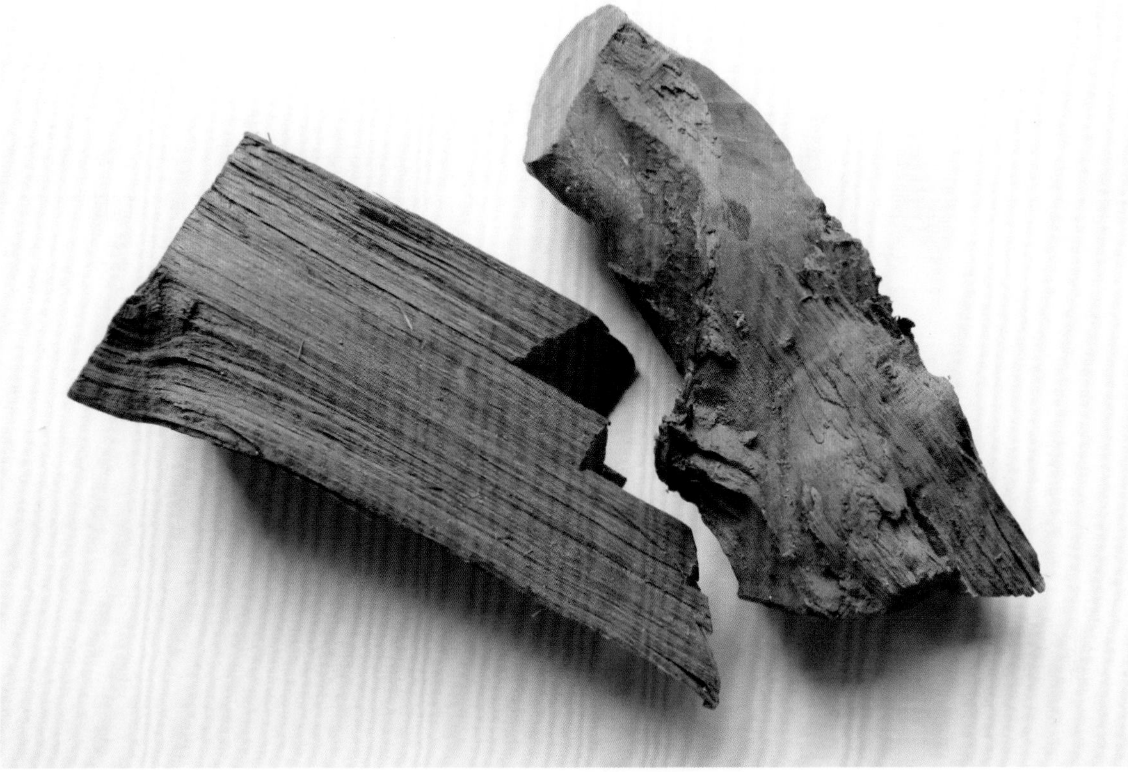

苏木

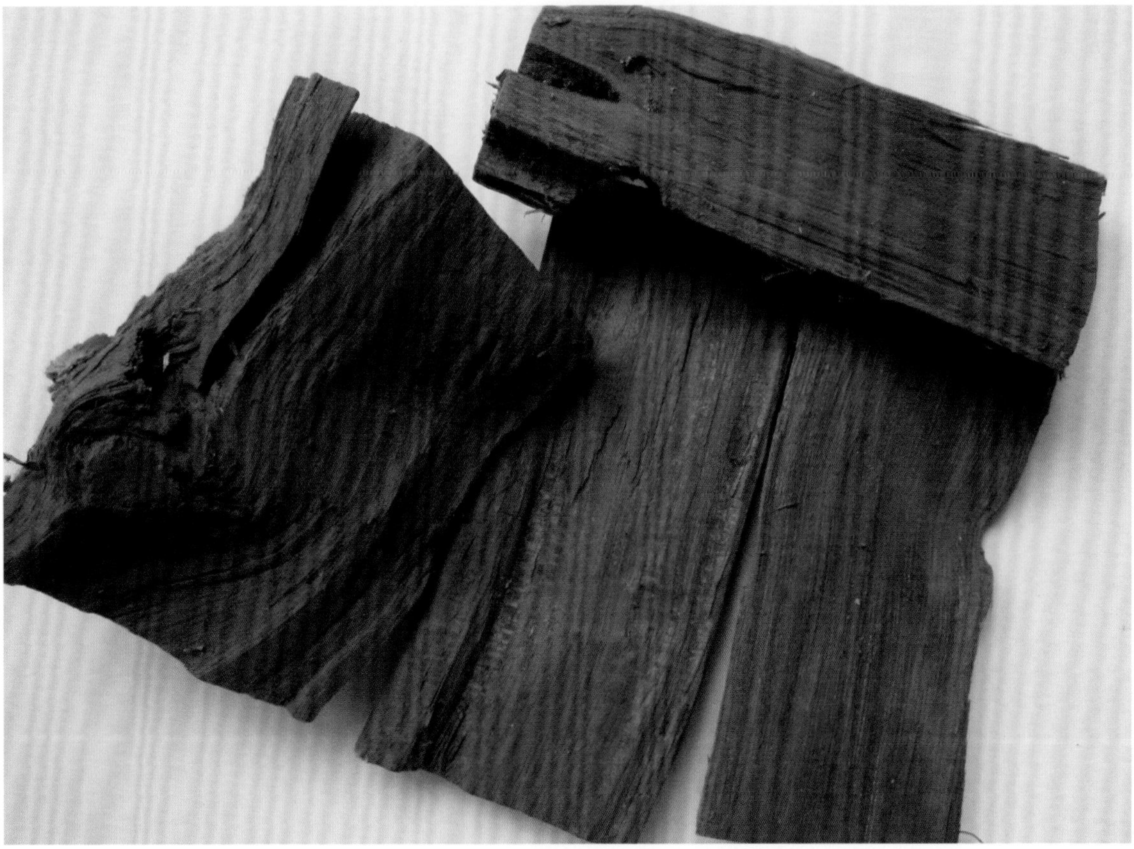

苏木

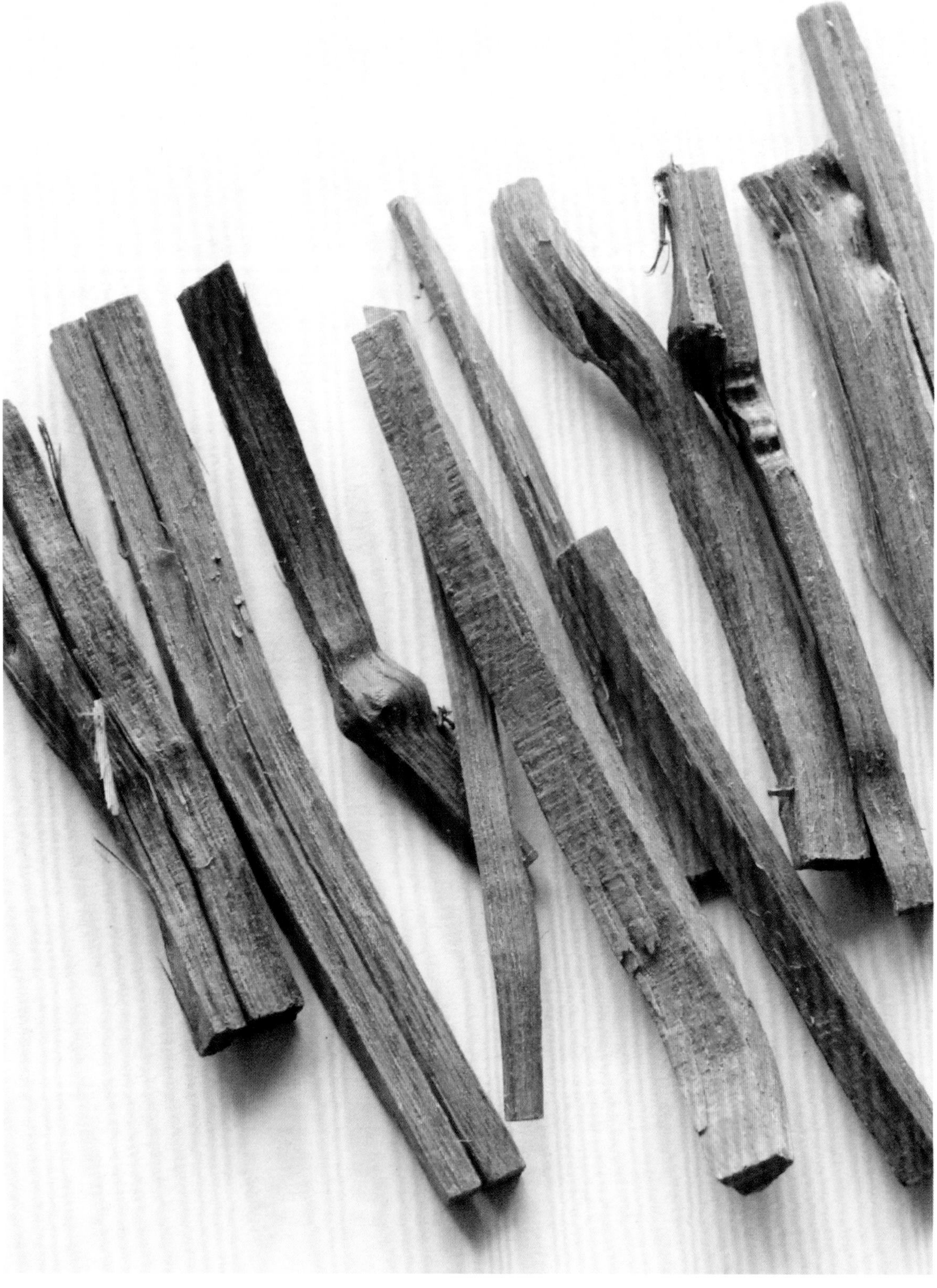

苏木饮片

图书在版编目（CIP）数据

中国民族药用植物图典. 壮族卷 / 肖培根，诸国本总主编. — 长沙：湖南科学技术出版社，2023.10

ISBN 978-7-5710-2532-8

Ⅰ. ①中… Ⅱ. ①肖… ②诸… Ⅲ. ①民族地区－药用植物－中国－图集②壮族－中草药－图集 Ⅳ. ①R282.71-64

中国国家版本馆CIP数据核字(2023)第196870号

“十四五”时期国家重点出版物出版专项规划项目

ZHONGGUO MINZU YAOYONG ZHIWU TUDIAN ZHUANGZUJUAN DI-SI CE

中国民族药用植物图典 壮族卷 第四册

总 主 编：肖培根　诸国本

主　　编：彭　勇　谢　宇　李海霞

出 版 人：潘晓山

责任编辑：李　忠　杨　颖

出版发行：湖南科学技术出版社

社　　址：长沙市芙蓉中路一段416号泊富国际金融中心

网　　址：http://www.hnstp.com

湖南科学技术出版社天猫旗舰店网址：

http://hnkjcbs.tmall.com

邮购联系：0731-84375808

印　　刷：长沙新湘诚印刷有限公司

（印装质量问题请直接与本厂联系）

厂　　址：长沙市开福区伍家岭街道新码头路9号

邮　　编：410008

版　　次：2023年10月第1版

印　　次：2023年10月第1次印刷

开　　本：889mm×1194mm　1/16

印　　张：23.25

字　　数：407千字

书　　号：ISBN 978-7-5710-2532-8

定　　价：1980.00元(共八册)